Hefte zur Unfallheilkunde

Beihefte zur Zeitschrift „Der Unfallchirurg"

201

Herausgegeben von:
J. Rehn, L. Schweiberer und H. Tscherne

Brüche und Verrenkungsbrüche des Unterarmschaftes

22. Jahrestagung der Österreichischen
Gesellschaft für Unfallchirurgie
2.–4. Oktober 1986, Salzburg

Kongreßbericht im Auftrage des Vorstandes
zusammengestellt von

W. Hager

Mit 191 Abbildungen und 240 Tabellen

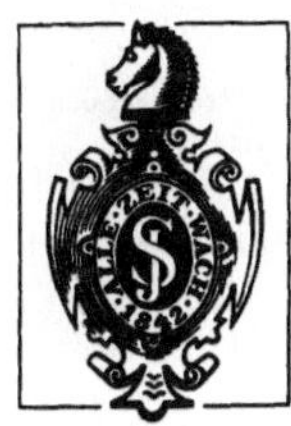

Springer-Verlag
Berlin Heidelberg New York
London Paris Tokyo Hong Kong

Reihenherausgeber

Prof. Dr. Jörg Rehn
Mauracher Straße 15, D-7809 Denzlingen

Prof. Dr. Leonhard Schweiberer
Direktor der Chirurgischen Universitätsklinik München-Innenstadt
Nußbaumstraße 20, D-8000 München 2

Prof. Dr. Harald Tscherne
Medizinische Hochschule, Unfallchirurgische Klinik
Konstanty-Gutschow-Straße 8, D-3000 Hannover 61

CIP-Titelaufnahme der Deutschen Bibliothek. Brüche und Verrenkungsbrüche des Unterarmschaftes : 2.–4. Oktober 1986, Salzburg ; Kongressbericht / im Auftr. d. Vorstandes zsgest. von W. Hager. – Berlin ; Heidelberg ;
New York ; London ; Paris ; Tokyo ; Hongkong : Springer, 1989.
(... Jahrestagung der Österreichischen Gesellschaft für Unfallchirurgie ; 22) (Hefte zur Unfallheilkunde ; 201)

ISBN-13: 978-3-540-50741-3   e-ISBN-13: 978-3-642-74412-9
DOI: 10.1007/978-3-642-74412-9

NE: Hager, Wolfgang [Hrsg.]; Österreichische Gesellschaft für Unfallchirurgie: ... Jahrestagung der ...; 2. GT

Österreichische Gesellschaft für Unfallchirurgie

Vorstand bis 3. Oktober 1986

Ehrenpräsident:

Prof. Dr. J. Böhler, Severingasse 5, A-1090 Wien

Präsident:

Prim. Dr. F. Povacz, Allgemeines öffentliches Krankenhaus der Schwestern vom Heiligen Kreuz, Grieskirchner Straße 42, A-4600 Wels

Präsidium:

Prof. Dr. E. Beck, Univ.-Klinik für Unfallchirurgie, Anichstraße 35, A-6020 Innsbruck

Dir. OMR Dr. W. Krösl, Ärztlicher Direktor der Allgemeinen Unfallversicherungsanstalt, Adalbert-Stifter-Straße 65, A-1200 Wien

Prof. Dr. E. Trojan, Univ.-Klinik für Unfallchirurgie, Alser Straße 4, A-1090 Wien

Kongreßsekretär:

Dr. W. Hager, Allgemeines öffentliches Krankenhaus der Schwestern vom Heiligen Kreuz, Grieskirchner Straße 42, A-4600 Wels

Ständiger Sekretär:

Univ.-Doz. Dr. H. Kuderna, Unfallkrankenhaus Meidling, Kundratstraße 37, A-1120 Wien

Kassier:

Dr. J. Rohringer, Unfallkrankenhaus Lorenz Böhler, Donaueschingenstraße 13, A-1200 Wien

Sponsoren

Allo-Pro, Mödling, Österreich

Chemomedica, Wien, Österreich

Howmedica, Wien, Österreich

E. Merck, Darmstadt, Bundesrepublik Deutschland

Protek AG, Bern, Schweiz

Rauscher und Co., Wien, Österreich

Synthes Ges. m. b. H., Salzburg, Österreich

Telos, Hungen, Bundesrepublik Deutschland

Inhaltsverzeichnis

Autorenverzeichnis

Der Beginn eines Beitrages wird durch die in Klammern gesetzten kursiven Seitenzahlen angegeben.

Dorda, W., Dr.; Institut für Med. Computerwissenschaften (IMC), Universität Wien, Garnisongasse 13, A-1090 Wien (*344*)

Dremsek, J., Dr.; Unfallkrankenhaus Meidling, Allgem. Unfallversicherungsanstalt, Kundratstraße 13, A-1120 Wien (*177, 227*)

Eber, K., Dr.; Unfallkrankenhaus Lorenz Böhler, Donaueschingenstraße 13, A-1200 Wien (*177, 227*)

Eberhard, D., Dr.; Kinderchirurg. Abteilung, A.ö. Krankenhaus der Stadt Kärnten in Klagenfurt, A-9026 Klagenfurt (*400*)

Ecke, H., Prof. Dr.; Unfallchirurgische Klinik, Justus-Liebig-Universität, Klinikstraße 29, D-6300 Gießen (*27*)

Ekkernkamp, A., Dr.; Chirurg. Klinik, BG-Krankenanstalten "Bergmannsheil", Hunscheidtstraße 1, D-6430 Bochum (*116, 156*)

Erlacher, G., Dr.; A.ö. Krankenhaus der Barmherzigen Schwestern vom hl. Vinzenz von Paul, Schloßberg 1, A-4091 Ried (*100*)

Fekete, K., Prof. Dr.; Zentralinstitut für Traumatologie, Mezö Imre ut. 17, H-1081 Budapest (*131, 198*)

Fischer, W., Dr.; Unfallkrankenhaus Lorenz Böhler, Donaueschingenstraße 13, A-1200 Wien (*227*)

Frank, W., Dr.; Berufsgenossenschaftliche Unfallklinik Tübingen, Rosenauer Weg 95, D-7400 Tübingen (*92*)

Frick, H., Dr.; Unfallabteilung des Landeskrankenhauses, Carinagasse 2, A-6807 Feldkirch (*408*)

Gambal, J., Dr.; Allgem. Unfallverischerungsanstalt, Adalbert-Stifter-Straße 65, A-1200 Wien (*57*)

Gasperschitz, F., Dr.; Unfallkrankenhaus Salzburg, Dr.-Franz-Rehrl-Platz 6, A-6020 Salzburg (*216, 397*)

Gaudernak, T., Dr.; Unfallkrankenhaus Lorenz Böhler, Donaueschingenstraße 13, A-1200 Wien (*420*)

Geisl, H., Dr.; Unfallchirurg. Abteilung des A.ö. Landeskrankenhauses, Weyprechtgasse 12, A-1200 Wien (*328*)

Genelin, F., Dr.; Unfallkrankenhaus Salzburg, Dr.-Franz-Rehrl-Platz 6, A-5020 Salzburg (*216, 397, 408*)

Glanz, J., Dr.; Johannes Krankenhaus, Abteilung für Unfallchirurgie, Zentralinstitut für Traumatologie, H-1125 Budapest XII (*213*)

Greslehner, A., Dr.; Unfallkrankenhaus Lorenz Böhler, Donaueschingenstraße 13, A-1200 Wien (*104*)

Großner, D., Priv.-Doz. Dr.; Abteilung für Unfallchirurgie, Universität Hamburg-Eppendorf, Martinistraße 52, D-2000 Hamburg 20 (*272*)

Gyarfas, F., Dr.; Zentralinstitut für Traumatologie, Mezö Imre ut 17, H-1081 Budapest (*198*)

Habermeyer, P., Dr.; Chirurgische Klinik und Poliklinik Innenstadt, Ludwig-Maximilians-Universität, Nußbaumstraße 20, D-8000 München 2 (*258*)

Hackstock, H., Dr.; Unfallabteilung des A.ö. Krankenhauses St. Pölten, Kremser Landstraße 36, A-3100 St. Pölten (*145*)

Hager, W., Dr.; A.ö. Krankenhaus der Schwestern vom Heiligen Kreuz, Grieskirchner Straße 42, A-4600 Wels (*418*)

Hansis, M., Dr.; Berufsgenossenschaftliche Unfallklinik, Rosenauer Weg 95, D-7400 Tübingen (*298*)

Hax, P.M., Dr.; Berufsgenossenschaftliche Unfallklinik Duisburg-Buchholz, Großenbaumer Allee 250, D-4100 Duisburg 28 (*303*)

Heim, U., Priv.-Doz. Dr.; Chirurgie FMF, Thunstraße 106, CH-3074 Muri (*243*)

Helling, H.-J., Dr.; Unfallchirurgische Univ.-Klinik Gießen, Klinikstraße 29, D-6300 Gießen (*27*)

Helmberger, R., Dr.; Unfallkrankenhaus Salzburg, Dr.-Franz-Rehrl-Platz 6, A-5020 Salzburg (*216, 397*)

Helmreich, M., Dr.; Unfallabteilung des A.ö. Krankenhauses St. Pölten, Kremser Landstraße 36, A-3100 St. Pölten (*145*)

Hertz, H., Doz. Dr.; Univ.-Klinik für Unfallchirurgie, Alser Straße 4, A-1090 Wien (*171, 189*)

Hierholzer, G., Prof. Dr.; Berufsgenossenschaftliche Unfallklinik, Duisburg-Buchholz, Großenbaumer Allee 250, D-4100 Duisburg 28 (*303*)

Hofmann, G., Dr.; Unfallkrankenhaus Lorenz Böhler, Donaueschingenstraße 13, A-1200 Wien (*149*)

Hyza, M., Dr.; Traumatologische Abteilung des Fakultätskrankenhauses, Rastislavova 53, CS-04190 Kosice (*129, 393*)

Inglis, R., Dr.; Unfallchirurgische Klinik, Zentrum der Chirurgie, Univ.-Klinik Frankfurt, Theodor-Stern-Kai 7, D-6000 Frankfurt/Main (*110*)

Ittner, G., Dr.; Univ.-Klinik für Unfallchirurgie, Spitalgasse 23, A-1090 Wien (*184, 284, 351*)

Jonas, H.-P., Dr.; Rehabilitationszentrum Häring, A-6323 Bad Häring (*360*)

Jost, I., Dr.; Unfallchirurgische Univ.-Klinik, Zaloska 7, YU-61000 Ljubljana (*218*)

Josten, Ch., Dr.; Chirurgische Univ.-Klinik, Berufsgenossenschaftliche Unfallklinik "Bergmannsheil", Hunscheidtstraße 1, D-4630 Bochum (*116*)

Jungbluth, K.H., Prof. Dr.; Abteilung für Unfallchirurgie der Univ.-Klinik, Martinistraße 52, D-2000 Hamburg 20 (*114, 272*)

Karlbauer, A., Dr.; Unfallkrankenhaus Salzburg, Dr.-Franz-Rehrl-Platz 6, A-5020 Salzburg (*216, 397*)

Klemm, K., Dr.; Berufsgenossenschaftliche Unfallklinik, Friedeberger Landstraße 430, D-6000 Frankfurt/Main 60 (*316*)

Knopp, W., Dr.; Chirurgische Univ.-Klinik, Berufsgenossenschaftliche Krankenanstalten "Bergmannsheil", Hunscheidtstraße 1, D-4630 Bochum (*116*)

Kraumann, H., Dr.; Bezirkskrankenhaus, Chirurgische Abteilung, CS-29301 Mlada Boleslav (*127*)

Krösl, W., OMR Dr.; Allgemeine Unfallversicherungsanstalt, Adalbert-Stifter-Straße 65, A-1200 Wien (*57*)

Krueger, P., Prof. Dr.; Chirurgische Klinik und Poliklinik der Ludwig-Maximilians-Universität, Nußbaumstraße 20, D-8000 München 2 (*258*)

Kuderna, H., Doz. Dr.; Unfallkrankenhaus Meidling, Kundratstraße 37, A-1120 Wien (*47*)

Küsswetter, W., Prof. Dr.; Orthopädische Klinik, D-7400 Tübingen (*8, 390*)

Kujat, R., Dr.; Unfallchirurgische Klinik, Medizinische Hochschule Hannover, Konstanty-Gutschow-Straße 8, D-3000 Hannover 61 (*154*)

Pichler, R., Dr.; Unfallkrankenhaus Meidling, Kundratstraße 37, A-1120 Wien (*375*)

Ploberger, E., Dr.; A.ö. Krankenhaus der Schwestern vom Heiligen Kreuz, Grieskirchner Straße 42, A-4600 Wels (*418*)

Poigenfürst, J., Prof. Dr.; Unfallkrankenhaus Lorenz Böhler, Donaueschingenstraße 13, A-1200 Wien (*67*)

Povacz, F., Dr.; A.ö. Krankenhaus der Schwestern vom Heiligen Kreuz, Grieskirchner Straße 42, A-4600 Wels (*85, 327, 418*)

Prendinger, G., Dr.; Unfallkrankenhaus Meidling, Kundratstraße 13, A-1120 Wien (*233*)

Princic, E., Dr.; Unfallchirurgische Klinik, Zaloska 7, YU-6100 Ljubljana (*218, 405*)

Prosquill, E., Dr.; Unfallkrankenhaus Meidling, Kundratstraße 13, A-1120 Wien (*152*)

Pühringer, A., Prim. Doz. Dr.; Unfallabteilung des A.ö. Landeskrankenhauses, Weyprechtgasse 12, A-2340 Mödling (*328*)

Reichetzeder, Ch., Dr.; Institut für Computerwissenschaft (IMC) der Universität Wien, Garnissonsgasse 13, A-1090 Wien (*344*)

Resch, H., Dr.; Univ.-Klinik für Unfallchirurgie, Anichstraße 35, A-6020 Innsbruck (*408*)

Reschauer, R., Prof. Dr.; Department für Unfallchirurgie, Chirurgische Univ.-Klinik, Auenbruggerplatz, A-8036 Graz (*97, 205*)

Rettig, H., Prof. Dr.; Orthopädische Klinik der Justus-Liebig-Universität, Paul-Meimberg-Straße 3, D-6300 Gießen (*415*)

Riedl, G., Dr.; Univ.-Klinik für Unfallchirurgie, Anichstraße 35, A-6020 Innsbruck

Rizzi, Ch., Dr.; II. Univ.-Klinik für Unfallchirurgie, Spitalgasse 23, A-1090 Wien (*89, 194, 277*)

Röhner, H., Dr.; Berufsgenossenschaftliche Unfallklinik, Rosenauer Weg 95, D-7400 Tübingen (*311*)

Rudolph, H., Dr.; Diakoniekrankenhaus, Elise-Averdieck-Straße 17, D-2130 Rotenburg/ Wümme (*385*)

Rueger, J.M., Dr.; Unfallklinik, Zentrum der Chirurgie, Univ.-Klinik Frankfurt/Main, Theodor-Stern-Kai 7, D-6000 Frankfurt/Main 60 (*110*)

Russe, F., Dr.; Unfallkrankenhaus Meidling, Kundratstraße 37, A-1120 Wien (*375*)

Rüter, A., Prof. Dr.; Klinik für Unfall- und Wiederherstellungschirurgie, Stenglinstraße, D-8900 Augsburg (*395*)

Rütt, J., Dr.; Orthopädische Univ.-Klinik Köln, Josef-Stelzmann-Straße 9, D-5000 Köln 41 (*390*)

Seggl, W., Dr.; Department für Unfallchirurgie, Chirurgische Univ.-Klinik, Auenbruggerplatz, A-8036 Graz (*97, 205*)

Semmler, R., Dr.; Abteilung für Hand- und Plastische Chirurgie des Berufsgenossenschaftlichen Unfallkrankenhauses, Bergedorfer Straße 10, D-2053 Hamburg 80 (*233*)

Seyr, V., Dr.; A.ö. Krankenhaus der Schwestern vom Heiligen Kreuz, Grieskirchner Straße 42, A-4600 Wels (*85*)

Siebert, H.R., Priv.-Doz. Dr.; Abteilung für Hand-, Wiederherstellungs- und Unfallchirurgie, Diakoniekrankenhaus, D-7170 Schwäbisch Hall (*110*)

Slacek, E., Dr.; Unfallchirurgische Univ.-Klinik, Zaloska 7, YU-61000 Ljubljana 8 (*405*)

Slegl, O., Dr.; Bezirkskrankenhaus, Chirurgische Abteilung, CS-29301 Mlada Boleslav (*127*)

Szyszkowitz, R., Prof. Dr.; Department für Unfallchirurgie, Chirurgische Univ.-Klinik, Auenbruggerplatz, A-8036 Graz

Wendsche, P., MUDr.; Chirurgische Abteilung des Forschungsinstitutes für Traumatologie, Ponavka 6, CS-66250 Brno (*274*)

Wentzensen, A., Dr.; Berufsgenossenschaftliche Unfallklinik, Rosenauer Weg 95, D-7400 Tübingen (*311*)

Zehnder, R., Priv. Doz. Dr.; Chirurgische Abteilung, Spital Davos, CH-7270 Davos-Platz (*243*)

Ziegelmüller, R., Dr.; Berufsgenossenschaftliche Unfallklinik, Rosenauer Weg 95, D-7400 Tübingen (*222*)

Zolczer, L., Dr.; Heiliger Johannes-Krankenhaus, Abteilung für Unfallchirurgie, Zentralinstitut für Traumatologie, H-1125 Budapest XII (*213*)

Chirurgische Zugänge am Unterarm

H. Tscherne

Unfallchirurgische Klinik der Medizinischen Hochschule Hannover, Konstanty-Gutschow-Straße 8, D-3000 Hannover 61

Der anatomiegerechte chirurgische Zugang ist der Schlüssel zum Erfolg jedes chirurgischen Eingriffs. Kenntnisse der komplizierten anatomischen Struktur am Unterarm sind vor allem bei Osteosynthesen von Speichenbrüchen unbedingt Voraussetzung. Schon die Wahl des Zuganges ist von entscheidender Bedeutung. Genauso wichtig ist eine gewebeschonende Operationstechnik. Die Verwendung der Blutsperre erleichtert das anatomische Präparieren. Der Zugang muß ausreichend groß sein, um eine Schädigung der Weichteile durch Wundhaken zu vermeiden. Die Haut des Unterarmes hat eine besonders große Neigung nach Verletzungen mit dem unterliegenden Gewebe zu verwachsen. Die Hautschnitte müssen deshalb so gelegt werden, daß das Abpräparieren der Haut auf ein Mindestmaß beschränkt werden kann.

Die Präparation muß in den Gewebssepten und nicht durch die Muskulatur hindurch erfolgen. Die umhüllenden Fascien des Unterarmes können, wenn nicht schonend operiert wird, mit der Muskulatur verwachsen. Dies führt wieder zu Bewegungseinschränkungen und Narbenkontrakturen oder sogar Zwangsstellungen der Hand.

Zugang bei kompletter Unterarmfraktur

Grundsätzlich sollten bei Frakturen beider Unterarmknochen Radius- und Ulna durch gesonderte Längsschnitte freigelegt werden. Die Weichteilbrücke zwischen beiden Zugängen muß mindestens 5 cm betragen.

Lagerung: Rückenlage, Arm auf einem Armtisch ausgelagert, Schulter 90° abduziert, Ellenbogen 30° gebeugt, Unterarm proniert.

Standardzugang zur Ulna

Lagerung: Wie oben für den getrennten Zugang zu Radius und Ulna beschrieben.

Hefte zur Unfallheilkunde, Heft 201
Zusammengestellt von W. Hager
Springer-Verlag Berlin Heidelberg 1989

Schnittführung: Die Elle liegt mit ihrer dorsalen Kante in ganzer Ausdehnung tastbar unter der Haut und ist durch einen dorsalen Schnitt, der die Fascie zwischen den Extensoren und Flexoren spaltet, leicht zugängig.

Landmarks: Subcutane Ulnakante, Olecranon, Processus styloideus ulnae.

Der Zugang erfolgt zwischen M. extensor und flexor carpi ulnaris. Lateral vom Olecranon muß auch der Ansatz des M. anconeus superiostal abgelöst werden. Am unteren Ulnaende kommt dorsal vom Flexor carpi ulnaris der Ramus dorsalis des N. ulnaris zum Vorschein. Daher sollte der Hautschnitt hier leicht zur Streckseite abweichen.

Gefahren: Verletzung des N. und A. ulnaris; Arterie und Nerv sind nur gefährdet, wenn die Präparation in den Muskel verläuft. Solange der Flexor carpi ulnaris epiperiostal von der Ulna abgelöst wird, können Gefäße und Nerv nicht verletzt werden. Am Processus styloideus ulnae kann der Ramus dorsalis des N. ulnaris verletzt werden.

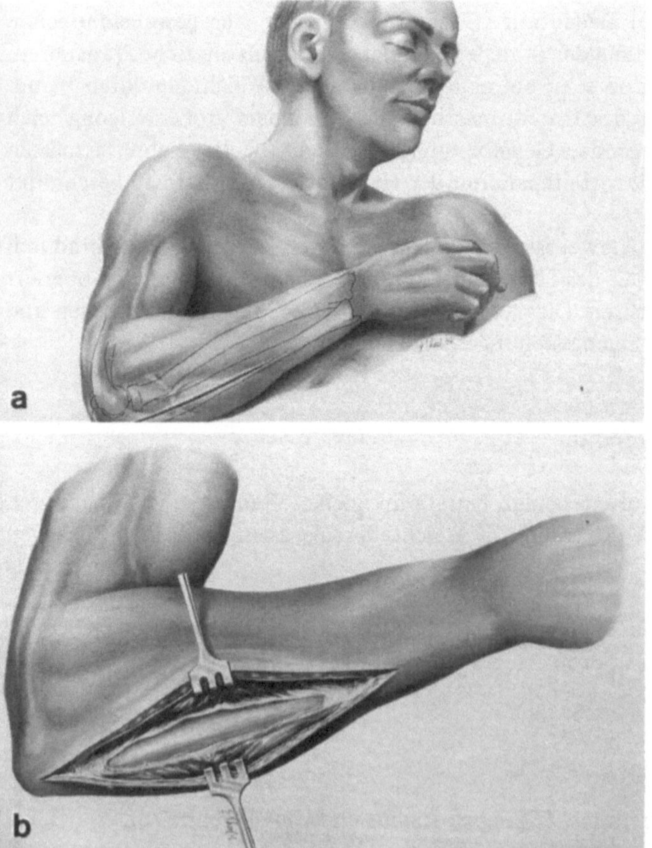

Abb. 1. a Dorso-lateraler Zugang zur Elle. Die Lagerung erfolgt üblicherweise mit ausgelagertem, in der Schulter abduziertem Arm, leicht gebeugtem Ellenbogen und proniertem Unterarm, **b** die Fascie wird zwischen dem Beuger und Strecker durchtrennt

Dorsaler Zugang zu den distalen zwei Dritteln des Radius nach Bourgery-Thompson

Die distalen zwei Drittel des Radius werden von der Streckseite her freigelegt. Im Gegensatz zur Ulna sind die anatomischen Verhältnisse nicht so einfach. Die oberflächliche Muskelschicht besteht radial aus dem M. brachioradialis, aus dem Extensor carpi radialis longus und brevis, an der Ulnarseite liegt der Extensor digitorum communis. In der tiefen Schicht liegt proximal der M. supinator, durch den der Ramus profundus des N. radialis, der N. interosseus posterior tritt. In Schaftmitte kreuzen der Abduktor policis longus und der Extensor pollicus brevis den Radius. Distal davon liegt der Extensor pollicis longus.

Lagerung: Wie vorher beschrieben.

Schnittführung
Der Hautschnitt zur Freilegung des distalen und mittleren Schaftbereiches liegt auf einer Linie zwischen dem Epicondylus radialis und dem Lister Tuberkel in der Mitte des distalen Speichenendes.

Landmarks: Epicondylus radialis humeri, Lister Tuberkel.

Man spaltet die Fascie am radialen Rande des M. extensor digitorum communis und dringt im Interstititum zwischen diesem Muskel und dem Extensor carpi radialis brevis zur Speiche vor. Dabei wird der N. cutaneus antebrachii posterior nicht verletzt. Wenn man diese beiden Muskeln auseinanderhält, so sieht man distal den Abduktor pollicis, der mit dem ulnawärts danebenliegenden Extensor pollicis brevis über das untere Drittel der Speiche zieht. Die gemeinsame Fascie dieser beiden Muskeln wird entlang der Muskelbäuche schräg incidiert, die beiden Muskel werden angeschlungen, wonach das Mittelstück des Radius freiliegt. Soll das untere Radiusdrittel freigelegt werden, so müssen diese beiden Muskel nach radial zentral, der M. extensor pollicis longus aber nach ulnar distal weggehalten werden.

Gefahren: Arteria und Nervus interosseus posterior.

Dorsaler Zugang zum proximalen Radiusdrittel

Beim dorsalen Zugang zum proximalen Radiusdrittel ist der tiefe Ast der N. radialis – der N. interosseus posterior – stark gefährdet. Er schlingt sich um das Radiusköpfchen von volar nach dorsal.

Lagerung, Landmarks und die etwas proximal gelegene Schnittführung sind gleich wie für den distalen und mittleren Schaftbereich. Wieder wird zwischen dem Extensor carpi radialis brevis und Extensor digitorum communis eingegangen. In der tiefen Schicht liegt der M. supinator, der die gesamte dorsale Fläche des oberen Radiusdrittels ummantelt. Der N. interosseus posterior läuft innerhalb des Muskels zwischen dem oberflächlichen und tiefen Kopf. Er verläßt den Muskel zwischen diesen beiden Köpfen etwa 1 cm proximal des distalen Muskelrandes. Dort teilt er sich in verschiedene Äste, um die Extensoren zu innervieren.

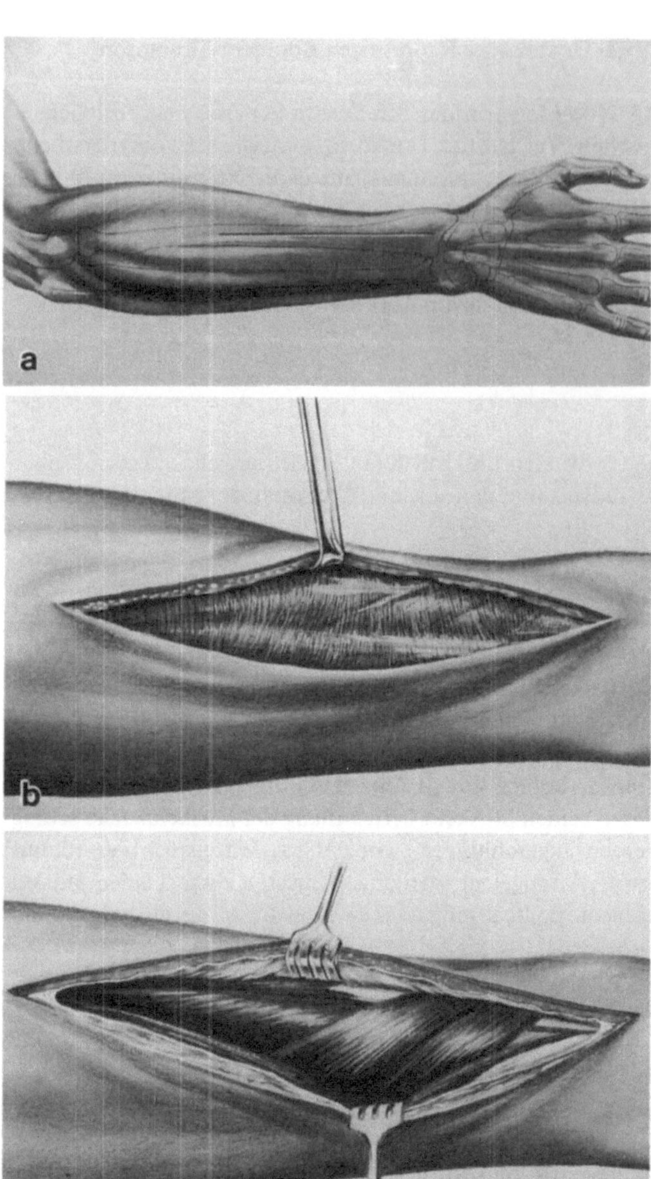

Abb. 2a–e. Dorsaler Standardzugang zum Radius nach Bourgery-Thompson. Die Hautincision liegt auf einer Linie Epicondylus radialis humeri – Lister Tuberkel (**a**). Die Fascie
wird am radialen Rande des M. extensor digitorum communis, am unteren Wundrand
gelegen, durchtrennt (**b**). In der tiefen Schicht sieht man die Mm. abductor pollicis longus
und extensor pollicis brevis schräg über den Radiusschaft ziehen. Am oberen Wundrand der
Extensor carpi radialis brevis (**c**)

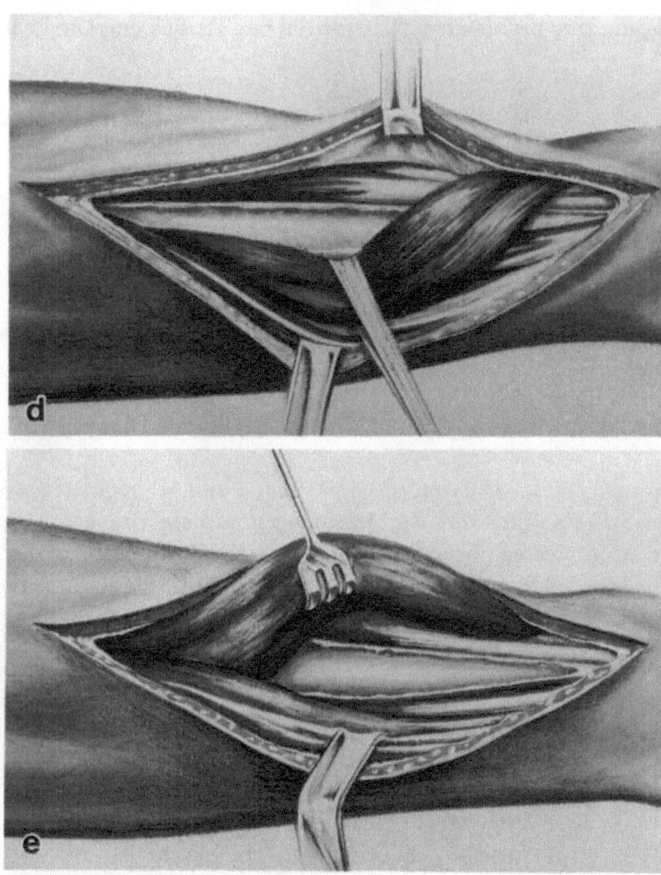

Abb. 2. Die Mm. abductor pollicis longus und extensor pollicis brevis werden angeschlungen und bei Bedarf nach distal (**d**) oder proximal verzogen (**e**)

Zunächst wird der Nervenaustritt aus dem M. supinator aufgesucht. Nun wird der Nerv eine kurze Strecke nach proximal durch den Muskel verfolgt, wobei alle Muskeläste geschont werden sollen. Ist der Nerv sicher identifiziert, dann wird der Arm voll supiniert, um die ventrale Fläche des Radius darzustellen. Der Supinator wird von seinem Ansatz von der ventralen Radiusfläche abgelöst. Die Ablösung erfolgt subperiostal, der Nerv liegt geschützt im Muskelbauch. In 25% liegt der Nerv aber direkt am Radius an. Daher muß der Nerv nicht nur identifiziert, sondern etwas nach proximal in dem Muskelbauch verfolgt werden. Sonst kann er zwischen Platte und Knochen eingeklemmt werden.

Gefahren: 1. Identifikation des N. interosseus posterior
              2. Nervendruckschaden durch Hakendruck.

Zugang zum proximalen Schaftdrittel von Radius und Ulna nach Boyd

Dieser Zugang wird angewendet:

1. für proximale Unterarmfrakturen
2. für isolierte proximale Radiusfrakturen
3. für Monteggia-Frakturen.

Lagerung: Wie oben Unterarm proniert.

Schnittführung: Sie beginnt am radialen Epicondylus und weicht dann zur dorsalen Ulnakante aus.

Landmarks: Epicondylus radialis humeri, dorsale Ulnakante, Processus styloideus ulnae.

M. anconaeus, M. extensor carpi ulnaris und M. supinator werden von der Ulna abgelöst. Der Schnitt dringt auf die Membrana interossea vor, bis man auf den Radius gelangt. Auf die A. interossea posterior ist zu achten. Nach Aufklappen der abgelösten Muskeln liegt der tiefe Ast des N. radialis geschützt im Supinator, den er durchzieht. Muß das Radiusköpfchen

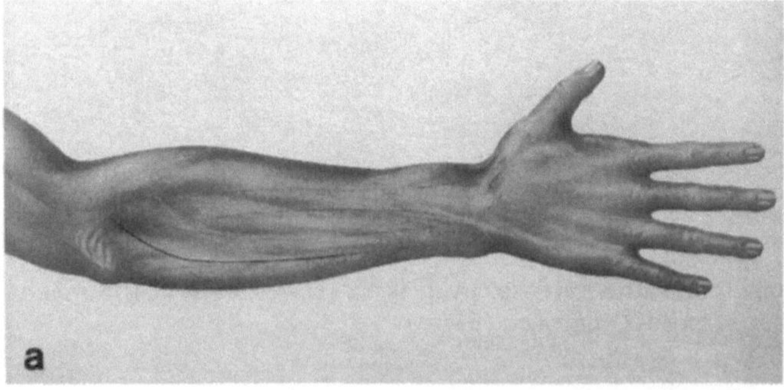

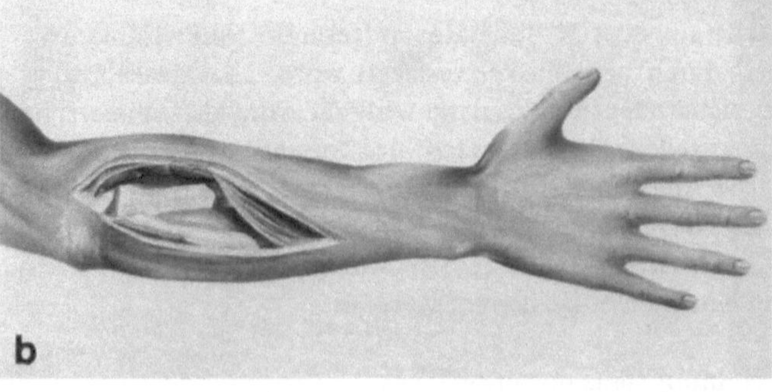

Abb. 3a, b. Hautschnitt zum Boydschen Zugang beginnend am radialen Epicondylus des Oberarmes bogenförmig zur dorsalen Ulnakante auslaufend (**a**). M. anconaeus, Flexor carpi ulnaris und Supinator werden von der dorso-radialen Ulnafläche und der Membrana interossea abgeschoben, dadurch wird das proximale Radiusende freigelegt (**b**)

nicht freigelegt werden, so wird der Anconaeus nicht abgelöst, sondern man geht zwischen Anconaeus und Extensor carpi ulnaris auf die Membrana interossea ein.

Gefahren: Tiefer Ast des N. radialis, A. interossea posterior.

Volarer Zugang zum Radius nach Henry

Um der Gefahr der Radialisschädigung auszuweichen, kann auch der volare Zugang zum Radius vor allem für hohe Radiusschaftfrakturen Anwendung finden.

Lagerung: Rückenlage, Arm ausgelagert, Schulter 90° abduziert, Ellenbogen gestreckt, Unterarm voll supiniert.

Schnittführung: gerader Schnitt von der Ellenbeugefalte genau lateral der Bicepssehne nach distal zum Processus styloideus des Radius.

Landmarks: Bicepssehne, M. brachioradialis, Processus styloideus radii.

Die Fascienincision entspricht dem Verlauf der Hautincision. Der mediale Rand des Brachioradialis wird identifiziert, sein medialer Rand liegt überraschenderweise sehr weit medial. Beim Durchtrennen der Fascie muß das N. cutaneus antebrachii lateralis geschont werden. Er liegt lateral über dem M. brachioradialis. Eingehen zwischen dem Brachioradialis und dem Flexor carpi radialis. Dabei muß der oberflächliche Ast des N. radialis geschont werden. Er liegt dem M. brachioradialis an und wird mit diesem nach radial weggehalten.
Der Brachioradialis erhält eine Reihe von Arterienästen aus der A. radialis, die sogenannten Arteriae radiales recurrentes. Diese sind zu ligieren. Die A. radialis mit zwei Begleitvenen liegt im mittleren Drittel des Unterarmes dem Brachioradialis an. Die Gefäße werden nach medial abgeschoben. Die Bicepssehne wird bis zu ihrer Insertion an der Tuberositas radii verfolgt. Genau lateral der Sehne liegt die kleine Bursa. Die Bursa wird eröffnet, um diesen Teil dieses Radiusschaftes freizulegen. Die A. radialis liegt oberflächlicher, aber medial zur Sehne. Die Wunde wird daher an der lateralen Seite der Sehne erweitert.
Das proximale Drittel des Radius ist durch den M. supinator bedeckt, durch den der tiefe Ast des N. radialis verläuft. Der M. supinator wird entlang der Insertionslinie am Radius abgetrennt und nach lateral zusammen mit dem Ramus profundus des N. radialis abgeschoben. Der M. pronator teres sollte nach Möglichkeit nicht abgelöst werden.

Gefahren: N. interosseus posterior, N. radialis superficialis, A. radialis, Aa. radiales recurrentes.

Kombinierter Zugang nach Boyd-Thompson

Dieser Zugang kann in extremen Fällen bei ausgedehnten Frakturzonen beider Unterarmknochen angewandt werden. Es ist eine Kombination des Boydschen Zuganges mit dem dorsalen Standardzugang zum Radius nach Bourgery-Thompson.

Lagerung: Rückenlage, Arm ausgelagert, Schulter 90° abduziert, Ellenbogen 30° gebeugt, Unterarm proniert.

Hautincision: Beginn mit Boydscher Hautincision am Epicondylus lateralis des Humerus über die dorsale Ulnakante wieder zurückverlaufend in Richtung Lister Tuberkel wie beim Zugang nach Bourgery-Thompson. Nach Ablösen von Anconaeus, Supinator und Flexor carpi ulnaris Abschieben des Supinator mitsamt dem N. radialis nach radial. Weiter distal wird zwischen dem Extensor digitorum communis und dem Extensor carpi radialis brevis in typischer Weise eingegangen.

Gefahren: Wie bei den Zugängen nach Boyd und Bourgery-Thompson.

Die Bedeutung der Membrana interossea antebrachii für die Biomechanik des Unterarmes

W. Küsswetter

Orthopädische Universitätsklinik Tübingen (Direktor: Prof. Dr. W. Küsswetter), Calwer Straße 7, D-7400 Tübingen

Die Membrana interossea antebrachii verbindet, ergänzt durch die Faserzüge der Chorda obliqua anterior die beiden Unterarmknochen nahezu in ganzer Länge und gewinnt biomechanische Bedeutung für die Koordination von Radius und Ulna im Bewegungsablauf der Umwendbewegung der Hand.

Radius und Ulna sind in ganzer Länge umeinander beweglich. Die Bewegungen werden um die gemeinsame Gelenkachse des proximalen und des distalen Radioulnargelenkes geführt; bei der Drehung um die diagonale Unterarmachse dreht sich der Radius proximal um sich selbst, d.h., das Collum radii um seine eigene Längsachse. Das untere Radiusende und mit ihm die Hand bewegt sich dabei, wie es Strasser 1917 formuliert hat, "wie ein Türflügel um das untere Ulnaende herum" (Abb. 1). Der Bewegungsspielraum der Unterarmumwendbewegung beträgt beim Lebenden 120 bis 140 Grad. Die Verbindung der proximalen Handwurzelreihe mit dem distalen Radiusende im proximalen Handgelenk

Hefte zur Unfallheilkunde, Heft 201
Zusammengestellt von W. Hager
Springer-Verlag Berlin Heidelberg 1989

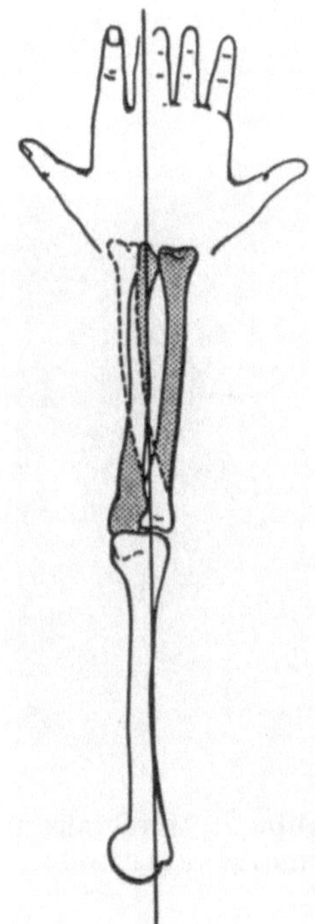

Abb. 1. Türflügelbewegung des Radius um das untere Ulnarende

bedingt, daß die Hand diese Bewegungen des distalen Radiusendes mitvollführt. Somit sind die Umwendbewegungen des Unterarmes um die diagonale Unterarmachse identisch mit den Umwendbewegungen der Hand.

Anatomisch-morphologische Aspekte der Membrana interossea antebrachii

Radius und Ulna besitzen eine dreieckig, prismatische Form, deren schärfste Kanten zum Spatium interosseum hin liegen. An diesen Kanten setzt die Membrana interossea an und verbindet Radius und Ulna. Das distale Membrandrittel besteht aus dünnen Collagenfasern, denen zu beiden Seiten ein breites, lockeres Gitterfasernetz aufgelagert ist. In diesem Bereich weist die Membran netzartige lockere Textur auf.

Im mittleren und proximalen Teil besteht sie aus platten, sehnigen Bindegewebszügen. In diesem Bereich nimmt die Dicke der Kollagenschicht zu (Abb. 2) (Küsswetter 1979 a u. b, 1981, 1982; Küsswetter et al. 1982, Küsswetter u. Schmid 1979).

Die Membrandicke haben wir an 28 Erwachsenen-Präparaten bestimmt. Sie erreicht im mittleren Teil eine durchschnittliche Dicke von 0,67 mm. Hier besteht eine einheitliche Richtung der von radial-proximal nach ulnar-distal absteigenden wellig-parallelen Fasern. Im proximalen Anteil der Membran nimmt ihre Stärke wieder zu (durchschnittliche Dicke 0,44 mm). In diesem Bereich wird die Membran allerdings streckseitig durch die Chorda olbiqua posterior verstärkt, die eine durchschnittliche Dicke von 0,89 mm erreicht, so daß hier eine Gesamtdicke von durchschnittlich 1,17 mm resultiert (Tabelle 1).

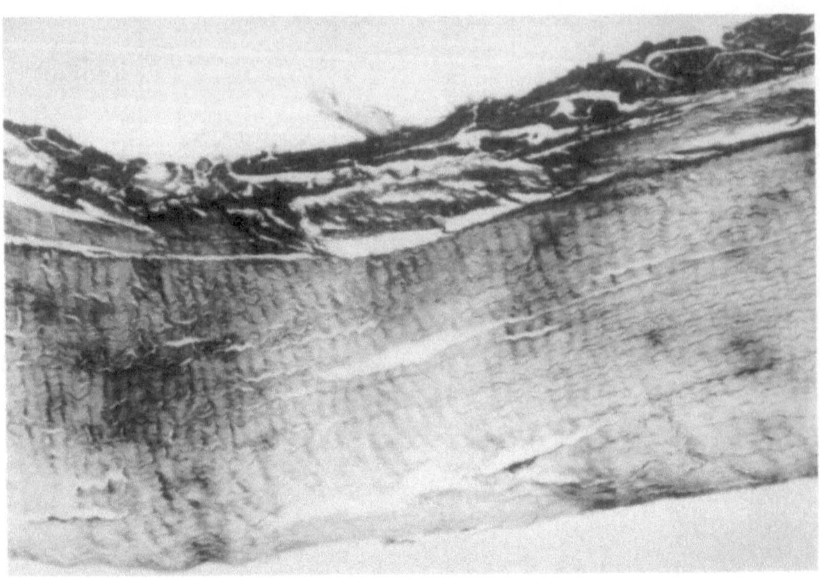

Abb. 2. Membrana interossea antebrachii, mittlerer Abschnitt. Kräftige, parallel-wellige Bindegewebsstruktur

Tabelle 1. Membrandicke (Mittelwerte, n = 28)

Distales Drittel	0,26 mm
Mittleres Drittel	0,67 mm
Proximales Drittel	
ohne Chorda obliqua posterior	0,44 mm
mit Chorda obliqua posterior	1,17 mm

Verstärkungszüge

Wie wir an 64 autoptischen Präparaten Erwachsener feststellen konnten, finden sich mit wechselnder Häufigkeit an der Membran Verstärkungszüge:

Ein *distaler Querzug* mit senkrecht zur diagonalen Unterarmachse verlaufenden Fasern auf Höhe des proximalen Endes des M. pronator quadratus fand sich in 56,2% unserer Fälle. Diese Struktur scheint sich unter supinatorisch-funktioneller Belastung auszubilden und konnte von uns bei Präparaten von Schwerarbeitern in 100% der Fälle nachgewiesen werden.

Einen weiteren Verstärkungszug stellt die im proximalen Drittel der Membran dorsal aufgelagerte Chorda obliqua posterior dar, deren Fasern von ulnar-proximal nach radial-distal ziehen. Sie konnte mit großer Regelmäßigkeit in 92,2% der Fälle nachgewiesen werden.

Die in gleicher Richtung auf der Beugeseite verlaufende, von Weitbrecht 1779 bereits beschriebene Chorda obliqua anterior war ebenfalls mit großer Häufigkeit in 85,9% unserer untersuchten Fälle feststellbar (Abb. 3).

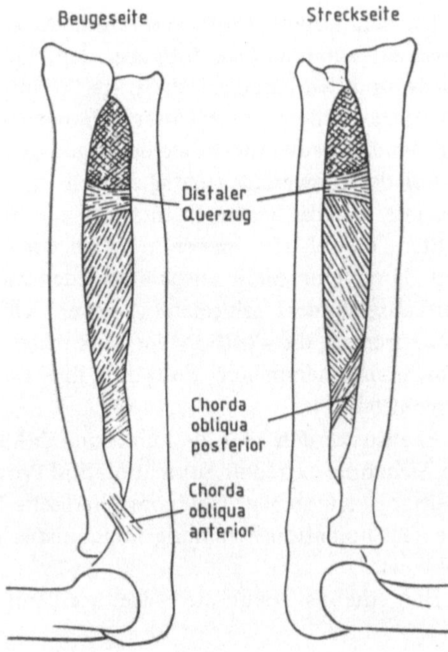

Abb. 3. Schematische Darstellung der
Membrana interossea antebrachii und ihrer
Verstärkungszüge

Knocheninsertion

Im fötalen und frühkindlichen Stadium inseriert die Membrana interossea am Stratum
fibrosum des Periostes von Radius und Ulna. Im Kindes- und Jugendalter kommt es zur Auf-
lockerung des Periostringes und zur Ausbildung von Kollagenfasern, die von der Membran
bis in den Knochen vordringen. Diese Entwicklung zur ossären Insertion findet zunächst im
mittleren und proximalen Drittel statt. Beim Erwachsenen können im Insertionsgebiet die
für den Knochenansatz von Gelenkbändern typischen 4 Zonen unterschieden werden. Die
Membrana interossea antebrachii weist damit alle morphologischen Charakteristika eines
Gelenkbandes auf.

Biomechanische Aspekte der Membrana interossea antebrachii

Bereits Weitbrecht (1779) betonte die Bedeutung der Membrana interossea als Ursprungs-
feld für die tiefe Streck- und Beugemuskulatur des Unterarmes. Bei beidseitiger Kontraktion
der palmaren oder dorsalen Unterarmmuskeln kommt es zur Ausbiegung und Anspannung
der Membrana interossea.

Die Membran stellt weiterhin eine stabilisierende und koordinierende Verankerung
gegen seitliche Entfernung der beiden Unterarmknochen voneinander dar. Durch ihren
entgegengesetzt gerichteten Faserverlauf ergänzen sich Membrana interossea und Chorda
obliqua anterior und posterior in der Sicherung der beiden Unterarmknochen gegen Längs-
verschiebungen.

Die seit Lopes (1860) verbreitete Ansicht, daß die Membran Druckkräfte, die von der Hand aufgenommen werden, über den Radius auf die Ulna und damit auf das Ellenbogengelenk und den Humerus übertrage, konnte durch die Untersuchungen von Rossak (1970) widerlegt werden. Diese Untersuchungen erbrachten keinen Hinweis für eine Beteiligung der Membran auf eine Druckübertragung von der Hand über die Speiche auf die Elle.

Bei der Umwendbewegung erreicht die Membrana interossea ihren größten Spannungszustand bei maximaler Entfernung der beiden Unterarmknochen voneinander. Die Ansichten, in welcher Umwendposition der maximale Abstand der beiden Knochen erreicht und damit eine Maximalspannung der Membran bewirkt wird, klaffen in der Literatur weit auseinander: zahlreiche Autoren sehen die Mittelstellung zwischen Supination und Pronation als die Position der Maximalspannung aller Fasern der Membran an und verneinen eine hemmende Funktion der Membran zur Sicherung extremer Pronation und Supination.

Ebenso werden aber als Funktion der Membran die Hemmung extremer Supination und die Sicherung extremer Supination und Pronation durch Anspannung ihrer Fasern in diesen Positionen angegeben. Die biomechanische Rolle der Chorda obliqua anterior wird allgemein in einer Supinationshemmung antagonistisch zur Sehne des Musculus biceps brachii gesehen (Abb. 4).

Hier erhebt sich nun die Frage, wie kann es zu diesen divergierenden Aussagen kommen?

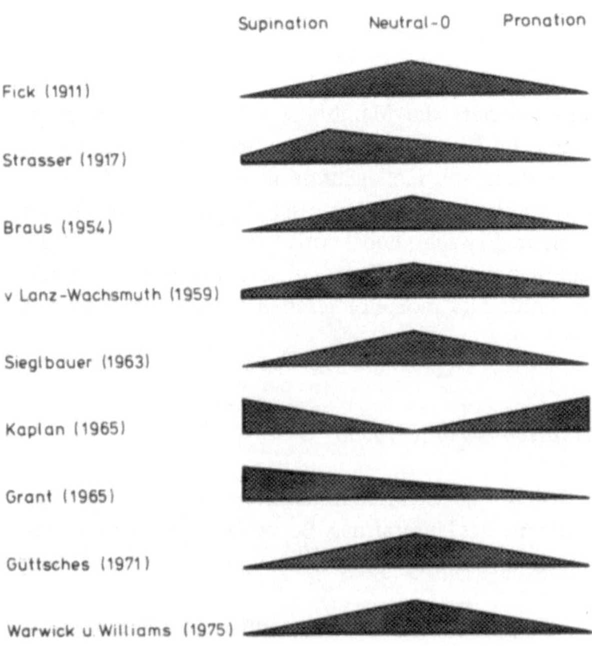

Abb. 4. Membranspannung bei der Umwendbewegung

Dehnungsverhalten

Wir haben deshalb an insgesamt 36 autoptischen Unterarmpräparaten erwachsener Spender Dehnungsmessungen im Unterarmumwendsimulatur während der Umwendbewegung mit Hilfe von Dehnungsmeßstreifen durchgeführt. Die Messungen erfolgten an 7 definierten Punkten der Membran und gestatteten eine qualitative Aussage hinsichtlich der Dehnungsmaxima und Dehnungsminima sowie des Dehnungsanstieges und Dehnungsabfalles während der Umwendbewegung (Abb. 5). Bei den insgesamt 221 aufgezeichneten Dehnungskurven konnten drei biomechanisch verschiedene Unterarmtypen unterschieden werden:

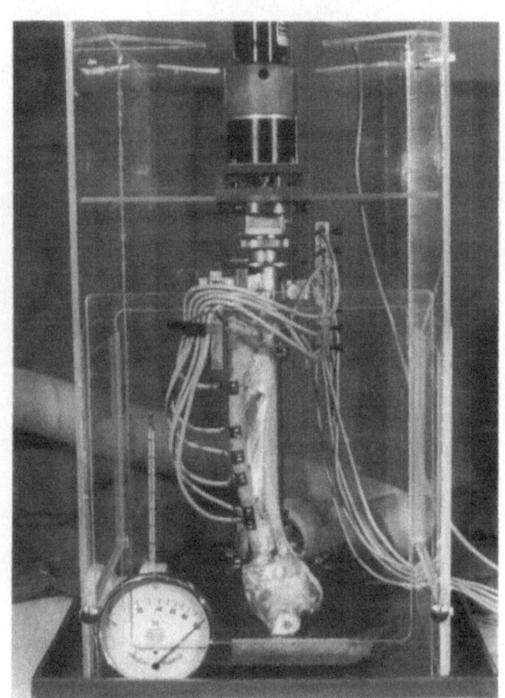

Abb. 5. Eingespanntes Unterarm-Membran-Präparat mit aufgebrachten Dehnungsmeßstreifen im Unterarmumwendsimulator

Typ 1 (N = 10): Bei den Spendern handelte es sich in 90% um verstorbene Männer. Alle Spender gehörten Schwerarbeiterberufen an. Diese Gruppe zeigte in allen Membranabschnitten von distal nach proximal einen kontinuierlichen Dehnungsanstieg bei zunehmender Supination (Abb. 6).

Typ 2 (N = 14): Die Spender waren zu 78,5% verstorbene Männer aus unterschiedlichen Berufsgruppen. Die Dehnungskurven zeigten bei dieser Gruppe im distalen Membranabschnitt einen kontinuierlichen Dehnungsanstieg bei zunehmender Supination. Im mittleren und proximalen Membranabschnitt lagen die Dehnungsmaxima im Bereich der Neutral-0-Position (Abb. 7).

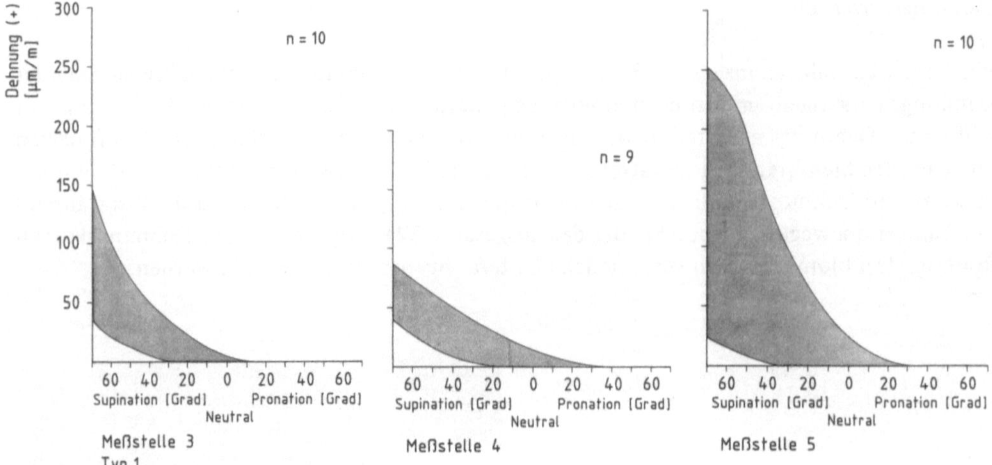

Abb. 6. Dehnungsverhalten der Membrana interossea antebrachii Typ I im distalen (Meßstelle 3), mittleren (Meßstelle 4) und proximalen (Meßstelle 5) Drittel der Membran bei der Unterarmumwendbewegung

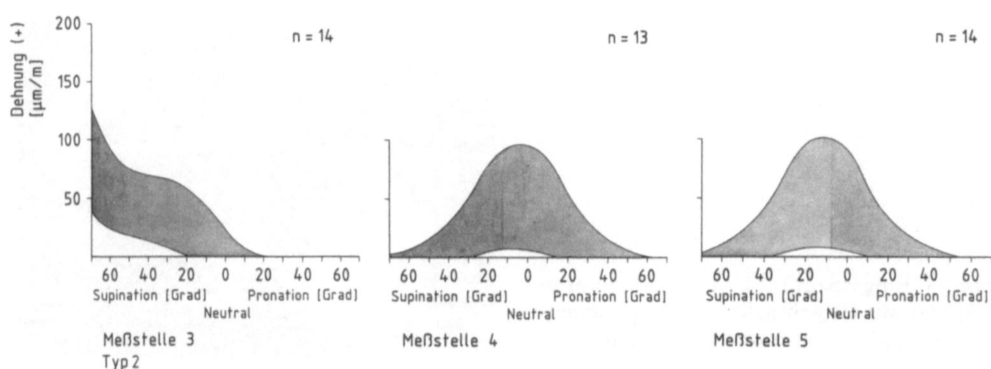

Abb. 7. Dehnungsverhalten der Membrana interossea antebrachii Typ II im distalen (Meßstelle 3), mittleren (Meßstelle 4) und proximalen (Meßstelle 5) Drittel der Membran bei der Unterarmumwendbewegung

Typ 3 (N = 12): Die Spender waren zu 75% verstorbene Frauen, alle aus nicht- oder leichten handarbeitlichen Berufen. Hier lagen die Dehnungsmaxima in allen Membranabschnitten im Bereich der Neutral-0-Position (Abb. 8).

Die Spannungsdehnungskurven der Chorda obliqua posterior erreichten in allen drei Gruppen ihre Maxima in Mittelstellung bzw. in mittlerer Pronationsstellung. Dagegen zeigten

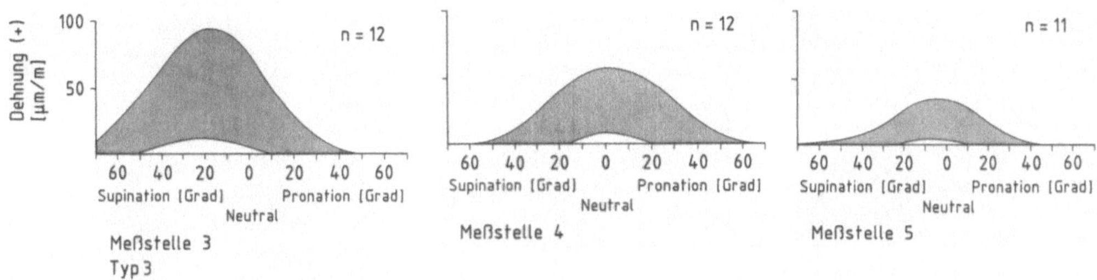

Abb. 8. Dehnungsverhalten der Membrana interossea antebrachii Typ III im distalen (Meß-stelle 3), mittleren (Meßstelle 4) und proximalen (Meßstelle 5) Drittel der Membran bei der Unterarmumwendbewegung

die Dehnungskurven der Chorda obliqua anterior in allen drei Gruppen einen zunehmenden Anstieg in extremer Supination, was für eine Sicherung der Supination spricht.

Interossärabstände

Die maximalen Interossärabstände verhalten sich in Analogie zur Dehnungsverteilung der drei Gruppen: beim Typ I liegen die Abstandmaxima in der gesamten Ausdehnung der Membran in extremer Supinationsstellung.

Typ II weist Maximalabstände im distalen Bereich bei extremer Supinationsstellung und im proximalen Bereich in Mittelstellung auf.

Typ III ist gekennzeichnet durch interossäre Maxima in der Neutral-0-Position (Abb. 9).

Lagebeziehung zwischen diagonaler Unterarmachse und Membranebene

In Analogie zum Dehnungsverhalten der Membran und der bei der Umwendbewegung erzielten Interossärabstände verhält sich auch die Lagebeziehung zwischen diagonaler Unterarmachse und Membranebene. Untersuchungen an insgesamt 9 in Epoxyharz einge-betteten Unterarmpräparaten, von denen Serienschnitte angefertigt wurden, ergaben folgende Gesetzmäßigkeiten: Beim Typ I verläuft die Unterarmachse streckseitig von der Membranebene. Beim Typ II liegt die Unterarmachse distal streckseitig von der Membran-ebene, während sie proximal in der Membranebene verläuft. Beim Typ III verläuft die Unterarmachse in der Gesamtausdehung der Membrana interossea innerhalb der Membran-ebene (Abb. 10a—c). Das Spannungsdehnungsverhalten der Membran wird somit entschei-dend von der Form des Unterarmskelettes beeinflußt.

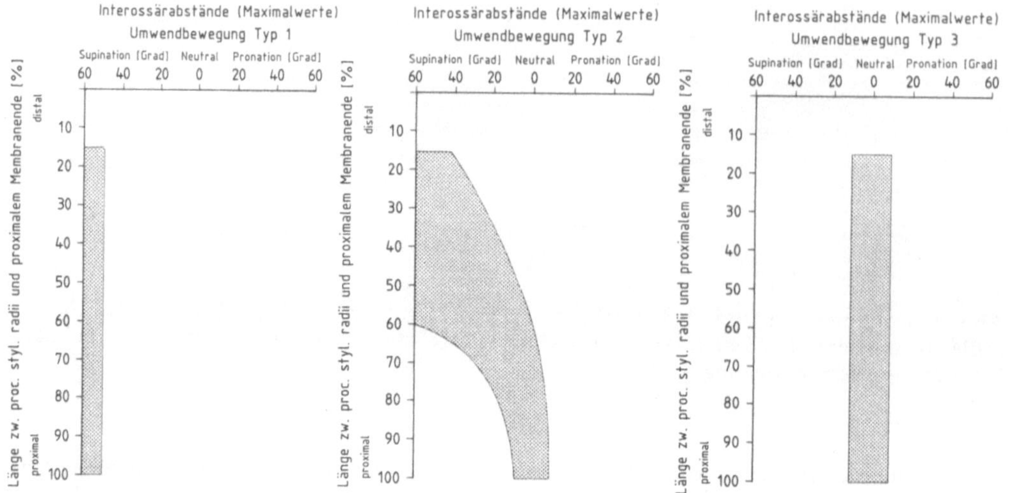

Abb. 9. Interossärabstände (Maximalwerte) der drei Membrantypen während der Unterarmumwendbewegung

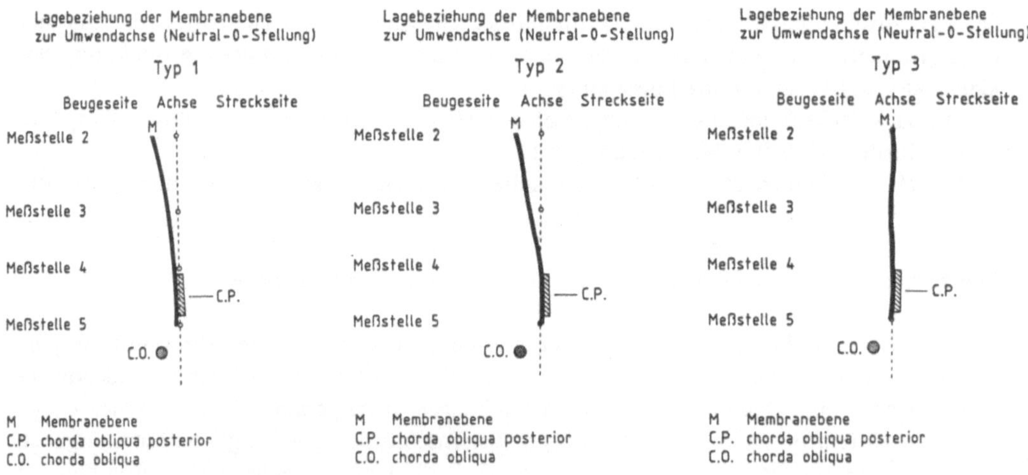

Abb. 10a–c. Dehnungsverhalten der Membrana interossea antebrachii bei Präparaten mit eingeschränkter Pronation und Supination. Zur Kontrolle wurde dabei zusätzlich ein Dehnungsmeßstreifen in der Mitte des Radius radialseitig direkt auf den Knochen geklebt, um Biegungskräfte am Radius zu erfassen. Beachte den stärkeren supinatorischen Anstieg an den Meßpunkten des distalen Querzuges und an der Membranmitte sowie den verstärkten pronatorischen Anstieg im Bereich der Membranmitte und der Chorda obliqua posterior. Dagegen weist die Chorda obliqua anterior gegenüber dem Normverlauf keine wesentlichen Änderungen auf

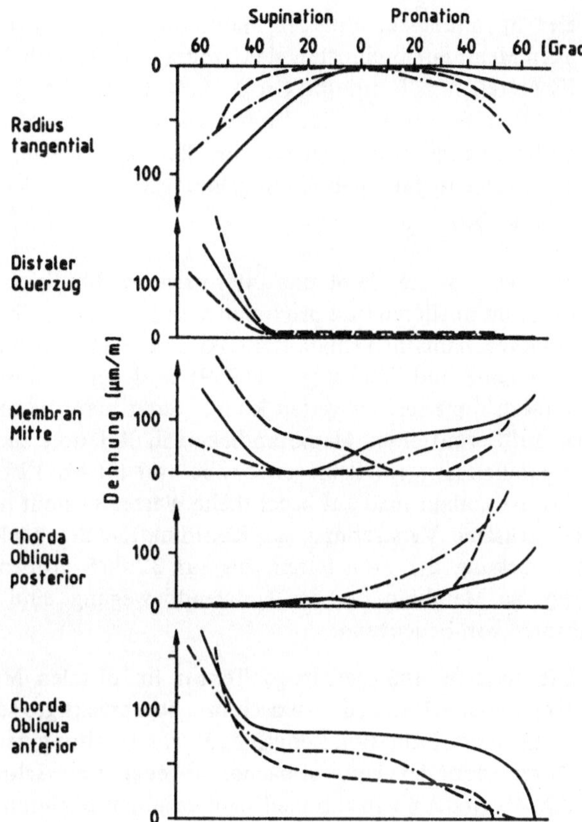

Abb. 11. S. Legende zu Abb. 10

Pathomechanisches Dehnungsverhalten der Membrana interossea

Bei Präparaten, die eine Einschränkung der Supination aufweisen, findet sich gegenüber den Normkurven ein früherer stärkerer supinatorischer Anstieg an den Meßpunkten im Bereich des distalen Querzuges und der Membranmitte. Bei Präparaten mit eingeschränkter Pronation ergeben sich in Abweichung zu den Normkurven an den Meßpunkten der Membran zunehmende Dehnungen mit zunehmender Pronation. Bei den Verstärkungszügen zeigt die Chorda obliqua posterior stärkeren pronatorischen Dehnungsanstieg. Die Dehnungskurven der Präparate, die eine Einschränkung sowohl der Supination als auch der Pronation aufweisen, unterstreichen diesen Trend (Abb. 11).

Ursachen des unterschiedlichen Spannungsdehnungsverhaltens der Membran

Für die widersprüchlichen Literaturangaben über das Spannungsdehnungsverhalten der Membrana interossea antebrachii bei der Umwendbewegung des Armes sind somit zwei Gründe entscheidend:

18

1. Der Spannungszustand der Membran ändert sich bei der Umwendbewegung nicht in allen Membranabschnitten gleichzeitig und einheitlich.
2. Es bestehen in Form und Größe individuelle Unterschiede des Interossärraumes, den die Unterarmknochen bei der Umwendbewegung umschreiben. Auch die Lage der diagonalen Unterarmachse unterliegt individuellen Schwankungen. Damit ergeben sich individuelle Unterschiede im Spannungs-Dehnungsverhalten der Membran während der Umwendbewegung.

Betrachtet man die Membrana interossea im Hinblick auf ihre mechanische Wertigkeit, so weist sie im mittleren und proximalen Teil nicht nur die typischen morphologischen sondern auch biomechanischen Charakteristika eines Gelenkbandes auf.

Von Lanz und Wachsmuth (1959) sind der Auffassung, daß die Membrana interossea als nahezu unzerreißbar gelten könne. Setzt man die von uns im mittleren und proximalen Abschnitt ermittelten Membrandicken in Relation zu den Werten für die Reißfestigkeit von parallelfaserigem Kollagengewebe von 50 bis 125 N/mm^2 (Cronkite 1936; Yamada 1979), so kommt man auf beachtliche Werte. So stellt die Membrana interossea antebrachii eine wirksame Verstrebung zur Koordination der beiden Unterarmknochen dar. Für die Überbrückung der ermittelten, bis zur 32,86% großen interossären Abstandsänderungen durch die Membran bei der Umwendbewegung, sind nach unseren Beobachtungen drei Faktoren von Bedeutung:

1. Die lockere und netzartige Textur im distalen Membrandrittel und im proximalen Extrembereich ist sehr elastisch und überbrückt große Abstandsänderungen.
2. In extremer Pronation kommt es zu einer Faltung der Membran.
3. Durch den der Unterarmachse angenäherten schrägen Faserverlauf (Faserwinkel = 20–45 Grad) im funktionell bedeutsamen mittleren und proximalen Teil der Membran verringern sich die relativen Längenänderungen bei der Unterarmumwendbewegung.

Klinische Folgerungen

Vernarbungen, die den schrägen Faserverlauf durch quer zur diagonalen Unterarmachse verlaufende Narbenzüge stören, müssen ebenso wie Schrumpfungsprozesse an der Membran zwangsläufig zu einer Drehsteife des Unterarmes führen. Die großen interossären Abstandsänderungen können durch die Dehnbarkeit des Kollagengewebes alleine nicht überbrückt werden.

Aufgrund unserer biomechanischen Untersuchungen können wir folgern, daß die unterschiedliche Spannungsverteilung der Membran in den verschiedenen Unterarmabschnitten, besonders bei Frakturen der Unterarmknochen des mittleren und proximalen Schaftbereiches zu Biege- und Scherkräften an den Fragmenten führen kann.

Diese Störfaktoren sind nach unserer Meinung zum Teil für die Heilungsprobleme bei Unterarmschaftfrakturen verantwortlich. Wegen der aufgezeigten engen Wechselbeziehung zwischen der Form des Unterarmskelettes, der diagonalen Umwendachse und der Spannungsverteilung der Membran ist eine exakte achsen- und drehgerechte Reposition nach Unterarmschaftfrakturen zu fordern.

Lorenz Böhler gab 1951 als Position für die Gipsruhigstellung bei der konservativen Behandlung von Unterarmschaftfrakturen die Neutral-0-Position an. Er war der Ansicht, daß in dieser Stellung die Membrana interossea meximal entfaltet sei. Wie wir gesehen haben ist eine derartige einheitliche Position des maximalen Unterarm-Interossärabstandes jedoch nicht existent. Zur Ausschaltung der Zug- und Scherkräfte und wegen der Bedeutung der Frühmobilisation für die Vermeidung von Membranschrumpfungen ist unseres Erachtens nach achsen- und drehgerechter Reposition die übungsstabile Osteosynthese bei Schaftfrakturen im mittleren und proximalen Unterarmdrittel des Erwachsenen anzustreben. Kinder bilden insofern eine Ausnahme, als ihre Wachstumskraft Achsenfehlstellungen und Schrumpfungsprozesse an der Membrana interossea bis zu einem gewissen Grad auszugleichen vermag.

In Anbetracht der differenzierten Mechanik des Unterarmes und der Membrana interossea antebrachii als Teil eines komplizierten Gelenksystemes, erfordert die posttraumatische Wiederherstellung des Unterarmschaftbereiches die gleiche Sorgfalt, mit der die Wiederherstellung von Gelenkfrakturen geübt wird. Dies gilt umso mehr, als die ungestörte Umwendbewegung des Unterarmes eine fundamentale Voraussetzung für die Gebrauchsfähigkeit der Hand darstellt.

Literatur

Böhler L (1951) Die Technik der Knochenbruchbehandlung, Bd 1. Maudrich, Wien

Braus H (1964) Anatomie des Menschen. Springer, Berlin Göttingen Heidelberg

Cronkite AE (1936) The tensile strength of human tendons. Anat Rec 64:173

Fick R (1911) Handbuch der Anatomie und Mechanik der Gelenke, 3. Teil: Spezielle Gelenk- und Muskelmechanik. Fischer, Jena

Grant JC (1965) Grant's method of anatomy. Williams & Wilkins, Baltimore

Güttsches O (1971) Funktionelle Anatomie des Unterarmes und der Hand. Med Klin 66: 568

Kaplan EB (1965) Functional and surgical anatomy of the hand. Lippincott, Philadelphia

Küsswetter W (1979a) Die Membrana interossea antebrachii — Das gemeinsame Gelenkband der Radioulnargelenke, Teil I: Makroskopische Struktur. Z Orthop 117:767

Küsswetter W, Schmid K (1979b) Die Membrana interossea antebrachii — Das gemeinsame Gelenkband der Radioulnargelenke. Teil II: Submakroskopische und mikroskopische Struktur. Z Orthop 117:776

Küsswetter W (1979) Der Einfluß der Membrana interossea antebrachii auf die Umwendbewegung der Hand. Fortschr Med 97:1505

Küsswetter W (1981) Morphologie und Biomechanik der Membrana interossea antebrachii. Thieme, Stuttgart

Küsswetter W, Hirasawa Y, Quintus M (1982) Experimental study of interosseus membrane. Top Res Science 9:3

Küsswetter W (1982) Unterarmdrehsteife bei Kontraktur der Membrana interossea antebrachii — Tierexperimentelle Untersuchungen. Z Orthop 120:215

v. Lanz T, Wachsmuth W (1959) Praktische Anatomie. 1. Bd/3. Arm. Springer, Berlin Göttingen Heidelberg

Lopes H (1860) Des fractures du radius et du role physiologique du Ligament interosseus de L'avant bras. Dissertation, Paris

Rossak K (1970) Experimentelle Druckuntersuchungen am Unterarm und ihre klinischen Folgerungen. Erg Chir Orthop 54:141

Sieglbauer F (1963) Lehrbuch der normalen Anatomie des Menschen. Urban & Schwarzenberg, Wien Innsbruck

Strasser H (1917) Lehrbuch der Muskel- und Gelenkmechanik, Bd 3. Springer, Berlin

Warwick R, Williams PL (1975) Gray's Anatomy. Longman, London
Weibrecht J (1779) Syndesmologie oder Beschreibung der Bänder des menschlichen Körpers. Straßburg
Yamada H (1970) Strength of biological materials. Williams & Wilkins, Baltimore

Experimentelle Messung der Druckverteilung an der Corticalis des Unterarmschaftes

R. Schabus[1], R. Beer[2] und A. Opitz[3]†

[1] I. Univ.-Klinik für Unfallchirurgie (Vorstand: Prof. Dr. E. Trojan), Alser Straße 4, A-1097 Wien
[2] Institut für Festigkeitslehre (Vorstand: Prof. Dr. Dipl.-Ing. H. Mang, P.D.) Technische Universität Wien, Karlsplatz 13, A-1040 Wien
[3] A.ö. Krankenhaus Mistelbach, Unfallabteilung (Ärztl. Leiter: Prim. Dr. A. Opitz †), A-Mistelbach

Einleitung

Die unbefriedigenden Ausheilungsergebnisse von Unterarmschaftfrakturen beim Erwachsenen machen es verständlich, daß schon frühzeitig der Versuch unternommen wurde, Unterarmschaftbrüche operativ zu versorgen.

Jedoch konnte erst durch die Plattenosteosynthese entscheidende Verbesserung der Behandlungsergebnisse erzielt werden. Durch interfragmentäre Kompression ist eine äußere Gipsimmobilisation nicht mehr notwendig; so kann die Schrumpfung der radioulnaren Syndesmose verhindert werden.

Bei mechanisch richtiger Ausführung der Druckplattenosteosythese wird dauernder Formschluß der Frakturflächen erreicht. Dies ist die mechanische Voraussetzung für eine primäre Knochenbruchheilung.

Die Osteosynthesestabilität ist durch die resultierenden Druckspannungen im Frakturspalt gegeben. Sie resultieren aus der Überlagerung von axialen Druck- und Biegenormalspannungen, welche durch die Osteosynthese und durch die Skeletdeformation bei funktioneller Nachbehandlung eingeleitet werden. Eine Osteosynthese gewährleistet optimale Stabilität nur dann, wenn sie als Zuggurtung wirkt.

Die Überlegung, daß die Streckseite der Speiche die Zuggurtungsseite ist, beruht lediglich auf dem Volumen der Unterarmmuskulatur, welches beugeseitig doppelt so groß ist wie das der Streckmuskulatur.

Die Kenntnis der Dehnungsverteilung am Skelet unter physiologischen Bedingungen ist daher eine Voraussetzung für eine erfolgreiche Druckplattenosteosynthese.

Hefte zur Unfallheilkunde, Heft 201
Zusammengestellt von W. Hager
Springer-Verlag Berlin Heidelberg 1989

Für die Bestimmung der Dehnungsverteilung an den Unterarmschäften müssen die Dehnungen untersucht werden, welche von Beuge- und Streckmuskeln für das Handgelenk und Finger verursacht werden. Auch die ellbogengelenksnahe ansetzenden Oberarmmuskeln leiten Dehnungen in das Unterarmskelet ein. Ebenso ist die räumlich gekrümmte Form der Speiche und die rahmenartige Konstruktion des Unterarmskelets für die Dehnungsverteilung von Bedeutung (Abb. 1).

Anatomische Untersuchungen an Unterarmen von Leichen zeigten, wie sich die Lage der Muskeln für Handgelenk und Finger und damit deren mechanische Wirkung relativ zu einer Osteosyntheseplatte am proximalen Speichenschaft verändert. Daraus sind bereits wesentliche Änderungen der verursachten Biegebeanspruchungen bei einer Unterarmdrehung ersichtlich.

Material und Methode

Die Analyse der Dehnungsverteilung am Unterarmskelet wurde an einem biomechanischen Modell mit Hilfe von Dehnungsmeßstreifen durchgeführt.

Durch Seilzüge variabler Länge mit geeichten Dehnungsaufnehmern wurden Muskeln simuliert, die aufgrund ihrer Lage zum Skelet eine Deformation verursachen, die einer überlagerten Biege- und Druckbeanspruchung entspricht.

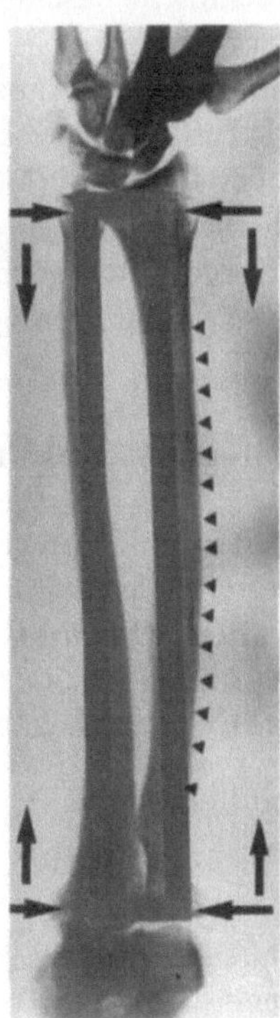

Abb. 1

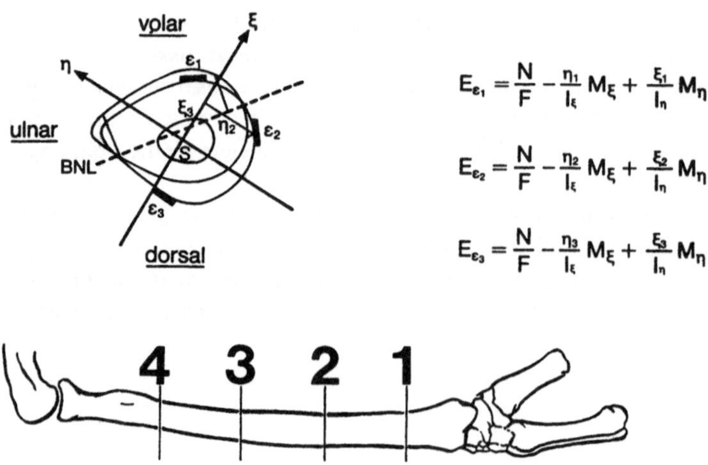

$$E_{\varepsilon_1} = \frac{N}{F} - \frac{\eta_1}{I_\xi} M_\xi + \frac{\xi_1}{I_\eta} M_\eta$$

$$E_{\varepsilon_2} = \frac{N}{F} - \frac{\eta_2}{I_\xi} M_\xi + \frac{\xi_2}{I_\eta} M_\eta$$

$$E_{\varepsilon_3} = \frac{N}{F} - \frac{\eta_3}{I_\xi} M_\xi + \frac{\xi_3}{I_\eta} M_\eta$$

E	: ELASTIZITÄTSMODUL (Kg/cm) (17,54)	ξ,η	: HAUPTTRÄGHEITSACHSEN
ε	: DEHNUNG	$I\xi, \eta I$	: HAUPTTRÄGHEITSMOMENTE
N	: NORMALKRAFT	$M\xi, \eta M$	: HAUPTBIEGEMOMENTE
F	: SCHNITTFLÄCHE	BNL	: BIEGE-NULL-LINIE

Abb. 2

Technische Beschreibung des Meßsystems

Aufgrund der Annahme der Gültigkeit der Bernoulli-Hypothese für schlanke Träger (Eben-bleiben der Querschnitte bei Biegedeformation) war es möglich, mit drei Messungen pro Meßquerschnitt (MQ) das Auslangen zu finden.

Die Dehnungen wurden in je 4 Meßquerschnitten an Speiche und Elle gemessen. Die erforderlichen geometrischen Kenngrößen der Meßquerschnitte wurde durch Auswertung des Computertomogramms ermittelt (Abb. 2).

Deformation des Unterarmskelets zur Analyse der Dehnungen

Der Einfluß der einzelnen Muskeln und Muskelgruppen wurde durch das Anspannen der betreffenden Seilzüge gegen konstante Belastung getrennt bestimmt.

Die Dehnungen wurden bei einer Beugestellung von 50°, 90° und 120° im Ellbogen-gelenk bei gleichbleibender Unterarmstellung sowie bei Beugestellung von 90° im Ellbogen-gelenk in maximal erreichbarer Pro- und Supination gemessen.

Vorgangsweise zur Auswertung der Ergebnisse

Durch Entwicklung eines speziellen Computerprogramms zur Auswertung ließen sich fol-gende Meßdaten bestimmen: Dehnungsverteilung, Normalkraft, Hauptbiegemomente und Lage der Biege-Null-Linie. Die Dehnungen wurden für eine Muskelspannung von 2 kp/cm^2

graphisch dargestellt. Positive Dehnungen (= Zugspannungen) liegen außerhalb, negative Dehnungen (= Druckspannungen) liegen innerhalb der Randkontur. Für die Plattenlage einer Unterarmschaftosteosynthese ist die Dehnungsverteilung in den Meßquerschnitten 2 und 3 bedeutsam.

Ergebnisse

Dehnungsverteilung an der Speiche unter physiologischen Arbeitsbedingungen

Heben, Supination: Der dominierende Einfluß geht von den Handgelenks- und Fingerbeugern aus, die in Höhe des Meßquerschnitts 2 praktisch keine Biegung verursachen. Unter Zugbelastung steht nur ein kleines dorsoradiales Corticalisareal (Abb. 3).

Heben, Pronation: Die beim Heben einer Last in Pronation hauptsächlich angespannten Handgelenksstrecker leiten positive Dehnungen volar und negative Dehnungen dorsal und radial ein. Zugspannungen treten daher beim Heben einer Last in Pronation volar und ulnar, Druckspannungen radial auf (Abb. 4).

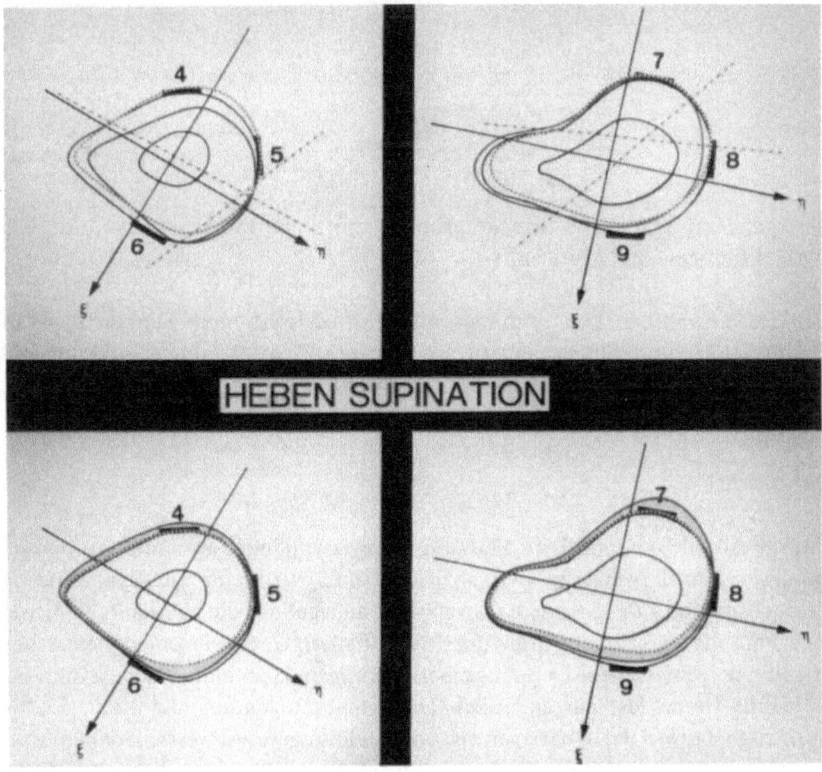

Abb. 3

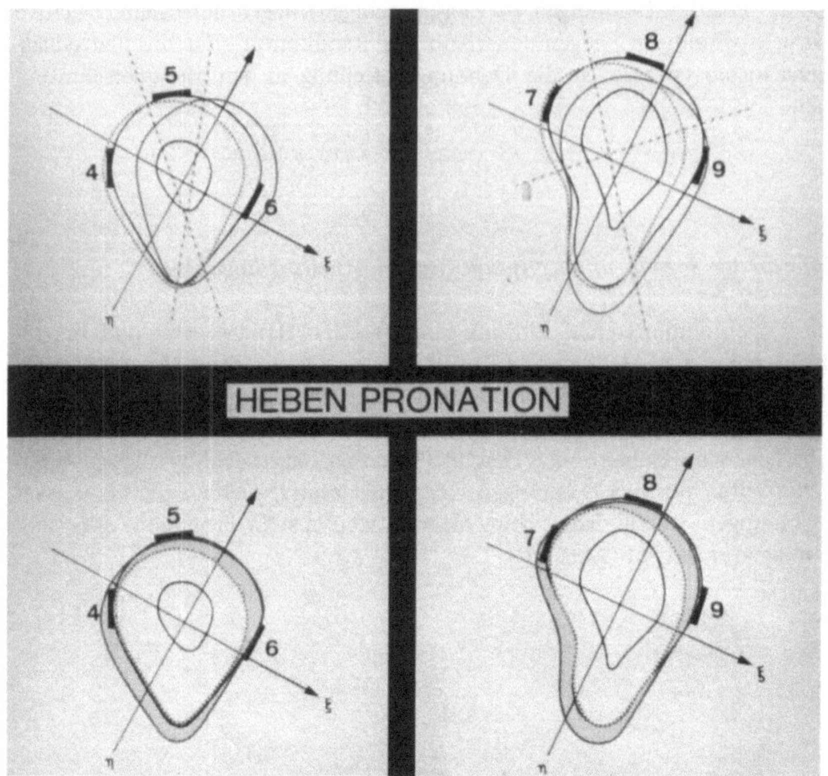

Abb. 4

Senken, Supination: Die Streckergruppe leitet volar-radial positive, dorsal und ulnar negative Dehnungen ein (Abb. 5).

Senken, Pronation: Der dominierende Einfluß geht beim Senken in Pronation von den Handgelenks- und Fingerbeugern aus, die volar Druck, dorsal und im Meßquerschnitt 3 auch ulnar Zugspannungen verursachen (Abb. 6).

Diskussion

Um die Anteile der einzelnen Muskeln relativ zueinander aus einer Gruppe von Syngergisten an der Gesamtleistung in vivo abzuschätzen, wurde für die Spannung der Seilzüge am Versuchsmodell nur ein oberer Grenzwert angegeben, die tatsächliche Muskelspannung ist innerhalb dieses Rahmens individuell verschieden. Unter verschiedenen Arbeitsbedingungen zeigen die gemessenen Dehnungsüberlagerungen kein einheitliches Bild. An der radialen Corticalis treten fast ausschließlich Druckspannungen auf, die ulnare Corticalis wird häufiger zugbelastet. Bei Überlagerung von Dehnungen mit verschiedenen Vorzeichen ist die willkürliche, also nicht allein von der Belastung unabhängige Anspannung der Fingerbeugemuskulatur für die Dehnungsverteilung von Bedeutung.

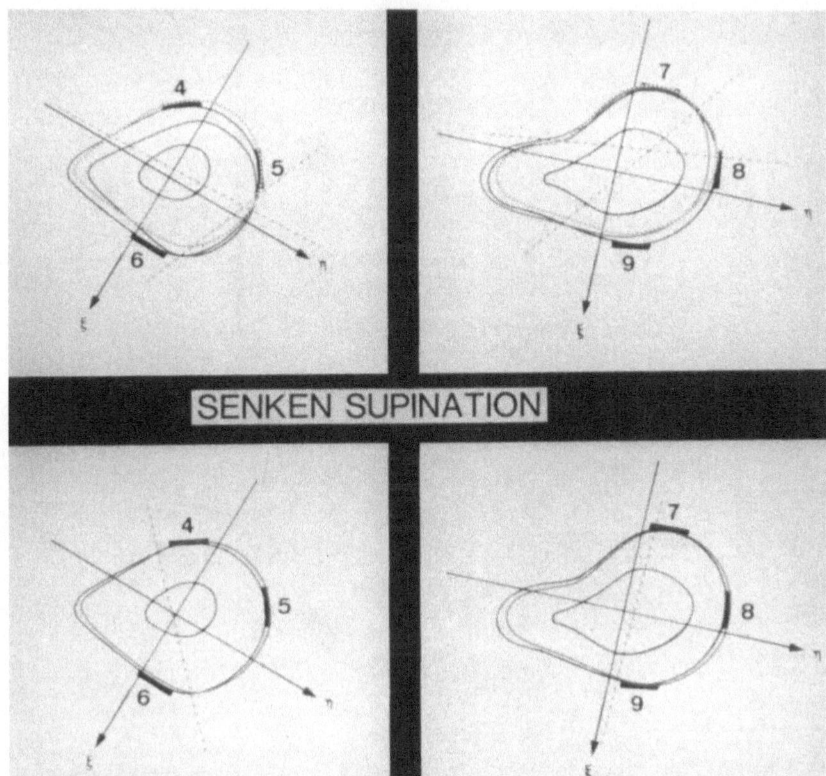

Abb. 5

Folgerung aus den Ergebnissen

Aufgrund dieser experimentellen Untersuchungen und Bestimmung der Dehnungsverteilung nach Verplattung einer Osteotomie mit einer kleinen dynamischen Kompressionsplatte ergibt sich kein Hinweis auf eine dominante zugspannungsbeanspruchte Corticalis dorsal oder volar des Speichenschaftes. Da es nach den Ergebnissen der vorliegenden Untersuchung weder dorsal noch volar einen konstanten zugspannungsbeanspruchten Corticalisabschnitt gibt, sind in Abhängigkeit von der Drehstellung des Unterarms auch Zugspannungen an der plattenfernen Corticalis zu erwarten.

In diesem Fall hat eine Plattenosteosynthese dann die größte Stabilität, wenn bei anatomisch geschlossenem Bruchspalt der interfragmentäre Druck durch entsprechende Plattenhohlbiegung plattenfern zur Wirkung kommt. Eine derartige Dehnungsverteilung ergibt bei der funktionellen Nachbehandlung für diesen Skeletabschnitt eine optimale Sicherheit gegen Instabilität.

Die Stabilität einer Plattenosteosynthese am Unterarmschaft kann daher durch Kompression des Bruchspaltes mit einer Zugschraube entscheidend verbessert werden.

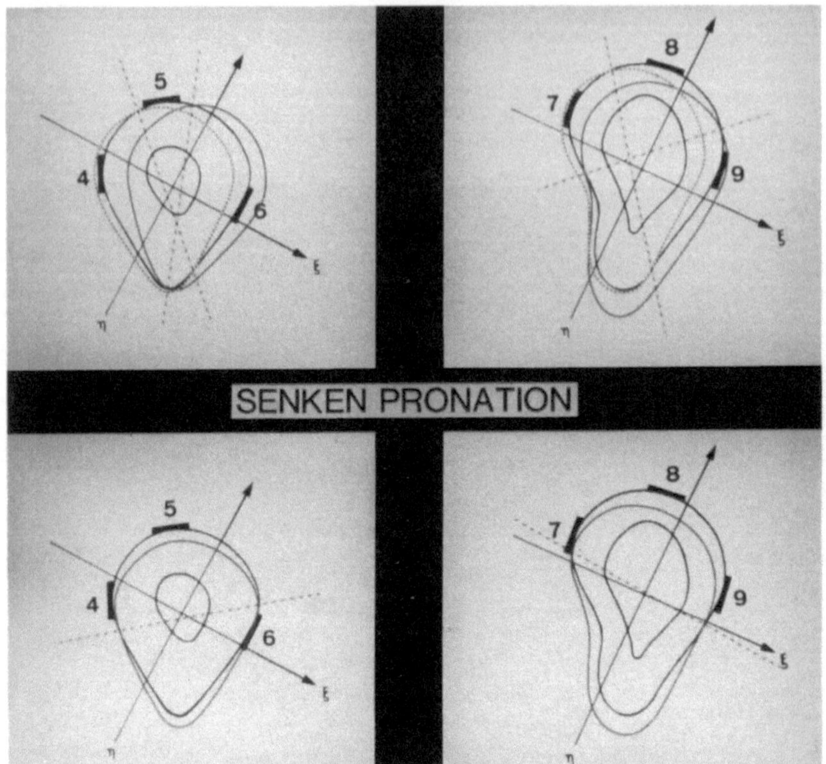

Abb. 6

Schlußfolgerung

1. Die experimentellen Untersuchungen zeigten, daß die Unterarmdrehung zu einer Veränderung der Art und Höhe der mechanischen Dehnungen an der Speichencorticalis führt.
2. Die überlagerten Dehnungen (äußere Beanspruchungen und aktive Muskulatur) führen radial fast ausschließlich zu Druckspannungen.
3. Die unter physiologischen Bedingungen eingeleiteten maximalen Biegespannungen können sowohl bei volarer wie auch bei dorsaler Plattenlage zum Klaffen des Bruchspaltes führen.
4. Bei Speichenschaftosteosynthesen kann deshalb zwischen der dorsal und der volar angelegten Platte mechanisch nicht unterschieden werden.

Klinische Relevanz

Die Frage, ob die Verplattung von volar oder von dorsal erfolgt, ist vom mechanischen Standpunkt aus nicht wesentlich. Die Entscheidung muß aufgrund operationstechnischer Gesichtspunkte getroffen werden.

Literatur

1. Beer R, Deisenhammer W, Opitz A, Schabus R, Wagner M (1980) Biomechanische Überlegungen zur volaren Verankerung von Implantaten am proximalen Speichenschaft und Ergebnisse im Vergleich zur Verplattung von dorsoradial. In: Hefte Unfallheilkd, Heft 148. Springer, Berlin Heidelberg New York
2. Beer R, Opitz A (1984) Experimentelle Untersuchung zum System Elle, Speiche, Zwischenknochenmembran und Muskulatur (Unterarm). Österr Ing Architekten-Zeitschr 2:129
3. Hess H (1972) Technologische und muskuläre Biomechanik am Bewegungsapparat; die Spannungskräfte der Druckplattenosteosynthese. Bücherei der Orthopädie, 9. Bd. Enke, Stuttgart
4. Müller ME, Allgöwer M, Willenegger H (1969) Manual der Osteosynthese. Springer, Berlin Heidelberg New York
5. Opitz A (1983) Mechanische Dehnungen am Unterarmskelett. Wien Klin Wochenschr (Suppl) 141
6. Opitz A, Poigenfürst J, Schabus R (1979) Biomechanische Überlegungen zur volaren Verankerung von Implantaten am proximalen Speichenschaft. Acta Med Austriaca (Suppl) 16
7. Opitz A, Beer R, Schabus R (1982) Druck- und Zugbelastung an der Corticalis des Radiusschaftes. In: Hefte Unfallheilkd, Heft 158. Springer, Berlin Heidelberg New York Tokyo, S 22–26
8. Pauwels F (1965) Gesamte Abhandlungen zur funktionellen Anatomie des Bewegungsapparates. Springer, Berlin Heidelberg New York
9. Trojan E (1953) Die Behandlungsergebnisse von 277 frischen geschlossenen Schaftbrüchen beider Vorderarmknochen. In: Hefte Unfallheilkd, Heft 46. Springer, Berlin Göttingen Heidelberg, S 140–209
10. Tscherne H, Oestern HJ (1974) Konservative und operative Behandlung bei der kompletten Unterarmfraktur. Akt Traumatol 4:85–91

Brüche und Verrenkungsbrüche des Unterarmschaftes: Fixateur externe – spezielle Indikationen

H. Ecke, K. Kunze und H.J. Helling

Unfallchirurgische Universitätsklinik Gießen (Leitender Arzt: Prof. Dr. H. Ecke), Klinikstraße 29, D-6300 Gießen

Über die eigentlichen Schaftfrakturen des Unterarms mit ausgedehnten Weichteilschäden, die einen Fixateur externe benötigen, ist verhältnismäßig wenig zu sagen. Man reponiert die Frakturen, führt vielleicht eine Minimalosteosynthese aus und legt einen herkömmlichen Klammerfixateur an. Eine Wundversorgung wird dabei durchgeführt, die Hautnaht bei

Hefte zur Unfallheilkunde, Heft 201
Zusammengestellt von W. Hager
Springer-Verlag Berlin Heidelberg 1989

ausgedehnter Traumatisierung unterlassen und die Wundheilung in Ruhe abgewartet. Nach Stabilisierung der Situation werden die dann noch nötigen sekundären Maßnahmen wie Weichteil- und Knochenersatz en bloc oder etappenweise durchgeführt. Hierzu gehören in den letzten Jahren zunehmend mikrovasculär angeschlossene Weichteillappen mit konsekutivem Knochenaufbau ebenso, wie schon vereinzelt auf gleiche Weise etabliert autologe Haut-Muskel-Knochentransplantate.

Eigentliche Probleme machen dagegen Luxationsfrakturen, die von der früher von Galeazzi [2] beschriebenen Situation des Speichenschaftbruches mit Luxation im distalen Radioulnargelenk durch eine starke Zertrümmerung des Radius abweichen, aber auch distale Unterarmfrakturen mit Zertrümmerung des Speichenschaftes. Sie entstehen anläßlich von Rasanztraumen und hier bevorzugt bei motorisierten Zweiradfahrern. Meist sind es offene Frakturen mit Multifrakturierung und Einrissen der Membrana interossea. Hierbei sind Versuche mit herkömmlicher Immobilisierung ebenso wie ein mosaikartiges Zusammensetzen der Knochentrümmer mit abstützender Osteosynthese von vornherein zum Scheitern verurteilt. Einzig und allein hilft hier ein gelenküberbrückender Fixateur externe, wie von Jacob [4, 5, 6] angegeben. Er ist seit 1981 als sogenannter "Mini-Fixateur externe" im Handel. Kombinationen mit Minimalosteosynthesen unter Verzicht auf den primären Wundverschluß sind hierbei ebenso wichtig wie bei reinen Unterarmschaftschäden. Sekundär läßt sich dann der Speichenknochen ähnlich wie dort wieder aufbauen und ein abgestütztes und sogar anatomisches Ergebnis und Gelenklager für den Carpus erzielen. Das fördert die Wiederherstellung der Dorsal- und Palmarbewegung im Handgelenk. Anders ist es mit den Rotationsbewegungen nach Sprengung oder Subluxation des distalen Radioulnargelenkes. Hier sind seit der ersten Anregung zur Resektion des Ellenköpfchens im Jahre 1773 durch Desault [3] eine Reihe unterschiedlicher Therapievorschläge gemacht worden — und wie immer gestattet gerade die Pluralität der Behandlungsvorschläge den Hinweis darauf, daß ein wirkliches Patentmittel noch aussteht.

Indiziert zur Anwendung des Fixateur externe sind:

— offene Trümmerfrakturen des Speichenschaftes und
— weit distal gelegene Unterarmschaftfrakturen.

Zur Technik des Mini-Fixateur-externe sei auf wie Veröffentlichungen Jacobs [4, 5, 6] verwiesen.

Seit 1979 wurden insgesamt 24 Fixateur-externe-Behandlungen bei Unterarm- und Speichentrümmerbrüchen mit und ohne Beteiligung des distalen Radioulnargelenkes bei uns durchgeführt. 19 davon waren gelenkübergreifend, das Durchschnittsalter der Patienten betrug 40 Jahre. Es waren 20 Männer und 4 Frauen. Von diesen 24 Patienten sind 4 an den Folgen ihres Polytraumas verstorben, 2 noch in Behandlung, 2 zur Nachuntersuchung nicht erschienen und 16 wurden von uns genauestens nachuntersucht, wobei die Nachuntersuchungstermine durchschnittlich nach 17 Monaten erfolgten (Tabelle 1).

An Komplikationen sahen wir 2mal leichte Knochendystrophien, 1mal ein Medianuskompressionssyndrom, das dekomprimiert wurde, und 2mal beherrschbare Weichteilinfekte im Bereich von Schanzschen Schrauben und Gewindedrähten.

Die Expositionszeit mit dem Fixateur externe reichte von 4 bis zu 30 Wochen. Bei 6 von 16 Patienten wurde zusätzlich eine Gipsschalenimmobilisierung von 5 bis 12 Wochen durch-

Tabelle 1. Nachuntersuchungsergebnisse nach distalen Unterarm-Trümmerfrakturen, die mit Fixateur externe behandelt wurden (n = 16)

Bewertungsmaßstab	Sehr gut	Gut	Befriedigend	Mäßig	Summe
AO-Schema					16
Offene Fraktur	–	–	1	6	
Geschl. Fraktur	–	3	3	3	
Subjektives Urteil					16
Offene Fraktur	–	2	2	3	
Geschl. Fraktur	2	5	2	–	
Funktionseinbuße					
Offene Fraktur			36,1%[a]		
Geschl. Fraktur			21,6%		

[a] Hierbei 1x Teilverlust der Funktion der Nn. medianus und radialis; 1x oberer Plexusschaden

geführt. Die Gesamtzeit bis zur Funktionsfreigabe des Armes betrug zwischen 6 und 30 Wochen, median 13 Wochen. Zweimal mußten nach 2 und 6 Monaten Arthrodesen durchgeführt werden.

Faßt man die Nachuntersuchungsergebnisse von den genannten 16 Patienten zusammen, so kontrastieren die nach' dem AO-Schema ermittelten Werte deutlich mit dem subjektiven Urteil der Betroffenen selbst. Wir haben dann, um eine bessere Übersicht über die Gesamtfunktion der Hand zu bekommen, die Einbußen in Prozent der Gesamtrotationsfähigkeit sowie der Dorsal- und Palmarflexion und auch die Radial- und Ulnarabduktion ermittelt, indem wir zunächst die Summe der Bewegungsmaße der gesunden Hand und danach die Summe der Bewegungsmaße der vom Unfall betroffenen Hand ermittelten. Es versteht sich von selbst, daß die Einzelbewegungen der genannten 3 Funktionen eine unterschiedliche Wertung erfahren müssen. Trotzdem kann man aber aus dieser Gesamtbewertung unseres Erachtens übersichtlicher als aus dem AO-Schema oder der subjektiven Angabe, die tatsächliche Einbuße ermitteln. Sie betrug bei den offenen Frakturen 36,1% und bei den geschlossenen Knochenbrüchen 21,6%. Zu erwähnen ist, daß unter den offenen Frakturen 2 Patienten waren, von denen einer Teilparesen der Nn. medianus und radialis und der zweite einen oberen Plexusschaden hatte.

Behandlungen ausgedehnter Knochen- und Weichteilschäden des mittleren und distalen Unterarms sind ohne ein Wort zur Wiederherstellung der Unterarmumwendbewegungen, die nicht selten eingeschränkt sind, unvollständig. Rupturen des distalen Radioulnargelenkes wurden von Desault 1773, Malgaigne 1856 und von Goyrand 1859 [3] beschrieben. Es folgte später ein ganzes Spektrum von Operationsvorschlägen, wobei als der probateste Eingriff der von Darrach 1912 [1] erscheint. Er besteht aus einer subperiostalen Ellenköpfchenresektion unter Belassung des Griffelfortsatzes der Elle. Kapselnähte mit Fascienverstärkung wurden von Wolff [3] 1918 durchgeführt. Überkreuzende Osteoplastiken sind mit den Namen Hoffa, Kellogg und Speed [3] verbunden, während reine Arthrodesen des unteren Radioulnargelenkes schon frühzeitig abgelehnt wurden. In unserem Jahrhundert sind dann Fesselungsoperationen und Bandplastiken angegeben worden, wie sie in der ein wenig modifizierten Abbildung von Jäger und Wirth [7] zum Ausdruck kommen. 1936 haben Sauve und Kapandji [8] eine transversale Verschraubung des Radioulnargelenkes und eine benachbart gelegene Resektion der Elle durchgeführt. Der Vorteil dieses Eingriffs war eine Verlagerung des Unterarmdrehpunktes nach proximal unter Beibehaltung der normalen Abstützung und Verbänderung des Carpus im distalen Radioulnargelenk. Der Nachteil lag im wesentlichen in der Insuffizienz der damaligen Methode und in der Lokalisation der Ellenresektion. Seit kurzem haben wir ein ähnliches Verfahren ausgearbeitet und bisher an zwei Fällen durchgeführt. Es besteht aus einer durch Knochenspananlagerung und transversale Verschraubung zustande gebrachten Arthrodese im distalen Radioulnargelenk und einer hohen Ellenresektion. Die Ulnaresektion weiter proximal ist wegen der Weichteilverhältnisse und des Weichteilmantels vorteilhaft, wie die bisher guten Ergebnisse bei Handarbeitern zeigen. Das stimuliert uns auf diesem Wege fortzufahren.

Der Fixateur externe ist auch für den Unterarm bei gegebener Indikation von nicht zu überschätzender Bedeutung. Er wirkt sich hier, wie an der unteren Extremität gliedmaßenerhaltend aus, − auch in den Fällen, die man wenig früher für amputationsreif angesehen hat.

Literatur

1. Darrach W (1912) Anterior dislocation of the head of the ulna. Am Surg LVI:802
2. Galeazzi R (1935) Über ein besonderes Syndrom bei Verletzungen im Bereich der Unterarmknochen. Arch Orthop Unfallchir 35:557
3. Henschen C (1938) Die Operation der Luxatio ulnae am unteren Radio-Ulnargelenk. Schweiz Med Wochenschr 68:466
4. Jacob RP (1980) Die Distraktion instabiler Radiusfrakturen mit einem Fixateur externe − ein neuer Behandlungsweg. In: Hefte Unfallheilkunde, Heft 148. Springer, Berlin Heidelberg New York Tokyo, S 99
5. Jacob RP (1982) Der kleine Fixateur externe. AO Bulletin, Herbst 1982
6. Jacob RP, Fernandez D (1982) The treatment of wrist fractures with the small AO fixation device. Aus: Current concept of external fixation of fracture. Springer, Berlin Heidelberg New York Tokyo
7. Jäger M, Wirth CJ (1978) Aus: Kapselbandläsionen. Biomechanik, Diagnostik und Therapie. Thieme, Stuttgart
8. Sauve, Kapandji (1936) Nouvelle technique de traitement chirurgical des luxationes recidivantes isolees de l'extremite inferieure du cubitus. J Chir Paris 47:589

Technik der Markdrahtung der Unterarmschaft-Fraktur

J. Buch[1], W. Blauensteiner[1], G. Wallner[1], E. Natmessnig[1] und H. Matuschka[2]

[1] Unfallkrankenhaus Lorenz Böhler (Ärztl. Leiter: Univ.-Prof. Dr. J. Poigenfürst),
Donaueschingenstraße 13, A-1200 Wien
[2] Unfallkrankenhaus Meidling (Ärztl. Leiter: Univ.-Doz. Dr. H. Kuderna),
Kundratstraße 37, A-1120 Wien

In der deutschsprachigen Literatur der letzten Jahre wird die Versorgung von Unterarmbrüchen des Erwachsenen mit Markdrähten (MD) fast durchwegs abgelehnt [3, 5], da eine
hohe Rate an Komplikationen von Pseudarthrosen und Bewegungseinschränkung bestünde.

Nichtsdestoweniger werden im Unfallkrankenhaus Lorenz Böhler ca. 40% der zu ope-
rierenden Unterarmschaftfrakturen noch mit Markdrähten versorgt. Über die Berechtigung
dieses Vorgehens wird später diskutiert. Vorerst wird unsere Technik aufgezeigt, die im
wesentlichen der von Bsteh [2] bereits 1948 beschrieben entspricht.

Die Markdrahtung ist eine beabsichtigt instabile Osteosynthese. Der Markraum wird
nur bis zur Hälfte aufgefüllt; das heißt, es werden nur ein bis zwei Drähte verwendet. Dies
erlaubt zwar eine geringe Parallelverschiebung, verhindert jedoch nicht die Anpassung der
Drähte an die jeweilige Knochenform, so daß der geschwungene Knochen nicht gestreckt
wird. Außerdem werden durch das freie Spiel die Drähte nicht punktförmig auf Biegung
beansprucht und brechen dadurch nicht. Auch die notwendige postoperative Stauchung
der Fraktur wird erleichtert.

Die Korrektur einer eventuell noch bestehenden Achsenfehlstellung sowie die Ruhigstellung erfolgt durch einen Oberarmgips durch sechs bis acht Wochen.

Die ideale Indikation bietet die geschlossene Fraktur, wenn mindestens ein Knochen
quer frakturiert ist.

Das Instrumentarium besteht aus:

— Markdrähten (Kirschner-Drähte) mit abgerundeten Enden der Stärken 1,8 mm, 2,0 mm,
  2,2 mm und 2,5 mm,
— Drahtführungsgerät,
— Pfriem,
— Nachschlageisen, 4 mm, mit einer endständigen Vertiefung von 2—4 mm,
— Parallelzange,
— Hammer,
— Drahtzwickzange.

Die Operation erfolgte meist (80%) am Unfalltag in Allgemeinnarkose. Der Patient liegt
auf dem Rücken; der Oberarm ist abduziert; der Unterarm wird in mittlerer Rotations-
stellung mit Fingerextensions-Hülsen senkrecht am Extensionsgerät befestigt. Am Oberarm erfolgt über einen gepolsterten Extensionsgurt ein Gegenzug von 5 kg, um die Fraktur
zu distrahieren und die Reposition zu erleichtern. Die Reposition erfolgt unter Durchleuchtungskontrolle; anschließend wird der Unterarm steril abgedeckt.

Hefte zur Unfallheilkunde, Heft 201
Zusammengestellt von W. Hager
Springer-Verlag Berlin Heidelberg 1989

Der Speichengriffel und das Ellenköpfchen sind die zwei typischen Eintrittsstellen für die Markdrähte. Die Knocheneröffnung erfolgt bei offenen Epiphysenfugen proximal derselben im metaphysären Bereich, wobei man an der Speiche ohne weiteres die Sehne des M. brachioradialis längs spalten kann. Atypische Eintrittsstellen sind das Olecranon — hier tritt häufig eine Reizung der Bursa olecrani auf — sowie bei bestimmten Frakturformen dorsal am distalen Speichenende das Tuberculum Lister. Letzteres liegt zwischen den radialen Handgelenksstreckern einerseits und der langen Daumenstrecksehne sowie den Fingerstreckern andererseits. Zu lang belassene Markdrähte können hier zu sekundären Rupturen der langen Daumenstrecksehne oder zu deren Einklemmung führen (Abb. 1 u. 2).

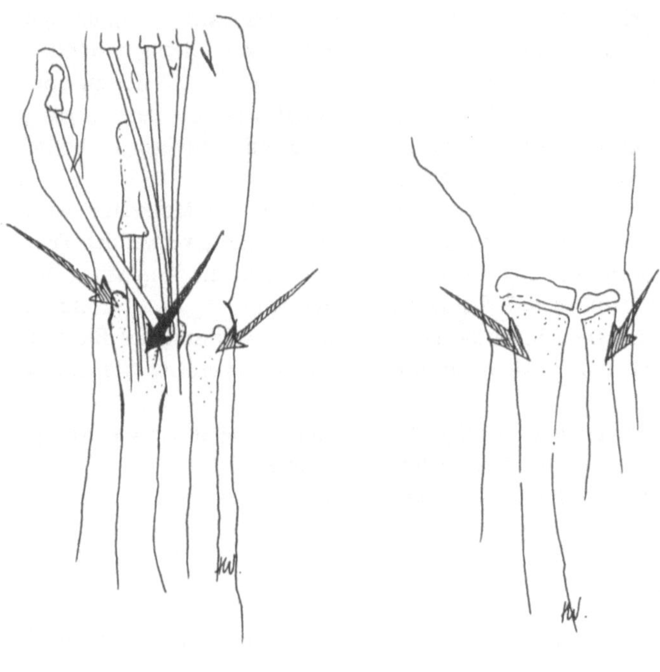

Abb. 1   **Abb. 2**

Die Haut wird durch eine Stichincision eröffnet und die Subcutis mit der Schere aufgespreizt. Der Knochen wird mit rechtwinkelig angesetztem Pfriem gekerbt. Nach Schwenken des Pfriems wird die Corticalis in möglichst spitzem Winkel zur Knochenlängsachse durchbohrt. In die Drahtführung wird ein Markdraht entsprechender Stärke eingespannt und am Ende mit der Parallelzange etwas aufgebogen. Dies ermöglicht einerseits das leichtere Abgleiten des Drahtes an der Gegen-Corticalis im Markraum und erleichtert andererseits das Auffädeln der Fraktur (Abb. 3).

Der Markdraht wird ins vorbereitete Knochenfenster eingebracht und mit leichten Hammerschlägen in den Markraum vorgetrieben. Die Fraktur wird durch entsprechendes Drehen des Drahtes unter Durchleuchtungskontrolle aufgefädelt. Bei Vorliegen eventuell noch unverschobener oder wenig verschobener Biegungskeile muß durch entsprechende

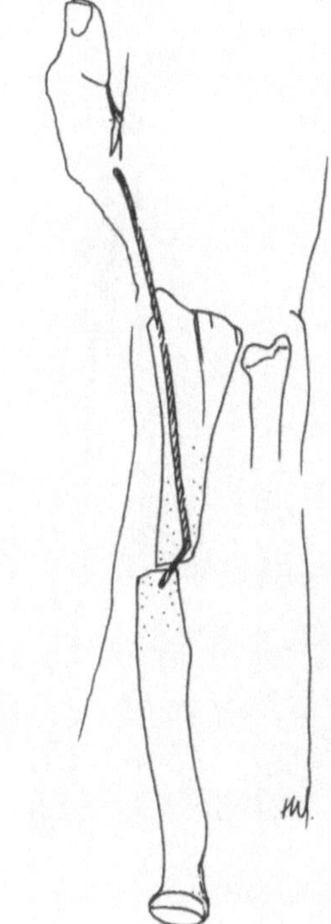

Abb. 3

Drahtführung darauf geachtet werden, daß diese Keile nicht verschoben werden. Das Vorschlagen erfolgt bis in den spongiösen Bereich des Markraumes, um ein späteres Hineingleiten der Drähte zu verhindern.

Bei Frakturen beider Knochen sollen prinzipiell beide Brüche mit Markdrähten stabilisiert werden. Wir beginnen meistens an der Speiche. Ist eine Fraktur nach der versuchten Reposition instabil, so wird vorerst die stabilere Fraktur versorgt; allerdings wird der Draht nur knapp über die Fraktur geführt. Dadurch ist einerseits die Reposition der instabilen Fraktur noch möglich; andererseits kann die bereits versorgte Fraktur nicht mehr abgleiten.

Entschließt man sich, Schrägfrakturen im distalen Speichendrittel [4] oder Galeazzi-Frakturen mit Markdrähten zu versorgen, so muß unbedingt auch der Zugang durch das Tuberculum Lister verwendet werden, da es sonst zu sekundärer Verschiebung bzw. neuerlicher Subluxation kommt. Unterarmfrakturen mit Sprengung des Radioulnargelenkes sind für eine Markdrahtung nicht geeignet.

Die überstehenden Drahtenden werden mit der Drahtzwickzange gekürzt. Das Nachschlageisen wird mit der Vertiefung auf den Draht aufgesetzt und der Draht soweit eingeschlagen, daß er später die Haut nicht vorwölbt.

Es folgt nun eine der wichtigsten Maßnahmen: Die Extension am Oberarm wird abgenommen und die meist bestehende Fraktur-Diastase durch Stauchung zur Gänze behoben. Wird dies unterlassen, so ist es neben dem dislocierten Biegungskeil die häufigste Ursache für eine verzögerte Bruchheilung oder die Entstehung einer Pseudarthrose (Abb. 4 u. 5).

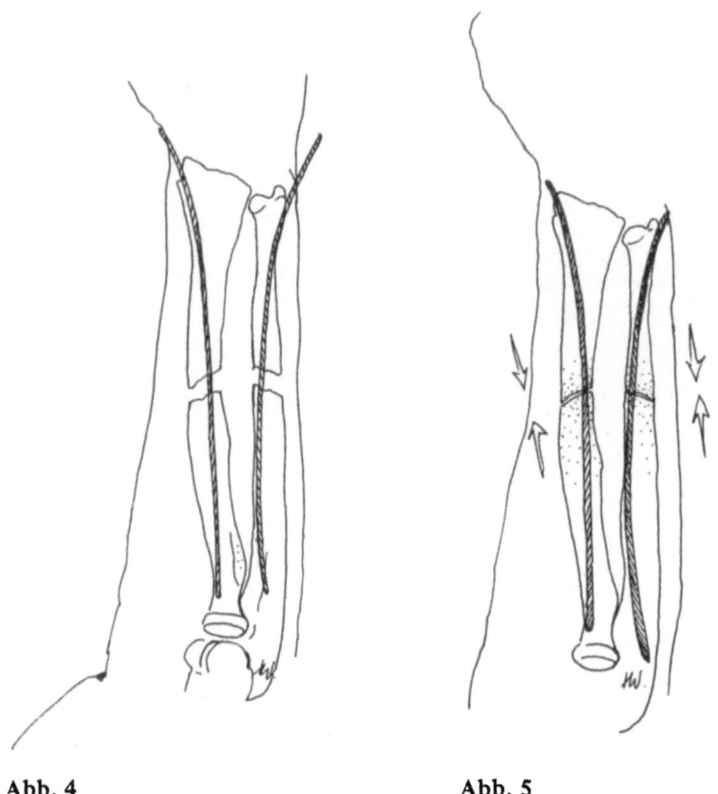

Abb. 4   **Abb. 5**

Die Stichincisionen werden durch Naht verschlossen, und ein gespaltener Oberarmgips wird angelegt. Nach etwa einer Woche erfolgt die Nahtentfernung und das Anlegen eines geschlossenen Oberarmgipes für insgesamt sechs bis acht Wochen.

Bei sechs Operationen wurde mit TL-Ringdosimetern die Strahlenbelastung der Hände des Operateurs gemessen. Die Auswertung erfolgte im Forschungszentrum Seibersdorf. Die maximale Belastung betrug 2,06 mSv; die durchschnittliche Belastung der rechten Hand 0,13 mSv und die der linken Hand 0,53 mSv. Die maximal erlaubte Jahresdosis für die Hände beträgt in Österreich 700 mSv pro Jahr.

Durch eine Nachuntersuchung wollten wir klären, wie weit die gedeckte Markdrahtung der Unterarmschaftfraktur noch ihre Berechtigung hat. In den Jahren 1974 bis 1985 wurden im Unfallkrankenhaus Lorenz Böhler 138 und im Unfallkrankenhaus Meidling 11 Patienten mit Markdrähten versorgt. Bei einem Durchschnittsalter von 36,5 Jahren waren die 60 Frauen mit durchschnittlich 53 Lebensjahren doppelt so alt als die 89 Männer mit durchschnittlich 25,4 Jahren. 17 Patienten waren 14 Jahre alt oder jünger. 116mal waren beide Unterarmknochen gebrochen, 22mal nur die Speiche, 10mal nur die Elle. Die Bruchformen am Radius (R) und an der Ulna (U) sind aus Tabelle 1 ersichtlich. 20% der Patienten hatten offene Frakturen.

Knocheninfekte oder Refrakturen sahen wir nicht. Drei (2,0%) spontane Markdraht-Perforationen heilten nach Entfernung folgenlos ab. Bei 2 (1,3%) Patienten kam es bei zu

Tabelle 1

	R	U
Zweifragmentbruch	67	65
Biegungskeil	24	25
Stück-, Trümmerbruch	9	10

dichter Markraumauffüllung zum Drahtbruch; bei zwei Patienten mit offenen Frakturen entwickelte sich ein Brückencallus und bei zwei Patienten eine Pseudarthrose.

Reoperationen am Knochen waren bei 10 (7,0%) Patienten notwendig. Hierbei wurde wegen verzögerter Heilung siebenmal eine Plattenosteosynthese durchgeführt. Einmal wurden an der Elle zusätzlich Markdrähte eingebracht; zweimal wurde die Elle mit Marknagel versorgt. Bei letzterer Methode kam es einmal zum Bruch des Marknagels und in dessen Folge zu einer der beiden Ellenpseudarthrosen mit relativ wenig Beschwerden. Bei neun dieser Patienten handelte es sich um Bruchformen, die sich nach unseren jetzigen Erkenntnissen für eine Markdrahtung nicht ideal eignen. Sekundäre Rupturen der langen Daumenstrecksehne erfolgten dreimal; einmal war die Sehne eingeklemmt.

Die Knochenheilung erfolgt durch die Instabilität callös. Bis auf die erwähnten zehn Reoperationen am Knochen erzielten wir bei allen anderen Patienten mit der Markdrahtung allein eine knöcherne Heilung. Bei zwei Drittel der Patienten war die Fraktur innerhalb von zwölf Wochen mit strukturiertem Callus geheilt. Die genaue Zeitbestimmung, wann beim Rest die Fraktur mit strukturiertem Callus überbrückt war, war uns nicht möglich, da die Patienten zum Großteil wegen klinischer Festigkeit nicht mehr in regelmäßiger Kontrolle standen. Aus Einzelfällen lernten wir, daß man bei unserer Technik der Markdrahtung bei klinischer Beschwerdearmut zuwarten kann. In einem Extremfall bot ein Patient nach vierzehn Monaten an der mit Markdrähten versorgten Speiche das röntgenologische Bild einer Pseudarthrose. Eine vorgeschlagene Operation lehnte er ab. Zehn Monate später war die Fraktur knöchern durchgebaut. Auch bei allen anderen Patienten, bei denen nach zwölf Wochen die Fraktur noch nicht mit strukturiertem Callus geheilt war, fanden wir bei der Nachuntersuchung die Brüche knöchern geheilt.

Im Rahmen dieser Studie konnten wir 79 Patienten nachuntersuchen. Bewertet wurde nach dem von Oestern und Tscherne [3] angegebenen Schema, wobei auch gleich unsere Ergebnisse (MD) mit denen der AO-Sammelstudie über Unterarmschaftfrakturen (AO) verglichen wurden. Die Ergebnisse sind aus Tabelle 2 ersichtlich.

Den direkten Vergleich der Ergebnisse der Markdrahtung und der Plattenosteosynthese aus dem Unfallkrankenhaus Lorenz Böhler wird U.P. Schreinlechner im Vortrag "Ver-

Tabelle 2. Ergebnisse

	MD (N = 78)	AO (N = 415)
Sehr gut	25,6%	60,2%
Gut	50,0%	14,2%
Befriedigend	10,3%	13,3%
Mäßig	14,1%	12,3%

gleich Plattenosteosynthese – Markdrahtung am Unterarmschaft" vorstellen. Die Diskrepanz zwischen den sehr guten und den guten Ergebnissen bei gleicher Gesamtsumme ist auffallend, erscheint uns jedoch nicht schwerwiegend. Die Hälfte der guten Ergebnisse wurde nur deshalb so bewertet, weil die Patienten über zeitweilige Wetterfühligkeit oder über leichte Beschwerden klagten, und/bzw. weil sie in der Radial- oder der Ulnarduktion eine Einschränkung bis zu 10° hatten, ohne dadurch behindert zu sein. Die Forderung, eine Einschränkung in der Radial- bzw. in der Ulnarduktion ab 11° als mäßiges Ergebnis zu beurteilen, erscheint uns zu hoch gegriffen. So fühlten sich vier Patienten, die nur deshalb als mäßig beurteilt wurden, durch diese Bewegungseinschränkung nicht behindert. Sie wären sonst als sehr gut oder gut eingestuft worden. Bei letzteren betrug die Beweglichkeit nach radial immer noch $20^\circ-30^\circ$, nach ulnar 20°. Interessanterweise wird in der AO-Sammelstudie 1983 diese Bewegungsebene nicht angeführt.

Die Bewegungseinschränkungen – ebenfalls im Vergleich zur AO-Sammelstudie – sind aus den Tabellen 3 und 4 ersichtlich.

Tabelle 3. Bewegungseinschränkung

		MD	AO
Ellbogenstreckung	0°	94,9%	88,4%
Ellbogenbeugung	$<15^\circ$	97,4%	89,6%
Supination	$<15^\circ$	76,9%	82,0%
Pronation	$<15^\circ$	82,0%	79,9%

Tabelle 4. Bewegungseinschränkung

		MD	AO
Handgelenk dorsal	$<15^\circ$	91,0%	91,5%
palmar	$<15^\circ$	93,6%	92,9%
radial	$<\ 5^\circ$	76,9%	?
ulnar	$<\ 5^\circ$	78,2%	?

Die Abhängigkeit des Ergebnisses (sehr gut und gut) von der Bruchform ist aus den Tabellen 5 und 6 zu beurteilen (N = Gesamtzahl der Patienten). Bei den Schrägbrüchen ist allerdings zu bemerken, daß vier Patienten nur wegen der oben erwähnten strengen Bewertung der Radial- und der Ulnarduktion ein mäßiges Ergebnis boten und sonst zwei als sehr gut und zwei als gut zu bewerten gewesen wären.

Abschließend möchten wir feststellen, daß die Versorgung der Unterarmschaftbrüche mit Markdrähten bei Beachtung der richtigen Technik und Indikation keineswegs, wie in der Literatur erwähnt, vermehrt zu den Komplikationen wie Pseudarthrosen und Bewegungseinschränkungen führt. Die ideale Indikation ist die geschlossene, operationswürdige Querfraktur.

Tabelle 5

Unterarmbruch (minimal 1 Querbruch)	N 34	92%
Stückbruch	N 5	80%
Isolierte Speiche	N 11	73%
Isolierte Elle	N 6	67%

Tabelle 6

Unterarmbruch (mit Biegungskeilen)	N 8	60%
Unterarm-Schrägbruch	N 10	40%
Offene Brüche	N 15	25%
Grad I	N 9	33%
Grad II–III	N 6	17%

Diese Studie soll keineswegs als Konkurrenz der Plattenosteosynthese aufgefaßt werden, sondern sie soll die technisch einfachere Markdrahtung als eine Alternativ-Methode mit vergleichbaren Ergebnissen wiederum in Erinnerung bringen.

Literatur

1. Buch J, Wallner G, Natmessnig E (1989) Die gedeckte Markdrahtung der Unterarmfraktur. Gerhard-Küntscher-Kreis Osteosynthese International (Berlin, 16.–18.4.1986). In: Hefte zur Unfallheilkd, Heft 201. Springer, Berlin Heidelberg New York Tokyo
2. Bsteh O (1974) Markdraht zur Behandlung von Vorderarmbrüchen. Wien Klin Wochenschr 59:272
3. Oestern JH, Tscherne H (1983) Ergebnisse der AO-Sammelstudie über Unterarmschaftfrakturen. Unfallheilkunde 86:136
4. Poigenfürst J (1966) Diskussionsbemerkung. Hefte Unfallheilkunde 89:62
5. Rüter A, Burri C (1978) Therapie beim Unterarmbruch des Erwachsenen. Hefte Unfallheilkunde 132:400

Die konservative Behandlung der Unterarmschaftbrüche bei Erwachsenen

H. Matuschka[1], W. Buchinger[1], J. Buch[2] und P.M. Brenner[1]

[1] Unfallkrankenhaus Meidling der Allgemeinen Unfallversicherungsanstalt (Ärztl. Leiter: Prim. Doz. Dr. H. Kuderna), Kundratstraße 37, A-1120 Wien
[2] Unfallkrankenhaus Lorenz Böhler der Allgemeinen Unfallversicherungsanstalt (Ärztl. Leiter: Prim. Prof. Dr. J. Poigenfürst), Donaueschingenstraße 13, A-1200 Wien

Trojan hat bereits 1953 Kriterien erstellt, die die Indikationsstellung zur konservativen oder operativen Therapie der Unterarmschaftbrüche wesentlich erleichtern. Entscheidend für das Gelingen konservativer Therapie ist demnach, ob die gedeckte Reposition gelingt und ob ein akzeptables Repositionsergebnis im Gipsverband zu halten ist. Letzteres gilt in erster Linie für die instabilen Bruchformen mit schrägen Bruchflächen, mit Biegungskeilen, mit Trümmerzonen und die Stückfrakturen.

Zur Reposition erhält der Patient eine Schmerzausschaltung mittels Lokalanästhesie, welche getrennt an beide Frakturen zu spritzen ist. Gelingt die Schmerzausschaltung nicht einwandfrei, sollte in Plexusanästhesie oder Allgemeinnarkose reponiert werden. Die Lagerung des Patienten erfolgt am Rücken, wobei die Schulter des verletzten Armes den freien Tischrand überragt. Anschließend wird der Arm mittels Fingerextensionshülsen am Daumen, Zeige- und Ringfinger am Extensionsgestell aufgehängt und zwar in 90gradiger Beugung im Ellbogengelenk. Die Hand steht in Verlängerung der Unterarmachse. Über eine gepolsterte Schlaufe, die knapp vor der Ellenbeuge über den Oberarm zieht, erfolgt ein Längszug mit 4–5 kg. Die Reposition sollte unter Bildwandlerkontrolle durchgeführt werden. Nach dem Ausgleich der Verkürzung durch den Längszug hängt das weitere Vorgehen von der Höhenlokalisation der Fraktur ab. Liegt die Fraktur im proximalen Drittel zwischen dem Ansatz des M. pronator teres und dem des M. supinator, kommt es immer zu einer Supinationsstellung des proximalen Fragmentes, sodaß das in Pronationsstellung stehende distale Fragment im Sinne einer Rotationsangleichung durch Supination des Unterarmes reponiert werden muß. Liegt die Fraktur distal des Ansatzes des M. pronator teres, so steht das proximale Fragment in Mittelstellung und das distale Fragment kann ebenfalls in Mittelstellung reponiert werden.

Bei der Reposition selbst werden zuerst durch vorsichtiges Einpressen der Weichteile in den Zwischenknochenraum die Fragmente auseinandergedrängt und anschließend durch Druck und Gegendruck reponiert. Nach erfolgter Reposition muß das Zuggewicht um 1–2 kg reduziert werden, damit die Fragmente einrasten können und Diastasen vermieden werden. Anschließend erfolgt das Anlegen des gespaltenen Oberarmgipses entsprechend der Stellung der Fragmente im proximalen Drittel in halber Supinationsstellung und im mittleren und distalen Drittel in Mittelstellung. Beim Anmodellieren des Gipses ist auf den physiologischen volaren Schwung der Unterarmknochen zu achten und, wie Charnley beschreibt, auf eine ovalen Gipsquerschnitt im Unterarmbereich, um ein Zusammenrücken von Elle und Speiche zu vermeiden. Beim Repositionsergebnis können Verschiebungen bis drittel Schaftbreite und Verkürzungen toleriert werden. Achsenknickungen über 10°, Rotationsfehlstellungen und Diastasen müssen behoben werden. Die röntgenologischen Rotationszeichen haben Böhler und Trojan ausführlich beschrieben (Tabelle 1; Abb. 1a, b).

Hefte zur Unfallheilkunde, Heft 201
Zusammengestellt von W. Hager
Springer-Verlag Berlin Heidelberg 1989

Tabelle 1. Röntgenologische Zeichen für Verdrehung der Bruchstücke

1. Die zentralen Bruchstücke liegen nebeneinander, die peripheren projizieren
   sich übereinander
2. Kalibersprung an der Speiche
3. Bei Schrägbrüchen ist das eine Bruchstück mit der Fläche, das andere mit der Kante
   dargestellt
4. Entgegengesetzte Achsenknickung an Elle und Speiche
5. Achsenknick eines Knochens ohne Seitverschiebung bei guter Achse des anderen
   Knochens

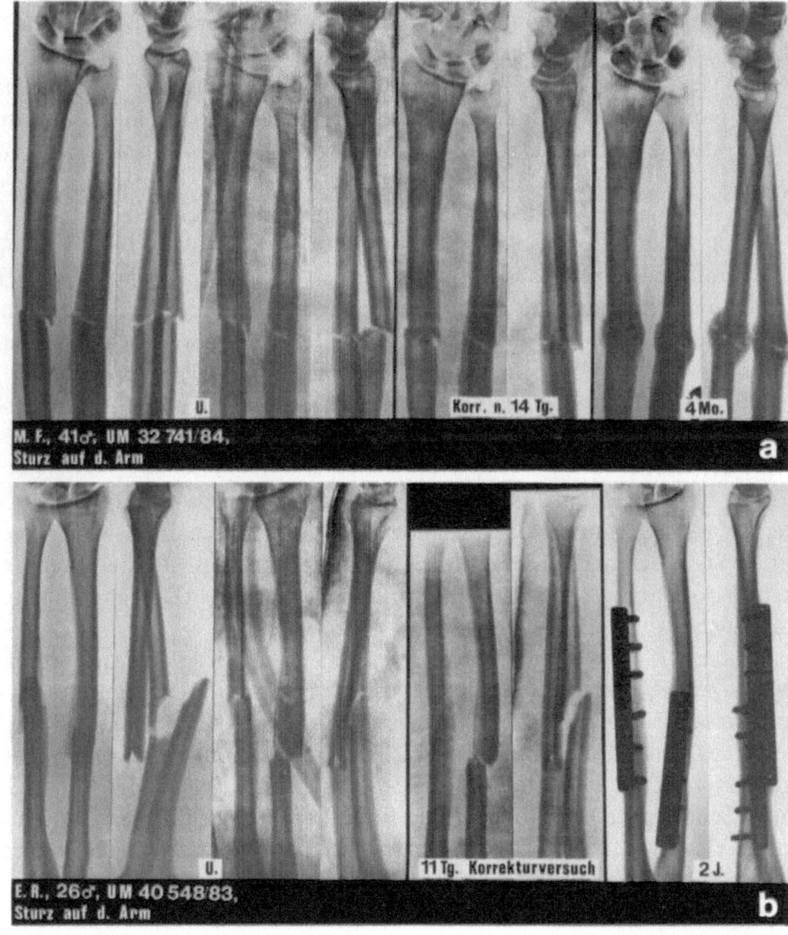

Abb. 1a, b. 2 Fälle, bei denen eine deutliche Rotationsfehlstellung nach erfolgter Reposition vorliegt, erkennbar am Kalibersprung im Bereiche der Speichenfraktur. Einmal gelang die konservative Korrektur, beim zweiten Fall mußte operiert werden

Beim Vorliegen einer vermutlich instabilen Fraktur besteht die Möglichkeit durch Anlegen einer Fingerschiene am Zeigefinger oder, wie Ender beschreibt, durch Anlagen eines
Oberarmfaustgipsverbandes ein Absinken der Fragmente zu verhindern. Ferner kann ein
Abknicken der Fragmente mit radial offenem Winkel bei Lockerung des Gipsverbandes
durch einen proximal der Fraktur an der Radialseite des Gipsverbandes eingegipsten Ring
und durchgezogener Trageschlinge vermieden werden. Nach einer Woche erfolgen Röntgenkontrolle und Gipswechsel mit eventueller Korrektur der Bruchstellung. Das Umgipsen
sollte ebenfalls unter Zug am Oberarm durchgeführt werden. Zu diesem Zweck erfolgt
zuerst die Abnahme des Oberarmteiles des Gipsverbandes zum Anlegen des Zuggewichtes,
erst anschließend wird der Unterarmteil abgenommen. Kann ab diesem Zeitpunkt kein
befriedigendes Repositionsergebnis hinsichtlich Verkürzung, Diastase und Rotation aufrecht erhalten werden, sollte auf ein operatives Verfahren gewechselt werden. Alleine
Achsknickungen können bis zur 4. Woche korrigiert werden.

Im Gegensatz zu diesen Richtlinien von Lorenz Böhler, Trojan, Charnley und Jahna
führt Sarmiento eine frühfunktionelle Behandlung mit einer Bewegungsschiene durch.
Primär wird ebenfalls nach Reposition im Oberarmgipsverband bis ca. zur 3. Woche ruhiggestellt. Den Unterarm fixiert Sarmiento in entspannter Supination, um ein möglichst
weites Auseinanderweichen beider Unterarmknochen zu sichern.

Nach Abklingen der Schwellung und bei akzeptabler Frakturstellung legt Sarmiento
eine Funktionsschiene aus Kunststoff oder Gips an, die eine gewisse Beweglichkeit im
Hand- und Ellbogengelenk erlaubt, jedoch kaum eine Pro- und Supination.

Sarmiento berichtet über 39 Patienten mit Frakturen beider Unterarmknochen, die
auf diese Weise behandelt wurden. Es kam zu einer Pseudarthrose an der Speiche. Die
Heildauer lag zwischen 9–33 Wochen, durchschnittlich 15,6 Wochen. Die Einschränkungen der Unterarmdrehung gibt er mit 8–13° an. Mit dieser Methode haben wir selbst
keine Erfahrung.

Am Unfallkrankenhaus Meidling behandelten wir in den Jahren 1974–1984 163 Patienten mit Frakturen beider Knochen am Unterarmschaft. In 88 Fällen erfolgte die operative Stabilisierung der Frakturen und zwar 61mal mit Plattenosteosynthese und 27mal
mit Markdrahtung. 75 Patienten wurden konservativ behandelt, 25 davon konnten nachuntersucht werden (Tabelle 2).

Bei den 75 konservativ behandelten Patienten betrug der Altersdurchschnitt 52 Jahre,
der jüngste Patient war 17 Jahre, der älteste 89 Jahre. Die Frakturen waren in 58 Fällen
geschlossen, 16mal war die Fraktur 1gradig offen und 1mal 2gradig (Tabelle 3).

In der Gruppe der einfachen Brüche mit querer oder schräger Bruchform behandelten
wir insgesamt 51 Patienten. 28mal bestand primär keine oder nur eine Seitverschiebung
unter Schaftbreite. 23mal waren die Frakturen über Schaftbreite verschoben. In 49 Fällen
gelang eine primäre Reposition, 2mal nicht. Hier handelte es sich 1mal um ein Polytrauma

Tabelle 2. UA-Schaftbrüche bei Erwachsenen 1974–1984 (n = 163)

75 Konservativ behandelt	46%
88 Operativ behandelt	54%
61 Platten	
27 Markdrähte	

Tabelle 3. Konservativ behandelte UA-Schaftbrüche bei Erwachsenen
1974–1984 (n = 75)

Altersdurchschnitt:	52 a
Jüngster Patient:	17 a
Ältester Patient:	89 a
Geschlossene Frakturen	58
1º offene Frakturen	16
2º offene Frakturen	1

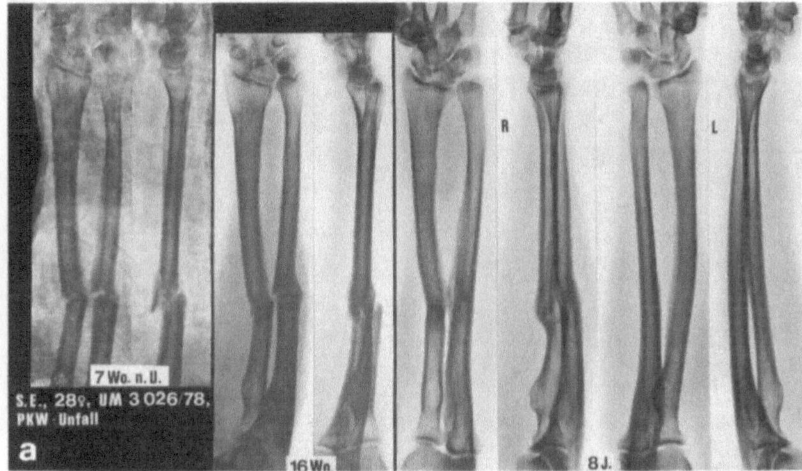

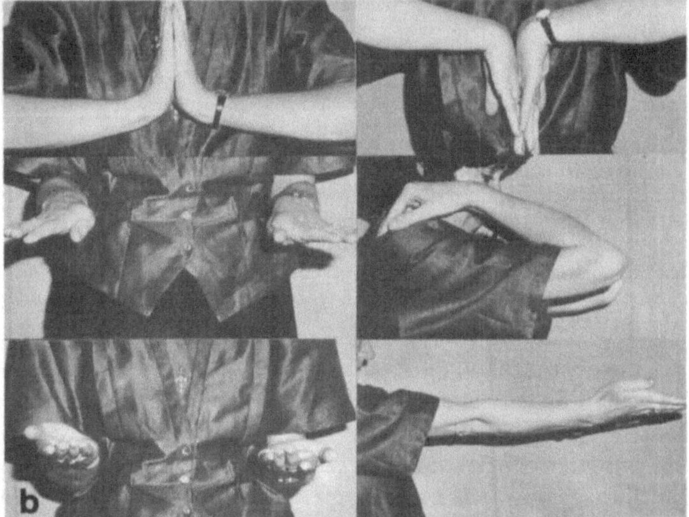

Abb. 2a, b. Querfraktur des Unterarmschaftes im mittleren Drittel. Reposition und Gipsfixation erfolgte in einem auswärtigen Krankenhaus. Die Fraktur war nach 16 Wochen mit
Achsenknick von 10º und Seitenverschiebung um volle Breite an der Speiche geheilt. Bei
der Nachuntersuchung nach 8 Jahren fast freie Beweglichkeit

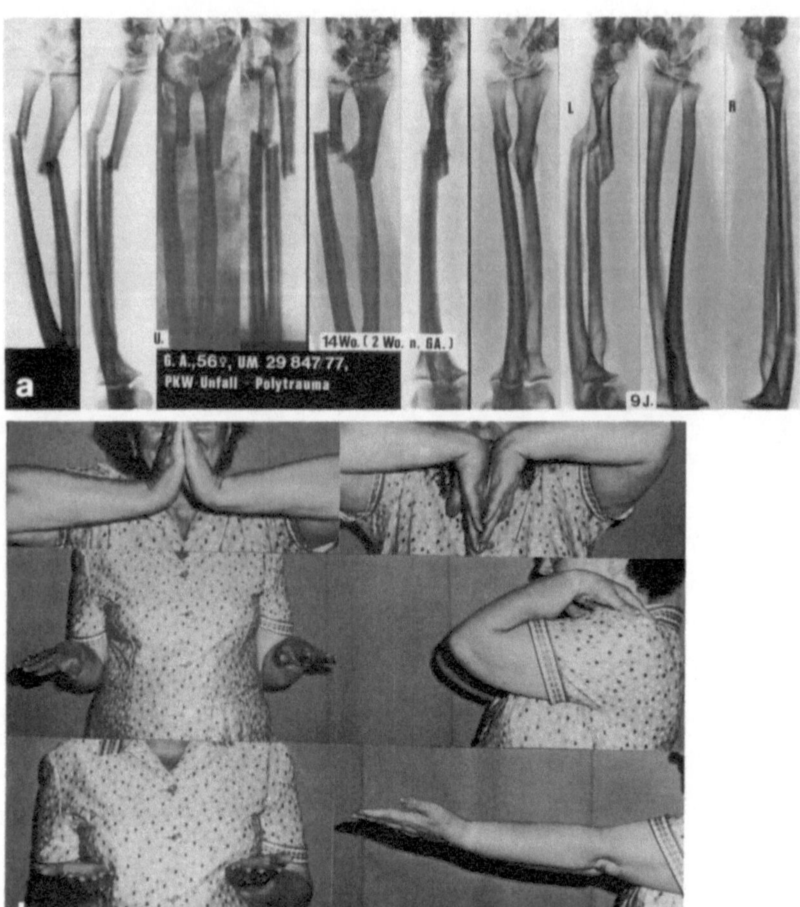

Abb. 3a, b. Querbruch von Elle und Speiche an der Grenze mittleres-distales Drittel. Am Unfalltag wegen Polytraumas nur Gipsfixation. Nach 14 Wochen die Fraktur mit Verschiebung um volle Schaftbreite und Verkürzung geheilt. Bei der Nachuntersuchung nach 9 Jahren gutes funktionelles Ergebnis

und 1mal wurde wegen hohen Alters kein weiterer Repositionsversuch unternommen. Bei 40 Frakturen konnte das Repositionsergebnis gehalten werden. In dieser Gruppe fällt die hohe Zahl von 4 Pseudarthrosen auf, 3mal an der Elle und 1mal an der Speiche, davon in 3 Fällen bei exakter Reposition des einen Knochens, sodaß es zu einer geringen Diastase am anderen kam. Drei Rotationsfehler fanden wir bei Frakturen im proximalen und mittleren Drittel. In dieser Gruppe gab es auch zwei Refrakturen. Einmal an der Speiche nach 16 Wochen und einmal an der Elle nach 35 Wochen. Neun Frakturen konnten im Gipsverband nicht gehalten werden und zeigten bei Behandlungsende Verkürzungen, Seitverschiebungen bis volle Schaftbreite und vor allem Achsenknickungen über 10°. Diese 9 Frakturen waren primär über Schaftbreite verschoben. Die durchschnittliche Gipsfixationszeit betrug hier 10,8 Wochen (Tabelle 4).

Tabelle 4. Konservativ behandelte UA-Schaftbrüche bei Erwachsenen 1974–1984. Gruppe C_1 (n = 51)

Gruppe	Prim. versch.			Rep.		Stabil	Instabil
	Keine	U.Sch.Br.	Ü.Sch.Br.	Ja	Nein		
$C_1/1$	1	3		4		4 2x Rot. 1x PsA.	
$C_1/2$	4	7	7	18		17 1x Rot. 2x PsA. 1x Refr.	1
$C_1/3$	3	10	16	27	2	19 1x PsA. 1x Refr.	8 (+2n.rep.)
51	8	20	23	49	2	40 4x PsA. 3x Rot. 2x Ref.	9 (+2n.rep.)

Durchschnittliche Gipsfixationszeit 10,8 Wo.

Mit Brüchen der C_2-Gruppe nach dem AO-Schema kamen 17 Patienten zur Behandlung. Dies sind die Brüche mit Biegungskeilen an Elle oder Speiche und die Stückfrakturen eines Knochens. Hier waren 11 Frakturen bis unter Schaftbreite und 6 über Schaftbreite verschoben. 14mal konnte reponiert werden, 3mal gelang kein befriedigendes Repositionsergebnis. Hier wurde auf weitere Repositionsversuche 2mal wegen Polytrauma und 1mal wegen hohen Alters verzichtet. Neunmal konnte ein Repositionsergebnis gehalten werden, 1mal lag ein Rotationsfehler vor. Fünf Frakturen erwiesen sich als instabil. Einmal davon kam es zu einer Ellenpseudarthrose. Die Gipsfixationszeit betrug im Schnitt 12,3 Wochen (Tabelle 5).

In der Gruppe der Stück- und Trümmerbrüche behandelten wir 7 Patienten. Sechs Frakturen waren über Schaftbreite verschoben, nur eine unter Schaftbreite. Ein akzeptables Repositionsergebnis gelang 7mal. Dreimal konnte das Ergebnis gehalten werden. Viermal kam es zur sekundären Verschiebung. Unter diesen fand sich 1 Ellenpseudarthrose. Die durchschnittliche Gipsfixationszeit lag bei 15 Wochen (Tabelle 6).

Tabelle 5. Konservativ behandelte UA-Schaftbrüche bei Erwachsenen 1974–1984. Gruppe C_2 (n = 17)

Gruppe	Prim. versch.			Rep.		Stabil	Instabil
	Keine	U.Sch.Br.	Ü.Sch.Br.	Ja	Nein		
$C_2/1$		3	3	4	2	2	2 (+2n.rep.)
$C_2/2$	2	5	2	8	1	6 1x Rot.	2 (+1n.rep.) 1x PsA.
$C_2/3$		1	1	2		1	1
17	2	9	6	14	3	9 1x Rot.	5 1x PsA. (+3n.rep.)

Durchschnittliche Gipsfixationszeit 12,3 Wo.

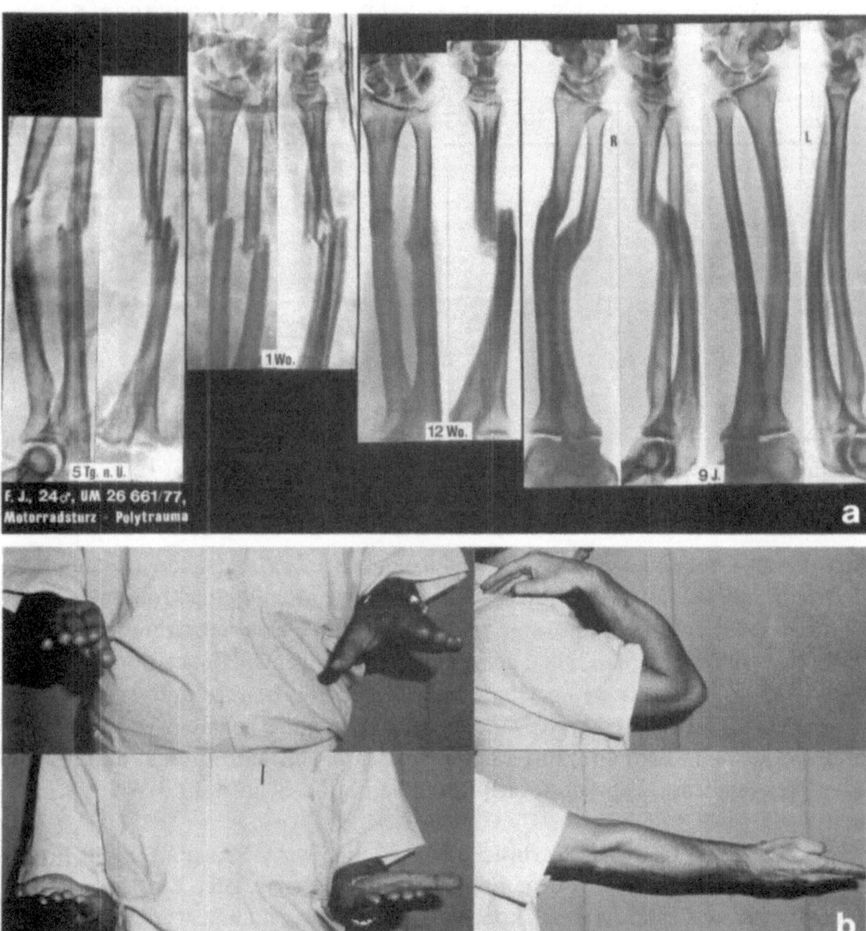

Abb. 4a, b. Bruch des Unterarmschaftes im mittleren Drittel mit Ausbruch kleiner Biegungskeile an Elle und Speiche. Nach konservativer Behandlung des Bruches im Oberarmgipsverband trotz Instabilität knöcherne Heilung der Fraktur nach 12 Wochen mit Verschiebung
um volle Schaftbreite und Verkürzung. Nach 9 Jahren zeigt sich trotz der röntgenologischen
Fehlstellung nur eine geringe Behinderung der Unterarmdrehung

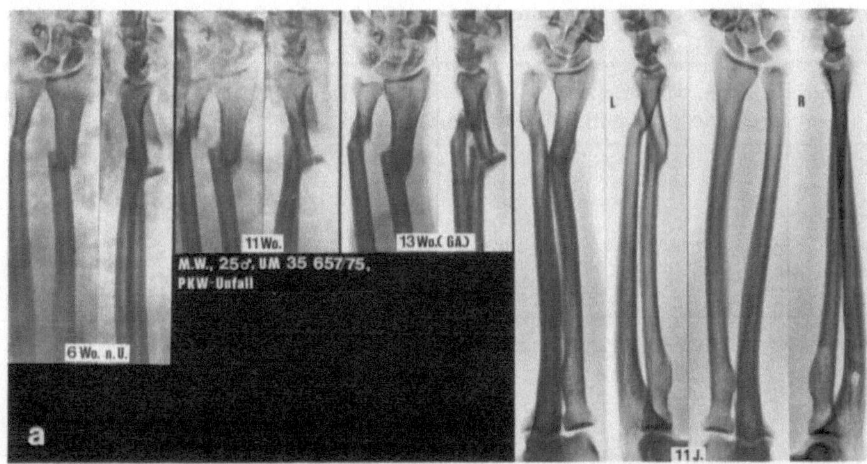

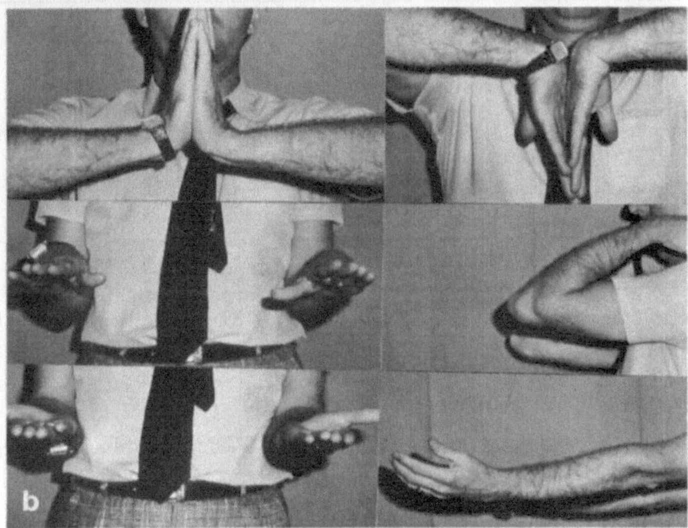

Abb. 5a, b. Unterarmschaftfraktur im distalen Drittel mit Ausbruch eines Biegungskeiles an der Speiche. Nach Fortführen der vor 6 Wochen auswärtig begonnenen konservativen Behandlung knöcherne Heilung in Fehlstellung mit Seitverschiebung, Achsenknickung und Verkürzung. Trotz diesem schlechten röntgenologischen Ergebnis zeigt sich bei der Nachuntersuchung nach 11 Jahren ein gutes funktionelles Ergebnis mit nahezu freier Beweglichkeit

Tabelle 6. Konservativ behandelte UA-Schaftbrüche bei Erwachsenen 1974–1984. Gruppe C_3 (n = 7)

Gruppe	Prim. versch.			Rep.		Stabil	Instabil
	Keine	U.Sch.Br.	Ü.Sch.Br.	Ja	Nein		
$C_{3/1}$							
$C_{3/2}$		1		1			1 1x PsA.
$C_{3/3}$	1	5		6		3	3
7	1	6		7		3	4 1x PsA.

Durchschnittliche Gipsfixationszeit 15 Wo.

Tabelle 7. Ergebnisse bei 25 NU kons. behandelten UA-Schaftbrüchen bei Erwachsenen

Gruppe		Sehr gut	Gut	Befriedigend	Mäßig
n = 2	$C_{1/1}$			2 2x Rot.	
n = 9	$C_{1/2}$	5	3	1 1x Rot.	
n = 7	$C_{1/3}$	4	2	1 1x 25° Achsenknick	
n = 1	$C_{2/1}$	1			
n = 3	$C_{3/2}$			1 1x PsA.	
n = 1	$C_{3/3}$		1		
n = 25		11	9	5	

Pseudarthrosen. 6 (1x Speiche, 5x Elle) 8%; Refrakturen: 2 (1x Elle, 1x Speiche); kein Brückencallus

Zur Nachuntersuchung erschienen 25 Patienten mit 11 sehr guten und 9 guten Ergebnissen, vor allem bei Brüchen im mittleren und distalen Drittel. Fünfmal ergab die Behandlung nur befriedigende Ergebnisse (Tabelle 7).

Trotz dieser geringen nachuntersuchten Fallzahl, aber vor allem wegen des manchmal gefundenen Gegensatzes zwischen dem röntgenologischen und dem klinischen Ergebnis, hat die konservative Therapie am Unterarmschaft, so glauben wir, bei Fällen, die primär unter Schaftbreite verschoben sind, vor allem in der C_1-, aber auch in der C_2-Gruppe ihre Berechtigung. Nicht toleriert werden dürfen Achsenknickungen über 10°, Rotationsfehler und Diastasen.

Der Einfluß von Unterarmachsenknickungen auf die Umwendbewegung

H. Kuderna[1] und R. Weinstabl[2]

[1] Unfallkrankenhaus Meidling (Ärztl. Leiter: Univ.-Doz. Dr. H. Kuderna),
Kundratstraße 37, A-1120 Wien
[2] 1. Univ.-Klinik für Unfallchirurgie, Alser Straße 2−4, A-1090 Wien

Pathomechanik

Nur ganz selten entstehen Unterarmschaftbrüche als sogenannte "Parierfrakturen" durch direkte seitliche Gewalteinwirkung, der größte Teil der Unterarmschaftbrüche entsteht durch Sturz auf den im Ellbogengelenk mehr oder weniger gebeugten Arm. Ist das Ellbogengelenk gestreckt, überwiegt die Längsstauchung und es kommt vorwiegend zu Speichenbrüchen an typischer Stelle und/oder Speichenköpfchenbrüchen, ist das Ellbogengelenk gebeugt, dann überwiegen die am Unterarmschaft angreifenden Biegekräfte. Zumeist wird die Hand aber mit dem Auftreten auf den Boden fixiert, sodaß beim Abfangen des Sturzes mit weiterer Beugung des Ellbogengelenkes zugleich eine Rotation im Unterarm auftritt. Die Hand wird dabei gegenüber dem Unterarm relativ supiniert, oder besser, weil die Hand am Boden fixiert ist, wird der Unterarm gegenüber der Hand proniert.

Diese Pronation des Unterarmes gegenüber der Hand addiert sich zu einer gleichzeitigen Pronation im Ellbogengelenk. Beim Abfangen des Sturzes wird reflektorisch der Musculus Triceps angespannt und damit zugleich der Musculus Biceps entspannt, der jedoch nicht nur ein Unterarmbeuger, sondern auch der kräftigste Supinator ist. Diese Mechanismen, die man am Auskreiseln des Speichenköpfchens und des Ellengriffels beim Liegestütz an sich selbst beobachten kann, sollte man sich stets auch vor der Reposition einer Unterarmschaftfraktur vor Augen halten, die eine Kombination aus Biege- und Torsionsfraktur darstellt und zur Reposition gegenüber dem Ellbogengelenk eine Supinationsbewegung erfordert, gleichgültig in welcher Höhe sich die Fraktur befindet.

Andererseits weisen die Speichenbrüche an typischer Stelle, aber auch die Handwurzelverletzungen, die durch Sturz auf den Arm entstanden sind, zugleich mit allen anderen Verschiebungen gegenüber dem Unterarm eine supinatorische Komponente auf und erfordern eine gegenläufige Pronationsbewegung zur Reposition.

So komplex wie der Entstehungsmechanismus sind auch die Auswirkungen der Unterarmschaftfrakturen. Bei der Auswertung einer größeren Anzahl von kindlichen Unterarmbrüchen [1, 2] wurde zwar nur in einem geringen Prozentsatz eine Bewegungseinschränkung gefunden, diese betraf jedoch in fast allen Fällen die Umwendbewegung des Unterarmes. Gerade diese Bewegungseinschränkung wird von den Patienten als besonders störend empfunden, weshalb ihr in der Wertung von Nachuntersuchungsergebnissen ein höherer Stellenwert zugemessen werden sollte, als dies bisher der Fall war.

Interessanterweise fand sich bei den Patienten, bei denen eine Einschränkung der Umwendbewegung zurückgeblieben war, in der Analyse der Röntgenaufnahmen nur in etwa der Hälfte der Fälle ein röntgenologisches Zeichen der Verdrehung [4], aber in 15 von 17 Fällen eine verbleibende Achsenknickung, was bereits zu einem früheren Zeitpunkt Anlaß für eine nähere Betrachtung der Geometrie der Umwendbewegung war [2].

Hefte zur Unfallheilkunde, Heft 201
Zusammengestellt von W. Hager
Springer-Verlag Berlin Heidelberg 1989

Geometrie der Umwendbewegung

Stellt man sich die Längsachsen von Elle und Speiche in grober Vereinfachung als zwei zueinander parallele Gerade vor, dann kreuzt die Achse der Umwendbewegung entsprechend ihrem Verlauf durch Speichenköpfchen und Ellenköpfchen die beiden Geraden in einem Winkel von 20° [3]. Nimmt man an, daß die Speiche um diese Achse der Umwendbewegung herübergeschlagen wird, dann ergibt sich daraus, daß die Längsachse der Speiche einen Kegel umschreibt. Jeder beliebige Punkt auf der Speiche liegt auf einem Kreisbogen um diese Achse der Umwendbewegungen. Dieser Kreisbogen ist jedoch dadurch begrenzt, daß Speiche und Elle in beiden Richtungen schließlich miteinander kollidieren. In der geometrischen Konstruktion beträgt diese Begrenzung der Umwendbewegungen 180° (Abb. 1), in natura kommt es schon viel früher zu einer derartigen Begrenzung, die Umwendbewegung beträgt in beiden Richtungen üblicherweise etwas weniger als 90°.

Weist auch nur eine der beiden Längsachsen einen Knick auf, dann liegt bereits in der Ausgangslage die Achse der Umwendbewegung nicht mehr in einer Ebene mit der Längsachse von Elle und Speiche. Die Kollision tritt dann in Richtung zum Achsenknick früher auf (Abb. 2, 3) und beschränkt damit die Umwendbewegung diese Richtung und zwar um so stärker, je größer der Winkel der Achsenknickung ist und je weiter dieser Knick zur

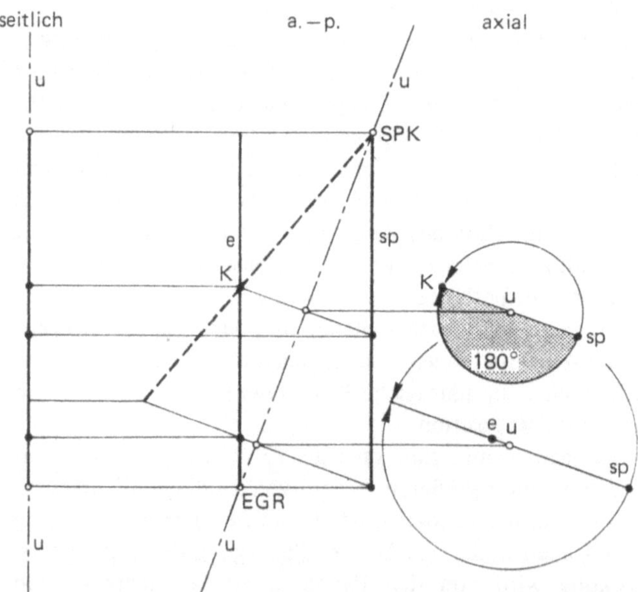

Abb. 1. Schematisierte Darstellung der Achsenverhältnisse bei der Umwendbewegung des Unterarmes im Seitenriß, Aufriß und axialen Riß (bezogen auf die Achse der Umwendbewegung) [2]. Die Achse der Umwendbewegung verläuft durch Speichenköpfchen (*SPK*), Ellengriffel (*EGR*) und kreuzt die Längsachsen von Elle (*e*) und Speiche (*sp*) in einem Winkel von ca. 20°. Wird die Speichenachse (*sp*) um die Achse der Umwendbewegung (*u*) bis zur Kollision (*K*) mit der Ellenachse gedreht, umschreibt sie dabei einen Kegel. Jeder beliebige Punkt auf der Speichenachse liegt auf einem Kreisbogen um die Achse der Umwendbewegung als Mittelpunkt

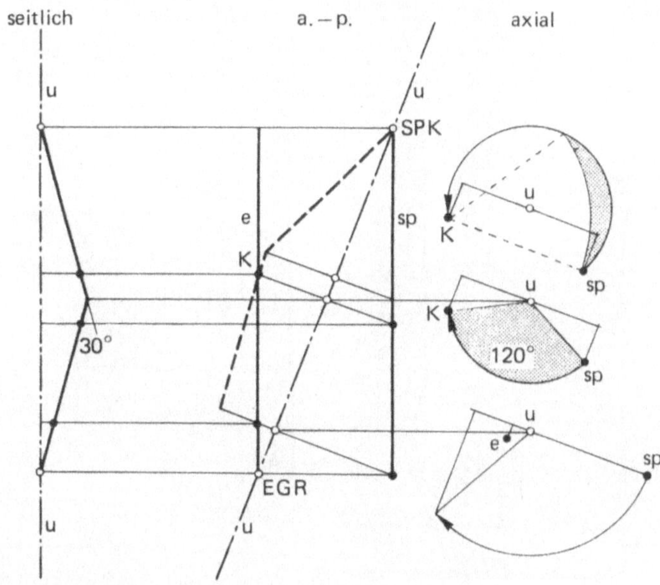

Abb. 2. Achsenverhältnisse bei gleichsinnigem Achsenknick von Ellen- und Speichenachse von 30° in Schaftmitte. Die Achse der Umwendbewegung (*u*) liegt nun nicht mehr in einer Ebene mit der Ellen- und Speichenachse (s. seitlicher Riß!). Dreht man die geknickte Speichenachse (*sp*) um die Achse der Umwendbewegung (*u*) in jene Richtung, in die sie durch den Knick abweicht, so beschreibt jeder Punkt auf dieser Speichenachse bis zum Erreichen des Kollisionspunktes (*K*) senkrecht zur Achse der Umwendbewegung nun nicht mehr einen Halbkreis, sondern ein kleineres Kreissegment (ca. 120°). Bei Drehung in die umgekehrte Richtung vergrößert sich die Distanz zwischen Ellen- und Speichenachse. Der sichelförmige Bezirk in der Zusatzskizze rechts oben entspricht dem Ausmaß der Zunahme der Distanz und der Drehphase, in der diese auftritt

Schaftmitte liegt (Abb. 2). Je peripherer die Achsenknickung liegt, desto geringer ist ihr Einfluß auf die Grenzen de Umwendbewegung (Abb. 3).

In der geometrischen Konstruktion fällt auch auf, daß sich bei der Rotation in umgekehrte Richtung die Distanzen zwischen den beiden Achsen vergrößern müssen und zwar ebenfalls wieder umso mehr, je größer der Winkel der Achsenknickung ist und je weiter diese zur Schaftmitte liegt [2].

Klinische Erfahrungen

Aus dem Gesagten wäre abzuleiten, daß es bei einem palmaren Achsenknick in Unterarmschaftmitte zur Einschränkung der Supination, und bei einem dorsalen Achsenknick in Unterarmschaftmitte zu einer Einschränkung vorwiegend der Pronation kommten müßte.

Tatsächlich trifft dies jedoch nicht immer zu. *Dazu ein Fallbeispiel:* 12jähriger Schüler, Fahrradsturz, isolierte Speichenschaftfraktur, knöcherne Ausheilung mit dorsal offenem

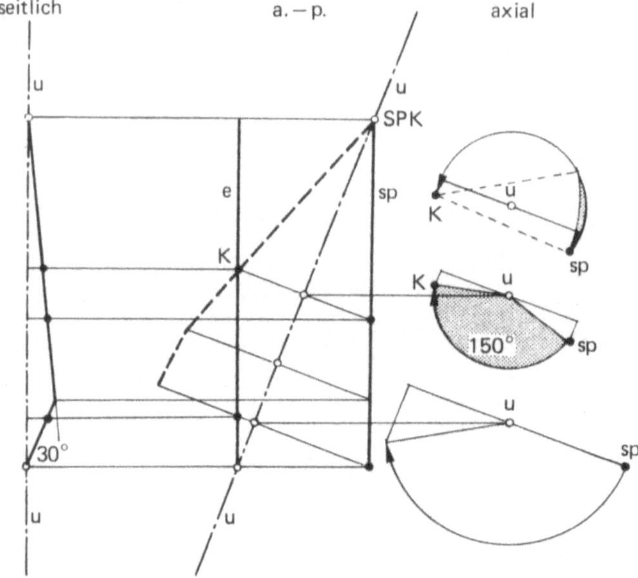

Abb. 3. Rückt der gleichsinnige Achsenknick von Ellen- und Speichenachse von 30° in das distale Schaftdrittel, so wird das Bewegungssegment bis zum Erreichen des Kollisionspunktes (*K*) größer (im Beispiel ca. 150°, die Vergrößerung der Distanz zwischen Ellen- und Speichenachse bei Drehung in umgekehrter Richtung ist geringer und betrifft auch nur eine kleinere Phase der Bewegung

Winkel von 10° im Oberarmgips für 6 Wochen (Abb. 4a). Nach 7 Monaten neuerlicher Sturz und Refraktur, Ausheilung in neuerlich angelegtem Oberarmgips für 6 Wochen (Abb. 4b). In der Folge kam es zu keiner spontanen Korrektur des verbleibenden Achsenknickes mit dorsal offenem Winkel von 15° mehr durch das Längenwachstum (Abb. 4c), Einschränkung der Pronation (wie zu erwarten) von 40°, außerdem aber Einschränkung der Supination um 70°, die aus der geometrischen Konstruktion nicht zu erwarten gewesen wäre (Abb. 4d).

Anatomische Untersuchung der Umwendbewegung

Aus derartigen klinischen Erfahrungen heraus und über Anregung durch F. Povacz wurden zur Klärung dieser Diskrepanz anatomische Präparationen durchgeführt. Dazu wurde unter dreimaliger Wiederholung des Versuches jeweils eine obere Extremität einer erwachsenen Leiche von den anhaftenden Weichteilen befreit, jedoch unter Belassung des Ellbogengelenkes mitsamt dem Kapsel- und Bandapparat, sowie der Membrana interossea. Die Hand wurde im Handgelenk exarticuliert. In das distale Speichenende wurde im rechten Winkel zur Achse der Umwendbewegung und in Richtung auf das Ellenköpfchen zu ein Bohrdraht eingebohrt, der Winkel seines Ausschlages in Pronation und Supination wurde jeweils fotografiert und gemessen (Abb. 5).

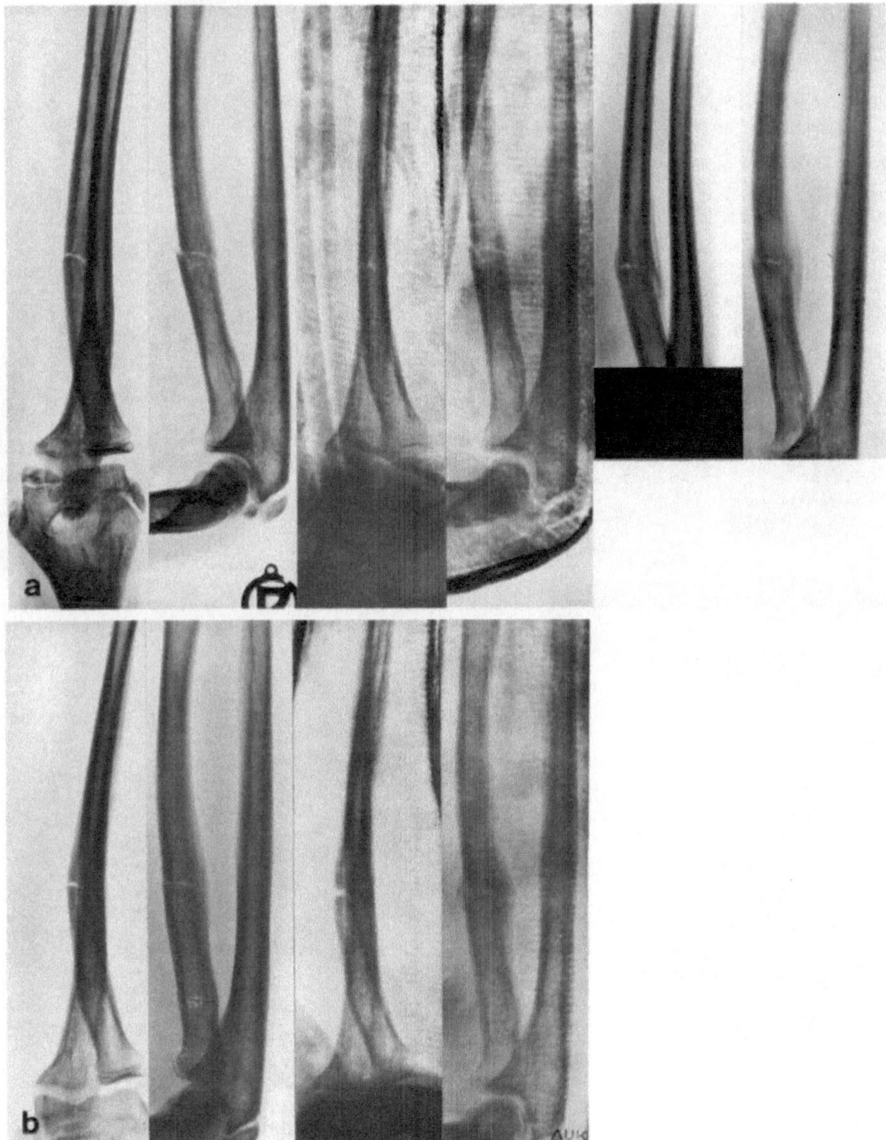

Abb. 4. a 12jähriger Schüler, Fahrradsturz, Oberarmgips für 6 Wochen, Ausheilung mit Achsenknick mit dorsal offenem Winkel von 10°, **b** Refraktur nach 7 Monaten, neuerlich Oberarmgips für 6 Wochen

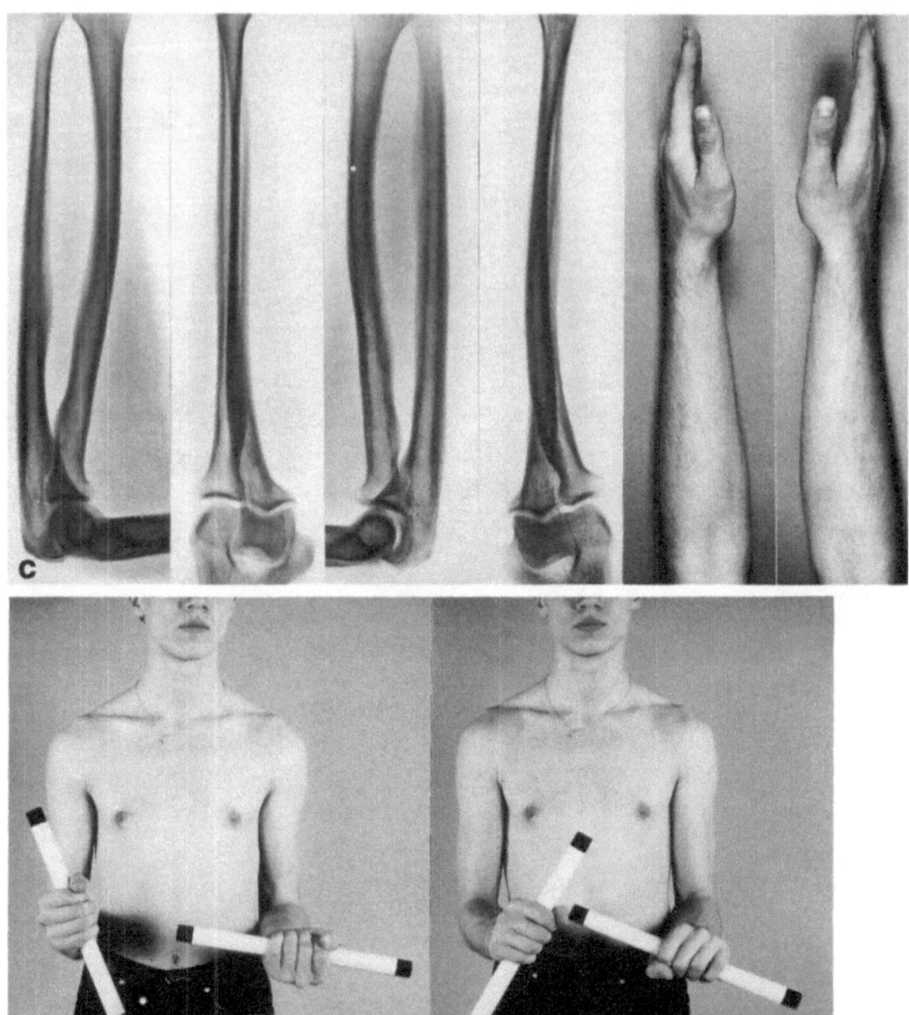

Abb. 4. c Bei der Nachuntersuchung nach 6 Jahren findet sich ein verbleibender Achsenknick mit dorsal offenem Winkel von 15°, **d** Die Einschränkung der Pronation beträgt 45°, die Einschränkung der Supination 70°

Dann wurde sowohl Elle als auch Speiche in Schaftmitte des Unterarmes osteotomiert und jeder der beiden Knochen mit je einer Platte stabilisiert, die in 6 Phasen der Untersuchung zunächst in 10°, dann in 20°, dann in 30° Palmarflexion und anschließend in gleichen Schritten nach dorsal vorgebogen worden war (Abb. 6). Nach jeder dieser Verbiegungen wurden wieder die maximale Pronation und Supination ausgemessen.

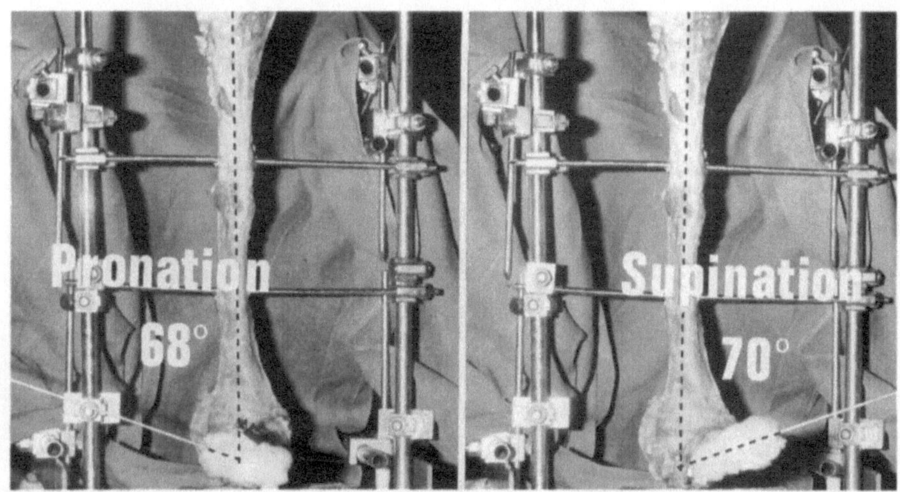

Abb. 5. Experimentelle Anordnung eines linken Oberarmes und Unterarmes bei erhaltenem Ellbogengelenk und erhaltender Membrana interossea zur Messung der Pronation und Supination. Der Oberarm ist stabil fixiert, der Unterarm ist im Ellbogengelenk 90° gebeugt. Die Pronation beträgt 68°, die Supination 70°

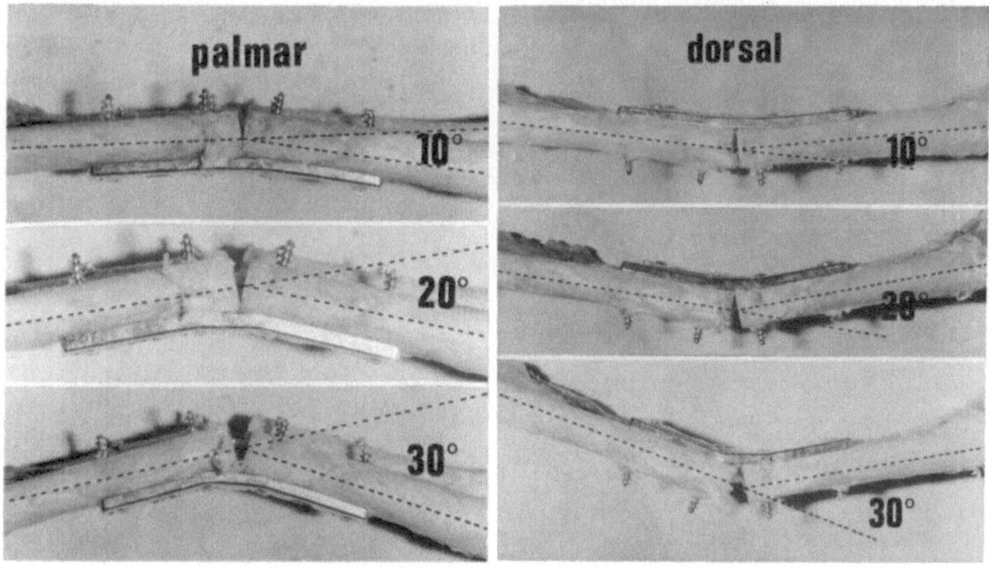

Abb. 6. Anbringung einer 10°, 20° und 30° vorgebogenen Platte, zunächst mit palmar und dann mit dorsal offenem Winkel bei erhaltener Membrana interossea

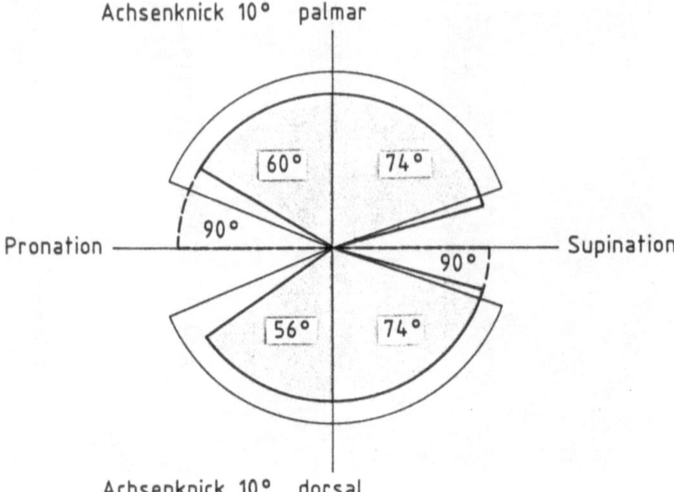

Abb. 7. Graphische Darstellung des Ausmaßes der Umwendbewegung bei Anbringung der Platte mit 10° palmar offenem und 10° dorsal offenem Winkel. Das dünn ausgezogene, weiter außen liegende Kreissegment zeigt die Beweglichkeit in der Ausgangssituation vor der Osteotomie an, das graue Feld, die Bewegungssegmente nach Osteotomie und Achsenknick von je 10° bei erhaltener Membrana interossea, das strichliert umrandete Feld nach Durchtrennung der Membrana interossea

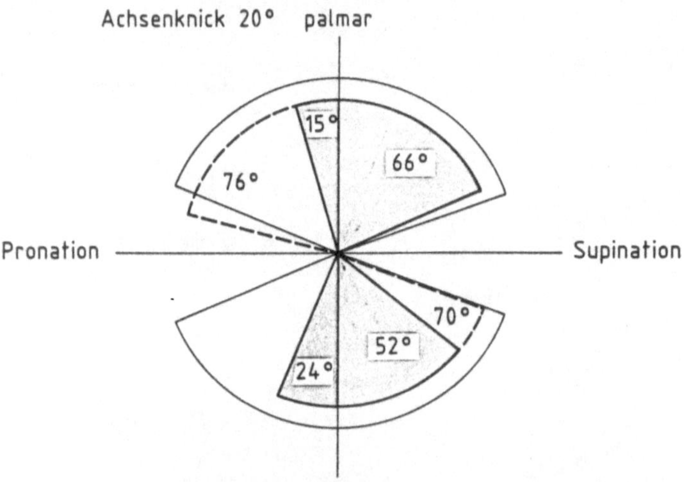

Abb. 8. Bei einem Achsenknick von 20° tritt, gleichgültig ob es sich um einen palmar oder um einen dorsal offenen Winkel handelt, bei erhaltener Membrana interossea vorwiegend eine Einschränkung der Pronation ein. Lediglich nach Durchtrennung der Membrana interossea ist bei Achsenknick mit palmar offenem Winkel die Pronation frei, bei Achsenknick mit dorsal offenem Winkel hingegen die Pronation weiter eingeschränkt, und hingegen die Supination frei

Die Durchschnittswerte, die bei diesen Untersuchungen erhoben wurden, finden sich in den grafischen Darstellungen (Abb. 7–9). Bei einem Achsenknick von 10° mit palmar offenem Winkel war ebenso wie beim dorsal offenen Winkel die Supination frei, aber auch die Pronation war nur ganz geringfügig eingeschränkt (Abb. 7).

Bei Zunahme des Achsenknickes trat aber dann in der Bewegungsphase, in der die beiden Knochen auseinanderweichen mußten, eine doch ganz erhebliche Spannung der Membrana interossea auf (Abb. 10), die von entscheidender Bedeutung für die weitere Bewegungseinschränkung wurde.

Bei einem Achsenknick von 20° mit dorsal offenem Winkel verringerte sich die Pronation um 44° auf einen Rest von 24°, gleichzeitig fand aber auch die Supination eine Einschränkung um 18° auf einen Rest von 52°. Verblüffend war aber, daß die Pronation auch bei einem Achsenknick mit palmar offenem Winkel eine Einschränkung um 53° auf einen Rest von 15° erfuhr, wohingegen die Supination erst ganz geringfügig eingeschränkt war (Abb. 8). Ursache war die Anspannung der Membrana interossea, die eine weitere Pronation nicht mehr zuließ (Abb. 10). Bei einem Achsenknick von 30° mit dorsal offenem Winkel war die Pronation, wie zu erwarten, in Richtung der Kollision der beiden Knochen hin auf 14° eingeschränkt, aber auch die Supination jetzt auf 40° eingeschränkt. Aber auch bei einem Achsenknick von 30° mit palmar offenem Winkel war die Pronation praktisch 0° und die Supination auf 48° eingeschränkt (Abb. 9).

Nach Durchtrennung der Membrana interossea war bei einer Einschränkung der Supination in gleichem Ausmaß sofort eine Pronation in einem Umfang von 58° möglich, wie es auch aufgrund der geometrischen Konstruktion zu erwarten gewesen wäre. Bei einem

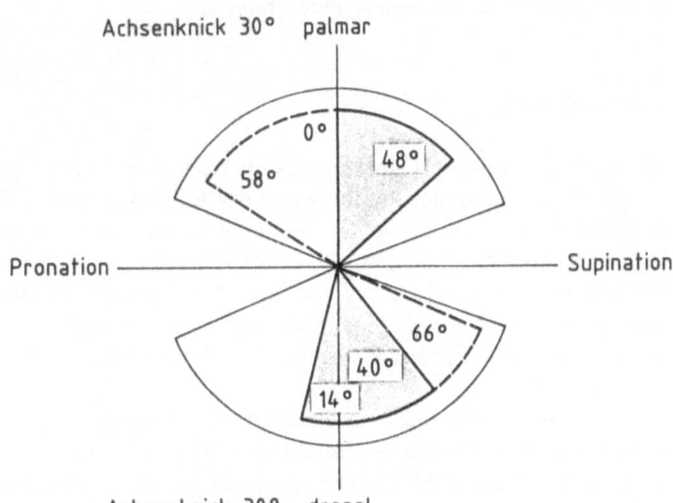

Abb. 9. Bei einem Achsenknick von 30° ist bei erhaltener Membrana interossea bei palmar offenem Winkel die Pronation vollständig aufgehoben, die Supination auf 48° reduziert, bei dorsal offenem Winkel die Pronation auf 14° reduziert. Die Supination auf 40° reduziert. Erst nach Durchtrennung der Membrana interoessea ist bei palmar offenem Winkel die Pronation geringer eingeschränkt als die Supination, und bei dorsal offenem Winkel die Supination nahezu frei, während die Pronation auf 14° eingeschränkt bleibt

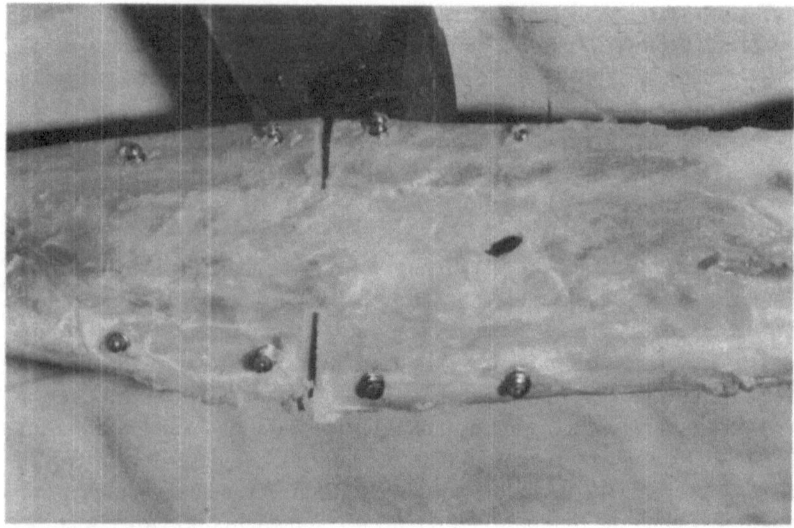

Abb. 10. Bei einem Achsenknick mit 20° offenem Winkel kommt es in der Phase der Drehbewegung, in der die beiden Unterarmknochen auseinanderweichen, bereits zu einer erheblichen Anspannung der Membrana interossea

Achsenknick von 30° mit dorsal offenem Winkel bestand bei gleicher Einschränkung der
Pronation jetzt eine Supination von 66°, die Bewegungseinschränkung entsprach also
ebenfalls wieder der zu erwartenden Präferenz.

Schlußfolgerung

Achsenknickungen im Unterarmschaftbereich beeinträchtigen die Umwendbewegungen
I2I. Für die Prognose der Richtung und des Ausmaßes dieser Beeinträchtigung spielt jedoch
das Ausmaß der Verletzung der Membrana interossea eine ganz erhebliche Rolle. Ist die
Membrana interossea erhalten, dann behindert sie die Bewegung jeweils in der Richtung der
Umwendbewegung, bei der es zu einer Anspannung der Membran kommt, in höherem
Maße, als die Bewegung in jener Richtung beeinträchtigt wird, in der es durch die Achsen-
knickung zu einer Kollision der beiden Unterarmknochen unter Weichteilinterposition
kommen muß.

Daß durch gleichsinnige, verbleibende Achsenknickungen bei verschiedenen Patienten
doch recht unterschiedliche Einschränkungen der Unterarmdrehung entstehen, legt den
Schluß nahe, daß die Membrana interossea bei der Unterarmschaftfraktur in recht unter-
schiedlichem Ausmaß mitverletzt wird.

Literatur

1. Kuderna H (1977) Vorderarmfrakturen im Kindesalter. Schriftenreihe: Unfallmed.
   Tagungen der Landesverbände der Gewerbl. Berufsgenossenschaften 27:215

2. Kuderna H (1980) Zusammenhang zwischen Achsenfehlern und Funktionseinschränkungen nach Vorderarmfrakturen. Unfallchirurgie 6:7
3. Lanz T, Wachsmuth W (1959) Praktische Anatomie, Bd I, Teil 3. Springer, Berlin Göttingen Heidelberg, S 169ff
4. Trojan E (1953) Die Behandlungsergebnisse von 277 frischen geschlossenen Schaftbrüchen beider Vorderarmknochen. Hefte Unfallheilkunde 46:140

Die Effektivität der Änderung in der Behandlungsindikation bei Unterarmbrüchen

W. Krösl und J. Gambal

Allgemeine Unfallversicherungsanstalt, Adalbert-Stifter-Straße 65, A-1200 Wien

Als mir der Präsident den Vorschlag machte, die Effektivität der Änderung in der Indikation bei der Behandlung von Knochenbrüchen, und zwar im speziellen der Unterarmbrüche zu untersuchen, war ich von dieser Idee zunächst fasziniert, haben wir doch in unserem Bereich in der medizinischen Dokumentation der AUVA über 5 Millionen Fälle im Computer gespeichert, eine Zahl, die es auf dem traumatologischen Sektor in der Welt sicher kein zweites Mal gibt. Gespeichert sind sämtliche Daten aus den Krankengeschichten und Ambulanzkarten, nicht jedoch ein sehr wesentliches Detail, auf das ich später noch zurückkommen werde.

Es handelt sich um einen Zeitraum von 20 Jahren, 1966 bis 1985, in dem 2294 Unterarmbrüche in den Unfallkrankenhäusern der Allgemeinen Unfallversicherungsanstalt behandelt wurden. 20 Jahre deshalb, weil wir erst seit 1966 alle unsere Unfallkrankenhäuser in der Medizinischen Dokumentation erfaßt haben.

Die Zahl der Unterarmbrüche pro Jahr hat sich, wie sich aus der Abb. 1—4 ersehen läßt, selbstverständlich nicht im wesentlichen geändert, es hat sich aber etwas gezeigt, was leider zu erwarten war, daß sich in diesem Zeitraum die Behandlungsindikation auch nicht wesentlich geändert hat. Man müßte wesentlich weiter in die Vergangenheit zurückgehen, in der die operative Knochenbruchbehandlung die Ausnahme aber nicht die Regel war.

Der zweite Aspekt war der, daß man nicht alle Unterarmbrüche verwerten kann, sondern nur frische ohne Nebenverletzungen, da diese das Bild verschleiern würden (Abb. 5—8).

Der dritte Aspekt ist die Frage: was ist operativ und was ist konservativ. Wohin gehört beispielsweise die gedeckte Markdrahtung. Sie wurde aus diesem Grunde gesondert ausgeworfen.

Viertens ist evident, daß sich die Behandlungsindikationen, das heißt also die Wahl zwischen konservativer und operativer Behandlung damals und auch heute noch nach dem

Hefte zur Unfallheilkunde, Heft 201
Zusammengestellt von W. Hager
Springer-Verlag Berlin Heidelberg 1989

58

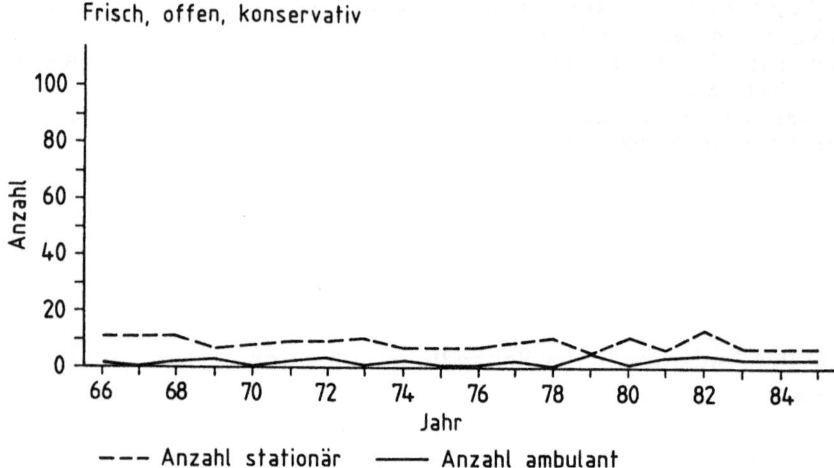

Abb. 1. AUVA-Med. Dok. Unterarmbrüche. Anzahl der Fälle

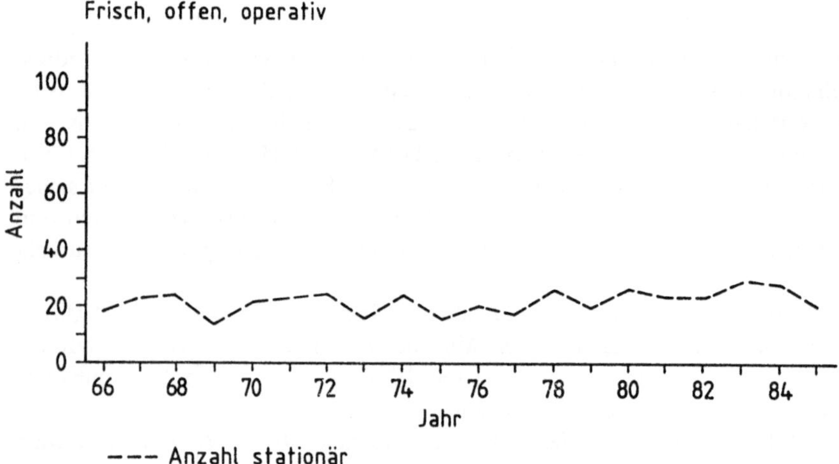

Abb. 2. AUVA-Med. Dok. Unterarmbrüche. Anzahl der Fälle

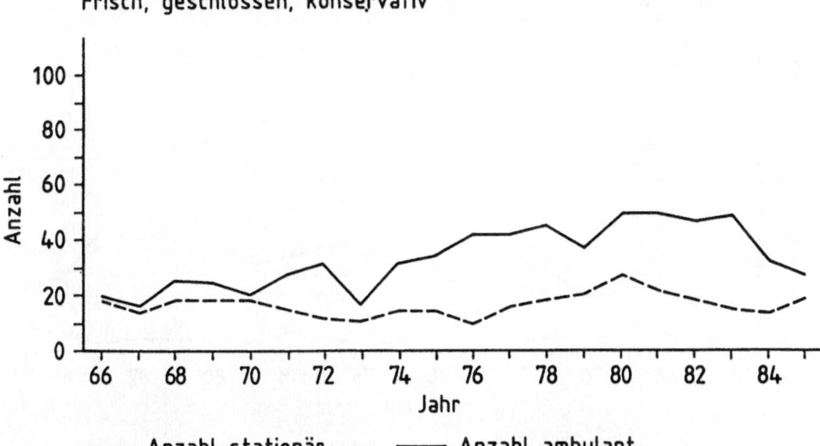

Abb. 3. AUVA-Med. Dok. Unterarmbrüche. Anzahl der Fälle

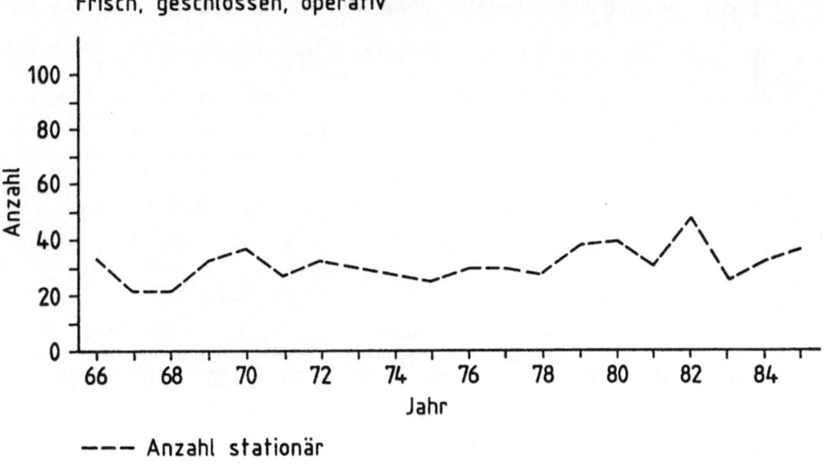

Abb. 4. AUVA-Med. Dok. Unterarmbrüche. Anzahl der Fälle

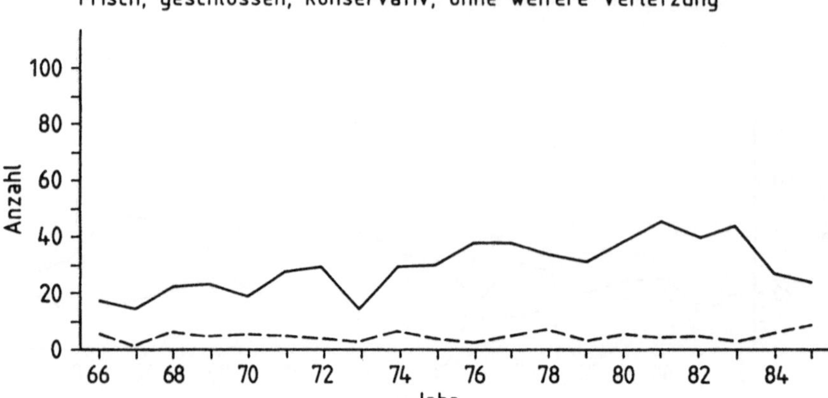

Abb. 5. AUVA-Med. Dok. Unterarmbrüche. Anzahl der Fälle

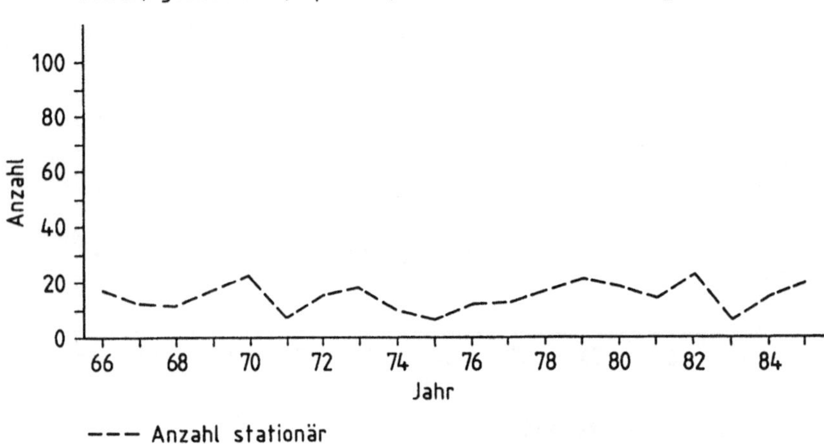

Abb. 6. AUVA-Med. Dok. Unterarmbrüche. Anzahl der Fälle

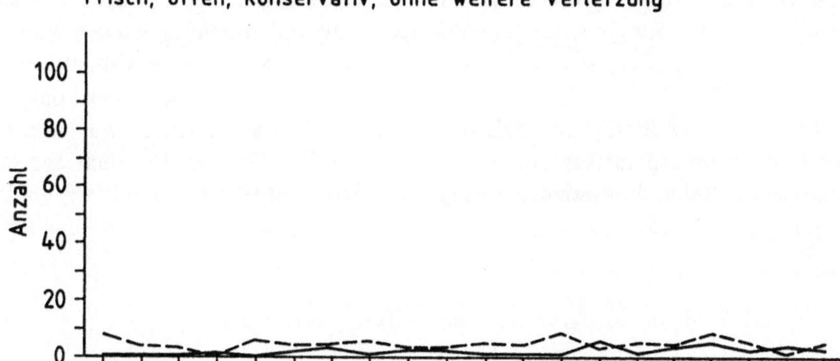

Abb. 7. AUVA-Med. Dok. Unterarmbrüche. Anzahl der Fälle

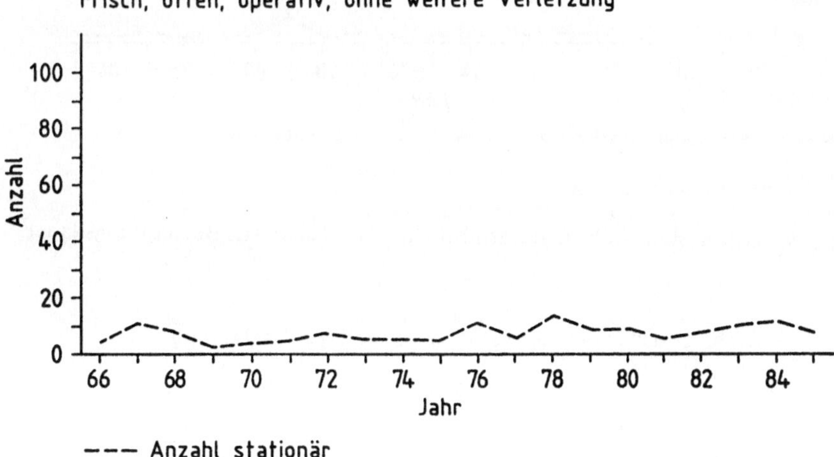

Abb. 8. AUVA-Med. Dok. Unterarmbrüche. Anzahl der Fälle

klinischen und dem röntgenologischen Befund richtet. Das heißt, es sind sicher nicht die gleichen Unterarmbrüche, die einmal konservativ und einmal operativ behandelt werden.

Die Größe der Zahl ließ uns, und damit möchte ich meinem Co-Author für seine große statistische Tätigkeit danken, hoffen, zu einem Ergebnis zu kommen, das weniger auf die Richtung der Änderung der Behandlungsindikation ausgerichtet war, sondern einen Vergleich zwischen operativer und konservativer Behandlung hinsichtlich der stationären und ambulanten Behandlungsdauer ermöglichte. Diese Ergebnisse möchten wir Ihnen nun vorstellen (Abb. 9—15).

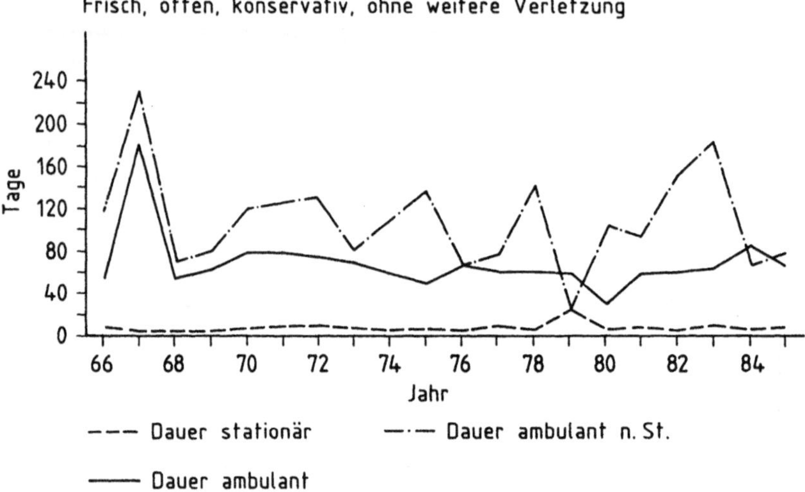

Abb. 9. AUVA-Med. Dok. Unterarmbrüche. Durchschnittl. Behandlungsdauer

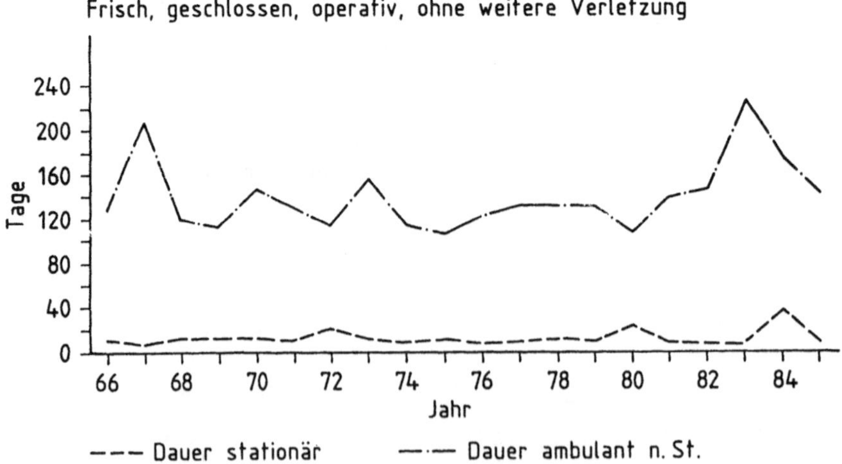

Abb. 10. AUVA-Med. Dok. Unterarmbrüche. Durchschnittl. Behandlungsdauer

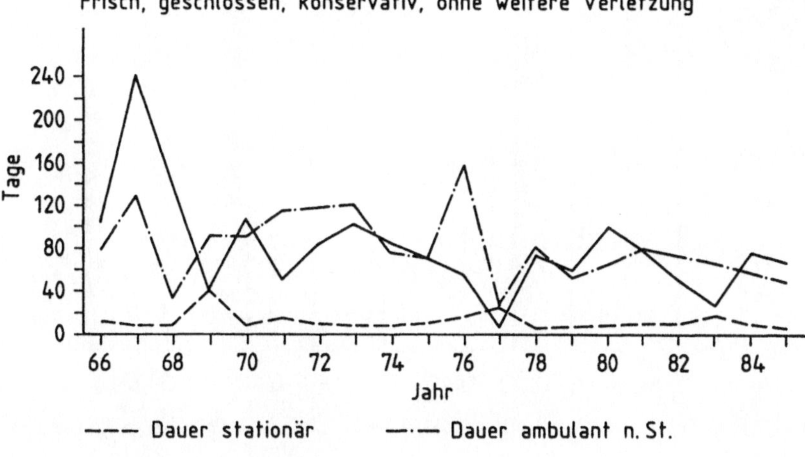

Abb. 11. AUVA-Med. Dok. Unterarmbrüche. Durchschnittl. Behandlungsdauer

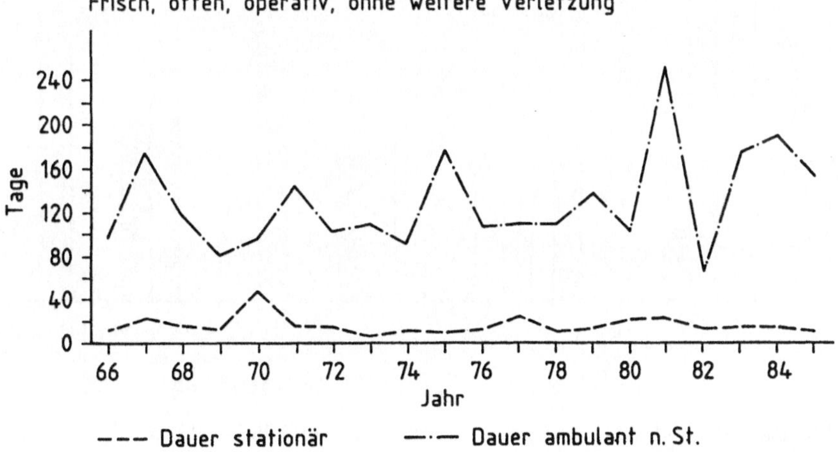

Abb. 12. AUVA-Med. Dok. Unterarmbrüche. Durchschnittl. Behandlungsdauer

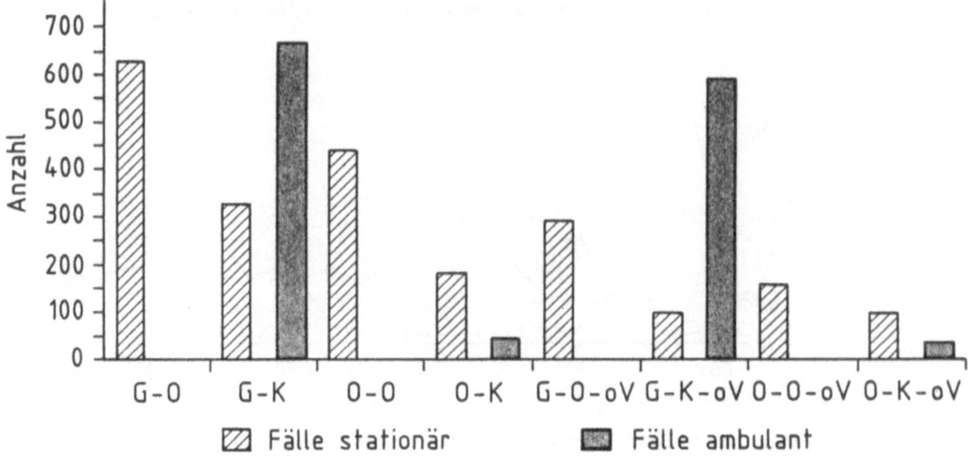

Abb. 13. AUVA-Med. Dok. Unterarmbrüche. Fälle 1966—1985

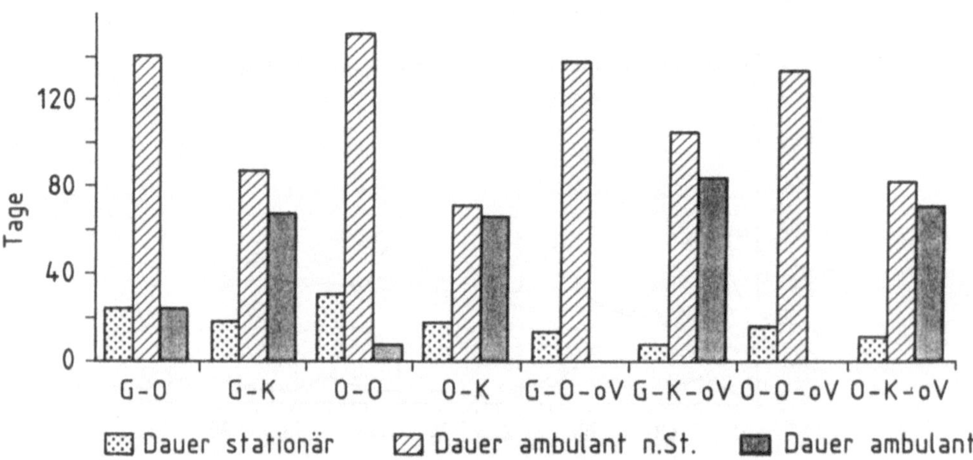

Abb. 14. AUVA-Med. Dok. Unterarmbrüche. Dauer 1966—1985

Es hat sich jedenfalls gezeigt, daß die operative Behandlung, auch wenn man sämtliche Imponderabilien, die ich vorher erwähnt habe, in Rechnung stellt, hinsichtlich Krankenhausaufenthalt und ambulanter Nachbehandlungsdauer zumindest keinen Vorteil bringt. Dies hängt natürlich zum Teil auch damit zusammen, daß eingebrachtes Osteosynthesematerial wieder einmal entfernt werden muß und daß die glücklicherweise nur seltene Möglichkeit einer postoperativen Infektion doch noch existent ist, und ein ein einziger solcher Fall wirkt sich statistisch aus.

Man kann also auf Grund der von uns erstellten Statistiken folgende Aussage zu treffen versuchen:

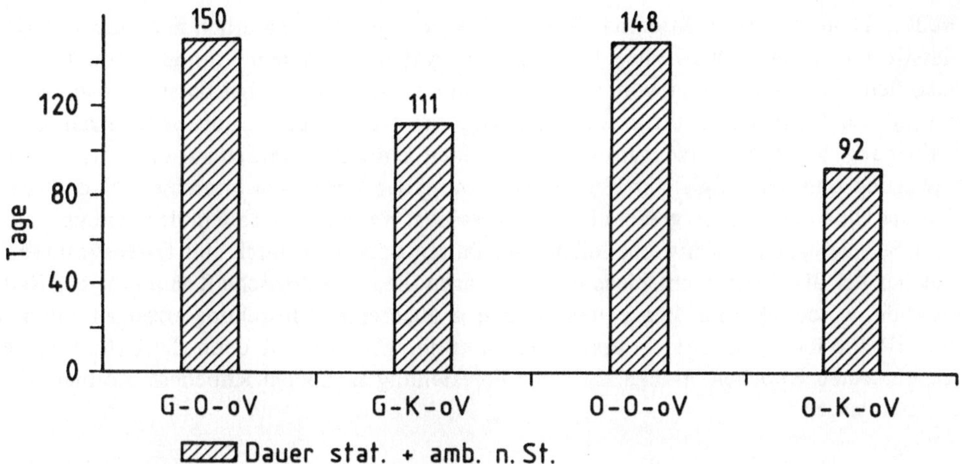

Abb. 15. AUVA-Med. Dok. Unterarmbrüche. Dauer 1966–1985

1. Für den Arzt bringt die operative Behandlung — Einrichtung in offener Wunde und Osteosynthese — einen gewissen Vorteil, da sie technisch leichter ist. Es ist unbestritten, daß die konservative Einrichtung eines Unterarmbruches wesentlich schwieriger und diese Kunst weitgehend verlorengegangen ist. Dies betrifft auch die Erhaltung des Repositionsergebnisses bis zur Heilung des Bruches.
2. Die operative Behandlung eines Unterarmbruches mit Einrichtung in offener Wunde und Osteosynthese ist technisch einfacher, für den Patienten birgt sie jedoch die glücklicherweise sehr seltene Gefahr des Operationszwischenfalles und die ebenso seltene Gefahr einer Infektion in sich, die beide in der konservativen Behandlung nicht bestehen.

Einen Trost kann ich uns lassen. Und das wäre der, daß vielleicht durch die operative Behandlung die Behandlungsergebnisse besser sind, denn das haben wir aus unserer Dokumentation nicht feststellen können, weil die Behandlungsergebnisse nicht gespeichert sind.

Diskussion

Schweiberer, München: Es ist heute nachmittag eine Menge geboten worden. Ich habe mich mit Herrn Poigenfürst soeben abgesprochen, daß alle operativen Verfahren, die heute besprochen worden sind, in den nächsten zwei Tagen in irgendeiner Form noch einmal zur Diskussion stehen werden. So wäre es uns recht, wenn wir über die theoretischen Überlegungen, die wir heute gehört haben, diskutieren würden. Das waren drei Vorträge. Die Vorträge der Herren Küsswetter, Kuderna und Schabus. Wenn Sie damit einverstanden sind, würden wir diese drei theoretischen Erwägungen und Untersuchungen diskutieren, weil sie sicherlich in den nächsten drei Tagen in dieser Form nicht mehr kommen werden.

Hefte zur Unfallheilkunde, Heft 201
Zusammengestellt von W. Hager
Springer-Verlag Berlin Heidelberg 1989

Weller, Tübingen: Herr Kuderna, Ihre Untersuchungen und natürlich auch die von Herrn Küsswetter haben mich sehr beeindruckt. Und zwar auch aus dem Grunde: Wenn wir davon ausgehen, das wissen wir ja wohl, daß der Radius keine gerade Achse darstellt, dann würden wir mit der Mehrzahl der intramedullären Verfahren eine Streckung dieser relativen Achsenverbiegung des Radius erzeugen und damit einen Einfluß einkaufen auf die Unterarmdrehbewegung und eine ungleichmäßige Verspannung der Membrana interossea. Nun ist es so, daß die Ulna in der Regel gerader ist als der Radius. Wenn nun ich allein den Radius strecke, zum Beispiel durch ein intramedulläres Verfahren oder aber durch eine Osteosynthese, bei welcher ich die Platte nicht biege und sozusagen die physiologische Krümmung des Radius aufhebe, würde ich dann konsequenterweise ja auch eine Fehlstellung erzeugen und damit eine Beeinträchtigung der Unterarmdrehfunktion. Wie groß ist denn die Relevanz, wenn ich nur einen Knochen strecke, zu einer Fehlstellung an beiden Knochen? Können Sie da etwas aussagen?

Kuderna, Wien: Wir haben solche Drehbehinderungen bereits bei Achsenabweichungen von 15° an nur einem Unterarmknochen gefunden: bei einem Achsenknick von 15° eine Einschränkung der Drehbewegung von 30°. Das stört sehr. Vor allem die Behinderung bei Pronation! Denken Sie an einen Klavierspieler, wenn der nicht frei pronieren kann, oder an den Handkuß, zu dem die Dame dann den Ellbogen heben müßte. Die gestörte Pronation stört meistens noch mehr als die Einschränkung der Supination. 15° sind verhältnismäßig gering und ich meine auch, daß ein rigides intramedulläres Verfahren aus diesem Grund für die Speiche ungeeignet wäre. Markdrähte sind aber nicht so rigide. Die Markdrähte, die wir verwenden, passen sich sehr gut der Form des Knochens an und selbst zwei Markdrähte in der Speiche sind nicht in der Lage, die Speiche zu strecken. Ich glaube, es ist auch ganz wesentlich, daß sozusagen als Gegenhalt der Muskeldruck vorhanden ist — den haben wir ja nicht untersucht, das war nicht möglich — und daß bei aktiver Bewegung der Finger die Muskulatur in der Bruchzone kontrahiert und betätigt wird. Das ist vielleicht auch eine Erklärung für die guten Ergebnisse der Markdrahtungen.

Weller, Tübingen: Weiß man denn über die Variation des Radius im Hinblick auf seine Krümmung, rein anatomisch, auf eine große Fallzahl bezogen, wie stark der Radius normalerweise gebogen ist und ob es da große Variationsbreiten gibt? Ist das anatomisch einmal untersucht worden?

Kuderna, Wien: Die Variationsbreite, die wir gefunden haben, war 10°. Ich weiß aber nicht, ob es dazu Untersuchungen gibt. Wir sind auf diese Frage erst zu spät gestoßen, um sie noch weiter in der Literatur zu verfolgen. Wir haben vorher leider nicht darauf geachtet.

Küsswetter, Würzburg: Unser Material hat weit über 100 Unterarme aller Altersgruppen erfaßt. Wir haben es auch nicht gemessen, aber das würde ich auch so in dieser Größenordnung schätzen, daß das etwa bei 10° liegt, was den Umfang der Variation der Radiuskrümmung von Haus aus angeht. Im übrigen haben wir Tierversuche mit Fehlstellungen gemacht, ähnlich wie Sie, Herr Kuderna, allerdings haben wir uns auf 10° beschränkt, und haben das Spannungs-/Dehnungsverhalten gemessen und fanden ähnliche pathologische Anspannungsmuster, die sich aber dann interessanterweise normalisierten. Wir hatten eine

6-Wochen-Serie und dann eine 9- und 12-Wochen-Serie, bei letzterer ist das dann offensichtlich unter der Mobilisation doch wieder gegen normal zu hingeraten.

Poigenfürst, Wien: Herr Buch hat sich gemeldet und ich nehme an, daß er sagen will, wie stark die Markdrähte sind, die er verwendet.

Buch, Wien: Nachdem das Thema ausgeklammert wurde — nein. Ich habe eine Frage an Herrn Küsswetter. Haben Sie Untersuchungen, wie weit die Membrana interossea bei isolierten Frakturen der Ellenschäfte mitverletzt ist?

Küsswetter, Würzburg: Nein. Wir haben nur ein anatomisches Untersuchungsgut gehabt. Das waren normale Unterarme, beziehungsweise dann, unter diesen mehr als 100 zirka 8 Exemplare, bei denen wir eine Einschränkung gesehen haben, entweder der Pro- oder der Supination, oder beides, aber wir hatten keine frischen Frakturen.

Schweiberer, München: Herr Kuderna, eines wollte ich noch fragen. Haben Sie — vielleicht habe ich es nicht ganz verstanden — die Verdrehung, die Kombination von Verdrehung plus Achsenknick angesprochen oder nur den Achsenknick? Ich glaube, daß die Kombination von Verdrehung plus Achsenknick in Schaftmitte eine zusätzliche Potenzierung der Umwendstörung bedeutet.

Kuderna, Wien: Das ist ganz richtig. Es ist auch sehr schwierig, dieses Problem bei der Reposition in den Griff zu bekommen, da auf der anderen Seite eine große Drehbeweglichkeit im distalen und proximalen Radioulnargelenk möglich ist. Das ist sicher ein großes Problem bei der konservativen Behandlung, aber auch bei der Markdrahtung.

Buch, Wien: Mir ist das bei den Nachuntersuchungen aufgefallen, konnte es dann allerdings nicht fassen. Wir haben an der Speiche auch Drehfehler gesehen und interessanterweise, wenn diese proximal gelegen sind, anschließend keine Einschränkung der Supination/ Pronation. Ich habe angenommen, ohne das nachweisen zu können, daß der proximale Speichenanteil auf eine reine Drehfehlstellung ohne Achsenknick nicht mit einer Drehbehinderung reagiert, indem sich das anscheinend doch anpassen kann.

Schweiberer, München: Nur rein proximal, in Schaftmitte wird das wohl anders sein.

Buch, Wien: Da dürfte es anders sein. Mir ist das im proximalen Drittel aufgefallen.

Beck, Innsbruck: Ich habe eine Frage an Herrn Küsswetter. Mir ist aufgefallen, daß bei Speichenköpfchentrümmerbrüchen eine Schwellung im peripheren Radioulnargelenk besteht. Wenn man dann eine Arthrographie macht, sieht man eine Zerstörung dieses Gelenkes und der anschließenden Membrana interossea. Wäre es denkbar, daß nach Speichenköpfchenresektion diese Manus radioflexa dann entsteht, wenn die Membran gerissen ist oder ist das davon nicht abhängig?

Küsswetter, Würzburg: Das halte ich schon für eine durchaus plausible Erklärung. Man muß sich vorstellen, daß das Unterarmachsenskelet wie ein Spannrahmen ist. Das war in den Darstellungen von Herrn Kuderna sehr schön zu sehen. Wenn wir nun eine, sei es durch eine Resektion oder sei es auch nur durch eine Fraktur, Störung des Spannrahmens haben, dann wird das Ganze zu einem instabilen System. Insofern ist es schon so, daß Resektionen des Radius oder Trümmerfrakturen, die zu Defekten führen, im oberen Teil Auswirkungen bis nach distal haben. Es ist eben ein Kardangelenk, ein zusammengehöriges, funktionelles Gelenk, und Veränderungen oben haben Auswirkungen unten und umgekehrt.

Poigenfürst, Wien: Man sieht auch in der Literatur immer wieder, daß die schlechten Ergebnisse nach Speichenköpfchenresektionen bei allen Autoren etwa den gleichen Prozentsatz ausmachen. Das sind eben diese Trümmerfrakturen, die durch eine Längsstauchung entstehen und zusätzlich von einer Verletzung der Membrana interossea begleitet sind.

Herr Küsswetter, haben Sie Untersuchungen, oder haben Sie sich überlegt, was tut die Membrana interossea bei der Radial-Ulnar-Abduktion der Hand? Tut sie etwas oder überhaupt nichts?

Küsswetter, Würzburg: Wir haben versucht, das zu simulieren und haben eigentlich keine brauchbaren Ergebnisse oder Beobachtungen gefunden. Es ist so, daß die Bandverbindungen des distalen Radioulnargelenkes, einschließlich des Discus, den man ja anatomisch und biomechanisch als Seitenwange auffassen muß — eine erhebliche Stabilität haben.

Russe, Wien: Wir haben im Buch von Lanz-Wachsmuth gelesen, daß es Zerreißungen der Membran nicht gibt. Wir haben von Herrn Kuderna gehört, daß es diese geben muß. Hat jemand einen Hinweis, daß es sie wirklich gibt und wie weit sie einreißt?

Küsswetter, Würzburg: Ich habe das eigentlich sehr pointiert zitiert. Ich glaube, man muß die Aussage Lanz-Wachsmuths so nehmen, daß die Membran vor allem im fundamentalen mittleren und proximalen Teil eine sehr kräftige Bandverbindung ist. Wir kennen aber auch Verletzungen, und das werden mir die Unfallchirurgen sicher bestätigen, etwa bei der Monteggia-Fraktur, auch Einreißungen der Membrana interossea.

Poigenfürst, Wien: Sie muß ja nicht zerrissen sein, sondern sie kann ja auch vom Knochen abgelöst sein. Der Effekt ist derselbe.

Russe, Wien: Ja, teilweise muß sie eingerissen sein, sonst gäbe es zum Beispiel nicht einen gegenteiligen Achsenknick frakturnahe. Aber wie weit sie tatsächlich eingerissen ist und welche Folgen das für die Stabilität der Fraktur hat, ist da etwas bekannt? Kann sie zum Beispiel komplett durchreißen?

Küsswetter, Würzburg: Es hat Ende des letzten Jahrhunderts von einem Physiker in München namens Fessler Versuche gegeben. Der hat die Membrana interossea in der Querachse, also senkrecht zur diagonalen Unterarmachse, gerissen und kam auf einen Wert von zwischen 50 und 100 kg damals. Ich glaube nicht, daß man das wörtlich nehmen kann, daß sie nicht zerreißen kann. Ich möchte annehmen, daß sie bei jeder Unterarmfraktur im Ansatz, in der Insertion verletzt ist. Es ist dann eine Frage der einwirkenden Kräfte, wie weit die Verletzung nach proximal und distal weiter fortschreitet.

Brinskele, Wien: Herr Küsswetter, es ist ja bekannt, daß das proximale Unterarmgelenk, beziehungsweise das Humero-Ulnargelenk, nicht nur ein reines Scharniergelenk ist, das ist ja auch ein Sattelgelenk und die Ulna macht auch eine seitliche Bewegung von 15 bis 20° durch bei der Pro- und Supination. Wurde das in den Berechnungen bedacht?

Küsswetter, Würzburg: Das ist ein altes Thema. Das geht zurück bis ins letzte Jahrhundert, in dem sich die Anatomen über die Umwendbewegung an sich nicht klar waren und zum Beispiel Versuche mit einem Ring gemacht wurden, um zu beweisen, daß sich beide Unterarmknochen bei der Pro- und Supination gegeneinander bewegen. Wir haben das am Modell nachvollzogen und konnten mit Ausnahme einer gewissen, minimalen Schwankung der diagonalen Unterarmachse um einige Millimeter, die darauf zurückzuführen ist, daß das Radiusköpfchen in seiner Circumferenz nicht ganz exakt rund ist, keine Abweichungen finden. Wir haben die Schwankbewegung, die Seitenbewegung der Ulna erst kürzlich untersucht, weil uns das keine Ruhe gelassen hat und wir glaubten, daß man mit der Computertomographie das sehr schön und elegant nachweisen kann, und wir sind zu dem Ergebnis gekommen, daß die Seitenbewegungen, die Nebenbewegungen der Ulna wenn, dann äußerst minimal sind. Ich glaube, man kann sie bei diesen Überlegungen auch in der Realität hinsichtlich der Konsequenzen für die Frakturen vernachlässigen.

Matuschka, Wien: Wir haben bei unseren Nachuntersuchungen gesehen, daß oft beträchtliche Seitverschiebungen, Verkürzungen auf die Unterarmdrehung kaum einen Einfluß haben bei gerader Achse. Wie erklärt man sich das mit der Membrana interossea? Die muß doch zerrissen sein.

Küsswetter, München: Genauso erkläre ich das.

Matuschka, Wien: Sie haben gesagt, daß die Achse und die Länge korrekt reponiert werden müssen. Die Achse ja, stimmt das dann auch mit der Länge?

Küsswetter, München: Wir versuchen immer, die normale Situation zu reponieren. Es ist dann in diesen Fällen, in denen man trotz Achsenverschiebung, und das haben die Untersuchungen von Herrn Kuderna sehr schön belegt, trotz Achsenabknickung und auch Verkürzung und Verdrehung zu einem guten Ergebnis kommt. Das sind glückliche Zufälle würde ich meinen.

Povacz, Wels: Ich wollte nur zur Frage von Russe noch antworten. Es muß Zerreißungen der Membrana interossea geben. Man denke an die divergierende Monteggia-Verletzung. Da kommt es gelegentlich vor, daß Radius und Ulna weit auseinandergedrängt sind und der Oberarm sozusagen zwischen die beiden Knochen hineingefahren ist. Ich habe solche Verletzungen behandelt. Das kann nur sein, wenn die Membran zerrissen ist, anders ist das überhaupt nicht möglich.

Behandlung und Ergebnisse von Unterarmschaftbrüchen bei Erwachsenen I

Ergebnisse der AO-Sammelstudie über Unterarmschaftfrakturen

H.-J. Oestern[1] und H. Tscherne[2]

[1] Unfallchirurgische Abteilung, Allgemeines Krankenhaus, Siemensplatz 4, D-3100 Celle
[2] Unfallchirurgische Klinik, Medizinische Hochschule Hannover, Konstanty-Gutschow-Straße 8, D-3000 Hannover 61

Ziel der Nachuntersuchung ist die Standortbestimmung und nicht die Selbstdarstellung guter und erfolgreicher Ergebnisse.

Nur die kritische Analyse, auch von Mißerfolgen, kann zu einem Fortschritt beitragen. In diesem Sinn wurde auch die Sammelstudie der deutschen Sektion der AO International durchgeführt.

Material und Methodik

Es wurden die Unterarmschaftfrakturen beim Erwachsenen aus den Jahren 1972 bis 1978 in einer AO-Sammelstudie analysiert. Die teilnehmenden Kliniken waren Berlin (Orthopädische Klinik Oskar-Helene-Heim), Duisburg (BG-Unfallklinik), Essen (Unfallchirurgische Universitätsklink), Freiburg (Unfallchirurgische Universitätsklinik), Gießen (Unfallchirurgische Universitätsklinik), Hannover (Unfallchirurgische Klinik Medizinische Hochschule), Homburg (Unfallchirurgische Universitätsklinik), Krefeld (Unfallchirurgische Klinik Städtisches Krankenhaus), München (Orthopädische Universitätsklinik), Pirmasens (Unfallchirurgische Klinik Städtisches Krankenhaus), Tübingen (BG-Unfallklinik) und Tübingen (Chirurgische Universitätsklinik).

Der Auswertung lag ein detaillierter Frage- und Untersuchungsbogen zugrunde. Um eine einheitliche Beurteilung der Frakturen und des Heilungsverlaufes zu gewährleisten, wurden die primären Röntgenbilder oder Röntgenpausen, sowie die Aufnahmen nach der Primärversorgung und zum Zeitpunkt der Nachuntersuchung zentral beurteilt und ausgewertet (Oestern und Tscherne 1983).

Bereits andernorts operativ versorgte Patienten wurden aus der Studie ausgeschlossen, ebenso wie Kinder unter 14 Jahren.

Hefte zur Unfallheilkunde, Heft 201
Zusammengestellt von W. Hager
Springer-Verlag Berlin Heidelberg 1989

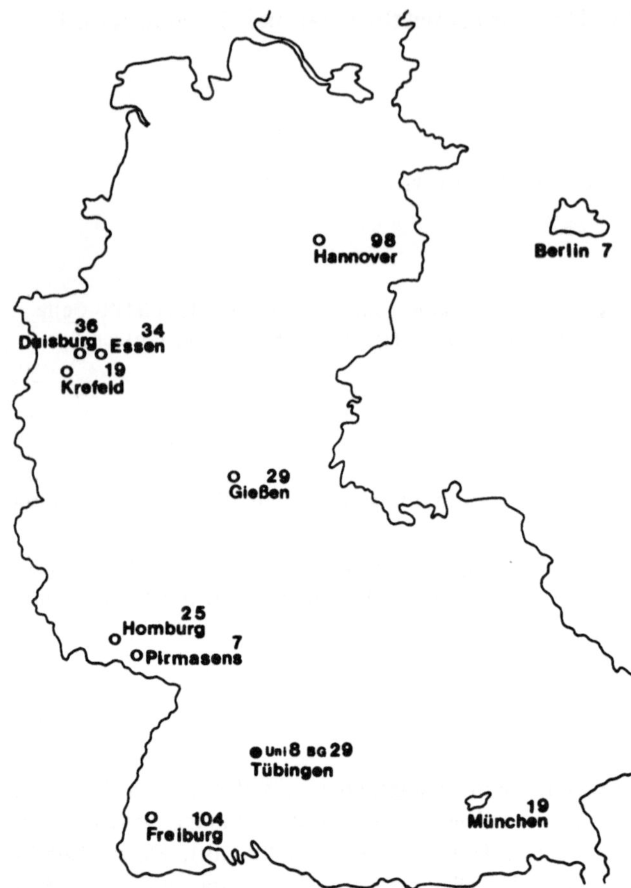

Abb. 1. Die an der AO-Sammelstudie beteiligten Kliniken mit der entsprechenden Fallzahl

Patientengut

Analysiert wurden 664 Frakturen bei 415 Patienten. Männliche Patienten überwogen deutlich. Fast 60% der Patienten erlitten ihre Verletzungen bei einem Verkehrsunfall.

Frakturtyp

Am häufigsten wurde der komplette Unterarmbruch bei 249 Patienten diagnostiziert. 92mal handelte es sich um eine Ulna- und in 74 Fällen um eine Radiusfraktur. In diesen Zahlen sind 41 Monteggia- und 18 Galeazzi-Frakturen eingeschlossen.

Lokalisation

Bevorzugte Frakturlokalisation war die Unterarmschaftmitte. Der Zweifragmentbruch dominierte eindeutig bei Radius und Ulna mit über 50% (Abb. 2). Eine Trümmerfraktur fand sich häufiger bei den Ulna- als bei den Radiusfrakturen (Abb. 3).

Weichteilschaden

Aufgrund der hohen Zahl von Verkehrsunfällen war das Ausmaß der Weichteilschädigung besonders gravierend. In einem Drittel der Fälle handelte es sich um offene Frakturen und in 12,5% lagen kontusionierte Weichteile vor.

Zusatzverletzungen

40 Patienten hatten zusätzlich zur Unterarmfraktur Mittelhand- und Oberarmschaftbrüche derselben Extremität.
Zwei Patienten hatten Mittelhandknochen- und Oberarmfrakturen zugleich.

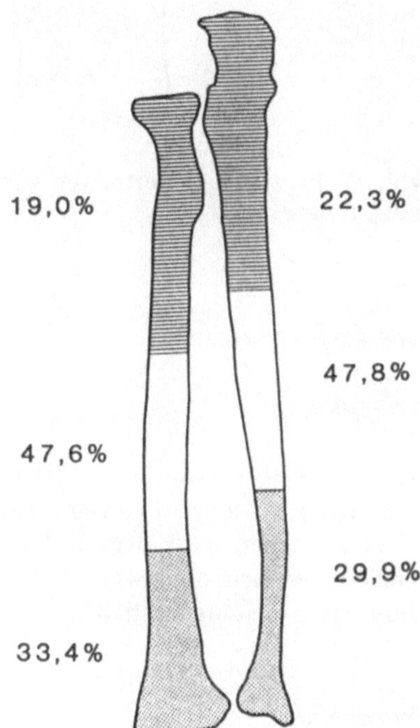

Abb. 2. Lokalisation der Frakturen am proximalen, mittleren und distalen Drittel von Radius und Ulna

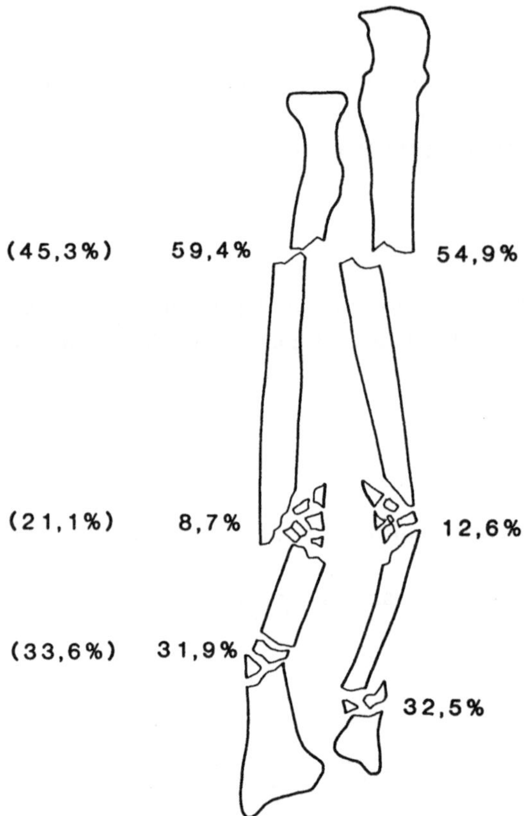

Abb. 3. Prozentuale Verteilung von einfachen Frakturformen. Mehrfragment- und Trümmerfrakturen

Operative Versorgung

Zeitpunkt

Bei 184 Patienten wurde die Unterarmschaftfraktur innerhalb der ersten 8 h versorgt. Der überwiegende Teil (63%) dieser Verletzten hatte offene Frakturen.

Vier Wochen nach dem Unfall wurden noch 15 Patienten operativ versorgt. Dabei handelte es sich durchweg um polytraumatisierte, deren Gesamtzustand keine frühere Versorgung erlaubte (Abb. 4).

Implantate

Als Implantate wurden in 61,2% die Rundloch- oder DC-Platte, in 10,7% die kleine DC, in 20,2% die Halbrohr- und in 7,9% die schwache Drittelrohrplatte gewählt.

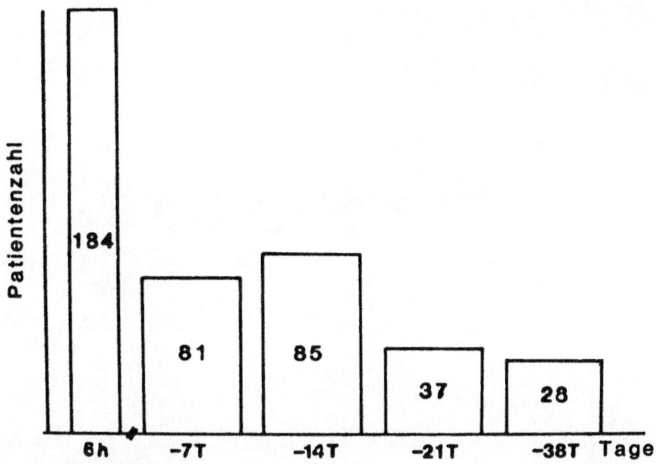

Abb. 4. Operationszeitpunkt bei 415 Patienten mit Unterarmschaftfrakturen

Spongiosaplastik

Dreißigmal wurde primär eine autologe, 49mal eine homologe Spongiosaplastik angelegt.

Komplikationen

In 2,7% traten ossäre Infekte, in 2,8% ein Brückencallus, in 9,9% Heilungsstörungen im
Sinne einer Pseudarthrose oder verzögerten Heilung und in 1,5% Refrakturen auf.

Ergebnisse

Funktion

Bei knapp 90% war die Beugung, bzw. Streckung im Ellenbogengelenk nicht, oder nur
geringgradig eingeschränkt (Abb. 5a).

Dagegen war der prozentuale Anteil der eingeschränkten Umwendbewegungen deutlich höher. Die Pronation war bei 80% frei oder bis 15°, die Supination bei 82% frei oder
bis 15° eingeschränkt.

Die Beweglichkeit im Handgelenk war bei etwa jeweils 7%, bzw. 8,5% der Patienten um
mehr als 15° eingeschränkt (Abb. 5b).

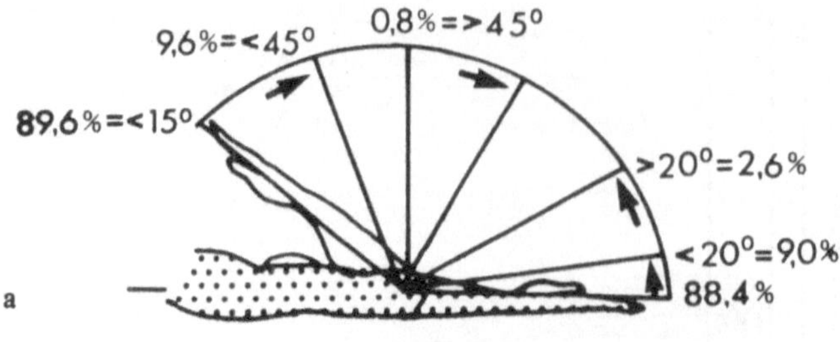

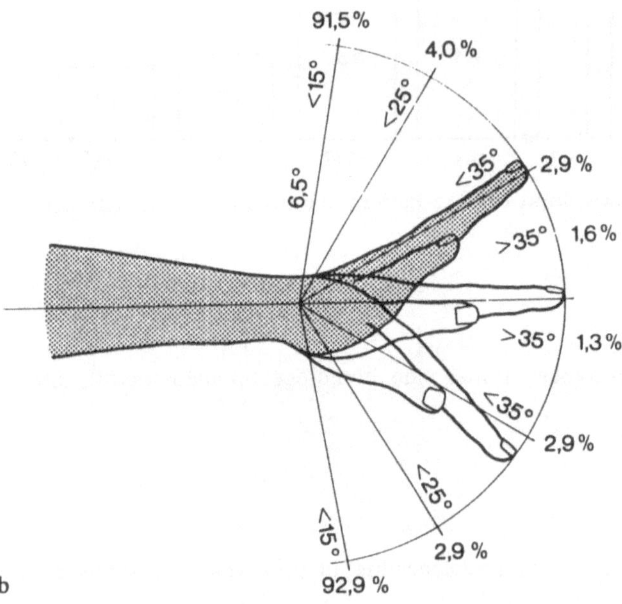

Abb. 5. Bewegungseinschränkung im Ellbogengelenk für Flexion/Extension (a) und für Dorsalextension/Palmarflexion (b)

Objektives Ergebnis

Das Gesamtergebnis wurde entsprechend dem Beschwerdebild, dem Bewegungsausmaß und der Funktion analysiert. Der schlechteste Parameter bestimmte jeweils das Gesamtergebnis (Abb. 6).

60,2% der Patienten verzeichneten ein sehr gutes,
14,2% ein gutes,
13,3% ein befriedigendes und
12,3% ein mäßiges Resultat.

BEWERTUNG	BEWEGUNGSEINSCHRÄNKUNG	FUNKTION	BESCHWERDEN
Sehr gut	Streckung / Beugung bis 15° Pro-/Supination bis 15° Dorsal-/Palmarflexion bis 15° Radial-/Ulnarabduktion bis 5°	Keine Einschränkung der Kraft- oder der Nervenfunktion.	Keine.
Gut	Streckung bis 10°/Beugung bis 30° Pro-/Supination bis 25° Dorsal-/Palmarflexion bis 25° Radial-/Ulnarabduktion bis 10°	Leichter bis mäßiger Kraftverlust, keine Einschränkung der Nervenfunktion.	Subjektiv mäßige Beschwerden bei freier Bewegung.
Befriedigend	Streckung bis 20°/Beugung bis 45° Pro-/Supination bis 45° Dorsal-/Palmarflexion bis 35° Radial-/Ulnarabduktion bis 10°	Leichter bis mäßiger Kraftverlust. Einschränkung der Nervenfunktion bei gleichem präop. Befund.	Subjektiv stärkere Beschwerden bei Bewegung.
Mäßig	Jeder weitere Verlust.	Stärkerer Kraftverlust. Nervenausfälle ohne Vorschädigung.	Stärkere Beschwerden bei eingeschränkter Funktion.

Abb. 6. Bewertungsschema der Unterarmschaftfrakturen in Abhängigkeit von Bewegungseinschränkung, Funktion und Beschwerdebild

Subjektives Ergebnis

Subjektiv wurde das Ergebnis von 46% der Patienten als sehr gut, von 39% als gut, als befriedigend von 10,6% und als mäßig nur von 4,2% bezeichnet.

Hier spielt sicherlich auch ein gewisser Gewöhnungsprozeß bei den einzelnen Patienten eine Rolle.

Gesamtergebnis und primäre Schädigung

Weichteile

Analysiert man nur die Komplikationen im Hinblick auf den primären Schaden, so zeigt sich ein deutliches Überwiegen der Komplikationen bei den drittgradig offenen Frakturen. Dies trifft besonders im Himblick auf Infekte und Pseudarthrosen zu.

Auch das Gesamtergebnis war bei den offenen Frakturen erheblich schlechter (Tabelle 1).

Nervenverletzung

Begleitende Nervenverletzungen hatten einen ganz erheblichen Einfluß auf das Gesamtergebnis.

Die mäßigen Ergebnisse waren 4mal höher bei Patienten mit begleitendem Nervenschaden (Tabelle 2).

78

Tabelle 1. Objektives Gesamtergebnis bei 415 Patienten in Abhängigkeit vom Weichteilzustand

	Offen	Geschlossen
Sehr gut	43,3%	66,9%
Gut	17,2%	12,9%
Befriedigend	19,5%	10,4%
Mäßig	18,0%	9,8%

Tabelle 2. Einfluß begleitender Nervenverletzungen auf das Gesamtergebnis

Nervenverletzung	mit	ohne
Sehr gut	14	236
	26,4%	65,2%
Gut	6	53
	11,3%	14,6%
Befriedigend	13	42
	24,6%	11,6%
Mäßig	20	31
	37,7%	8,6%

Frakturform

Auch die Frakturform hatte einen erheblichen Einfluß auf das Gesamtergebnis. Bei den Trümmerfrakturen waren immerhin 30% mäßig, d.h., etwa 51% waren nur befriedigend und mäßig.

Auch die Komplikationen nahmen mit der Schwere der Frakturform zu (Tabelle 3).

Postoperative Ruhigstellung

Ganz besonders wichtig ist die Stabilität der Osteosynthese; so wurden immerhin noch 84 Patienten postoperativ in einem Gipsverband ruhiggestellt.

Betrug die Ruhigstellung länger als 3 Wochen, so waren 25% der Ergebnisse mäßig, wurde keine Gipsruhigstellung durchgeführt, so waren 9% der Resultate mäßig.

Tabelle 3. Abhängigkeit der Komplikationen von der Frakturform

	Zweifr.	Mehrfr.	Trümmerfr.
Infekte	3	8	5
Verz. H.	10	18	10
Pseudarth.	5	8	6
Brückencall.	8	6	5

Luxationsfrakturen

Ihre Gesamtergebnisse waren im Vergleich zu den übrigen Frakturen schlechter. 39% der Resultate bei Monteggia-Frakturen waren schlecht, bzw. befriedigend.

Auch bei den Galeazzi-Frakturen waren immerhin 27% der Ergebnisse nur befriedigend oder mäßig.

Analysiert man den Operationszeitpunkt bei den Monteggia-Frakturen, so zeigt sich hier eine klare Abhängigkeit des Gesamtergebnisses vom Operationszeitpunkt.

Die besten Ergebnisse wurden bei einer operativen Versorgung innerhalb der ersten 6 h erreicht. 14 von 18 Patienten hatten ein gutes und sehr gutes Resultat.

Mit zunehmend verspätetem Operationszeitpunkt werden die Ergebnisse wesentlich schlechter.

Bei Patienten, die zwischen dem 7. und 14. Tag versorgt wurden, hatten 6 von 9 ein mäßiges oder befriedigendes Ergebnis.

Eine Ursache darin dürfte sicherlich in der noch weiterbestehenden Luxation oder Subluxation des Radiusköpfchens bestehen mit entsprechender Prädisposition für periarticuläre Verkalkungen.

Diskussion und Schlußfolgerungen

Die Beurteilung der Gesamtergebnisse korrespondiert naturgemäß mit dem Maßstab, der für die Bewertungskriterien angelegt wird.

Es ist deshalb besonders schwierig, vor allen Dingen auch im internationalen Schrifttum, die Resultate einzelner Autoren miteinander zu vergleichen, da ein standardisiertes Bewertungsschema für die Funktion von Ellenbogen- und Handgelenk fehlt.

In der vorliegenden Untersuchung wurde der Verlust der Ellenbogenstreckfähigkeit von mehr als 20° als schlecht beurteilt, während Burwell (1964) den Totalverlust von Pro- und Supination noch als befriedigend ansah.

Auch für Anderson (1975) begannen schlechte Resultate erst bei einer Einschränkung der Ellenbogengelenksbeweglichkeit von 30°.

Außer den unterschiedlichen Bewertungskriterien finden sich jedoch auch erhebliche Unterschiede in Frakturform und Weichteilzustand.

So berichtete Anderson (1975) nur über 11,4% offene Frakturen, während in der vorliegenden Untersuchung 34,3% der Frakturen offen waren.

Als wesentliche Schlußfolgerungen aus unserer Untersuchung, ergeben sich folgende Punkte:

1. Das Implantat der Wahl am Unterarmschaft ist die kleine DC-Platte.
2. Für das Enderegebnis der Luxationsfrakturen ist der frühe Operationstermin absolut notwendig, um länger bestehende Subluxationen zu vermeiden. Diese führen aufgrund von Verkalkungen und Vernarbungen häufig zu einem schlechten Endergebnis.
3. Die Osteosynthese von Radius und Ulna muß stabil sein, eine begleitende Gipsruhigstellung, insbesondere, wenn sie über 3 Wochen hinausgeht, führt zu Vernarbungen und einer Einschränkung der Funktion.

4. Auch das Auftreten von Komplikationen (Infekt, verzögerte Heilung, Refraktur), kann noch zu einem guten und sehr guten Ergebnis führen, wenn konsequente Reeingriffe durchgeführt werden.
5. Die verhältnismäßig hohe Zahl von verzögerten Heilungen und Pseudarthrosen deutet darauf hin, daß primär zu wenig Spongiosaplastiken angelegt wurden.
6. Eine Spongiosaplastik darf niemals in dem Bereich der Membrana interossea angelegt werden. Dies birgt immer die Gefahr einer Brückencallusbildung.
7. Das Gesamtergebnis bei der Bildung eines Brückencallus war trotz mehrfacher Reeingriffe immer schlecht.

Literatur

1. Anderson LD, Sisk D, Tooms RE (1975) Compression-Plate Fixation in Acute Diaphyseal Fractures of the Radius and Ulna. J Bone Joint Surg (Am) 57:287
2. Burwell HN, Charnley AD (1964) Treatment for Forearm Fractures in Adults with Particular Reference to Plate Fixation. J Bone Joint Surg (Am) 46:404
3. Oestern H-J, Tscherne H (1983) Ergebnisse der AO-Sammelstudie über Unterarmschaftfrakturen. Unfallheilkunde 86:136

Ergebnisse und Komplikationen nach operativ versorgten frischen Unterarmschaftfrakturen

M. Börner

Berufsgenossenschaftliche Unfallklinik Frankfurt am Main (Ärztlicher Direktor: Prof. Dr. med. H. Contzen), Friedberger Landstraße 430, D-6000 Frankfurt am Main 60

Für die Wiederherstellung des vollen Funktionswertes der Hand ist nach einem Unterarmbruch die anatomisch exakte Reposition beider Unterarmknochen, hier vor allem am Radius auch die Vermeidung eines Rotationsfehlers, unerläßlich. Während bei achsen- und gelenkgerechter Reposition und Fixation eine problemlose knöcherne Konsolidierung der Unterarmfrakturen zu erwarten ist, führt eine konservative Behandlung sehr häufig zu unbefriedigenden Ergebnissen. Unzureichende Reposition, entsprechend kleine Kontaktflächen von Elle und Speiche, erneute Fragmentdislokation sind häufige Ursache einer verzögerten Knochenbruchheilung bzw. einer Konsolidierung in Fehlstellung. Bei isolierter Ulna- bzw. Radiusfraktur wirkt sich die Sperrwirkung des intakten Knochens pseudarthrosefördernd aus.

Aus der Notwendigkeit anatomisch korrekter Reposition und zuverlässiger Retention bis zur knöchernen Heilung ergibt sich die Indikation zur operativen Behandlung des dislocierten Unterarmschaftbruches beim Erwachsenen.

In der Berufsgenossenschaftlichen Unfallklinik Frankfurt am Main wurden von 1977 bis 1985 insgesamt 187 Patienten wegen einer Unterarmschaftfraktur operativ behandelt; insgesamt 271 Schaftfrakturen. Kombinationsverletzungen Radius-/Ulnaschaftfraktur mit Luxation des distalen radio-ulnaren Gelenkes bzw. des Radiusköpfchens (sog. Monteggia- und Galeazzi-Verletzungen) sind in diesem Patientengut ebensowenig enthalten wie polytraumatisierte Patienten. Der Anteil der Männer lag mit 143 (= 76,5%) deutlich höher als der der Frauen (44 = 23,5%).

Entsprechend dem Aufgabenbereich einer Berufsgenossenschaftlichen Unfallklinik stand der Arbeitsunfall mit 56,1% eindeutig an der Spitze, wobei als Unfallursache ein Verkehrsunfall insgesamt in 29,5% der Fälle angegeben wurde (Tabelle 1).

Als häufigste Fraktur wurde der komplette Unterarmbruch bei 84 Patienten (= 44,9%), dann die isolierte Radiusfraktur 69mal (= 36,9%) und eine Ulnafraktur im Sinne einer Parierfraktur 34mal (= 18,2%) diagnostiziert. Bevorzugt war die Frakturlokalisation im mittleren Schaftdrittel mit 43,3%, im distalen Abschnitt mit 40,2% und im proximalen Bereich mit 16,5%. Mehrfragment-, Trümmer- und Etagenfrakturen konnten in 30,5% (= 57 Patienten) und Zweifragmentbrüche in 69,5% (= 130 Patienten) nachgewiesen werden.

Über den Grad der Weichteilschädigung gibt Tabelle 2 Auskunft; bei 135 Patienten hat es sich um eine geschlossene Fraktur gehandelt, wobei aus den Krankenblattunterlagen jedoch eine exakte Angabe über eventuelle kontusionierte Weichteile nicht zu ermitteln war.

Tabelle 1. Unfallursache

Arbeitsunfall	
— Arbeitsplatz	39,9%
— Wegeunfall	2,7%
— Verkehrsunfall	13,5%
Verkehrsunfall	16,0%
Sportunfall	4,9%
Häuslicher Unfall	23,0%
	100%

Tabelle 2. Zustand der Fraktur: geschlossen / offen

Geschlossen	135	(72,2%)
Offen	52	(27,8%)
—1°	29	
—2°	13	
—3°	10	
	187	(100%)

Tabelle 3. Art der Versorgung

	Radius	Ulna
Platte	103	97
Fixateur externe	18	2
Zuggurtung, K-Drähte	21	17
Schrauben	5	2
Rush-Pin	—	—
Kein Implantat	4	—
Prim. Spongiosaplastik	17	12

Bei 124 Patienten (= 66,3%) erfolgte die Versorgung der Unterarmfraktur innerhalb der ersten 6–8 h. Überwiegend wurde eine Plattenosteosynthese (73,8%) zur Stabilisierung gewählt; eine primäre Spongiosaplastik erfolgte jedoch nur 29mal (= 10,7%) (Tabelle 3).

Bei 12 Patienten (6,5%) kam es zu einem Knocheninfekt; in 3 Fällen war der Weichteilmantel primär geschlossen. Eine iatrogene Schädigung des Ramus profundus nervi radialis — wenn auch nur passager — trat immerhin nach 6 Eingriffen am Unterarm auf (Tabelle 4).

Verzögerte Knochenbruchheilung und Pseudarthrosen, bei denen es sich primär meist um Mehrfragment- und Trümmerbrüche gehandelt hat, mußte bei 13 Patienten (= 6,9%) verzeichnet werden, während grobe — korrekturbedürftige — Fehlstellungen 8mal (= 4,3%) als postoperative Komplikation nachgewiesen werden konnten (Tabelle 5). Als Ursache für die Knochenheilungsstörung mußten operationstechnische Fehler (zu kurze Platte, falsche Implantatwahl, fehlende interfragmentäre Kompression, keine oder ungenügende Spongiosaplastik) angesehen werden.

Ein Brückencallus, der meist im Verlauf der Faserrichtung der Membrana interossea bzw. der Corda obliqua wächst, hemmte die Pro- und Supinationsbewegungen bei 11 Patienten (n = 5,9%). In erster Linie wird hierfür ein Hämatom bzw. eine Verletzung im Bereich der Membrana interossea angeschuldigt. Primäre Spongiosaplastiken, angelagert zwischen Radius und Ulna, können ebenso zur Synostose führen wie in Fehlstellung verheilte Frakturen.

Tabelle 4. Komplikationen

Infekt		
— geschlossene Fraktur	3	(1,6%)
— offene Fraktur	9	(4,9%)
Kompartmentsyndrom	1	(0,5%)
M. Sudeck	2	(1,2%)
Nervenschaden	6	(3,2%)

Tabelle 5. Komplikationen

Brückencallus	11	(5,9%)
Pseudarthrosen	13	(6,9%)
Fehlstellung	8	(4,3%)
Refraktur (nach ME)	6	(3,2%)

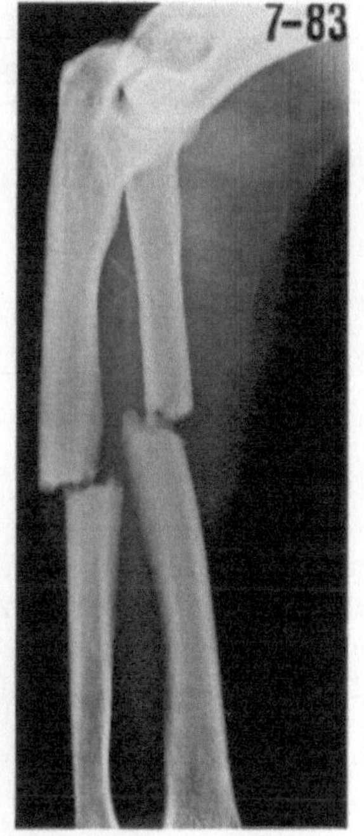

Abb. 1

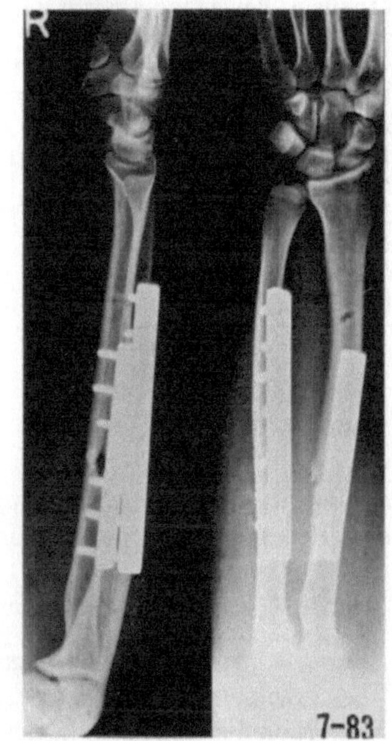

Abb. 2

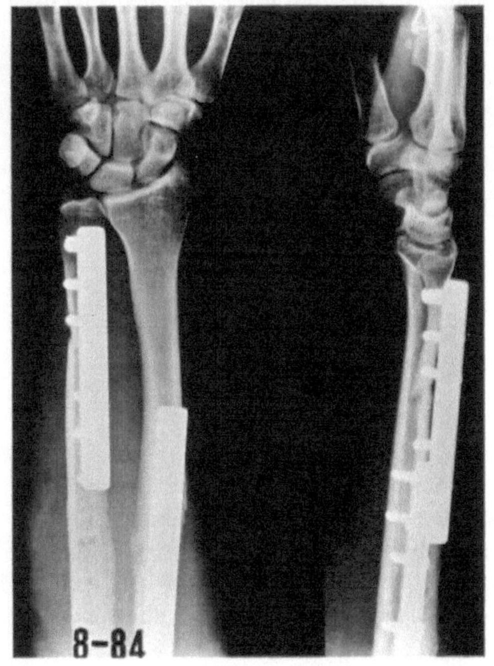

Abb. 3

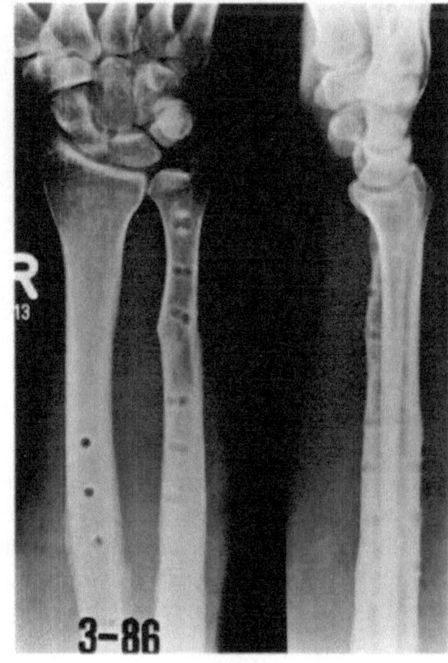

Abb. 4

Tabelle 6. Bewegungseinschränkung, Kraft- und Nervenfunktion

	Sehr gut	Gut	Befriedigend	Mäßig
Streckung	0°	-10°	-20°	$> 20^{\circ}$
Beugung	-15°	-30°	-45°	$> 45^{\circ}$
Pro-/Supination	-15°	-25°	-45°	$> 45^{\circ}$
Dorsal-/Palmarflexion	-15°	-25°	-35°	$> 35^{\circ}$
Radial-/Ulnarabduktion	$- 5^{\circ}$	-10°	-10°	$> 10^{\circ}$
Kraftverlust	0	+	+	++
Nervenschaden	0	0	(+)	+

Ergebnisse

Zur Beurteilung der Behandlungsergebnisse wurden 146 Patienten nachuntersucht bzw. deren Rentenakten zur Auswertung der erstellten Gutachten herangezogen.

Folgende Kriterien (Tabelle 6) wurden für die Bewertung berücksichtigt:

1. Beweglichkeit im Ellenbogengelenk,
2. Beweglichkeit im Handgelenk,
3. Funktion der Kraft,
4. Funktion der Nerven.

Unter Berücksichtigung dieser Kriterien konnte ein sehr gutes bis gutes Ergebnis bei 114 Patienten (= 78,0%), ein befriedigendes 23mal (= 15,9%) und ein mäßiges Resultat 9mal (= 6,1%) erzielt werden (Tabelle 7).

Tabelle 7. Gesamtergebnis

Sehr gut	83	(56,8%)
Gut	31	(21,2%)
Befriedigend	23	(15,9%)
Mäßig	9	(6,1%)

Zusammenfassung

Die Unterarmschaftfraktur stellt unter den Frakturen der oberen Extremität besondere therapeutische Ansprüche, da nur eine exakte Wiederherstellung der anatomischen Form die volle Funktion erwarten läßt. Eine ausreichend dimensionierte Plattenosteosynthese stellt für die Versorgung einer Unterarmschaftfraktur die Methode der Wahl dar, wobei besonders operationstechnische Fehler die Komplikationsrate entscheidend beeinflussen.

Literatur

Contzen H (1981) Grundsätzliches über Osteosynthesen am Unterarm. BG-Schriftenreihe 45:123—126
Muhr G et al. (1972) Zur Osteosynthese von Vorderarmbrüchen. Monatsschr Unfallheilkd 1:23
Müller ME (1966) Die Vorderarmschaftfrakturen. Hefte Unfallheilkd 89:16—19
Oestern H-J, Tscherne H (1983) Ergebnisse der AO-Sammelstudie über Unterarmschaftfrakturen. Unfallheilkunde 86:136—142
Tscherne H, Oestern H-J (1973) Die Pseudarthrosen und Fehlstellungen. BG-Schriftenreihe 17:81—90
Schöntag H, Jungbluth KH, Schöttle H (1979) Entstehungsvorgänge und Behandlung des Brückenkallus am Unterarm. Unfallchirurg 5:10—14

Ergebnisse der Plattenosteosynthese bei Unterarmschaftfrakturen

F. Povacz und V. Seyr

Unfallabteilung des Allgem. öffentl. Krankenhauses der Schwestern vom Heiligen Kreuz (Leiter: Prim. Dr. F. Povacz), Grieskirchener Straße 42, A-4600 Wels

An der Unfallabteilung des Allgemeinen Krankenhauses Wels wurden im 10-Jahreszeitraum, vom 1.1.1975—31.12.1984 insgesamt 6421 Unterarmbrüche behandelt, darunter 1076 (16,7%) Schaftbrüche. 75% der Schaftbrüche betrafen Kinder. Von den verbleibenden 250 Brüchen bei Erwachsenen wurden 109 mittels AO-Platten stabilisiert. Nachfolgend sollen Verlauf und Ergebnisse der Plattenosteosynthese dargestellt werden.

Patientengut und Behandlung

Ausgewertet wurden 149 Osteosynthesen bei 108 Patienten. Ein Patient hatte einen beidseitigen Unterarmbruch. 40mal waren beide UA-Knochen betroffen, 37mal nur die Speiche (12 Galeazzi) und 32mal nur die Elle (5 Monteggia). Die Männer überwogen gegenüber den Frauen mit 78 : 30. 87 Frakturen waren geschlossen, 22 offen (I^O: 10, II°: 5, III°: 7). Das Durchschnittsalter betrug 29,6 Jahre, der jüngste Patient war 11 Jahre, der älteste 74.

Über die Unfallursachen informiert Tabelle 1.

Von den Brüchen waren 102 frisch, 7 veraltet. Eine gravierende Zusatzverletzung an derselben Extremität hatten 25 Patienten, bei 37 ereignete sich der Unterarmbruch im Rahmen einer schweren Mehrfachverletzung. Das angestrebte Ziel war in allen Fällen eine möglichst frühzeitige Stabilisierung und eine gipsfreie Nachbehandlung. Wegen schwerer

Hefte zur Unfallheilkunde, Heft 201
Zusammengestellt von W. Hager
Springer-Verlag Berlin Heidelberg 1989

Tabelle 1. Unfallursachen

Verkehr	61
Arbeit	22
Einfacher Sturz	11
Sport	8
Anderes	6
Gesamt	108

Begleitverletzungen an derselben Extremität oder schwerer Allgemeinverletzungen konnte dieses Ziel nicht immer erreicht werden.

Tabelle 2 und 3 geben Auskunft über die Intervalle zwischen Unfall und Operation bzw. über Anzahl und Dauer der zusätzlichen Gipsfixation.

Tabelle 2. Intervall Unfall – Operation

Primäre Op.	38
Op. innerhalb 1 W.	37
Op. innerhalb 2 W.	19
Op. innerhalb 3 W.	8
Nach 3 W.	7
Gesamt	109

Tabelle 3. Postop. OA-Gips

2 W.	3	9
3 W.	6	
Mehr als 3 W.	20	
Gesamt	29	

Als Implantat wurde vor 1981 vorwiegend die Halbrohrplatte und die schmale DC-Platte verwendet, ab 1981 die 3,5 mm DC-Platte. Die Platten wurden vorwiegend dorsal angelegt, die nächst häufige Position war an der Speiche dorso-radial und an der Elle dorso-ulnar. In 16 Fällen wurde Spongiosa beigelegt und zwar 8mal primär (3 autolog, 5 homolog) und 8mal sekundär bei Komplikationen (7mal autolog, 1mal homolog).

Die Verrenkungsbrüche wurden, wenn möglich, sofort operiert. War eine primäre Operation nicht möglich, so wurde die Verrenkung eingerichtet und ein Oberarmgips angelegt. Postoperativ erhielten 2/3 wegen der Verrenkung einen OA-Gips für 3 Wochen.

Der Verlauf war bei 90 Patienten komplikationslos, bei 18 traten Komplikationen auf. Manche Patienten wiesen mehrere Komplikationen auf z.B. 2mal verzögerte Heilung und Plattenbruch, einmal Infekt, Refraktur und Pseudarthrose (Tabelle 4).

Tabelle 4. Komplikationen bei 109 UA-Frakturen

Infektion	1 (III° offen)
Verzögerte Heilung	6
Pseudarthrose	4
Plattenbruch	3
Refraktur	5
Brückencallus	2
Läsion d. N. rad. superfic.	2

Der Infekt betraf einen 51jährigen Patienten mit subtotaler Amputation. Er konnte innerhalb von 7 Monaten zur Abheilung gebracht werden. Beim Patienten besteht an der Elle eine Pseudarthrose nach Refraktur, die ihn nicht stört. Drei Pseudarthrosen und die 6 verzögerten Heilungen waren auf technische Fehler zurückzuführen. Acht konnten zur Heilung gebracht werden, ein Patient hat wegen zu geringfügiger Beschwerden eine Operation abgelehnt.

Von den 5 Refrakturen ereigneten sich 3 an der Durchbohrstelle einer 4,5 mm Corticalisschraube, 2 in einem ungenügend revitalisierten Knochenabschnitt. In diesen beiden Fällen war die Platte zu früh entfernt worden. Die beiden Fälle von Brückencallus betrafen das proximale Drittel, es bestand eine stärkere Verschiebung der Bruchstücke und operationstechnische Mängel.

Die in Tabelle 5 gezeigte Behandlungsdauer beinhaltet Primärbehandlung und Osteosynthesematerialentfernung.

Von den 109 Brüchen konnten 97 (89%) nachuntersucht werden. Das Intervall zwischen Unfall und Nachuntersuchung betrug 1,5 J. im Durchschnitt (1–5 Jahre).

Tabelle 5. Behandlungsdauer UA-Schaftfrakturen

	Stationär		Ambulant	
Isolierte UA-Fraktur	14,5 T.	(8–36)	76,3 T.	(27–166)
Schwere Zusatzverletzung	43,7 T.	(12–241)	142,4 T.	(59–597)
Komplikation	39,2 T.	(10–115)	186,6 T.	(79–469)
Gesamt	26,7 T.	(8–241)	114,6 T.	(27–597)

Ergebnisse

Die Bewertung erfolgte nach dem Schema wie es Oestern und Tscherne in der Sammelstudie der Deutschen AO angegeben haben (Tabelle 6).

Bringt man das Ergebnis zum Weichteilschaden und zur Bruchform in Beziehung so zeigt sich, wie zu erwarten, eine zunehmende Verschlechterung mit Zunahme des Weichteilschadens und der Bruchstücke (Tabelle 7, 8).

Überraschend ist hier, daß bei den einfachen Bruchformen ein Fünftel nur ein befriedigendes oder mäßiges Resultat erreichten. Dies hängt mit dem vorliegenden Bewertungsschema zusammen. Trotz komplikationsloser Bruchheilung mußten 6 einfache Brüche

Tabelle 6. Ergebnisse bei 97 UA-Schaftfrakturen

Sehr gut	50	79,4%
Gut	27	
Befriedigend	10	20,6%
Mäßig	10	

Tabelle 7. Ergebnisse bei 22 offenen Brüchen

	Sehr gut	Gut	Befriedigend	Mäßig
I^{O}	80%	10%	—	10%
II°	16,6%	50%	16,6%	16,6%
III°	16,6%	16,6%	—	66,8%

Tabelle 8. Ergebnisse und Bruchform

	Einfache Brüche		Brüche mit Keil		Trümmerbrüche	
Sehr gut	49,9%	82%	52,2%	84%	11,1%	44,4%
Gut	22%		31,8%		33,3%	
Befriedigend	6,8%	18%	11,3%	16%	22,2%	55,5%
Mäßig	11,3%		4,5%		33,3%	

wegen schwerer Zusatzverletzungen (2 Plexuslähmungen, 2 Ulnaris, 1 Medianus, mehrfache Sehnenverletzungen, 1 OA-Bruch) als schlecht eingestuft werden.

Das Auftreten von Komplikationen führte in 50% zu schlechten Resultaten. Von den 17 Verrenkungsbrüchen konnten 14 nachuntersucht werden, 11 hatten ein sehr gutes oder gutes Resultat.

Zusammenfassung

Die AO-Plattenosteosynthese gilt heute als Methode der Wahl in der Behandlung der UA-Schaftbrüche des Erwachsenen. Angesichts einer Rate von 20% in der das Ziel einer weitgehenden funktionellen Wiederherstellung nicht erreicht wurde, müßte man diese Aussage in Frage stellen. Die Analyse unseres Krankengutes zeigt, daß in der Hälfte der Fälle der Mißerfolg auf ausgedehnte Zerstörungen am Unterarm selbst oder auf technische Fehler zurückzuführen ist, in der anderen Hälfte ist der Mißerfolg schweren Begleitverletzungen, wie Nervendurchtrennungen oder gleichseitigem OA-Bruch zuzuschreiben.

Das angewandte Bewertungsschema ergibt hier ein falsches Bild. Unter Beschränkung auf die isolierte UA-Verletzungen wäre eine weitgehende funktionelle Wiederherstellung in 90—95% der Verletzten möglich, was derzeit mit keiner anderen Methode erreicht werden kann.

Zur operativen Therapie von Unterarmschaftfrakturen

M. Augeneder, A. Chrysopoulos und Ch. Rizzi

II. Universitätsklinik für Unfallchirurgie, Spitalgasse 23, A-1090 Wien

Während kindliche Unterarmschaftfrakturen üblicherweise konservativ behandelt werden, wird bei Erwachsenen in der Regel heute eine stabile Plattenosteosynthese angestrebt.

Im Krankengut der II. Univ.-Klinik für Unfallchirurgie in Wien und der Unfallabteilung Eisenstadt fanden sich in den Jahren 1978 bis 1984 insgesamt 35 Patienten (20 Männer und 15 Frauen) bei welchen beide Unterarmknochen im Bereiche des Schaftes frakturiert waren und welche operativ mittels Plattenosteosynthese nach den Prinzipien der AO versorgt wurden. 24 Patienten wurden primär, 11 sekundär operiert. Das Durchschnittsalter lag bei 34 Jahren (Tabelle 1). 28 Frakturen waren geschlossen, 5 erstgradig und 2 drittgradig offen (Tabelle 2).

Die Lokalisation der Frakturen im mittleren und distalen Schaftdrittel überwog gegenüber dem proximalen Schaftanteil (Abb. 1). Die Aufschlüsselung in die Frakturgruppen C1, C2 und C3 zeigt eine deutliche Dominanz der Frakturgruppe C1 (Radius und Ulna je einfach gebrochen). Weiters fällt das deutliche Überwiegen der Altersgruppe der 19–55jährigen auf (Abb. 2).

Bei insgesamt 19 Patienten (54%) traten Komplikationen auf. In 3 Fällen führte erst eine sekundäre Spongiosaplastik zum knöchernen Durchbau, in 3 Fällen traten passagere Radialisparesen auf, in 1 Fall (bei Metallentfernung!) eine bleibende Radialislähmung; Infekte beobachteten wir keine (Tabelle 3).

Zur Nachuntersuchung nach durchschnittlich 40 Monaten erschienen 24 Patienten. Die Reconvalescenzdauer wurde im Mittel mit 20,4 Wochen angegeben (Tabelle 4). Bei der Bewertung ihrer objektiven Funktion nach der AO-Klassifikation sahen wir nur 4mal ein

Tabelle 1. Operierte Unterarmschaftfrakturen (n = 35)

Weiblich	15	
Männlich	20	
ϕ – Alter	34 J.	(6–79 J.)
Prim. operiert	24	
Sek. operiert	11	

Tabelle 2. Schweregrad der Frakturen (n = 35)

Geschlossen	28
Offen I^O	5
Offen II°	0
Offen III°	2

Hefte zur Unfallheilkunde, Heft 201
Zusammengestellt von W. Hager
Springer-Verlag Berlin Heidelberg 1989

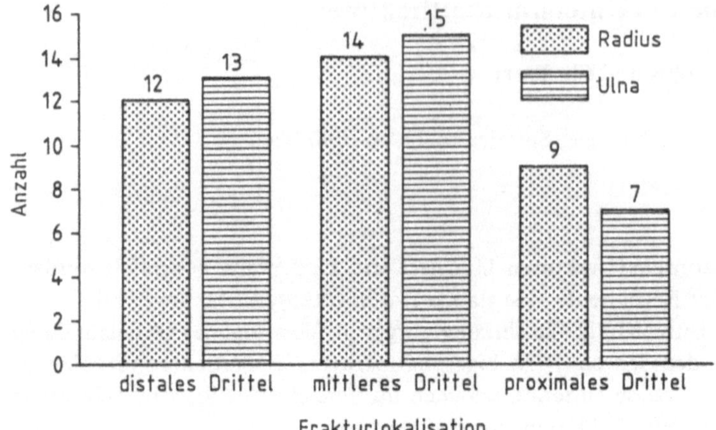

Abb. 1. Operierte Unterarmschaftfrakturen (1978–1984) (n = 35)

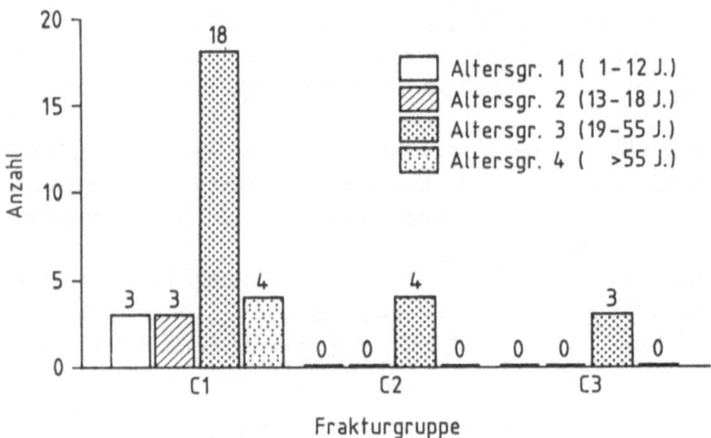

Abb. 2. Operierte Unterarmschaftfrakturen (1978–1984) (n = 35)

Tabelle 3. Komplikationen

Radialis-Parese	4
Verzögerte Frakturheilung	2
Implantatlockerung	3
Refraktur	4
Ulna – Pseudarthrose	1
Brückencallus	2
Sudeck-Atrophie	3

Tabelle 4. Operierte Unterarmschaftfrakturen (n = 35)

Nachuntersucht	24
Vor NU. †	1
ϕ – NU – Zeitraum	40,3 Mo.
ϕ – Reconv.-Dauer	20,4 Wo.

sehr gutes, 7mal ein gutes, 2mal ein befriedigendes und in 11 Fällen ein mäßiges Ergebnis (Tabelle 5).

Dazu ist zu bemerken, daß auch relativ starke Einschränkungen der Beweglichkeit vor allem bezüglich der Rotationsbewegungen nicht mit dem subjektiven Beschwerdebild korrelierten.

An subjektiven Beschwerden standen Belastungsschmerz und Wetterfühligkeit im Vordergrund (in 11 bzw. 9 Fällen), 7 Patienten hatten persistierende Sensibilitätsstörungen, 7mal wurden die Operationsnarben als kosmetisch störend empfunden. Kraftverlust wurde in 6, Schwellungsneigung in 4, sowie Dauerschmerz in 2 Fällen beklagt (Tabelle 6).

Tabelle 5. Bewertung der objektiven Funktion (AO-Klassifikation) (nachuntersucht: 24 Patienten)

Sehr gut	4
Gut	7
Befriedigend	2
Mäßig	11

Tabelle 6. Subjektive Beschwerden (nachuntersuchte Patienten = 24)

Wetterfühligkeit	9
Belastungsschmerz	11
Dauerschmerz	2
Schwellungsneigung	4
Kraftverlust	6
Sensibilitätsstörung	7
Kosmetisch störend	7

Wie unsere Erfahrungen zeigen, können auch bei korrekter operativer Versorgung der Unterarmschaftfrakturen des Erwachsenen funktionelle Einbußen auftreten. Dies unterstreicht nach unserem Dafürhalten besonders die Bedeutung einer konsequenten postoperativen Nachbehandlung und Kontrolle.

Literatur

1. Tscherne H, Oestern H-J, Sander U (1978) Technik und Ergebnisse der Plattenosteosynthese am Unterarmschaft. Unfallheilkunde 81:332–343
2. Oestern H-J, Tscherne H (1983) Ergebnisse der AO-Sammelstudie über Unterarmschaftfrakturen. Unfallheilkunde 86:136–142
3. Müller-Ferber J, Decker S: Wandel in der Behandlung von Unterarmschaftfrakturen des Erwachsenen
4. Grace TG et al. (1980) Forearm Fractures. J Bone Joint Surg (Am) 62:3
5. Decker S, Müller-Färber J, Pallesen J (1978) Pathogenese und Therapie der Vorderarmschaftpseudarthrose. Unfallheilkunde 81:110–116

Behandlung und Ergebnisse von geschlossenen Unterarmschaftfrakturen im Erwachsenenalter

W. Frank, S. Weller und P.-J. Meeder

Berufsgenossenschaftliche Unfallklinik Tübingen (Ärztl. Direktor: Prof. Dr. S. Weller), Rosenauer Weg 95, D-7400 Tübingen

An der Berufsgenossenschaftlichen Unfallklinik Tübingen wurden vom 01.01.1975 bis 31.12.1984 bei 73 Patienten, 54 Männer und 19 Frauen, mit geschlossenen Unterarmschaftfrakturen insgesamt 104 Plattenosteosynthesen durchgeführt.

Das Durchschnittsalter lag bei 30,6 Jahren, der jüngste Patient war 15 Jahre, der älteste 74 Jahre. Der Häufigkeitsgipfel lag im 3. Lebensjahrzehnt. 66 Patienten (94,4%) konnten zwischen 18 und 134 Monaten, im Mittel nach 3 Jahren nachuntersucht werden.

Bei der Unfallursache dominierten mit zusammen 80% Verkehrs- und Arbeitsunfälle.

Bruchformen und Begleitverletzungen

Es handelte sich 20 bzw. 22mal um isolierte Radius- und Ulnaschaftfrakturen, 31mal waren beide Unterarmknochen betroffen. Die bevorzugte Frakturlokalisation war die Unterarmschaftmitte, für den Radius mit 58% und für die Ulna mit 68%.

Am häufigsten lagen Quer- und Schrägfrakturen (41mal) vor. Trümmerfrakturen mit einer ausgedehnten Trümmerzone von über 4 cm fanden sich in zwei Fällen, während Mehrfragmentverletzungen unter 4 cm 13mal vorlagen.

20% der Patienten hatten einen gravierenden begleitenden Weichteilschaden, im Sinne einer schweren Kontusion. Deshalb haben wir 8mal auf den Verschluß der Operationswunde verzichtet und eine offene Wundbehandlung durchgeführt. Zweimal wurde eine sekundäre

Hefte zur Unfallheilkunde, Heft 201
Zusammengestellt von W. Hager
Springer-Verlag Berlin Heidelberg 1989

Spalthauttransplantation notwendig. Eine deutliche Bruchverschiebung über Schaftmitte lag bei 38% der Frakturen vor, der Achsenknick war in über 80% unter 15°.

Bei der Aufschlüsselung der Zusatzverletzungen zeigen sich insgesamt 55 Mehrfachverletzte. Gleichseitige Oberarmfrakturen fanden wir bei 10 Patienten, 8mal lagen gleichseitige Mittelhandfrakturen oder relevante Handverletzungen vor. 13 Patienten hatten zusätzlich ein Schädel-Hirn-Trauma. Nervenschäden lagen bei 16,9% der Patienten vor. Der Nervus radialis und der Nervus medianus waren in je 5, der Nervus ulnaris in 3 Fällen betroffen.

Ein Polytrauma lag bei 32,9% der Patienten vor.

Operative Versorgung

Die Mehrzahl der Patienten (43) wurde innerhalb der ersten 8 Stunden versorgt. Nur 6mal erfolgte eine Stabilisierung nach drei Wochen, 5mal hiervon bei Polytraumatisierten und 1mal bei verspäteter Zuweisung.

An Implantaten wurden in den ersten Jahren des Untersuchungszeitraumes noch gelegentlich 1/2 Rohr-, 1/3 Rohr- und Rundlochplatten gewählt. Seit 1978 verwenden wir ausschließlich dynamische Kompressionsplatten. Hierbei kommt die weniger auftragende 3,5 DC-Platte aus dem Kleinfragmentinstrumentarium besonders bei grazilem Knochenbau an der distalen Ulna und am proximalen Radius zum Einsatz.

Primäre Spongiosaplastiken haben wir in 6 Fällen durchgeführt. Es handelt sich hierbei um Dreh- und Mehrfragmentfrakturen, bei denen völlig aus dem Verbund herausgelöste avitale Knochenkeile verworfen wurden.

Eine frühfunktionelle, krankengymnastisch angeleitete und überwachte Begleit- und Nachbehandlung wurde bei allen Patienten durchgeführt. Die krankengymnastischen Übungen erfolgten zunächst aus der in Funktionsstellung angefertigten Oberarmgipsschiene heraus.

Komplikationen

Ein Knocheninfekt trat nur bei einem Patienten auf. Dreimal kam es zu einer verzögerten Knochenbruchheilung, eine sekundäre Spongiosaplastik wurde in keinem dieser Fälle notwenig. Pseudarthrosen entstanden bei 2 Patienten, 4mal entwickelte sich ein Brückencallus.

Ergebnisse

Für die Beurteilung wurde das Bewertungsschema nach Oestern/Tscherne der AO-Sammelstudie aus dem Jahre 1983 zugrundegelegt. Hinsichtlich der Gelenkbeweglichkeit fanden sich sehr gute Ergebnisse in 60,1%. Bei der Auswertung der Funktion ergaben sich 69,7 ausgezeichnete Resultate, subjektiv schätzten 63,6% das Behandlungsergebnis mit sehr gut ein.

Das Gesamtergebnis unter gemeinsamer Berücksichtigung von Gelenkbeweglichkeit, Funktion und Beschwerdebild, wobei der schlechteste Parameter bestimmend ist, ergab sehr gute und gute Ergebnisse in 69,7% der Fälle, 12,1% waren befriedigend und 18,2% mäßig (Tabelle 1).

Tabelle 1

Sehr gut	56,1%	69,7%
Gut	13,6%	
Befriedigend	12,1%	30,3%
Mäßig	18,2%	

Bei der Analyse unserer Ergebnisse haben wir versucht, die Wertigkeit von Einzelfaktoren zu erkennen. Ein Einfluß durch die Frakturlokalisation ergab sich nicht. Monoossäre Verletzungen wiesen bessere Ergebnisse auf: 78,9% sehr gute und gute Ergebnisse, gegenüber 51,7% bei kompletten Unterarmfrakturen. Frakturverschiebung und Achsenknick mit konsekutivem Weichteilschaden beeinflußten das Resultat negativ.

30 von 39 Quer-/Schrägfrakturen hatten ein gutes und sehr gutes Gesamtergebnis. Eine deutlich schlechtere Verteilung fand sich bei Mehrfragmentfrakturen: in 50% der Fälle lag nur ein befriedigendes oder gar mäßiges Resultat vor (Tabelle 2).

Gravierend war der Einfluß der Zusatzverletzungen. Bei gleichseitigen Oberarmfrakturen, Schädel-Hirn-Traumen, Polytrauma, vorliegendem Nervenschaden oder schwerer Kontusion ergaben sich jeweils in der Hälfte der Fälle unbefriedigende Ergebnisse (Tabelle 3).

Auftretende Komplikationen bestimmen das Behandlungsergebnis deutlich: das Resultat bei 8 von 10 dieser Patienten muß als nur befriedigend (4mal) und mäßig (4mal) klassifiziert

Tabelle 2

	n	Sehr gut	Gut	Befriedigend	Mäßig
Quer-/Schrägfrakturen	39	24	6	4	5
Drehfrakturen 1 Keil	5	3	–	–	2
2 Keile	4	2	1	–	1
3 Keile					
Etagenfrakturen	5	2	1	1	1
Mehrfragmentfrakturen (kleine Trümmerfrakturen)	12	6	–	3	3
Trümmerfrakturen	1	–	1	–	–

Tabelle 3

	n	Sehr gut	Gut	Befriedigend	Mäßig
Gleichseit. Oberarmfrakturen	10	4	1	2	3
Gleichseit. Mittelhandfr. + relev. Handverletzung	8	5	–	1	2
SHT	13	6	1	2	4
Polytrauma	24	4	8	6	6
Nervenschaden	12	4	2	–	6
Schwere Kontusion	12	4	2	1	5

Tabelle 4

	n	Sehr gut	Gut	Befriedigend	Mäßig
Infekt	1				1
Verzögerte Heilung	3	1			2
Pseudarthrose	2		1	1	
Brückencallus	4			3	1
	10			3	1
	10	2		8	

werden. Hiervon sind alle vier Verletzten mit entstandenem Brückencallus betroffen (Tabelle 4).

Eindrucksvoll bestätigen unsere Untersuchungen die Forderung nach einer frühen Versorgung der Unterarmfrakturen. Bei einer Stabilisierung innerhalb der ersten acht Stunden konnten wir bei nahezu 3/4 der Fälle ein gutes und sehr gutes Ergebnis verzeichnen. Deutlich schlechtere Resultate lagen bei späteren Operationsterminen vor. Nach 3 Wochen mußten in der Hälfte der Fälle unzureichende Ergebnisse hingenommen werden (Abb. 1).

Die Ergebnisse in Abhängigkeit von verwandten Implantaten zeigen einen klaren Vorteil für stabile Kompressionsplatten. Hierbei waren die Resultate der weniger auftragenden 3,5 DC-Platte ebenso gut, wie jene der schmalen DC-Platte. Alle eingesetzten Halbrohrplatten und die Hälfte der implantierten 1/3 Rohrplatten führten dagegen zu unzureichenden Ergebnissen, auch wenn hier einschränkend mit 3 bzw. 4 Patienten nur sehr niedrige Fallzahlen vorliegen (Tabelle 5).

Zusammenfassend ergibt die Auswertung, daß das Behandlungsergebnis negativ beeinflußt wird: durch starke Bruchverschiebung, Begleitverletzungen und durch Trümmer- und

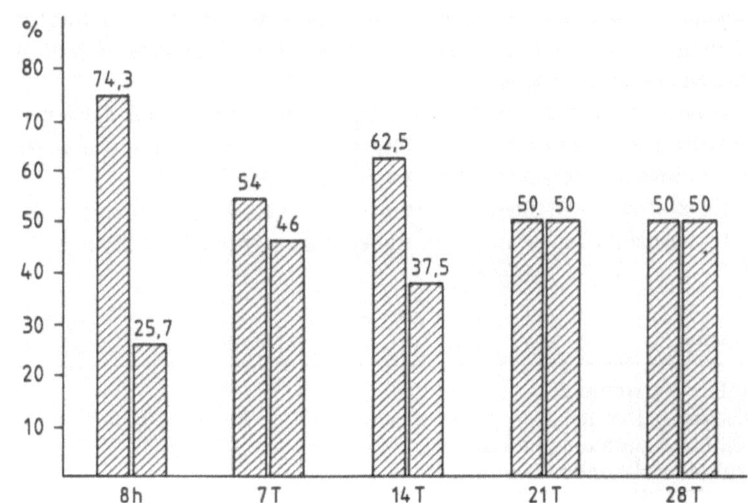

Abb. 1

Tabelle 5

	n	Sehr gut	Gut	Befriedigend	Mäßig
1/2 Rohrplatte	3	–	–	1	2
1/3 Rohrplatte	4	1	1	1	1
Rundlochplatte	4	1	2	1	–
DC-Platte	67	42	3	11	11
3,5-DC-Platte	16	8	4	2	2

Tabelle 6

Späte Versorgung
Ungeeignetes Implantat
Komplikationen
Starke Bruchverschiebung
Trümmer-/Mehrfragmentfrakturen
Begleitverletzungen

Mehrfragmentfrakturen. Diese Faktoren sind durch die Verletzung vorgegeben und limitieren somit das Resultat von vorne herein.

Hinsichtlich des operativen Managements fanden wir deutlich schlechtere Ergebnisse bei verspäteter Versorgung, aufgetretenen Komplikationen und ungeeigneten Implantaten, wie 1/3 und 1/2 Rohrplatten (Tabelle 6).

Resümee

Sollen die Behandlungsergebnisse von Patienten mit geschlossenen Unterarmschaftfrakturen weiter verbessert werden, so ist die Forderung nach frühzeitiger operativer Versorgung möglichst innerhalb der ersten acht Stunden mit stabilen Implantaten und nach einer adäquaten, krankengymnastisch angeleiteten und überwachten Begleit- und Nachbehandlung zu erheben (Tabelle 7).

Auf eine subtile Operationstechnik, ohne zusätzliche Gewebeschädigung, ist bei der komplizierten Anatomie des Unterarmes zu achten. Bei schwerer Weichteilschädigung darf ein Wundverschluß keinesfalls erzwungen werden.

Eine offene Wundbehandlung mit verzögertem sekundären Hautverschluß bzw. Spalthauttransplantation ist in diesen Fällen das geeignete Verfahren (Tabelle 8).

Tabelle 7

Stabile Versorgung
OP innerhalb 8 h
Adäquate Krankengymnastik
Begleit- und Nachbehandlung

Tabelle 8

DC-Platte
3,5-DC-Platte
Atraumatische OP-Technik

Gegebenenfalls:
Offene Wundbehandlung
Sekundäre Spalthauttransplantation

Literatur

Grace TG, Eversmann WW (1980) Forarm Fractures. J Bone Joint Surg 62:433
Müller-Färber J, Decker S (1979) Wandel in der Behandlung von Unterarmschaftfrakturen des Erwachsenen. Unfallheilkunde 81:103
Oestern H-J, Tscherne H (1983) Ergebnisse der AO-Sammelstudie über Unterarmschaftfrakturen. Unfallheilkunde 86:136
Reschauer R, Seegl W (1982) Zur Entwicklung der Plattenosteosynthese am Unterarmschaft mit Spätergebnissen. Zentralblatt Chir 107:505
Welz K, Senst W (1981) Zum Stand der Behandlung von Unterarmschaftbrüchen beim Erwachsenen. Zentralblatt Chir 106:849

Entwicklung und Ergebnisse der Osteosynthese von Unterarmschaftfrakturen

R. Reschauer, J. Passler und W. Seggl

Dept. für Unfallchirurgie, Chirurgische Universitätsklinik, Auenbruggerplatz, A-8036 Graz

Der relativ hohe Prozentsatz von schlechten Ergebnissen bei konservativer Behandlung von Unterarmschaftfrakturen hat dazu geführt, daß in Graz bereits 1965 mit der Plattenosteosynthese dieser Frakturen begonnen wurde.

Die Entwicklung der Osteosynthese und die Ergebnisse der operativen Behandlung werden am Patientengut von 1967 bis 1985 aufgezeigt. Es wurden in diesem Zeitraum 371 Patienten mit 382 Frakturen operativ versorgt. In 209 Fällen waren Radius und Ulna betroffen, in 64 Fällen handelte es sich um eine isolierte Radiusfraktur, in 52 Fällen um eine isolierte Ulnafraktur, während bei 33 Patienten eine Monteggia- und bei 24 Patienten eine Galleazzi-Fraktur vorlag. Es wurden in der vorliegenden Arbeit nur die 209 Frakturen bei 206 Patienten mit Radius- und Ulnafraktur berücksichtigt.

Es waren insgesamt 153 Männer mit einem Durchschnittsalter von 29,9 Jahren und 53 Frauen mit einem Durchschnittsalter von 51,9 Jahren betroffen.

Die Analyse der Weichteilverhältnisse ergab 148 geschlossene und 61 offene Frakturen. Von den 61 offenen Frakturen waren 36 erstgradig, 20 zweitgradig und 5 drittgradig offen.

Die Operation wurde bei 89 Patienten primär und bei 120 Patienten (es handelte sich dabei vorwiegend um sekundäre Verlegungen und Polytraumen) sekundär durchgeführt.

Bei der Unfallursache dominierte der Verkehrsunfall (149) gefolgt von häuslichen Unfällen (21), Sportunfällen (15), Arbeitsunfällen (9), Fällen mit sonstigen Ursachen (12).

Der stationäre Aufenthalt betrug bei den isolierten Frakturen im Durchschnitt 8 Tage und bei den 41 Polytraumatisierten 19 Tage.

Eine autologe Spongiosaplastik aus dem Olecranon oder der Darmbeinschaufel wurde primär 19mal, sekundär 13mal, d.h. bei insgesamt 32 Patienten durchgeführt.

Zur Nachuntersuchung erschienen 171 Patienten in einem postoperativen Zeitraum von 6 bis 180 Monaten.

Um die Entwicklung der Osteosynthese und die Ergebnisse der einzelnen Verfahren darzustellen, haben wir unsere Fälle von 1967 bis 1979 (Tabelle 1) und 1980 bis 1985 (Tabelle 2) zusammengefaßt. Im Patientengut der Jahre 1967 bis 1979 überwogen die

Tabelle 1. Zusammenfassung Operation – Nachuntersuchung – Ergebnisse (1967–1979)

Osteosynthesen	OP	NU	Sehr gut	Gut	Mäßig	Schlecht
Intramed. Stab.	14	10	3	3	1	3
1/2 + 1/3 Rohrpl.	31	24	16	4	2	2
Standardplatten	33	28	16	6	3	3
KFI-DCP	21	21	17	2	1	1
Intramed. Stab. + 1/2 oder 1/3 Rohrpl.	6	5	2	–	2	1
Plattenkombination	23	20	12	5	2	1
Sonstige	1	1	–	–	–	1
Summe	141	119	70	24	13	12

Tabelle 2. Zusammenfassung Operation – Nachuntersuchung – Ergebnisse (1980–1985)

Osteosynthesen	OP	NU	Sehr gut	Gut	Mäßig	Schlecht
Intramed. Stab.	–	–	–	–	–	–
1/2 + 1/3 Rohrpl.	–	–	–	–	–	–
Standardplatten	10	10	9	1	–	–
DKI-DCP	53	38	27	6	3	2
Verspickung	2	1	1	–	–	–
Intramed. Stab. + 1/2 oder 1/3 Rohrpl.	–	–	–	–	–	–
Plattenkombination	–	–	–	–	–	–
Sonstige	3	3	–	–	–	3
Summe	68	52	37	7	3	5

Standardplatten in Form der schmalen geraden Platte oder der DCP mit 33 Fällen vor der 1/2- und 1/3-Rohrplatte mit 31 und den Plattenkombinationen in 23 Fällen. Anfangs wurde auch relativ häufig die intramedulläre Stabilisierung allein, bzw. die Kombination intramedulläre Stabilisierung + Platte verwendet. Ab 1980 kam, wie Tabelle 2 zeigt, vorwiegend die KFI-DCP zur Anwendung.

Die Nachuntersuchungsergebnisse bezogen auf die einzelnen Stabilisierungsformen werden ebenfalls durch die Tabelle 1 und Tabelle 2 wiedergegeben.

Bei der Aufschlüsselung der Ergebnisse bis 1979 gab es bei der intramedullären Stabilisierung mit 4 von 10, bzw. bei der Kombination Platte/intramedulläre Stabilisierung mit 3 von 6 relativ schlechte Ergebnisse. Die Ergebnisse der zweiten Serie sind dabei deutlich besser als die der ersten Serie. Dies führen wir einerseits auf die zunehmende operative Erfahrung, andererseits auf den Wechsel des Implantates zurück. Die 3 mäßigen, bzw. die 2 schlechten Ergebnisse bei der KFI-DCP fanden sich bei verzögerter Versorgung von Polytraumatisierten mit zusätzlichem Schädel-Hirn-Trauma.

Die Komplikationen während des postoperativen Verlaufes waren zum Zeitpunkt der Nachuntersuchung bereits ausgeheilt, werden jedoch da sie die Frakturheilung beeinträchtigen, hier im Detail aufgeschlüsselt (Tabelle 3). Eine verzögerte Heilung fand sich in der ersten Serie 13mal, davon 8mal bei der Halbrohrplatte und 4mal bei der intramedullären Stabilisierung. Die intramedulläre Stabilisierung führte auch in der ersten Serie zu den 2 Pseudarthrosen. In der zweiten Serie fand sich keine Pseudarthrose, da bereits bei verzögerter Heilung der notwendige Sekundäreingriff in Form von Spongiosaplastik bzw. Reosteosynthese durchgeführt wurde.

Infekte gab es in der ersten Serie 5, in der zweiten Serie 2. Die 3 Refrakturen in der ersten Serie sind darauf zurückzuführen, daß speziell in der Anfangsphase das Metall oft-

Tabelle 3. Komplikationen

Verzögerte Bruchheilung	1967–1979	1980–1985
1/2 Rohrplatten	8	–
Intramed. Stabilisierung	4	–
Schmale gerade Platten	1	–
Schmale DCP	–	1
KFI-DCP	–	2
Summe	13	3

Pseudarthrosen	1967–1979	1980–1985
Intramed. Stabilisierung	2	–

Komplikationen	1967–1979	1980–1985
Infekte:		
Weichteilinfekte	1	1
Knocheninfekte	4	1
Refrakturen	3	1

mals zu früh (d.h. bereits nach 6 Monaten) entfernt wurde. Zur Zeit wird die Metallentfernung nach 2 Jahren durchgeführt. Die Brückencallusbildung in 7 Fällen fand sich ausnahmslos bei Patienten mit Schädel-Hirn-Trauma.

Plattenosteosynthese von Unterarmschaftbrüchen Erwachsener — Behandlungsergebnisse und Komplikationen

G. Erlacher und H. Schütz

Allg. öffentliches Krankenhaus der Barmherzigen Schwestern vom hl. Vinzenz von Paul, Schloßberg 1, A-4910 Ried im Innkreis

Die Unterarmschaftbrüche stellen bei uns eine Indikation zur operativen Versorgung dar. Ausgenommen sind lediglich unverschobene Brüche oder Brüche bei Kindern. Das Ziel der operativen Behandlung ist eine gipsfreie Nachbehandlung und raschere Rehabilitation. Gipsverbände werden nur angelegt, wenn eine Gelenkstransfixation nötig ist, wie dies bei Monteggia- oder Galleazzi-Frakturen erforderlich ist oder bei schlechten Weichteilverhältnissen bis zur Wundheilung. Der günstigste Zeitpunkt ist die Sofortversorgung am Unfallstag, möglichst innerhalb der 6-Stundengrenze. Am häufigsten werden Kleinknochenplatten angewendet, einerseits die selbstspannende Mondprofilplatte der Firma Osteo, und in den letzten Jahren die AO-DC-Platte 3,5 mm.

Die Schrauben haben einen Außendurchmesser von 3,5 mm. Bei Reoperationen werden gelegentlich schmale DCP verwendet oder Halbrohrplatten, jeweils mit 4,5 mm Schrauben. Diese Implantate gewährleisten so viel an Stabilität, daß eine gipsfreie Nachbehandlung ermöglicht wird, wobei allerdings bestimmte Einschränkungen gelten. Auf Grund unserer Erfahrungen ist bei unzuverlässigen Patienten, und vor allem bei Menschen, die in der Landwirtschaft arbeiten, eine zusätzliche Gipsruhigstellung erforderlich, um eine ungestörte Knochenbruchheilung zu ermöglichen.

Aus dem Zeitraum von 1976 bis 1985 konnten 79 operativ versorgte Unterarmschaftfrakturen ausgewertet werden. 59mal waren Männer betroffen, 20mal Frauen, das Durchschnittsalter betrug 36,3 Jahre. Der Zeitraum der Nachuntersuchung lag im Durchschnitt 4 1/2 Jahre zurück (zwischen 6 Monaten und 9 Jahren). Die Einteilung der 79 Frakturen erfolgte nach der AO, die Frakturlokalisation betraf 16mal nur die Elle, 20mal nur die Speiche und 43mal beide Unterarmknochen (Tabelle 1). 58mal waren es geschlossene

Tabelle 1. Frakturlokalisation (n = 79)

A Ulna	16
B Radius	20
C Beide Knochen	43

Hefte zur Unfallheilkunde, Heft 201
Zusammengestellt von W. Hager
Springer-Verlag Berlin Heidelberg 1989

Frakturen, 21 Brüche waren offen (= 27%). Erstgradig offene Frakturen lagen 7mal vor, zweitgradige 8mal, drittgradige 6mal. Die Unfallursachen und die Nebenverletzungen gehen aus Tabelle 2 und 3 hervor. Neben der Plattenosteosynthese waren folgende Eingriffe zusätzlich erforderlich: Bohrdrahtfixation proximal 4mal, distal 5mal, Dermatomdeckung 4mal, primäre Ellenköpfchenresektion 1mal, primäre Spongiosaplastik 5mal (Tabelle 4). Die Dauer der Arbeitsunfähigkeit betrug bei Patienten ohne Nebenverletzungen 111,3 Tage (11 bis 588 Tage), in den Fällen ohne Komplikationen durchschnittlich 70 Tage (11 bis 126 Tage).

Ein wesentliches Kriterium jedes Operationsverfahrens ist die Zahl und Häufigkeit seiner Komplikationen. Sie sind in Tabelle 5 dargestellt. Tabelle 6 zeigt die zusätzlichen operativen Eingriffe.

Tabelle 2. Unfallursachen (n = 79)

Verkehr	43
Arbeit	25
Haus	6
Sport	3
Andere	2

Tabelle 3. Nebenverletzungen

Polytrauma	18
Andere Unterarm	8
Schädel	3
Querschnittlähmung	1
Nerven (Plexus)	3
Oberarm	1
Untere Extremitäten	6

Tabelle 4. Zusätzliche Operationen primär

Bohrdrahttransfixation	proximal	4
	distal	5
Spongiosaplastik		5
Dermatom		4
Ellenköpfchenresektion		1

Tabelle 5. Komplikationen

Infektion	2	(2,53%)
Refraktur	1	
Plattenbruch	3	
Plattenlockerung	10	
Pseudarthrosen	2	

Tabelle 6. Reoperationen: 22 (13 Patienten)

Osteomat. Wechsel:	
Plattenwechsel	16
Platte zu Fixateur externe	1
Fixateur externe zu Platte	2
Spongiosaplastik	13
Ellenköpfchenresektion	2
Sequestrotomie	4

Bei Betrachtung der Komplikationen fällt die hohe Zahl von 22 (= 27,8%) Reoperationen auf, die bei 13 Patienten notwendig waren. Darunter ist eine Patientin mit einer einfachen Speichenschaftfraktur, bei der wegen eines Infektes, nachdem intraoperativ eine Fliege im Operationsgebiet aufgesessen war, 6 Reoperationen bis zur knöchernen Konsolidierung notwendig waren. Bei einem Patienten waren 3 Reoperationen, bei einem weiteren 2 notwendig. Bei den 10 übrigen Patienten je eine Reoperation bis zur knöchernen Heilung. Neun dieser 13 Patienten waren in der Landwirtschaft beschäftigt, bei ihnen kam es jeweils zu einer Plattenlockerung oder zum Plattenbruch, die zur Reoperation zwangen. Daraus ziehen wir den Schluß, daß bei unzuverlässigen Patienten oder Landwirten eine zusätzliche Gipsfixation für etwa 6 Wochen erforderlich ist. Auffallend gering war die Zahl der Infektionen mit 2 Fällen, entspricht 2,5%. Dabei ist zu berücksichtigen, daß 27% offene Frakturen waren. Keine der offenen Frakturen hat zu einem Knocheninfekt geführt. Die relativ hohe Zahl von Spongiosaplastiken waren notwendig, da bei den Vorderarmschaftbrüchen häufig Corticaliskeile ausbrechen, die avital werden, und somit die Konsolidierung der Frakturen erschweren.

Erfreulich sind die funktionellen Ergebnisse der Nachuntersuchung. Lediglich 3 Fälle brachten ein schlechtes Ergebnis, nach der vorgegebenen Einteilung (Tabelle 7).

Alle 3 Patienten erlitten jedoch beim Unfall eine komplette Plexuslähmung, und damit ist das schlechte Ergebnis der primären Verletzung und nicht den Folgen der Unterarmschaftfraktur zuzuordnen. Von den übrigen 76 Fällen ergaben 74 ein gutes oder sehr gutes Ergebnis, das entspricht 97,4%. Nur in 2 Fällen war das Ergebnis befriedigend.

Zusammenfassend kann also die Plattenosteosynthese bei Unterarmschaftfrakturen als Methode empfohlen werden, bei der ein gutes Ergebnis zu erwarten ist.

Außerdem ermöglicht die gipsfreie Nachbehandlung ein rascheres Wiedererlangen der vollen Armfunktion. Unsere Nachuntersuchungen haben gezeigt, daß eventuelle Arthrosen an den benachbarten Gelenken keine Rolle spielen, bzw. kaum auftreten, auch haben wir keinen Fall mit Brückencallus erlebt. Die Infektionsrate ist erfreulich niedrig und die funktionellen Endergebnisse ausgezeichnet.

Tabelle 7. Bewertungsschema der Unterarmschaftfrakturen in Abhängigkeit von Bewegungseinschränkung, Funktion und Beschwerdebild

Bewertung		Bewegungseinschränkung	Funktion	Beschwerden
Sehr gut:	59	Streckung 0°/Beugung bis 15° Pro-/Supination bis 15° Dorsal-/Palmarflexion bis 15° Radial-/Ulnarabduktion bis 5°	Keine Einschränkung der Kraft- oder der Nervenfunktion	Keine
Gut:	15	Streckung bis 10°/Beugung bis 30° Pro-/Supination bis 25° Dorsal-/Palmarflexion bis 25° Radial-/Ulnarabduktion bis 10°	Leichter bis mäßiger Kraftverlust keine Einschränkung der Nervenfunktion	Subjektiv mäßige Beschwerden bei freier Bewegung
Befriedigend:	2	Streckung bis 20°/Beugung bis 45° Pro-/Supination bis 45° Dorsal-/Palmarflexion bis 35° Radial-/Ulnarabduktion bis 10°	Leichter bis mäßiger Kraftverlust Einschränkung der Nervenfunktion bei gleichem präoperativen Befund	Subjektiv stärkere Beschwerden bei Bewegung
Mäßig:	3	Jeder weitere Verlust	Stärkerer Kraftverlust Nervenausfälle ohne Vorschädigung	Stärkere Beschwerden bei eingeschränkter Funktion

Ergebnisse der Verplattung am Unterarmschaft

U.P. Schreinlechner, W. Schüller und A. Greslehner

Unfallkrankenhaus Lorenz Böhler (Ärztl. Leiter: Prim. Prof. Dr. Johannes Poigenfürst), Donaueschingenstraße 13, A-1200 Wien

Im Unfallkrankenhaus Lorenz Böhler wurden in den Jahren 1979–1984 92 Patienten mit Unterarmschaftfrakturen einer Plattenosteosynthese zugeführt. 54 dieser 92 Patienten konnten klinisch und radiologisch nachuntersucht werden, wobei die Nachuntersuchung im Durchschnitt nach 54 Monaten erfolgte (Tabelle 1).

Im Unfallgeschehen dominierte eindeutig der Verkehrsunfall, gefolgt vom Sturz, Sportunfall, Arbeitsunfall sowie sonstigen Unfällen (Tabelle 2).

Entsprechend dem niedrigeren Durchschnittsalter von 31,8 Jahren und der Dominanz der Verkehrsunfälle waren 22 der 54 Patienten mehrfachverletzt, bzw. polytraumatisiert (Tabelle 3).

Tabelle 1. UA-Schaftfraktur Plattenosteosynthese
ULB 1979–1984 (n = 92)

NU	n = 54	ϕ 54m p.o.	
männlich	40	weiblich	14
rechts	25	links	29

Tabelle 2. Unfallhergang

Verkehr	28
Sturz	9
Sport	7
Arbeit	6
Sonstige	4

Tabelle 3

Isolierte UA-Fraktur	32	(59,3%)
Mehrfachverletzt	22	(40,7%)

Nach dem AO Schema hatten knapp 2/3 der Patienten Frakturen der Type C, 1/3 der Frakturen entfiel auf die Gruppe A, bzw. B. Auch der relativ hohe Anteil von zweit- und drittgradig offenen Frakturen (11 Patienten) geht mit den vorliegenden Verletzungsmustern konform (Tabelle 4, 5).

Hefte zur Unfallheilkunde, Heft 201
Zusammengestellt von W. Hager
Springer-Verlag Berlin Heidelberg 1989

Tabelle 4. Frakturtyp (AO)

A_1	6			B_1	5			C_1	22	
A_2	3			B_2	3			C_2	10	
A_3	1			B_3	1			C_3	3	
A	10	(18,4%)		B	9	(16,6%)		C	35	(64,5%)

Tabelle 5

Geschlossene Frakturen	36	(66,6%)
Offene Frakturen	18	(33,3%)

1^0	7
2^0	8
3^0	3

Bei 37 Patienten wurde die Stabilisierung der Unterarmfrakturen noch am Unfallstag vorgenommen, in den übrigen Fällen erstreckte sich der Operationszeitpunkt auf mehr als 5 Wochen (Tabelle 6).

Es wurden fast ausschließlich Kleinfragment-DC-Platten mit 3,5 mm Schrauben verwendet, nur in Ausnahmefällen kamen auch andere Platten zur Anwendung. Eine primäre Spongiosaplastik wurde 5mal durchgeführt.

Die knöcherne Heilung war im Durchschnitt nach 7,5 Monaten eingetreten. Das Osteosynthesematerial wurde nach 20 Monaten entfernt, bei 13 Patienten lag das Osteosynthesematerial noch (Tabelle 7).

Ein wesentlicher Unterschied in der Gesamtbehandlungsdauer konnte zwischen mehrfachverletzten Patienten und solchen mit einer isolierten Unterarmschaftfraktur nicht gefunden werden, hingegen sehr wohl bezüglich der Dauer der Arbeitsunfähigkeit (Tabelle 8).

Tabelle 6. OP-Zeitpunkt

Unfalltag	37
1. Woche	7
2. Woche	2
3. Woche	1
Später	7

Tabelle 7. Bruchheilung

Knöcherne Heilung	ϕ 7,5 Mo.
Osteosynthese extern	ϕ 20 Mo.

Tabelle 8. Behandlungsdauer (Tage)

	Stationär	Ambulant	AU
Mehrfachverletzt	26,8	113,6	152,8
Isolierte UA-Fraktur	7,8	123,0	116,5

Ergebnisse

Analysiert man die Ergebnisse, fällt auf, daß die Beugung im Ellbogengelenk, die Pronation, sowie die Dorsal- und Palmarflexion sehr gut sind. Etwas schlechter sind die Ergebnisse in der Ellbogenstreckung, vor allem aber in der Radial- und Ulnarduktion. Gerade diese Bewegungen aber werden im Bewertungsschema besonders streng behandelt (Tabelle 9, 10).

Zwei Drittel der Patienten hatten keinen Kraftverlust und auch keine Schmerzen (Tabelle 11, 12).

In der Gesamtbeurteilung sind bei den isolierten Unterarmfrakturen die Ergebnisse in rund 88% sehr gut und gut. Unter Miteinbeziehung der mehrfachverletzten und polytraumatisierten Patienten waren es immerhin noch 72% (Tabelle 13).

Tabelle 9. Beweglichkeit

Ellbogen − Streckung:	Frei	44	(81,5%)
Ellbogen − Beugung:	$< 15^\circ$	54	(100%)
VAD − Supination:	$< 15^\circ$	43	(79,7%)
VAD − Pronation:	$< 15^\circ$	48	(88,8%)

Tabelle 10. Beweglichkeit (HG)

Dorsalflexion:	$< 15^\circ$	49	(90,8%)
Palmarflexion:	$< 15^\circ$	51	(94,4%)
Radialduktion:	$< 5^\circ$	46	(85,2%)
Ulnarduktion:	$< 5^\circ$	43	(79,6%)

Tabelle 11. Kraftverlust

o	37	(68,5%)
+	13	(24,1%)
++	4	(7,4%)

Tabelle 12. Schmerzen

o	37	(68,5%)
+	16	(29,6%)
++	1	(1,9%)

Tabelle 13. Ergebnisse

	Alle NU-Pat.		Isol.: UA-Fr.	
Sehr gut	20	(37,0%)	16	(50,1%)
Gut	19	(35,2%)	12	(37,6%)
Befriedigend	3	(5,6%)	1	(3,1%)
Mäßig	12	(22,1%)	3	(9,3%)

In dieser Gruppe finden sich jedoch 22% mäßige Ergebnisse, welche einer näheren Erläuterung bedürfen. Zwei dieser Patienten hatten Voroperationen, 1mal lag an der gleichen Extremität eine Oberarmschaft- und 1mal eine dia- und supracondyläre Oberarmfraktur vor. Zweimal fanden sich Nervenläsionen, 5 Patienten hatten gleichzeitig Frakturen der Mittelhand oder des Scaphoids. Vier der Patienten mit mäßigem Ergebnis hatten eine zweitgradig offene, 2 eine drittgradig offene Fraktur (Tabelle 14).

Die häufigsten Komplikationen waren einerseits die verzögerte Bruchheilung, andererseits der Infekt. Alle Infektionen konnten anstandslos zur Ausheilung gebracht werden, wobei nur in einem Fall PMMA-Ketten, in keinem Fall eine Spül-Saug-Drainage notwendig waren. Neben einer passageren Ulnarisparese fand sich auch noch ein Plattenbruch. Erfreulicherweise hatten wir unter den 54 Patienten weder eine Pseudarthrose noch eine iatrogene Schädigung der Nervus radialis (Tabelle 15).

Die Plattenosteosynthese nimmt in der Versorgung der Unterarmschaftfraktur des Erwachsenen neben der Markdrahtung in unserem Haus eine zentrale Stellung ein. Während

Tabelle 14. Mäßige Ergebnisse (n = 12)

Begleitverletzungen	
voroperiert	2
Oberarmfraktur	2
Medianus-, Ulnarisläsion	2
MHK-Fraktur	3
Handwurzelfraktur	2
drittgradig offene UA-Fraktur	2
zweitgradig offen	4

Tabelle 15. Komplikationen

Verzögerte Heilung		
(Sek. Spongiosaplastik)	4	(7,4%)
Infekt	4	(7,4%)
2mal zweigradig offen		
1mal erstgradig offen		
1mal Polytrauma		
Plattenbruch	1	
Ulnarisparese (passager)	1	

jedoch die Indikation zur Markdrahtung begrenzt ist, sehen wir für den Einsatz der Platte kaum eine Kontraindikation.

Abschließend einige Fallbeispiele (Abb 1–4):

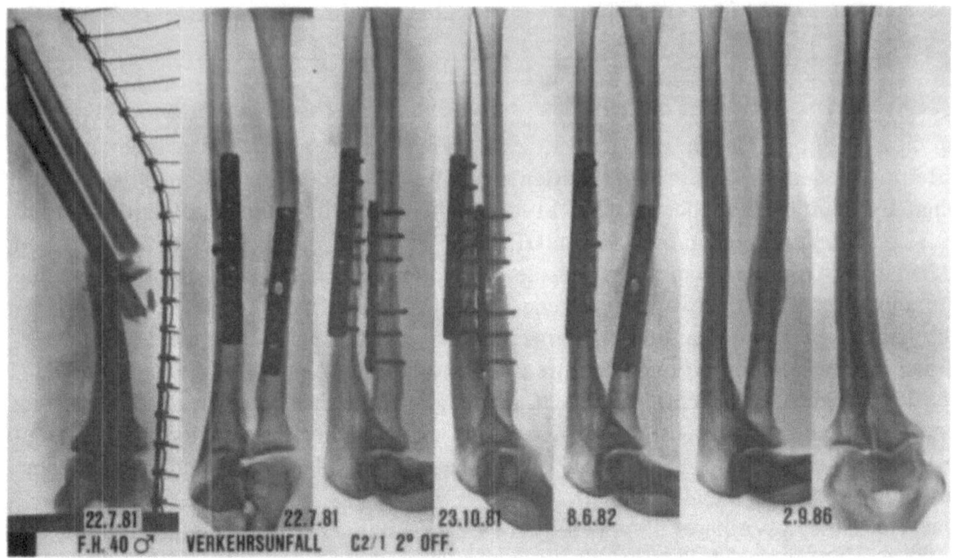

Abb. 1. F.H., UB 34843/81, 40 a, Verkehrsunfall C2/1 2° offen, 2mal Spongiosaplastik. Ergebnis: Mäßig (geringgradige VAD-Einschränkung, deutliche Kraftminderung)

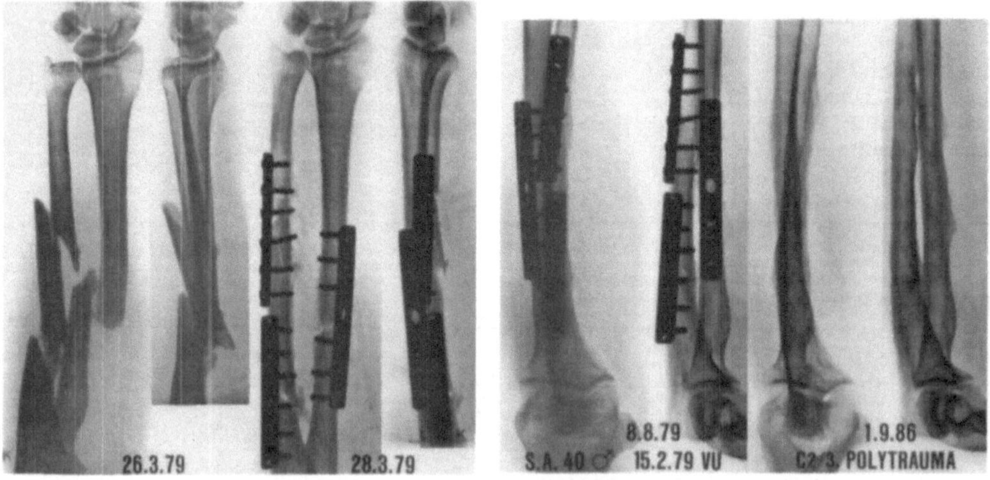

Abb. 2. S.A., UB 7217/79, 40 a, Verkehrsunfall, Polytrauma, C2/3. Ergebnis: Befriedigend (Einschränkung der Vorderarmdrehung, Wetterfühligkeit)

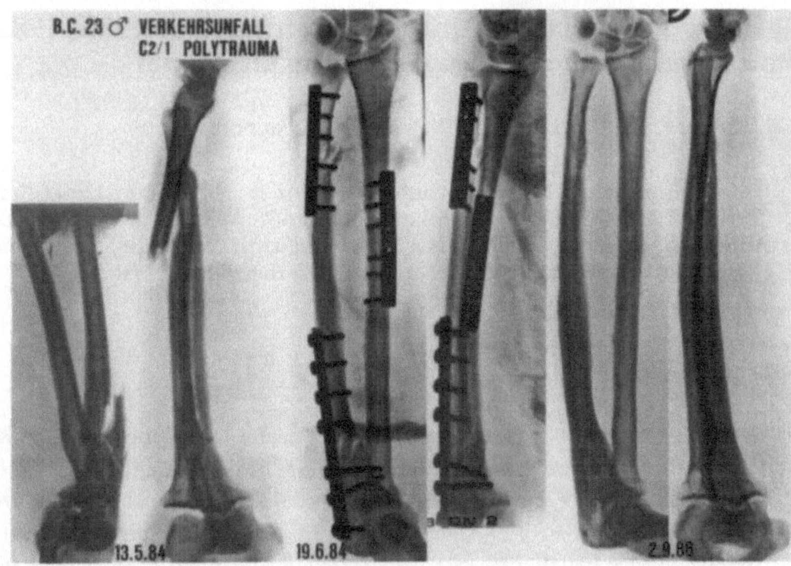

Abb. 3. B.C., UB 27934/84, 23 a, Verkehrsunfall, Polytrauma (Epidurales Hämatom, Milzruptur, Beckenfraktur, gleichseitig offener Oberarmbruch – synchrone Versorgung) C2/1. Ergebnis: Gut (10° Ellbogenstreckdefizit, geringe Kraftminderung)

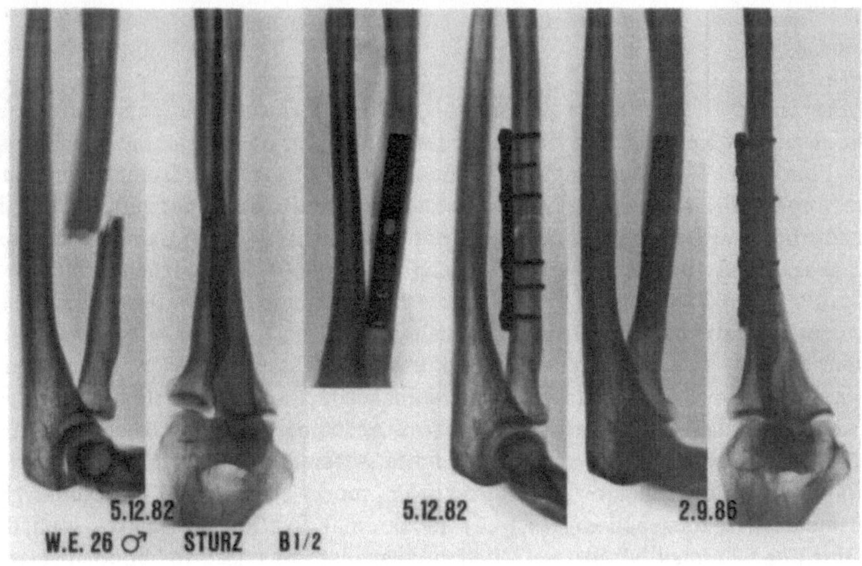

Abb. 4. W.E., UB 55969/82, 26 a, Sturz, B1/2. Ergebnis: Sehr gut

Operative Versorgung von Unterarmschaftfrakturen 1980–1985. Indikationen, Methode, Komplikationen, Ergebnisse

J.M. Rueger[1], H.R. Siebert[2], R. Inglis[1] und A. Pannike[1]

[1] Unfallchirurgische Klinik, Zentrum der Chirurgie, Universitätsklinik Frankfurt
(Leiter: Prof. Dr. med. A. Pannike), Theodor-Stern-Kai 7, D-6000 Frankfurt am Main
[2] Abteilung für Hand-, Wiederherstellungs- und Unfallchirurgie, Diakoniekrankenhaus
(Leiter: Priv.-Doz. Dr. H.R. Siebert), D-7170 Schwäbisch Hall

Zusammenfassung

In einem Zeitraum von sechs Jahren wurden an der Unfallchirurgischen Klinik der Universität Frankfurt 92 erwachsene Patienten mit 96 Frakturen am Unterarm operativ versorgt. Dabei fanden sich 39 Patienten (42,4%) mit 43 Unterarmschaftfrakturen, sechs (6,5%) Monteggia- und fünf (5,3%) Galeazzi-Frakturen. In 29 Fällen (31,5%) war isoliert der Ulnaschaft, in 13 Fällen (14,1%) isoliert der Radiusschaft gebrochen. In neun Fällen lag eine offene Unterarmfraktur vor. Es konnten nach durchschnittlich 37,8 Monaten 29 Patienten mit 30 Frakturen nachuntersucht werden. Entsprechend dem Bewertungsschema [9] fanden sich in 70% sehr gute und gute Ergebnisse, in 16,3% war das Ergebnis als befriedigend, bei weiteren 13,3% als mäßig zu bewerten.

Summary

From January 1st, 1980 to December 31st, 1985, 92 adult patients with 96 fractures of the forearm were surgically treated at the Department of Traumatology, University Clinics of Frankfurt, West-Germany. 39 patients (42,4%) suffered from a complete forearm fracture, in 29 patients (31,5%) the isolated ulnashaft or (13 patients, 14,1%) the isolated radiusshaft was fractured. Six (6,5%) Monteggia- and five (5,3%) Galeazzi-luxation-fractures were also admitted. There were nine open fractures, 4 (4,14%) of them 3rd degree. Fracture localisation in 11 patients (11,5%) was in the proximal, in 51 patients (53,1%) in the mid- and in six patients (6,24%) in the distal third of the forearm. In 62 cases (64,6%) there were simple oblique or transverse fractures, in 34 cases (35,4%) comminuted fractures. Nine (9,78%) of the patients were polytraumatised, in 13 (13,5%) there were other fractures proximal or distal of the afflicted forearm. Accompanying injuries occured in more than 40% of our patients. 42 patients (45,65%) suffered from traffic, 25 patients (27,17%) from occupational and eight (8,69%) from sports accidents (17 patients, 18,4% other accidents). In four patients (4,14%) an external fixation device was applied in 76 patients (79,1%) small DC-plates. A half tubular plate was used for internal fixation in only three (3,1%) cases. 14 bone grafts, 10 primary, 4 secondary were carried out (11 times autogenous cancellous bone, three times allogenic cancellous bone). Postoperatively a pseudarthrosis of either the radius or ulna occured in four (4,14%) patients. One secondary amputation due to an overwhelming clostridial infection after a third degree open fracture

Hefte zur Unfallheilkunde, Heft 201
Zusammengestellt von W. Hager
Springer-Verlag Berlin Heidelberg 1989

was necessary. This was the only infection that occured in our patients. In 95 fractures there was no refracture or Sudeck's atrophy. According to a specific classification [9] there were 70% of excellent and good results, 16,3% of satisfactory and 13,3% of fair results on reexamination after 7 to 72 months after surgery in 29 patients with 30 fractures.

Einleitung

Nur geschlossene, wenig dislocierte, gut reponier- und retinierbare Frakturen (isolierte Ulna-, isolierte Radiusschaft-, Luxationsfrakturen, komplette Frakturen) am Unterarm des Erwachsenen sollten heute noch konservativ versorgt werden. Zeigt die erste (unmittelbar nach der Reposition) oder zweite (vier Tage nach der Reposition) Röntgenkontrolle kein ausgezeichnetes Ergebnis, so muß der Patient der operativen Therapie zugeführt werden. Aufgrund der vorherrschenden Meinung [3, 8] werden für die chirurgische Versorgung möglichst stabile, dynamische Kompression herbeiführende Implantate verwendet. Bei vorgegebenen Standardzugängen, empfohlenen Platten und Plattengrößen [4] finden sich in der Literatur nur vereinzelt operationstaktische Variationen [2]. Weiter besteht die Tendenz, die empfohlene Spongiosaplastik, insbesondere am Radiusschaft mit seinem ungewöhnlichen Verhältnis von Corticalis zu Spongiosa und der daraus nach Fraktur und unterbrochener Durchblutung möglicherweise resultierenden verminderten osteoreparativen Potenz, großzügiger einzusetzen. Eine spezifische Plattenlage (Zuggurtungsprinzip) scheint am Radius dagegen von eher sekundärer Bedeutung [7, 8]. Aufgrund der vielfachen auf den Unterarm einwirkenden Kräfte kann jedoch nur ein groß dimensioniertes Implantat diese Kräfte blockieren und eine zur Frakturheilung notwendige mechanische Ruhe herbeiführen, die im Oberarmgips beim Erwachsenen nicht zu erreichen ist.

Indikation

Die Indikation zur operativen Behandlung von Frakturen am Unterarm beim Erwachsenen ist bei nicht reponierbaren, nicht retinierbaren geschlossenen Frakturen, bei offenen Frakturen (1–3°) und Luxationsfrakturen problemlos eindeutig zu stellen. Weitere Indikationen ergeben sich beim begleitenden schweren Weichteiltrauma, Ketten- oder Serienfrakturen der betroffenen Extremität und beim polytraumatisierten Patienten.

Die Vorteile der operativen Behandlung liegen vor allem in der Möglichkeit der frühfunktionellen Behandlung nach übungsstabiler Osteosynthese und in der bei der Operation notwendigerweise durchgeführten Muskeldekompression durch die Fasciotomie. Letztere bewirkt in der Konsequenz die Verhinderung eines Kompartment-Syndroms und ist zusammen mit der frühfunktionellen Therapie als ursächlich für die verminderte Incidenz der Sudeck Atrophie anzusehen. Die nur operativ mögliche exakte anatomische Korrektur von Fehlstellungen der Unterarmknochen mit, wenn notwendig, Defektauffüllung durch Spongiosa und die Gelegenheit zur völligen Weichteilrekonstruktion, führt zu den besten funktionellen Spätergebnissen [1, 5, 6].

Methode

Nach Stellung der OP-Indikation erlauben die Standardzugänge (Ulnakante = gesamte Ulna, dorsoradiale Radiuskante = distaler Radius, proximaler Radius = Boyd, Thompson) eine ausreichende Frakturexposition. Nach anatomischer Reposition sind wir bestrebt, möglichst groß dimensionierte Implantate einzubringen (schmale DC-Platte). Das Fassen von nur sechs Corticales/Fragment halten wir für unzureichend. Wenn möglich werden kleinere vitale Fragmente mit Zugschrauben fixiert. Defekte werden mit großzügigen, möglichst autogenen Spongiosaplastiken aufgefüllt, wobei die bekannten Kautelen (keine Anlagerung auf der Membrana interossea) berücksichtigt werden. Bei sehr zarten anatomischen Verhältnissen oder sehr gelenksnahen Frakturen bevorzugen wir die kleine DC-Platte zur Stabilisierung. 1/3 Rohrplatten werden nicht benutzt. Nach dem Hautverschluß, der nur spannungsfrei durchgeführt wird, wird der Arm in einer dorsalen Gipsschiene hochgelagert oder aufgehängt. Nach Entfernen der Drainagen am zweiten postoperativen Tag wird mit geführten krankengymnastischen Übungen begonnen, auf die Gipsschiene nach gesicherter Wundheilung verzichtet. Der Arm wird weiterhin bis proximal des Ellenbogengelenkes elastisch gewickelt.

Bei offenen Frakturen des Unterarmes werden die gleichen Prinzipien wie bei offenen Frakturen der unteren Extremität angewandt (Tetanus-, Gasbrandprophylaxe, Abstriche, Wunddebridement mit Spülung, Fasciotomie, anatomische Reposition und Anlage eines äußeren Festhalters. Offen lassen der Wunde, Mesalt, Oxoferrin-Verband. Second look-Eingriff entsprechend der klinischen Situation, sekundäre plastische Deckung).

Eigenes Krankengut

An unserer Klinik wurden im oben genannten Zeitraum 92 erwachsene Patienten mit 96 Frakturen des Unterarmes operativ versorgt. 62 (67,4%) Männer, 30 (32,7%) Frauen. Alter zwischen 16 und 86 Jahren. Es fanden sich 39 Patienten (42,4%) mit 43 Unterarmschaftfrakturen (viermal beide Arme frakturiert). In 29 Fällen (31,5%) war isoliert der Ulnaschaft, in 13 Fällen (14,1%) isoliert der Radiusschaft gebrochen. Weiterhin waren 11 Patienten (12,0%) mit Luxationsfrakturen (sechs Monteggia-, fünf Galeazzi-Frakturen) operativ behnadelt worden. Unter neun offenen Frakturen (viermal drittgradig offen) fand sich eine offene Radiusfraktur. Neun (9,78%) der Patienten waren polytraumatisiert, bei 13 (13,5%) fanden sich Serienfrakturen an der betroffenen Extremität. Jeweils zweimal waren A. radialis und N. radialis, je einmal A. ulnaris bzw. N. ulnaris mitverletzt. Insgesamt traten Begleitverletzungen bei mehr als 40% der Verunfallten auf. Verkehrsunfälle waren bei 42 Patienten (45,65%) Ursache der Verletzung, 25 Patienten (27,17%) erlitten Arbeits-, acht Patienten (8,89%) Sportunfälle, 17 Patienten (18,47%) andere.

Entsprechend dem AO-Schema waren 11 (11,5%) der Frakturen im proximalen, 51 (53,1%) im mittleren und sechs (6,25%) im distalen Unterarmdrittel lokalisiert. 28mal (29,2%) fand sich eine proximal/distal gelegene komplette Unterarmfraktur. 62 (64,6%) einfachen Quer- oder Schrägbrüchen standen 34 (35,4%) Mehrfragment- oder Trümmerbrüche gegenüber.

Therapie

Viermal (4,14%) wurde zur operativen Therapie ein äußerer Festhalter angewandt. In 79,1% der Fälle verwendeten wir schmale DC-Platten, kleine DC-Platten in 13,5% der Fälle. Nur 3,1% der Fälle wurden mit 1/2 Rohrplatten versorgt. 1/3 Rohrplatten kamen nicht zur Anwendung. Zehn primäre Spongiosaplastiken (siebenmal autogen, dreimal allogen) und vier sekundäre Spongiosaimplantationen (ausschließlich autogen) wurden durchgeführt.

Komplikationen

Bei drei Patienten traten im Verlauf Ulnapseudarthrosen auf, einmal eine Radiuspseud-arthrose. Vier Reosteosynthesen mußten durchgeführt, dreimal eine Brückencallusbildung beseitigt werden. Ein passagerer iatrogener Schaden des N. radialis wurde nach einer Unter-armverplattung beobachtet. Eine sekundäre Amputation des Unterarmes wurde bei einem Patienten mit einer primär drittgradig offenen Fraktur aufgrund einer Gasbrandinfektion notwendig. Dies war auch die einzige manifeste Infektion in unserem Krankengut. Eine sekundäre Sehnenplastik, drei Neurolysen wurden in Zweiteingriffen nötig.

Ergebnisse

Bei 95 operativ versorgten Frakturen am Unterarm traten keine Refrakturen und keine Sudeck Atrophien im Beobachtungszeitraum auf. 29 Patienten mit 30 Frakturen konnten zwischen 7 und 72 Monaten (durchschnittlich 37,8 Monate) nach dem Unfall nachunter-sucht werden. (Verwendetes Osteosynthesematerial: 3,4% Fixateur externe, 3,4% 1/2 Rohr-platte, 79,3% schmale DC-Platte, 13,8% kleine DC-Platte.) Die durchschnittliche Zeit bis zur radiologisch nachweisbaren Durchbauung der Frakturen betrug 16,4 Wochen (8–32 Wochen), die durchschnittliche Zeit bis zur Metallentfernung 17,1 Monate (11–31 Monate). Bis zum Abschluß der Behandlung vergingen durchschnittlich 19,5 Monate (13–33 Mo-nate). Die durchschnittliche Dauer der Gipsruhigstellung war 3,0 Wochen (1–6 Wochen).

Entsprechend dem Bewertungsschema [9] fanden sich bei neun Frakturen (30%) ein sehr gutes bzw. gutes (12 Frakturen, 40%) Ergebnis. Bei fünf Frakturen (16,3%) war das Ergebnis als befriedigend, bei weiteren vier (13,3%) als mäßig zu bewerten.

Diskussion

Im Vergleich zu Literaturangaben [6] finden sich auch in unseren Nachuntersuchungsergeb-nissen 70% sehr gute und gute Erfolge. Mit Einschränkung ist die hohe Zahl der "nur" guten Resultate durch die für die Nachuntersuchung selektionierten Patienten (polytrauma-tisierte Patienten, Patienten mit offenen Frakturen, Luxationsfrakturen) zu erklären. Die bei diesen Patienten vorliegenden Frakturen waren auch Ursache für die relativ lange durch-schnittliche Dauer der Gipsruhigstellung; verständlicherweise bestand bei allen diesen Pa-tienten keine Möglichkeit zur frühfunktionellen Bewegungstherapie.

Eine Pseudarthrosenrate von 4,14% (s. auch [2]), trotz der von uns eingesetzten groß dimensionierten Implantate, unterstreicht die Forderung, regelmäßig simultan zur Frakturstabilisierung eine Spongiosaplastik durchzuführen. Der Vergleich mit der Literatur [6] in Bezug auf dieses Problem macht wahrscheinlich, daß ein groß dimensioniertes Implantat alleine der Kombination Spongiosaplastik/kleineres Implantat (nur sechs Corticales/Fragment) ebenbürtig ist.

Literatur

1. Grace TG, Eversman WW (1980) Forearm Fractures. J Bone Joint Surg (Am) 62:3, 433
2. Kutscha-Lissberg E, Schnabl P, Wagner M (1978) Ergebnisse der Plattenosteosynthese am Unterarmschaft. In: Hefte Unfallheilkd, Heft 132. Springer, Berlin Heidelberg New York, S 424
3. Müller-Färber J (1978) Indikation für die Verwendung verschiedener Platten bei Unterarmbrüchen. In: Hefte Unfallheilkd, Heft 132. Springer, Berlin Heidelberg New York, S 432
4. Müller ME, Allgöwer M, Willenegger H (1981) Manual der Osteosynthese. Springer, Berlin Heidelberg New York Tokyo
5. Oestern H-J, Tscherne H, Muhr G (1978) Ergebnisse und Komplikationen bei 123 frischen Unterarmschaftfrakturen. In: Hefte Unfallheilkd, Heft 132. Springer, Berlin Heidelberg New York, S 407
6. Oestern H-J, Tscherne H (1983) Ergebnisse der AO-Sammelstudie über Unterarmschaftfrakturen. Unfallheilkunde 86:136
7. Opitz A, Beer R, Schabus R (1982) Druck- und Zugbelastung an der Kortikalis des Radiusschaftes? In: Hefte Unfallheilkd, Heft 158. Springer, Berlin Heidelberg New York Tokyo, S 22
8. Rüter A, Burri C (1978) Therapie beim Unterarmschaftbruch des Erwachsenen. In: Hefte Unfallheilkd, Heft 132. Springer, Berlin Heidelberg New York Tokyo, S 400
9. Tscherne H, Oestern H-J, Sander U (1978) Technik und Ergebnisse der Plattenosteosynthese am Unterarmschaft. Unfallheilkunde 81:332

Spätergebnisse konservativ und operativ behandelter Unterarmschaftfrakturen beim Erwachsenen

H. Schöntag, H. Schöttle und K.-H. Jungbluth

Abt. für Unfallchirurgie, Universitätsklinik Hamburg-Eppendorf, Martinistraße 52, D-2000 Hamburg 20

In der Unfallchirurgischen Universitätsklinik Hamburg-Eppendorf wurden Unterarmschaftfrakturen bis zum 30.06.1973 fast ausschließlich konservativ, seit dem 01.07.1973 operativ behandelt. Da das Einzugsgebiet der Klinik und die Bevölkerungsstruktur Hamburgs im wesentlichen gleich geblieben waren, war ein Vergleich der beiden Patientenkollektive nahe-liegend.

Im Zeitraum 01.01.1961–31.12.1977 fanden sich bei 208 000 frischen Verletzungen 4450 (2,14%) Unterarm- darunter 144 (0,07%) Schaftfrakturen. Der Prozentsatz der Unter-armschaftfrakturen am Gesamtkollektiv der Unterarmfrakturen betrug 3,3%. Die zahlen-mäßige Relation in der operativ behandelten Patientengruppe mit Unterarmschaftfrakturen nach 1973 entsprach dem vorgenannten Kollektiv.

Sowohl die konservativ wie auch die operativ versorgten Frakturen wurden eingeteilt nach den Kriterien, die die Arbeitsgemeinschaft für Osteosynthesefragen (AO) herausgibt und nachuntersucht nach dem Bewertungsschema der Unterarmschaftfrakturen in Ab-hängigkeit von Bewegungseinschränkung, Funktion und Beschwerdebild. Im Seitenvergleich war der linke Unterarm bei beiden Kollektiven in der Überzahl. In beiden Patientengruppen waren mehr Männer als Frauen betroffen. Aufgeschlüsselt nach Altersdezennien aller Pa-tienten ergibt sich für beide Kollektive ein ähnliches Bild. Die Aufteilung nach Geschlechtern hingegen zeigt, daß Männer mit zunehmendem Alter immer weniger, Frauen hingegen immer frakturgefährdeter werden.

Bei der Analyse der Brucharten zeigt sich, daß bei den konservativ behandelten die Ulna-schaftfrakturen im Verhältnis zu den operierten in der Überzahl sind. Das erklärt sich daraus, daß bei uns unverschobene Frakturen nicht unbedingt operativ versorgt werden.

Konservativ und operativ behandelte Radiusschaft- und Unterarmschaftfrakturen stehen in etwa im gleichen zahlenmäßigen Verhältnis.

Ein unterschiedliches Bild ergibt sich in den Kollektiven bei der Lokalisation der Frak-turen; eine Erklärung dafür haben wir nicht.

Aus der Gruppe von 144 konservativ behandelten Schaftfrakturen mit 13 erst- und 7 zweitgradig offenen, konnten 109 Patienten durchschnittlich 9 Jahre nach dem Unfall nachuntersucht werden; alle offenen Frakturen waren darunter. Von 146 operierten mit 38 (26%) erst- bis drittgradig offenen waren 123 Patienten, darunter 25 mit erst- und zweitgradig offenen sowie 4 mit drittgradig offenen Schaftfrakturen mit ausgedehnten Trümmerzonen der Gruppen A3/3, B3/3 und C3/3 noch nachkontrollierbar, und zwar durchschnittlich 6 Jahre nach dem Unfall, keiner jedoch vor Ablauf von 2 Jahren.

In aller Regel werden Schaftfrakturen mit einer Plattenosteosynthese behandelt. Als Beispiel dient eine Unterarmfraktur vom Typ C2/2. Sie war zweitgradig offen. Nach Resorption kleinerer Fragmente erfolgte eine autologe Beckenkammspanplastik, um den entstandenen Defekt aufzufüllen. Das funktionelle Ergebnis ist mit gut bis sehr gut ein-zuschätzen.

Frakturen aus den Gruppen A3/3, B3/3 und C3/3 behandeln wir, da sie meist noch offen sind, oder aber ausgedehnte Weichteilkontusionen zeigen mit einem Fixateur externe. Als Beispiel dient eine Sprengmittelverletzung vom Typ A3/3. Hier war eine autologe Spongiosaplastik zur knöchernen Heilung erforderlich. Die Weichteilverhältnisse heilten nach Anlage des Fixateur externe sauber ab. Die Funktion war als gut einzuschätzen. Hin und wieder werden bei uns Platten- und Fixateur externe-Osteosynthesen kombiniert, vor allem bei ausgedehnten Weichteilschäden. In aller Regel heilten die bei uns so ver-sorgten mit mindestens befriedigendem Ergebnis ab.

Im Anschluß an die Nachuntersuchungen ergaben sich folgende Ergebnisse:
80,7% guten und sehr guten konservativen, stehen 82,9% und damit ca. 2% mehr der ope-rierten gegenüber; dabei ist der höhere Anteil offener Frakturen und schwerer sonstiger Frakturformen mit zum Teil gravierenden Weichteilverletzungen zu berücksichtigen.

Analysiert man die befriedigenden und die mäßigen Ergebnisse der konservativ Behandelten, so scheint nach dem Schweregrad der Verletzung, die Lage der Fraktur eine Rolle zu spielen. Bei den konservativ Versorgten handelte es sich gehäuft um Frakturen im mittleren Drittel. Ursachen der unbefriedigenden Resultate waren in 7 (33,4%) Fällen korrekturbedürftige Achsfehlstellungen. Weitere 7 Patienten (33,4%) wiesen eine überschießende Callusbildung mit konsekutiver Pro- und Supinationseinschränkung auf. Bei zweien bestanden Pseudarthrosen, in 3 Fällen entstand ein Brückencallus mit aufgehobenen Umwendbewegungen der Hand sowie 2 schweren Arthrosen im Handgelenk.

Die mäßigen Ergebnisse der Operierten fanden sich bei Frakturen im distalen Drittel. Hierbei führten eindeutig operativ-technische oder taktische Fehler. In 12 Fällen (57,1%) fanden sich Pseudarthrosen aufgrund fehlender intrafragmentärer Kompressionen. Bei 8 Patienten (38,1%) mit Frakturen der Typen A2/2 und B2/2 entstanden nach Resorption oder Entfernung kleinerer Fragmente Defekte, die wegen drohender Instabilität im Sinne einer sekundären Frakturgefährdung eine Spongiosaplastik erforderten.

In einem Fall entwickelte sich ein Brückencallus. Die durchschnittliche Behandlungsdauer, der ausschließlich im Gipsverband behandelten Patienten, betrug mit 28 Wochen, im Vergleich zu der der operierten mit 15 Wochen, ca. 3 Monate mehr.

Verfahrenswechsel bei offener distaler Unterarmfraktur

Ch. Josten, A. Lies, W. Knopp und A. Ekkernkamp

Chirurgische Universitätsklinik der Berufsgenossenschaftlichen Krankenanstalten "Bergmannsheil Bochum" (Direktor: Prof. Dr. G. Muhr), D-4630 Bochum 1

Einleitung

Form und Funktion entscheiden über den Erfolg einer erfolgreichen Frakturbehandlung. Erschwert werden Behandlung und Rehabilitation offener Unterarmbrüche durch die meist ausgeprägte Schädigung wichtiger Weichteilstrukturen und durch komplizierte Bruchformen. Der "polytraumatisierte" Unterarm bedarf eines flexiblen Therapiekonzeptes, das vorgestellt werden soll.

Untersuchung

Von 1980 bis 1985 wurden am Bergmannsheil Bochum 32 Patienten mit offenen Frakturen des distalen Unterarmes ohne Gelenkbeteiligung primär behandelt. Nicht berücksichtigt wurden Patienten mit operativer oder konservativer Erstversorgung in einem auswärtigen Krankenhaus.

27 Patienten mit 46 Frakturen wurden im Sommer 1986 nachuntersucht (19 männliche, 8 weibliche). Das Durchschnittsalter betrug 51,7 Jahre, die mittlere Nachuntersuchungsperiode 2,2 Jahre. Dabei stand jedoch bei einer Reihe von Patienten die abschließende Metallentfernung noch aus.

Unfallmechanismus und Frakturtyp

Häufigste Unfallursache der offenen Frakturen war eine direkte Gewalteinwirkung im Rahmen eines Arbeits- oder Verkehrsunfalles. Bei alten Menschen genügte oft ein Sturz auf den Arm als Ursache eines offenen Bruches.

Bei den Frakturformen überwog der Stückbruch, die Weichteilverletzung wurde anhand des Operationsberichtes klassifiziert.

Von 27 Patienten lag 19mal ein kompletter Unterarmbruch vor, 7mal war die Speiche, 1mal die Elle isoliert frakturiert. 15mal wurde ein drittgradiger, 7mal ein zweitgradiger und 5mal ein erstgradiger offener Weichteilschaden diagnostiziert. (In der Gruppe der 15 drittgradig offenen Verletzungen fand sich 12mal ein gemeinsamer Bruch von Radius und Ulna.)

Therapie

Die primäre Behandlung bestand in Wundrevision und Debridement, verbunden mit einer Osteosynthese. Die im nachuntersuchten Kollektiv vorliegenden 46 Frakturen wurden primär stabilisiert:

27mal durch Plattenosteosynthese (16mal Speiche, 11mal Elle),
10mal mit Fixateur externe (einschließlich 1mal Wagner-Fixateur) und
 7mal durch eine Kombination von Fixateur und Platte.

Bei einem Patienten mußte primär amputiert werden. Unterteilt man die Osteosynthese entsprechend des Weichteilschadens, findet sich eine deutliche Relation zwischen Schwere des Weichteilschadens und Anwendung des Fixateur externe. Bei den drittgradig Verletzten kam der Fixateur in 9 von 15 Fällen, dies sind 60%, zur Anwendung, bei den erst- und zweitgradigen jeweils nur in 3 von 15 Fällen, entsprechend 20%.

Vorrangig neben der Frakturstabilisierung ist der Erhalt der den Knochen umgebenden vitalen Weichteile. Zur Direktschädigung aufgrund der äußeren Gewalteinwirkung addieren sich sekundäre Schädigungen durch Ödem oder Kompartmentsyndrom. Besonders das Beugerkompartment führt neben direkter Schädigung der Muskulatur zur Kompression aller drei Unterarmnerven, vornehmlich des Nervus medianus.

Aus diesem Grunde gehören die primäre Fascienspaltung und der verzögerte Wundverschluß zur Grundregel einer offenen Frakturbehandlung.

Bei 60% der drittgradig offenen Frakturen war die primäre Fascienspaltung indiziert gegenüber 43% bei zweitgradigen und in keinem Fall bei den erstgradig offenen.

Prinzipiell durchgeführt wird die Fasciotomie im Bereich des maximalen Druckaufkommens; am Unterarm am besten im volaren Bereich durch Spaltung des Ligamentum carpi transversum und proximal bis zur Ellenbeuge. Bei Bedarf muß zusätzlich dorso-radial gespalten werden.

118

Folgeeingriffe bzw. Verfahrenswechsel

Primär wurde in keinem Fall eine Spongiosaplastik durchgeführt. In 12 von 27 Fällen war eine sekundäre Spongiosaplastik notwendig, bei 2 Patienten zweimal. Der Zeitpunkt dieses Eingriffes lag durchschnittlich 8 Wochen posttrauma, unabhängig vom Ausgangsbefund.

Einem Verfahrenswechsel unterziehen mußten sich 15 der 27 Patienten, dies entspricht 55%. In diesem Kollektiv befanden sich nur Patienten, deren primäre Stabilisierung durch die Anlage eines Fixateurs erfolgte, allein oder in Kombination mit einem anderen Osteosyntheseverfahren.

Es lassen sich 4 Gruppen unterscheiden:

A: Fixateur zu Platte: 7mal
B: Fixateur – Platte zu Platte – zu Platte: 4mal
C: Fixateur – Platte – Platte zu Platte – Platte: 2mal
D: Fixateur zu Oberarmbaycast: 2mal

In letzter Gruppe handelte es sich in beiden Fällen um erstgradig offene Frakturen bei Patienten über 80 Jahren, bei denen ein Folgeeingriff erhöhte Operationsrisiken beinhaltet hätte. Zusätzlich zu den primären Verfahrenswechseln mußten in den Gruppen A und B insgesamt 2mal eine Verkürzungsosteotomie der Elle, 2mal eine Korrekturosteotomie der Speiche sowie 1mal eine carpale Arthrodese vorgenommen werden.

Aufgeschlüsselt nach dem Grad der Weichteilverletzung wurden die Verfahrenswechsel wie folgt vorgenommen:

In 9 von 15 Fällen bei drittgradigen Frakturen (60%). In 3 von 7 Fällen bei zweitgradigen Frakturen (54,4%). In 3 von 5 Fällen bei erstgradigen Frakturen (60%).

An Komplikationen traten auf:

6 Pseudarthrosen bei 46 Frakturen = 14%
   (2mal bei primärer Plattenosteosynthese, 4mal bei Anlage eines Fixateur externe).
6 Infekte entsprechend 22,2%.
   Jeweils 3mal bei primärer Platten- bzw. Fixateur externe-Osteosynthese.
   Vier Infekte sind abgeklungen, die restlichen 2 stehen vor Metallentfernung und Restsanierung.

Funktion

Die Funktionsergebnisse wurden anhand der Beweglichkeit sowie der Kraftentwicklung eingeteilt in schlecht, befriedigend und gut sowohl für das Gesamtkollektiv als auch für die Gruppe mit Verfahrenswechsel bestimmt:

Schlechte Ergebnisse wiesen im Gesamtkollektiv 23,5% auf, also jeder 4. Patient, in der Gruppe mit Verfahrenswechsel 27,5%. Ein mäßiges Ergebnis hatten in der Gesamtgruppe 23,5% gegenüber 55,6% in der Verfahrenswechselgruppe.

Gute Ergebnisse zeigten 53% aller Patienten, jedoch nur 27,3% bei der Gruppe mit Verfahrenswechsel.

Wie zu erwarten, hatten erstgradig offene Frakturen das beste Funktionsergebnis, drittgradig offene das schlechteste, gleichwohl ob mit oder ohne Änderung des Therapieschemas. Dies ist in Anbetracht der massiven primären Weichteilschädigungen verständlich.

Die durchschnittliche Dauer der AU belief sich auf 9,4 Monate bei einer ebenfalls durchschnittlichen MdE von 25%.

Zusammenfassung

Hervorzuheben ist der hohe Anteil an drittgradig offenen Frakturen des Unterarmes mit erheblicher Weichteil- und Nervenschädigung.

Durch ein sofortiges Entlasten des Gewebsdruckes, sekundärem Weichteilverschluß sowie sparsamer Implantatanlage können trophische Störungen als auch Nekrosen mit nachfolgendem Infekt vermieden werden. Nur so kann die relativ niedrige Infektquote insgesamt erklärt werden, bei einem Anteil offener Frakturen dritten Grades von 55%.

Nachteilig wirkte sich der Fixateur-Einsatz auf die Knochenbruchheilung und die Achsstellung aus. In 14% stellte sich eine Pseudarthrose ein, die eine nachfolgende Plattenosteosynthese bedingte.

Zweimal mußte eine Korrekturosteotomie und ebenfalls zweimal eine Verkürzungsosteotomie vorgenommen werden.

Dies alles deutet darauf hin, daß möglichst frühzeitig entweder eine Spongiosaplastik bzw. ein Verfahrenswechsel auf eine Plattenosteosynthese vorgenommen werden sollte, spätestens nach 6 Wochen.

Auch ist bei einer primären Reposition der Fraktur durch einen Fixateur nicht nur auf eine genaue Achsstellung, sondern auch auf den korrekten Längenausgleich zu achten.

Unter diesen Voraussetzungen sollte sich das funktionelle Ergebnis auch der drittgradigen Frakturen mit Verfahrenswechsel verbessern lassen.

Diskussion

Tscherne, Hannover: Wir haben nur Ergebnisse vorwiegend der Plattenosteosynthese gehört und wenn wir nun einmal alle Eitelkeiten beiseite schieben, dann können wir sagen, daß wir sehr uniforme Ergebnisse gehört haben. Ein Statistiker hätte es sehr schwer, da irgendwelche signifikante Unterschiede in den Ergebnissen der einzelnen Vorträge aufzudecken. Diese Ergebnisse sagen einfach sehr klar: Schlecht operiert — schlechtes Ergebnis. Je größer die komplizierenden Begleitverletzungen, desto schlechter das Ergebnis. Alle diese vorgetragenen Ergebnisse leiden darunter, daß es Retrospektivuntersuchungen sind, und daß auch teilweise noch Methoden in diese Nachuntersuchungen hineingegangen sind, auch in der Studie von Oestern, die wir heute gar nicht mehr verwenden. Und da zeigt sich auch ein gewisser Wandel. Es wäre sehr günstig gewesen, gerade für dieses Thema, eine prospektive

Hefte zur Unfallheilkunde, Heft 201
Zusammengestellt von W. Hager
Springer-Verlag Berlin Heidelberg 1989

Studie anzulegen, vor allem im Hinblick darauf, daß da ein Stachel im Fleisch sitzt, und das sind eigentlich die Vorträge, die wir heute noch mitdiskutieren wollen, von gestern, von Herrn Buch und von Herrn Matuschka, über die konservative Behandlung beziehungsweise die Markdrahtung. Ich möchte die beiden Herren aufrufen. Herr Buch, wie ist denn die Indikationsstellung in Ihrer Klinik? Was wird verplattet, was wird konservativ behandelt? Wo wird eine Markdrahtung durchgeführt?

Buch, Wien: Das Verhältnis im Unfallkrankenhaus Lorenz Böhler war ungefähr 40% Markdrahtungen, der Rest Verplattungen. Schreinlechner kommt auch im Vortrag, S. 134 noch auf den direkten Vergleich unserer Ergebnisse zwischen Markdrähten und Platten zurück. Aufgrund unserer Nachuntersuchungen und auch der heutigen Vorträge würde ich meinen, daß mit unserer Technik der intramedullären Stabilisierung bei geschlossenen Unterarmbrüchen, wobei mindestens ein Knochen quer gebrochen ist, recht gute Ergebnisse erzielt werden.

Zur Indikation, was mir heute im Vergleich zu den Vorträgen noch aufgefallen ist: Es ist unser Patientenmaterial zum Teil wesentlich älter als das hier gezeigte. Bei uns haben die Frauen ein Durchschnittsalter von über 50 Jahren. Es ist dies zum Teil mit eine Indikation. Man hat bei alten Patienten mit Osteoporose oft Schwierigkeiten mit der Plattenverankerung, und dann habe ich das Gefühl, daß der Knochen mit den Markdrähten schneller belastbar wird als mit der Platte, weil er callös heilt und diese callöse Heilung schneller zur Festigkeit führt.

Tscherne, Hannover: Wer bekommt eine Markdrahtung und wer eine Platte?

Buch, Wien: Der geschlossene Querbruch bekommt eine Markdrahtung, die offenen Frakturen eher eine Platte.

Tscherne, Hannover: Konservativ wird nicht behandelt?

Buch, Wien: Matuschka hat zum Teil unsere Fälle von konservativer Behandlung gezeigt, aber wir haben insgesamt nur 8 konservativ behandelt.

Matuschka, Wien: Wir haben bei unserem Material von 1974 bis 1984 mehr als die Hälfte operiert, teilweise verplattet und markgedrahtet, und darunter fallen in großer Zahl die zweit- und drittgradig offenen Frakturen. Bei den konservativ behandelten Patienten, von denen wir 75 hatten, wurden die geschlossen, ein Teil erstgradige, und nur eine zweitgradige konservativ versorgt, und hier in erster Linie die, die primär nur bis unter Schaftbreite verschoben waren. Die Fälle, die ich gestern gezeigt habe, mit den Ausheilungsergebnissen über volle Schaftbreite und Verkürzungen oft bis zu 2 cm, da waren einige darunter, die primär aufgrund höheren Alters und bei Polytraumen nur gegipst wurden und dann bei achsengerechter Stellung auch so bis zur knöchernen Ausheilung behandelt werden konnten. Im Prinzip wird bei uns die offene Fraktur, in erster Linie die zweit- und drittgradige, operiert und die geschlossene, erstgradige Fraktur mit primärer Verschiebung unter Schaftbreite konservativ behandelt, wenn sie sich im Gipsverband hält. Sekundär dislocierte Frakturen werden dann auch operiert.

Tscherne, Hannover: Ich möchte eine Zwischenbemerkung anfügen. Es ist in mehreren Vorträgen ein Kriterium aufgetaucht und zwar die Verschiebung der Bruchstücke. Das würde ich mit ganz großer Vorsicht behandeln wollen, weil die Verschiebung der Bruchstücke, die Sie röntgenologisch festhalten, ja nur eine Momentsituation ist. Bei uns in Hannover zum Beispiel sehen wir bei den primären Röntgenbildern immer sehr wenig Dislokation, weil die Fraktur nach Möglichkeit am Unfallort erstmals reponiert und ruhiggestellt wird. Wenn aber eine MTA vielleicht sehr unsachgemäß röntgenisiert und da eine sehr starke Verschiebung produziert, ergibt das sehr starke Verzerrungen. Ich glaube, dieses Kriterium kann man in solche Untersuchungen nicht einführen.

Ich möchte jetzt ganz ketzerisch vorgehen und möchte Herrn Trojan zu einer Diskussion auffordern. Soweit ich mich erinnern kann, haben Sie auf dem Kongreß vor 21 Jahren die Ergebnisse der konservativen Behandlung gebracht. Ich bin für diese Diskussion schlecht vorbereitet, weil ich eigentlich gedacht habe, daß für dieses Thema so ein bißchen die konservative Behandlung und die Markdrahtung abgehakt ist. Ich möchte aber einer Wahrheitsfindung nahekommen. Die Ergebnisse der konservativen Behandlung sind doch insgesamt gesehen enttäuschend gewesen. Soweit ich mich erinnern kann etwa durchschnittliche Gipsruhigstellung 14 Wochen und auch die Rotation am Unterarm hat natürlich erhebliche Probleme gebracht.

Trojan, Wien: Ich hatte damals 277 frische, geschlossene Frakturen beider Unterarmknochen. Man sollte bei so großen Statistiken, auch bei den kleineren, eigentlich wirklich sauberer trennen und nicht Dinge hineinbringen, die nicht hinein gehören. Die Luxationsfrakturen gehören ja überhaupt nicht hinein. Zum Beispiel: Es waren 277 frische, geschlossene Schaftbrüche beider Unterarmknochen. Davon waren 115 Kinder und 162 Erwachsene. Sprechen wir jetzt nur von den Erwachsenen. Die Ergebnisse waren unbefriedigend, das ist richtig. Die einzigen Frakturformen, die damals als konservativ behandelbar herausgekommen sind, waren die queren Schaftbrüche im mittleren Drittel. Die konnte man meistens gut reponieren und auch im Gipsverband halten. Alle anderen waren unstabil, also die Schrägbrüche, von den Trümmerbrüchen gar nicht zu reden. Schon die kurzen Schrägbrüche eines Knochens, zum Beispiel Elle quer, Speiche schräg, oder umgekehrt, waren schon unstabil, haben sich im Gipsverband verbogen, es waren etliche Korrekturen notwendig und die Ergebnisse waren unbefriedigend. Es war eine relativ hohe Zahl, ich weiß sie jetzt nicht auswendig, von Fehlstellungen, Einschränkungen der Drehfähigkeit, es waren Pseudarthrosen, besonders an der Elle. Die einzigen, die man konservativ hätte behandeln dürfen, waren die queren Schaftbrüche im mittleren Drittel. Darum verstehe ich jetzt nicht die Indikation zur Markdrahtung, denn diese queren Schaftbrüche im mittleren Drittel kann man auch konservativ behandeln.

Povacz, Wels: Ich habe den Eindruck, daß Ihre Frage an die beiden ersten Redner unvollständig beantwortet wurde. Sie haben nicht die Antwort bekommen, beziehungsweise wurde nicht richtig auf Ihre Frage geantwortet. Ihre Frage war: Wann gibt es einen Grund, daß man keine Verplattung, sondern eine Markdrahtung durchführt? Dazu muß man aber ein wenig die Geschichte anschauen. Die gedeckte Unterarmmarkdrahtung wurde am Unfallkrankenhaus in Linz von Aichner und Böhler sozusagen initiiert. Bsteh hat eine offene Markdrahtung durchgeführt, die im Prinzip schlecht ist, da dadurch eine zusätzliche Schädigung entsteht. Der Vorteil der gedeckten Markdrahtung war, daß man die

Bruchstelle nicht mehr aufmachen mußte. Wie jetzt geschildert wurde, mußte man einen Unterarmbruch in der Regel fünf- bis sechsmal korrigieren, bis er zur Ausheilung kam, und es war manchmal so, daß man an einem Vormittag mit den Bildern immer wieder zum Chef gehen mußte und der sah, daß ein volar offener Winkel bestand: noch einmal umgipsen. Ich kann mich an einen Patienten erinnern, den ich von 8.00 bis 14.00 Uhr umgegipst habe. Der Patient hatte mit mir schon Mitleid. Es war dann die Markdrahtung ein enormer Fortschritt, weil diese Verschiebungen nicht mehr aufgetreten sind. Dann hatten wir eine Serie, die wir 1965 hier gezeigt haben, wo im Vergleich zu den rein konservativen Behandlungen relativ gute Ergebnisse erzielt wurden. Es wurde dann die Markdrahtung weiter verwendet. Man war auf diese Markdrahtung eingearbeitet und viele Leute haben das gut beherrscht. Es ist bei der Markdrahtung dasselbe wie bei der Plattenosteosynthese. Wenn sie gut gemacht wird, kann sie gute Ergebnisse bringen. Die schlechten, die man sieht, die sind auch schlecht markgedrahtet. Es ist an der Klinik sozusagen keine Vorschrift vorhanden gewesen, was wir verplattet und was wir markgedrahtet haben. Das blieb dem momentanen Entschluß des Diensthabenden überlassen. Dazu kam, daß der eine lieber markgedrahtet hat und der andere lieber Plattenosteosynthesen gemacht hat. Wenn das Repositionsergebnis gut war, dann wurde das vom Chef nicht beanstandet, sondern es war in Ordnung. Es ist eben einmal so und einmal so gewesen, aber es gab keine Richtlinien.

Ich möchte Herrn Poigenfürst fragen, ob es jetzt in Wien eine Richtlinie gibt, wann man markdrahtet und wann man eine Plattenosteosynthese durchführen soll?

Poigenfürst, Wien: Du hast natürlich den Kern getroffen. Aber es kommt dazu noch ein organisatorisches Problem. Nachdem man weiß, daß die Ergebnisse doch bei beiden Verfahren gut sein können und relativ gleichmäßig gut sind, entscheidet sehr oft die Situation. Wenn viele Patienten anfallen, wenn alle Operationssäle besetzt sind, dann wird man sich viel rascher bei einem Unterarmbruch zu einer Markdrahtung entschließen, und wenn ein ruhiges Milieu herrscht, dann wird man sich eher zu einer Verplattung entschließen. Es wäre vielleicht noch ein Kriterium anzuführen, das zu bewerten wäre, nämlich die Refrakturen. Diese Refrakturen, die wir hier gesehen haben, sind ja nicht alle echte Refrakturen durch die ehemalige Bruchstelle, sondern es sind zum großen Teil Frakturen durch einen Schraubenkanal nach der Metallentfernung. Das kann man nicht als Refraktur bezeichnen, sondern das ist eigentlich eine Komplikation, die nur nach einer Verplattung auftreten kann. Sie wird vielleicht jetzt, nach der vorwiegenden Verwendung der DCP-3,5 und nach der Belassung des Implantates, wie Herr Rüedi das gestern empfohlen hat, nicht mehr so oft vorkommen, aber es muß als eine typische Komplikation der Verplattung gewertet werden.

Dann möchte ich noch etwas zu den Ergebnissen sagen. Herr Tscherne hat schon bemerkt, daß die Ergebnisse aller Autoren ziemlich homogen sind. Es haben alle 70% gute und sehr gute Ergebnisse, es haben ungefähr 30% schlechte Ergebnisse, und wenn man von denen jetzt noch jene Patienten abzieht, die mehrfachverletzt waren, jene schlechten Ergebnisse, die durch das Bewertungsschema bedingt sind, dann bleiben ungefähr 10% Frakturen über, die durch die Verplattung offenkundig nicht behandelt werden können. Es muß eine Verletzungsgruppe mit etwa einer Häufigkeit von 10% bei allen vorkommen, die durch ein anderes Verfahren vielleicht besser zu behandeln wäre und wir müßten versuchen, herauszubekommen, welche Brüche das sind.

Tscherne, Hannover: Was kann man konservativ behandeln? Für mich persönlich ist es immer eine Niederlage, wenn ich einen Patienten operiert habe und es stellt sich nachträglich heraus, daß ich hätte gar nicht operieren müssen. Da muß man ganz klar fragen: Wenn es die Möglichkeit gibt konservativ, ohne Operation zu behandeln, und es bringt zumindest ein gleich gutes Ergebnis wie eine Operation, dann haben wir etwas falsch gemacht, wenn wir operieren.

Ich möchte noch ganz kurz etwas zur Refraktur und zum Durchbau der Fraktur sagen. Da haben wir auch einen Lernprozeß mitgemacht. Ich glaube, der Durchbau der Fraktur ist zunächst für die Arbeitsunfähigkeit nicht so entscheidend. Es muß schon bei der Operation entschieden oder festgelegt werden, welche Frakturheilung zu erwarten ist. Wenn ich eine große Devitalisierung habe, mehrere Fragmente habe, dann kann ich damit rechnen, daß eine Frakturheilung über eine sehr, sehr lange Periode geht. Bei der Beurteilung der Frakturheilung kann man mit den üblichen Röntgenbildern nicht auskommen. Man muß immer Drehaufnahmen machen. Die relativ hohe Zahl von Refrakturen hängt damit zusammen, daß wir die Platten viel zu früh entfernen. Ich würde eine Platte am Unterarm bei einem einfachen Bruch nie vor 2 Jahren entfernen, und immer dort, wo eine Spongiosaplastik gemacht wurde, wo ein avitales Fragment eingesetzt wurde, mindestens 3 Jahre warten, wenn ich überhaupt entferne. Unter diesen Vorsichtsmaßnahmen gibt es heute wahrscheinlich viel weniger Refrakturen als in diesen ganzen Serien angeführt.

Salem, Wien: Ich möchte zu Herrn Buch sagen, daß die Methode der Markdrahtung, einer sogenannten Fixationsosteosynthese, bestechend ist. Er hat überhaupt keinen Infekt. Ich glaube, man sollte nicht, wie Herr Kollege Poigenfürst, nur bei Arbeitsanfall diese Methode in Erwägung ziehen, sondern wo immer sie möglich ist. Es ist ein kleiner Eingriff. Wir haben keine einzige Nervenschädigung gesehen und erlebten auch keine Komplikation. Der Eingriff ist mit wenigen Instrumenten leicht ausführbar. Die Strahlenbelastung, die er zeigte, ist minimal. Ich glaube, man versorgt im Tag nicht 5 Unterarmbrüche, sondern vielleicht einen pro Woche.

Was die Plattenentfernung betrifft, so stehe ich auf dem Standpunkt, daß man sie nicht vor 2 Jahren durchführen und bei Brüchen beider Unterarmknochen die Platten nicht auf einmal, sondern zweizeitig entfernen sollte. Die Plattenentfernung hat schon Lorenz Böhler empfohlen. Man soll sie nicht belassen, da dadurch Elastizität des Knochens verlorengeht. Vor allem bei jüngeren Leuten sollte man sie entfernen.

Ich hörte hier von einem der Redner, daß bei der Plattenentfernung eine Nervenläsion gesetzt wurde. Es sind die Komplikationen bei der Plattenosteosynthese nicht so gering. Vor allem wenn man die Anatomie nicht so wie Sie, Herr Tscherne, beherrscht, dann kann es leicht passieren, daß man zu dem geschädigten Gewebe noch zusätzliche Schäden fügt. Bei der Markdrahtung wird das Gewebe nicht zusätzlich geschädigt. Bei jeder Platte wird der durch das Trauma bedingte Weichteilschaden noch vermehrt, auch wenn man exakt und vorsichtig präpariert. Das darf man nicht außer Acht lassen.

Zu Herrn Rüedi möchte ich etwas erwähnen. Es ist mir aufgefallen — er hat das sehr schnell übergangen — einen Fall hat er wunderschön verplattet, aber der Patient ist an einer Milzruptur, die übersehen wurde, gestorben. Das ist leider sehr traurig und das belastet, glaube ich, einen Arzt zeitlebens. Man muß den Patienten als Ganzes sehen und man sollte immer die Art des Traumas betrachten, ob man nicht doch eine Zweitverletzung hat. Ich erinnere mich an einen ähnlichen Fall, ich war noch an der II. Chirurgischen Universitätsklinik. Wir hatten einen bewußtlosen Patienten, ich ging alle 10 min hin — wir hatten damals noch nicht diese idealen Methoden, wie sie heute zur Verfügung stehen — habe immer wieder die Flankendämpfung kontrolliert, den Thorax angesehen, und bin dann darauf gekommen, daß hier noch etwas sein müßte. Ich machte bei dem bewußtlosen Patienten in Lokalanästhesie eine kleine Probelaparotomie — es war eine schwere Milzzerreißung.

Weller, Tübingen: Ich glaube, man muß, wenn man heute noch über die Markdrahtung redet und das objektiv sieht, auch davon ausgehen, daß die Markdrahtung, wie auch von Herrn Provacz sehr lebensnahe dargestellt wurde, eben auch kein so einfaches Verfahren darstellt, noch dazu in Händen derer, die das noch absolut beherrschen. Wenn ich mir dann weiter vorstelle, daß die Markdrahtung konsequenterweise, das haben wir gestern gehört, eine Ruhigstellung im Oberarmgipsverband von zunächst 3 bis 4 Monaten und dann noch eine Nachbehandlung notwendig macht, daß schließlich und endlich die Ergebnisse erreicht werden, die nach Kontrolle nach 1 bis 2 Jahren vorgetragen werden, unterscheiden die sich natürlich nicht sehr. Aber in der ersten Zeit, im ersten halben Jahr wird ein wesentlicher Unterschied in der Funktion nach einer exakt durchgeführten Plattenosteosynthese und einer Markdrahtung sein. Im übrigen muß ich noch sagen: Sie müssen natürlich schon, wenn Sie über eine Behandlung reden, voraussetzen, daß die Behandlung, sowohl die eine, wie die andere, beherrscht wird, sonst haben Sie keine Vergleiche und können gar keine Vergleiche anstellen. Das heißt, zum Beispiel müßte man vergleichen mit einem geschlossenen Querbruch am Unterarm, der mit einer Plattenosteosynthese elegant versorgt werden kann und innerhalb von 14 Tagen eine weitgehend freie Funktion aufweist, und nach dem der Patient, wenn er nicht ein Schwerarbeiter ist, seiner Arbeit wieder nachgehen kann, und muß davon ausgehen, daß das natürlich korrekt gemacht wird. Eine Nervenschädigung kann natürlich sowohl bei der einen, wie bei der anderen Methode vorkommen. Sie müssen schon voraussetzen, daß eine operative Methode korrekt durchgeführt wird, sonst hat die Diskussion keinen Sinn.

Tscherne, Hannover: Ich muß die Diskussion abbrechen und hoffe, das möchte ich meinen Nachfolgern empfehlen, daß wir über dieses Thema noch weiter diskutieren.

Vielleicht noch eine Anmerkung. Auch bei der Markdrahtung gibt es natürlich Nervenschäden. Man kann oberflächlich auch den Radialis verletzen. Wir haben gestern auch von Sehnenverletzungen gehört. Aber das nur nebenbei.

Eine Frage möchte ich noch an den Herrn Oestern stellen: Hängt der Brückencallus mit dem chirurgischen Zugang zusammen? Ich persönlich habe den Eindruck, daß zum Beispiel beim Boydschen Zugang die Gefahr des Brückencallus besonders groß ist. Zum anderen gibt es den Brückencallus sehr oft auch in Schaftmitte. Ist es dann nicht wie bei anderen Lokalisationen notwendig, daß wir bei sehr starker Weichteilschädigung, großem Hämatom oder Muskelnekrosen, ähnlich wie zum Beispiel am Ellbogen oder bei den Acetabulumfrakturen, diese zerstörte Muskulatur debridieren? Ist nicht das mit ein Grund, daß ein Brückencallus entsteht? Oder was können wir tun, um den Brückencallus möglichst zu vermeiden?

Oestern, Celle: Bei der Untersuchung hat sich gezeigt, daß der Brückencallus in allen drei Regionen, distales, mittleres und proximales Drittel, gleichmäßig auftrat, so daß die Frage des Zuganges etwas in den Hintergrund getreten ist. Was aber eine große Rolle spielte, war die Weichteilschädigung. Ich meine auch, daß neben allen anderen Möglichkeiten, die für die Entwicklung des Brückencallus diskutiert werden, wie Spongiosaanlagerung im Bereiche der Membrana interossea, oder auch unter Umständen das Bohrmehl durch den Bohrer, der Weichteilschädigung die größte Bedeutung zukommt und sicherlich das ausgedehnte Debridement entscheidend ist. Was auch vielfach hier anklang, soll die Wunde eventuell offenbelassen werden und unter Umständen noch einmal im Rahmen eines "second look", ein Nachdebridement durchgeführt werden, um wirklich die gesamte nekrotische Muskulatur zu entfernen.

Tscherne, Hannover: Damit schließen wir die Diskussion.

Behandlung und Ergebnisse von Unterarmschaftbrüchen bei Erwachsenen II

Unsere Ergebnisse der Behandlung von Unterarmschaftbrüchen bei Erwachsenen

H. Kraumann und O. Slegl

Bezirkskrankenhaus, Chirurgische Abteilung, CSSR-293 01 Mlada Boleslav

Die Unfalltagung in Wien 1979 und der chirurgische Kongreß in München 1973 zeigten einen überraschend hohen Prozentsatz der ungünstigen Endergebnisse der Behandlung von Brüchen des distalen Unterarmendes.

Unsere Statistik der letzten 10 Jahre weist eine relativ hohe Anzahl von Mißerfolgen, auch bei der Behandlung von Unterarmschaftbrüchen aus.

Unser Krankengut besteht aus zwei Gruppen von Verletzten. Die eine aus unserem Kreise, wo alle Unterarmschaftbruchformen vertreten sind, die andere ist von zwei benachbarten Kreisen, aus welchen nur die komplizierten Brüche zu uns kommen. Damit wird unsere Statistik teilweise ungünstig beeinflußt.

In den Jahren 1975 bis 1984 wurden auf unserer Abteilung 530 Unterarmschaftbrüche behandelt. Diese Zahl stellt 5,4% aller Brüche jährlich vor. Davon waren 292 Kinder unter 15 Jahre (55%) und 238 Erwachsene (45%). In Tabelle 1 werden die einzelnen Bruchformen dargestellt. Tabelle 2 stellt die Bewertung nach dem Bewertungsschema der AO vor. 169 Verletzte (68%) wurden konservativ, 69 (31,1%) wurden operativ behandelt.

In der konservativen Therapie bewährten sich am besten die Mädchenfänger. Ein Oberarmgipsverband wurde durchschnittlich auf 12,5 Wochen angelegt. In der operativen Therapie haben wir schon lange die Markdrähte und den Marknagel verlassen und wir haben sie mit der Druckplatte, Halbrohrplatte oder DCP ersetzt.

Bei 8 von unseren Verletzten (3,4%) entstand eine Pseudarthrose, bei 15 von unseren Verletzten (6,4%) kam es zu einer Infektion. Zu einer Dauerrente führte das ungünstige Endergebnis in 18 Fällen (7,6%).

Das Verhältnis zwischen der konservativen und operativen Therapie wird von uns so formuliert: Wir operieren dann, wenn die Achse und die Länge nicht erhalten werden können oder wenn eine Brückencallusbildung droht.

Hefte zur Unfallheilkunde, Heft 201
Zusammengestellt von W. Hager
Springer-Verlag Berlin Heidelberg 1989

Tabelle 1

A_1	1	11	4,6%
	2	12	5
	3	8	3,4
A_2	1	5	2,1%
	2	5	2,1
	3	2	0,8
A_3	1	5	2,1%
	2	3	1,3
	3	2	0,8
B_1	1	6	2,6%
	2	9	3,8
	3	3	1,3
B_2	1	4	1,7%
	2	1	0,4
	3	4	1,7
B_3	1	6	2,6%
	2	2	0,8
	3	4	1,7
C_1	1	23	9,7%
	2	36	15,1
	3	26	10,4
C_2	1	14	5,8%
	2	8	3,4
	3	4	1,7
C_3	1	10	4,2%
	2	12	5,1
	3	13	5,5

Tabelle 2

A_1 31 Fälle	I	24	77,4%
	II	4	12,9
	III	2	6,5
	IV	1	3,2
A_2 12 Fälle	I	8	66,7%
	II	2	16,7
	III	1	8,3
	IV	1	8,3
A_3 10 Fälle	I	5	50,0%
	II	3	30,0
	III	0	0
	IV	2	20,0
B_1 18 Fälle	I	12	66,6%
	II	3	16,7
	III	1	5,6
	IV	2	11,1

Tabelle 2 (Fortsetzung)

B_2	I	4	44,4%
9 Fälle	II	2	22,2
	III	1	11,1
	IV	2	22,2
B_3	I	4	33,3%
12 Fälle	II	3	25,0
	III	2	16,7
	IV	3	25,0
C_1	I	42	49,4%
85 Fälle	II	29	34,1
	III	6	7,1
	IV	8	9,4
C_2	I	12	46,2%
26 Fälle	II	6	23,1
	III	3	11,5
	IV	5	19,2
C_3	I	9	25,7
35 Fälle	II	13	37,1
	III	6	17,2
	IV	7	20,0
Gesamt	I	120	50,4%
238 Fälle	II	65	27,3
	III	22	9,2
	IV	31	13,1

Verschiedentlich versorgte Unterarmschaftbrüche im klinischen Material

J. Bauer sen., J. Bauer jun., J. Andrasina † und M. Hyza

Fakultätskrankenhaus, Abteilung für Unfallchirurgie (Leiter: Prim. Dr. J. Bauer), Rastislavova 53, CSSR-04190 Kosice

Im Zeitabschnitt von 1955–1985 waren auf der Abteilung für Unfallchirurgie des Fakultätskrankenhauses in Kosice 2004 Patienten mit einem Unterarmschaftbruch hospitalisiert. Im selben Zeitraum war die vierfache Zahl der Unterarmschaftbrüche ambulant versorgt worden; diese Patienten wurden in die Zusammenstellung nicht aufgenommen. Hospitalisiert waren Patienten mit unreponiblen und unretinierbaren Frakturen, wie auch Patienten mit nicht verheilten Frakturen und Pseudarthrosen, die zu uns aus dem ganzen Gebiet der Slowakei kamen. Wir waren 20 Jahre hindurch, als die einzige Fortbildungsstätte für Unfallchirurgie der Slowakei, Einwohnerzahl ca. 5 Millionen, tätig.

Seit dem Beginn der Tätigkeit der Abteilung für Unfallchirurgie, haben wir bei den Unterarmschaftbrüchen die konservative Behandlung als Grundmethode benutzt. Im Falle von unreponiblen oder unretinierbaren Frakturen sind wir operativ mittels Osteosynthesen, Cerclage mittels Catgut- oder Drahtschlinge, Markdrahtung, später Küntscher-Nagelung und Lane-Platten vorgegangen. Seit der Hälfte der sechziger Jahre sind wir nach den Prinzipien der AO vorgegangen, das heißt, wir benutzten die kompressive Osteosynthese — resp. die Antirotationsplatten.

Resultate

In unserer Abteilung waren im Laufe von 30 Jahren 2004 Patienten mit Unterarmschaftbrüchen, darunter 731 Erwachsene und 1273 Kinder hospitalisiert. Konservativ wurden 1632 Patienten, davon 393 Erwachsene und 1239 Kinder behandelt. Operativ wurden 372 Patienten, darunter 338 Erwachsene und 34 Kinder versorgt. Kontrolliert haben wir 232 Erwachsene (d.h. 31,7%) und 621 Kinder (d.h. 48,8%).

Bei den konservativ behandelten Erwachsenen waren die Ergebnisse: sehr gut in 86 Fällen (81,3%), gut in 12 Fällen (11,4%), befriedigend in 5 Fällen (4,8%) und mäßig in 2 Fällen (1,9%).

Bei konservativ behandelten Kindern waren die Ergebnisse: sehr gut in 576 Fällen (96,2%), gut in 20 Fällen (3,3%) und befriedigend in 3 Fällen (0,8%).

Bei den operativ behandelten Erwachsenen waren diese Ergebnisse: sehr gut 70mal (55,1%), gut 26mal (20,6%), befriedigend 19mal (14,9%), mäßig 12mal (9,5%).

Bei den operativ behandelten Kindern war das Resultat 14mal sehr gut, 3mal gut, 2mal befriedigend und 3mal mäßig.

Wir haben mit Erfolg 22 erwachsene Patienten mit Pseudarthrosen, die zu uns von anderen Arbeitsstätten kamen, behandelt. Zwei Pseudarthrosen entstanden nach der Behandlung in unserer Abteilung.

Derzeit ist in unserer Zusammenstellung eine einzige Pseudarthrose der Elle, die der Patientin keine Schwierigkeiten bereitet und deshalb will sie sich nicht operieren lassen.

Zusammenfassung

Bei der Behandlung unserer Verletzten waren wir bestrebt, in erster Linie konservativ zu handeln. Operationen haben wir nach dem lokalen und gänzlichen Zustand indiziert, bei den Osteosynthesen war unser Bestreben die zur Zeit aktuellen Methoden der Behandlung zu benützen. Dank dieser Grundsätze haben wir die erwähnten Ergebnisse erreicht. Wir lenken Ihre Aufmerksamkeit auf die erfolgreich behandelten Pseudarthrosen, die von anderen Arbeitsplätzen zu uns kamen, wie auch auf die *geringe* Zahl der mißlungenen Ergebnisse.

Erfahrungen mit der gedeckten Markdrahtung bei Unterarmschaftbrüchen

Gy. Fekete und Z. Magyari

Zentralinstitut für Traumatologie, Pf. 21, H-1430 Budapest VIII

Über die Behandlung von Unterarmschaftfrakturen durch geschlossene Markdrahtung in unserem Zentralinstitut für Traumatologie, haben wir schon auf der I. Tagung der Österreichischen Gesellschaft für Unfallchirurgie 1965 berichtet. Diese Methode benutzen wir bei entsprechender Indikation bis zum heutigen Tage.

Bei isolierten Ellenfrakturen (Typ A) und isolierten Speichenfrakturen (Typ B) verwenden wir die Markdrahtung nur in Ausnahmefällen. Stabile isolierte Frakturen machen einen Eingriff überflüßig, bei instabilen Frakturen hingegen sollte eine stabile Osteosynthese durchgeführt werden.

Bei Trümmerfrakturen beider Knochen (Typ C2–3) kommt die Markdrahtung ebenfalls selten zur Anwendung. In einem Fall, bei dem die dominierende Verletzung eine offene Trümmerfraktur des Radius war, die mit dem Fixateur externe behandelt wurde, erwies sich die Markdrahtung des Vasallenbruches der Elle als zweckmäßig.

In der Zeitspanne von 1976–1985, also in fast 10 Jahren, wurden in unserem Institut 235 Patienten mit kompletter Unterarmschaftfraktur behandelt. Davon wurden 99 Patienten durch geschlossene Markdrahtung versorgt. Für die vorliegende Arbeit wurden 59 von ihnen nachuntersucht.

Eine Indikation für diese Methode sehen wir bei gleichzeitgen, einfachen Frakturen von Elle und Speiche (Typ C1) (Tabelle 1).

Zur Operation wird die Hand an Mädchenfängern aufgehängt. Bisher wurden die Markdrähte immer von distal in die Markhöhle eingeführt. An der Elle wäre es wahrscheinlich günstiger gewesen, die Markdrähte vom Olecranon her einzuschlagen. Möglicherweise hätten wir dadurch auch zwei vorübergehende Sensibilitätsstörungen an der lateralen Ulnarseite vermeiden können. In der Regel fanden Drähte mit einem Durchmesser von 2 mm, mit stumpfem Ende Anwendung.

Bei noch nicht geschlossener Epiphysenfuge sollte der Markdraht nicht durch die Fuge gehen. Eine Markdrahtung ist nicht zu vergleichen mit einer ungefährlichen Kirschner-Drahtspickung. Besonders das Vorbohren mit dem Pfrim kann zu schweren Schäden an der Epiphysenfuge führen. Bei einem Kind, das nach Frakturbehandlung zur Korrektur an unser Institut überwiesen wurde, sahen wir schwere Wachstumstörungen, als Folge einer solchen iatrogenen Verletzung.

Tabelle 1

Typ C1	Zahl der Fälle
1	9
2	16
3	34

Hefte zur Unfallheilkunde, Heft 201
Zusammengestellt von W. Hager
Springer-Verlag Berlin Heidelberg 1989

An unserem Material untersuchten wir den Zusammenhang zwischen Ausmaß der Supinationseinschränkung wegen Rotationsfehlstellung am Radius und Verkleinerung des Röntgenschattens der Tuberositas radii. Bereits Müller erkannte, daß die Größe der Tuberositas radii im Vergleich zur gesunden Seite in der volodorsalen Röntgenaufnahme als Bezugspunkt zur Darstellung der Rotationsfehlstellung des Radius dienen kann. Entsprechend der typischen Veränderungen im Röntgenbild, schlagen wir eine Klassifizierung der Radiusdislokation in 3 Grade vor (Tabelle 2).

Der Schweregrad I bedeutet also klinisch eine Supinationseinschränkung von 30°. Auf der Röntgenaufnahme ist die Tuberositas radii im Vergleich zur gesunden Seite verkleinert.

Der Schweregrad II bedeutet klinisch eine Supinationseinschränkung von 45°. Auf der volodorsalen Aufnahme verschwindet die Tuberositas radii, dagegen ist sie auf der seitlichen, bzw. halbschrägen Aufnahme zu sehen.

Der Schweregrad III bedeutet klinisch die vollkommene Unfähigkeit zur Supination. Der verdrehte Unterarm läßt sich zur volodorsalen Röntgenaufnahme nicht einstellen. Die Tuberositas radii ist verschwunden, und das Ellenbogengelenk gibt in der a.p.-Stellung des Handgelenkes, bedingt durch die Heilung in Rotationsdislokation eine halbschräge Projektion.

Bei der Durchführung der Markdrahtung ist die von den Regeln der konservativen Behandlung her bekannte Handhaltung zum Vermeiden einer Rotationsdislokation genauso wichtig, wie beim Anlegen des Gipsverbandes (Tabelle 3).

Wir fanden, daß der Grund für die Einschränkung der Außenrotationsmöglichkeit der Speiche in erster Linie nicht in der Unvollkommenheit der Methode, sondern in der falschen Ausführung zu suchen ist, so z.B. im Versäumen der Einstellung der erwähnten Handhaltung.

Tabelle 2

Schweregrad	Supinations-einschränkung	Röntgenzeichen
Grad I	30°	Tuberositas radii im Vergleich zur gesunden Seite verkleinert
Grad II	45°	Tuberositas radii fehlt
Grad III	90°	Tuberositas radii fehlt plus halbschräge Projektion des Ellbogengelenkes in der a.-p.-Aufnahme

Tabelle 3. Während der Operation und im Gipsverband

Drittel	Stellung der Hand
Prox.	Supination
Mittl.	Mittelstellung zwischen Supination und Pronation
Dist.	Mittelstellung Tendenz zur Pronation

Tabelle 4

Bewertung	Zahl der Fälle
Sehr gut	32
Gut	20
Befriedigend	7
Mäßig	0

Wir haben die Erfahrung gemacht, daß der Markdraht bei Einführen bis in Gelenksnähe zur Distraktion der Fraktur und damit zu Störungen bei der Heilung führen kann. Deshalb schlagen wir den Markdraht nur bis zur Metaphyse ein.

Bei verzögerter Frakturheilung darf man die Pseudarthrosebildung nicht abwarten. Es muß rechtzeitig eine stabile Osteosynthese durchgeführt werden. In solchen Fällen bietet sich die Plattenosteosynthese an.

Unsere 59 Fälle können nach dem vorgegebenen Bewertungsschema wie folgt beurteilt werden (Tabelle 4).

Nachstehende Komplikationen wurden bei der Bewertung mit einbezogen (Tabelle 5).

An Hand der großen Anzahl sehr guter und guter Ergebnisse (88%) können wir feststellen, daß die Markdrahtung der Unterarmschaftfrakturen auch im Zeitalter der stabilen Osteosynthese ihr Indikationsgebiet hat. Sie bildet eine Ergänzung der konservativen Behandlung, mit der die Ergebnisse verbessert werden können.

Tabelle 4

Bewertung	Zahl der Fälle
Sehr gut	32
Gut	20
Befriedigend	7
Mäßig	0

Tabelle 5

Komplikationen	Zahl der Fälle
Brückencallus	0
Verzögerte Callusbildung	6
Sekundäre Osteosynthese	3
Pseudarthrosen	0
Lähmungen	0
Sudeck Dystrophie	4
Infektionen	0

Vergleich Plattenosteosynthese – Markdrahtung am Unterarmschaft

U.P. Schreinlechner und J. Buch

Unfallkrankenhaus Lorenz Böhler (Ärztlicher Leiter: Prim. Prof. Dr. Johannes Poigenfürst), Donaueschingenstraße 13, A-1200 Wien

Sowohl die Platte als auch der Markdraht finden im Unfallkrankenhaus Lorenz Böhler bei der Versorgung von Unterarmschaftfrakturen Anwendung. Es lag daher nahe beide Verfahren miteinander zu vergleichen.

54 nachuntersuchte Plattenosteosynthesen aus den Jahren 1979–1984 stehen 79 Markdrahtungen aus den Jahren 1974–1985 gegenüber (Tabelle 1).

Während Brüche der Gruppe A nach dem AO Schema häufiger eine Plattenosteosynthese erfuhren, wurden Frakturen der Gruppe C öfter markgedrahtet (Tabelle 2).

Tabelle 1. UA-Schaftfrakturen

Platte	MDr.
1979–1984	1974–1985
n = 92	n = 149
NU 54	NU 79

Tabelle 2. Frakturtyp (AO)

	A		B		C	
Platte	10	(18,4%)	9	(16,6%)	35	(64,5%)
MDr.	6	(7,6%)	11	(13,9%)	63	(78,5%)

Offene Frakturen wurden signifikant häufiger verplattet und auch bei Mehrfachverletzten und Polytraumatisierten wurde eindeutig der Platte gegenüber dem Markdraht der Vorzug gegeben (Tabelle 3, 4).

Mit Platte versorgte Unterarmfrakturen waren im Durchschnitt nach 7,5 Monaten knöchern geheilt. Mit Markdraht versorgte Frakturen benötigten durchschnittlich 2,6 Monate, um mit einem strukturiertem Callus zu heilen. Die Patienten mit Markdrahtung wurden häufig zu diesem Zeitpunkt schon aus der Behandlung entlassen, sodaß der Zeitpunkt der knöchernen Heilung nicht exakt definiert werden konnte (Tabelle 5).

Deutliche Unterschiede finden sich hinsichtlich Behandlungsdauer und Arbeitsunfähigkeit. Patienten mit verplatteten Frakturen waren durchschnittlich 130 Tage in Behandlung, markgedrahtete Patienten dagegen nur 105 Tage. Die Arbeitsunfähigkeit war nach Mark-

Hefte zur Unfallheilkunde, Heft 201
Zusammengestellt von W. Hager
Springer-Verlag Berlin Heidelberg 1989

Tabelle 3

Platte		MDr.	
Geschlossene Fraktur			
36	(66,6%)	64	(81%)
Offene Fraktur			
18	(33,3%)	15	(19%)

Tabelle 4

	Platte		MDr.	
Isol. UA-Fr.	32	(59,3%)	73	(92,4%)
Mehrfachverl.	22	(40,7%)	6	(7,6%)

Tabelle 5. Bruchheilung

Platte	
knöchern geheilt	7,5 Monate
Osteosynthese extern	20 Monate
MDr.	
callös geheilt	2,6 Monate
Osteosynthese extern	8 Monate

Tabelle 6. Behandlungsdauer – AU

Platte		
Mehrfachverletzungen	140 Tage	152,8 Tage
Isolierte UA-Frakturen	130 Tage	116,5 Tage
MDr.	105 Tage	82,7 Tage

drahtung mit 82,7 Tagen wesentlich kürzer als nach Verplattung mit 116,5 Tagen (Tabelle 6).

Bei unseren nachuntersuchten Patienten weisen die Markdrähte in der Ellbogenstreckung gegenüber der Verplattung einen Vorteil auf, was jedoch auf die wesentlich größere Anzahl der Begleitverletzungen in der letzten Gruppe zurückzuführen sein dürfte. Beugung, Vorderarmdrehung, Dorsal- und Palmarflexion, sowie Radial- und Ulnarduktion zeigen keinen wesentlichen Unterschied zwischen den beiden Behandlungsverfahren (Tabelle 7, 8).

Auffallend ist auch, daß Patienten mit verplattetem Unterarm öfter schmerzfrei waren als nach Markdrahtung (Tabelle 9, 10).

Unter Berücksichtigung aller Faktoren schneidet die Plattenosteosynthese doch besser ab als die Markdrahtung (87% sehr gute und gute Ergebnisse bei der Verplattung, gegenüber 76% bei der Markdrahtung) (Tabelle 11).

136

Tabelle 7. Beweglichkeit

		Platte	MDr.
Ellbogen − Streckung:	Frei	81,5%	94,5%
Ellbogen − Beugung:	$< 15^{\circ}$	100%	98,6%
VAD − Supination:	$< 15^{\circ}$	79,7%	76,7%
VAD − Pronation:	$< 15^{\circ}$	88,8%	83,6%

Tabelle 8. Beweglichkeit HG

		Platte	MDr.
Dorsalflexion:	$< 15^{\circ}$	90,8%	94,5%
Palmarflexion:	$< 15^{\circ}$	94,4%	98,6%
Radialduktion:	$< 5^{\circ}$	85,2%	76,9%
Ulnarduktion:	$< 5^{\circ}$	79,6%	78,2%

Tabelle 9. Kraftverlust

	Platte	MDr.
0	68,5%	74,0%
+	24,1%	19,2%
++	7,4%	6,8%

Tabelle 10. Schmerzen

	Platte	MDr.
0	68,5%	53,2%
+	29,6%	41,8%
++	1,9%	5,0%

Tabelle 11. Ergebnisse

	Platte		MDr.
	Alle NU-Pat.	Isol. UA-Fr.	
Sehr gut	37,0%	50,0%	25,6%
Gut	35,2%	37,5%	50,5%
Befriedigend	5,6%	3,1%	10,3%
Mäßig	22,1%	9,3%	14,1%

Tabelle 12. Komplikationen

Pseudarthrose	2
Brückencallus	1
Ruptur der langen Daumenstrecksehne	4
MDr.-Bruch	2
MDr.-Perforation	3

Die Verplattung zeigte 4mal eine verzögerte Bruchheilung und 4mal einen Infekt, jedoch fanden wir keine Pseudarthrose und keinen Brückencallus. Nach Markdrahtung hatten wir 2 Pseudarthrosen, 1 Brückencallus, 4mal eine Ruptur der langen Daumenstrecksehne und bei 6 Patienten mußte auf ein anderes Verfahren umgestiegen werden (Tabelle 12).

Wiegt man beide Verfahren gegeneinander ab so ergeben sich folgende Vor- bzw. Nachteile: Die Plattenosteosynthese hat den Vorteil der exakten Reposition, keine Strahlenbelastung und nur in wenigen Fällen ist eine postoperative Immobilisierung erforderlich. Die Nachteile liegen in einer höheren Infektionsrate, sowie in der längeren Behandlungsdauer und Arbeitsunfähigkeit. Der Vorteil der Markdrahtung liegt in der kürzeren Behandlungsdauer und Arbeitsunfähigkeit, sowie in der geringeren Infektionsrate. Wie schon im Vortrag über die Technik der Markdrahtung gezeigt wurde, hat sie jedoch eine begrenzte Indikation. Schrägfrakturen, Brüche mit vollkommen ausgebrochenen Biegungskeilen, Brüche mit Trümmerzone, sowie offene Frakturen sind unserer Meinung nach für die Markdrahtung nicht geeignet. Als weitere Nachteile sehen wir die möglichen Achsen- und Rotationsfehler, sowie die postoperative Ruhigstellung an (Tabelle 13).

Wir sind jedoch der Meinung, daß bei richtiger Indikationsstellung und entsprechender Technik der Markdraht neben der Platte nach wie vor seine Berechtigung hat.

Tabelle 13

Plattenosteosynthese

Vorteil	Nachteil
Exakte Länge	Höhere Infektrate
Kein Rotationsfehler	Längere Behandlung
Kein Achsenfehler	Längere AU
p.o. Gips selten	
Keine Strahlenbelastung	

Markdraht

Vorteil	Nachteil
Selten Infekt	Begrenzte Indikation
Kürzere Behandlung	Strahlenbelastung
Kürzere AU	Achsenfehler
	Rotationsfehler
	p.o. Gips

138

Diskussion

Muhr, Bochum: Wir haben jetzt nochmals Gelegenheit die Ergebnisse der verschiedenen Verfahren zu diskutieren, wobei sicherlich die Vergleichbarkeit interessieren wird.

Szyszkowitz, Graz: Ich glaube, daß wir die Vergleichbarkeit insofern anstreben müssen, daß wir uns auf solche Fälle beschränken, die neben der Verplattung eben auch eine Indikation für die Markdrahtung darstellen. Das heißt, wir müssen die Schrägfrakturen, die Biegungsbrüche, die offenen Trümmerbrüche ausschließen und dann können wir zwei Kollektive machen, die verplattet und markgedrahtet worden sind, und nur dann können wir das vergleichen.

Muhr, Bochum: Es sind praktisch, das zeigten zumindest die Ergebnisse von Herrn Schreinlechner, die Brüche mit einfachen Bruchformen und wenig Verschiebung, die sich gedeckt einrichten lassen, mit dem Markdraht stabilisiert worden. Die Markdrahtungen stellen daher eine Selektion der gutartigeren Frakturen dar, im Gegensatz zu den Plattenosteosynthesen, wo kompliziertere Bruchformen und der schwerere Weichteilschaden zum Tragen kam, so daß man von vornherein auch, es sei jetzt dahingestellt ob das das bessere operative Behandlungsverfahren ist, ein schlechteres Funktionsergebnis zu erwarten hatte. Über die Einzelheiten wie längere Behandlungsdauer, darüber werden wir noch zu diskutieren haben.

Tscherne, Hannover: Es sind die Ergebnisse von Herrn Schreinlechner schon ganz beeindruckend, weshalb ich daraus die Aufforderung ableite, eine randomisierte prospektive Studie durchzuführen.
   An Herrn Schreinlechner zwei Fragen:
1. Wie erklären Sie sich die längere Behandlungsdauer bei der Plattenosteosynthese? Man würde eigentlich das Umgekehrte erwarten.
2. Können Sie sich vorstellen, daß man die Ruhigstellung durch Oberarmgips nach einiger Zeit aufgibt und mit einem Brace weiterbehandelt, um so auch die Markdrahtungen zu einem noch besseren Ergebnis zu führen.

Weller, Tübingen: Dazu möchte ich gleich eine Frage anschließen: Was waren die Kriterien für die Arbeitsfähigkeit bei den Plattenosteosynthesen? Ich meine für den Zeitpunkt, ab wann die Arbeitsfähigkeit wieder gegeben war. Noch eine weitere Frage, die man stellen muß: Sie haben davon geredet, daß die Heilung bei der Markdrahtung früher wie bei der Plattenosteosynthese eintrat. Wie beurteilen Sie die Plattenosteosynthese im Hinblick auf die Knochenbruchheilung bei diesen idealen Fällen?

Schreinlechner, Wien: Nachdem wir ein Arbeitsunfallkrankenhaus sind und der Altersdurchschnitt bei unseren Patienten bei ungefähr 30 Jahren lag, waren naturgemäß sehr viele manuelle Arbeiter darunter. Selbstverständlich werde ich mit einer Plattenosteosynthese manuelle Arbeiter etwas länger in Behandlung und unter Kontrolle halten als einen Akademiker, der nur Schreibtischarbeit leistet. Das haben wir auch gemacht. Die Arbeitsunfähigkeitsdauer betrug daher zwischen 3 Wochen und 250 Tage.

Hefte zur Unfallheilkunde, Heft 201
Zusammengestellt von W. Hager
Springer-Verlag Berlin Heidelberg 1989

Und nun zur callösen und knöchernen Heilung. Wir haben das ganz genau angeschaut: Es vergingen 7,5 Monate durchschnittlich, bis wir die Fraktur bei den Plattenosteosynthesen nicht mehr erkennen konnten, während bei der Markdrahtung, und das habe ich auch gesagt, nach 2,6 Monaten eine callöse Heilung bestand. Die effektive knöcherne Bruchheilung konnten wir nicht definitiv feststellen, da die Patienten zu diesem Zeitpunkt zumeist nicht mehr in Behandlung standen. Sie kamen dann erst nach Monaten wieder zur Kontrolle, die Drahtentfernung war durchschnittlich nach 8 Monaten, da war der Bruch dann in vielen Fällen eben auch knöchern durchgebaut. Aber auch hier beträgt die Bandbreite bis zur endgültigen Heilung bis zu 15 Monaten. Der Durchschnitt bis zu callösen Heilung und Arbeitsfähigkeit war eben 2,6 Monate, als wir alle 79 Patienten durchuntersucht hatten.

Muhr, Bochum: Das kann aber auch in der Natur der Bruchform gelegen haben.

Schreinlechner, Wien: Das ist möglich.

Poigenfürst, Wien: Wir stehen vor der Situation, daß wir eigentlich erst jetzt unsere eigenen Behandlungsergebnisse kennen. Wir können jetzt erst anfangen unsere eigenen Indikationen nach diesen Ergebnissen zu richten. Wenn dann Buch seinen Vortrag über die funktionelle Behandlung der Ellenschaftbrüche gehalten hat, dann wird man sehen, daß wahrscheinlich auch bei den Unterarmschaftbrüchen die funktionelle Behandlung oder die Behandlung mit einem Brace nach der Markdrahtung zum Beispiel auch einen Platz haben wird. Wir haben erst jetzt die Basis, auf der wir aufbauen können.

Herr Oestern, Sie haben in Ihrem Vortrag einen gewissen Prozentsatz von Fällen gehabt, die länger als 3 Wochen gegipst wurden. Sie haben die schlechten Ergebnisse bei diesen Fällen auf den Gipsverband zurückgeführt. Die Frage wäre aber viel eher die: Warum sind diese Unterarme gegipst worden? Hat die Osteosynthese nicht gestimmt? Waren das die komplizierteren Fälle, bei denen man vom Anfang an ein schlechtes Ergebnis erwarten würde.

Muhr, Bochum: Das waren Fälle von schwerverletzten Patienten.

Oestern, Celle: Das waren einmal die Patienten, wo die Primärosteosynthese nicht hundertprozentig stabil war — vollkommen richtig — und zum anderen waren das auch Patienten mit begleitenden Mittelhandverletzungen. Das war nur ein ganz geringer Prozentsatz. Der große Prozentsatz waren die Patienten, bei denen die Osteosynthese nicht hundertprozentig stabil war.

Povacz, Wels: Warum wird in Wien jetzt trotzdem die Markdrahtung durchgeführt? Einer der Gründe, und ich vermute einer der Hauptgründe, ist der, daß man bei einem Schwerarbeiter, wenn er eine Plattenosteosynthese gehabt hat, recht schwer sagen kann, wann er diesen Arm zu einer schweren Arbeit wieder gebrauchen kann. Wann besteht die Gefahr, daß sich die Platte lockert? Wir haben bei den Fällen von Erlacher aus Ried gesehen, daß in der Landbevölkerung eine ganze Reihe von Plattenlockerungen waren, die auf zu frühe Arbeitsaufnahme zurückgeführt wurden. Das ist das Problem. Bei der Markdrahtung, wenn der Bruch callös geheilt ist, kann der Patient wieder zu seiner Arbeit zurückkehren. Das ist einer der Gründe, daß man markdrahtet. Man könnte sagen deswegen, damit die Arbeitsaufnahme früher erfolgen kann. Das ist tatsächlich so.

Buch, Wien: Ein paar Antworten zu den angeschnittenen Fragen. Zuerst zur Selektion der Bruchauswahl. Hier liegt ein kleines Mißverständnis vor. Die Selektion, die wir jetzt angeboten haben, haben wir aufgrund unserer Nachuntersuchungen angeboten. Wer sich an meinen gestrigen Vortrag erinnert — da gab es diese Selektion noch nicht. Wir haben Querfrakturen, Schrägfrakturen, offene Frakturen mit Markdrähten versorgt und sind eben aufgrund dieser Untersuchung zur Erkenntnis gekommen, daß zum Beispiel die Unterarmschaftfraktur mit einer Querfraktur — die zweite kann schräg sein — für eine Markdrahtung geeignet ist, die offene Fraktur aber weniger geeignet ist, weil wir schlechtere Ergebnisse haben. Also bei der Nachuntersuchung, die wir bringen, sind die Frakturen noch nicht so selektiert, wie wir es jetzt vorschlagen, welche Brüche zur Markdrahtung geeignet sind.

Zur funktionellen Behandlung, die Herr Poigenfürst angeschnitten hat. Bei der Nachkontrolle der Bilder konnten wir in eigenen Fällen feststellen, daß die Kollegen bei der Gipsbefristung Zweifel hatten, weil sie in der Röntgenkontrolle keine callöse Überbrückung gesehen haben und weil die Gipsbefristung ihnen dann nach 12 oder 14 Wochen einfach zu lang war, haben sie den Oberarmgipsverband abgenommen und auf einmal trat die callöse Überbrückung ein. Es wäre sicher, so wie von Herrn Tscherne angeregt, wert, das prospektiv zu untersuchen, ob nicht die Heilung sogar mit einer funktionellen Behandlung in Form eines Sarmiento-Brace noch schneller möglich wäre. Natürlich ist es wichtig, daß auch bei der Markdrahtung die richtige Technik verwendet wird, nur, um Vergleiche herzustellen, diese Operation läuft bei uns praktisch als Anfängeroperation. An diesen 138 Patienten, die bei uns operiert wurden, waren 40 verschiedene Operateure beteiligt.

Kuderna, Wien: Dieses Mißverständnis bezüglich einer Selektion bezieht sich auch auf die Platten, weil die Fälle, die Schreinlechner gezeigt hat, ja nicht nur Stückbrüche und komplizierte Brüche waren, sondern auch ganz einfache Brüche. Es war bisher in Wien eine gewisse Ideologiefrage, ob man eine Platte oder Markdrähte macht. Worum wir uns bemühen sollten ist, von dieser Ideologie wegzukommen. Ich möchte noch einmal ein Wort zum Schwerarbeiter ergänzen: In Österreich wird der Patient nach 18 Monaten von der Krankenkasse "ausgesteuert", das heißt, er kann mit derselben Diagnose nicht mehr weiter im Krankenstand sein und ist nicht mehr sozialversorgt. Sie haben an den Ergebnissen der Platten von Schreinlechner gesehen, daß das durchschnittlich 20 Monate gedauert hat, bis eine verläßliche knöcherne Heilung bestand. Herr Weller, Sie fragen, ob man denn verläßlich gesehen hat, ob der Bruch knöchern geheilt war oder nicht. Wenn die AO auf der einen Seite ursprünglich empfohlen hat, die Platte nach einem Jahr zu entfernen, dann nach 1 1/2 Jahren, dann nach zwei, weil man sonst mit nachteiligen Folgen rechnen muß, dann können Sie jetzt nicht unterstellen, daß die Frakturen zu spät als geheilt angesehen werden.

Weller, Tübingen: Der Patient ist ja nicht 2 Jahre krank.

Kuderna, Wien: Aber ein Pflasterer, ein Bauhilfsarbeiter oder ein Bauer kann nicht mit der Platte arbeiten.

Weller, Tübingen: Das unterstellen Sie, das können Sie auch nicht beweisen. Sie müssen davon ausgehen, daß nach spätestens 3 bis 4 Monaten diese Fraktur bei der Plattenosteosynthese voll belastungsfähig ist. Wenn sie das nicht ist, ist eine Störung da. Sie können auf der anderen Seite auch nicht sagen, weil jetzt zum Beispiel noch eine Platte vorhanden ist, weil man die Platte erst nach 2 Jahren entfernt, deshalb ist der Patient 2 Jahre oder länger krank. Das kann man nicht sagen.

Kuderna, Wien: Das stimmt, aber das bezieht sich auf jemanden, der in einem Büro arbeitet oder der ein kleines Handwerk ausübt. Bei den Schwerarbeitenden sehen wir die Komplikationen mit den liegenden Platten. Dann kommen die Platten heraus und dann kommen noch einmal die Komplikationen. Dann können diese wieder nicht schwer arbeiten.

Weller, Tübingen: Das liegt nur daran, weil wir immer noch einen wahnsinnigen Respekt davor haben, wenn eine Plattenosteosynthese gemacht wird und kein Callus zur erkennen ist, daß dann der Patient möglichst lange noch arbeitsunfähig sein sollte. Irgendwo müssen wir schon ein bißchen Zutrauen zu unserer Osteosynthese haben.

Kuderna, Wien: Das liegt nicht am mangelnden Vertrauen zu unseren Osteosynthesen, sondern daran, daß wir hinterher eben die Komplikationen gesehen haben. Die Patienten haben tatsächlich sogenannte Refrakturen oder Frakturen durch die Plattenlöcher und kommen wieder. Es sind immer Leute gewesen, die schwer arbeiten. Vielleicht sind es nur bei uns die Schwerarbeiter.

Weller, Tübingen: Herr Kuderna, wir reden jetzt nicht von der Plattenentfernung und der Refraktur, sondern wir reden von der Heilung nach einer Plattenosteosynthese und der Wiederaufnahme der Arbeit. Zur Entfernung der Platte — das hat Herr Tscherne schon gesagt — sind wir heute der Meinung, daß wir sie eventuell 2 bis 3 Jahre belassen können.

Kuderna, Wien: Ich rede auch von den Komplikationen bei liegenden Platten. Ich weiß nicht, wie lange Herr Erlacher schon Plattenosteosynthesen macht, aber ich kann nicht annehmen, daß er es um so viel schlechter kann, daß sich die bei ihm alle lockern. Das sind eben in der Landwirtschaft manuell schwer arbeitende Patienten, bei denen die Platten dieser Belastung nicht gewachsen sind. Wir müssen die Gruppe der Patienten bei der Indikation zur Plattenosteosynthese insgesamt diskriminieren. Ich selbst würde mich ja auch lieber verplatten lassen, wenn ich einen Unterarmschaftbruch hätte.

Muhr, Bochum: Um diese Diskussion nicht zu vertiefen möchte ich sagen, Sie haben dann recht, wenn der Bruch nicht verheilt ist. Ich kann mir nicht vorstellen, daß sich am verheilten Bruch eine Platte lockert, weil jemand schwer arbeitet. Auch im Ruhrgebiet arbeiten die Leute schwer. Ich sehe da keinen Unterschied. Was natürlich richtig ist, und das muß man einräumen, daß die Plattenosteosynthese nicht nur vom Operateur, sondern auch vom Patienten ein gewisses Verständnis erfordert, denn wir haben gesehen, daß diejenigen, denen es in den ersten 2, 3 Monaten gut geht und die dann zum Beispiel Motorrad fahren, die kommen dann auch mit gelockerten Platten und da gebe ich Ihnen vollkommen recht, daß es schwer verständlich zu machen ist, wenn der Patient gute Funktion und keine Schmerzen hat, daß er den Arm noch schonen muß. Da ist er mit der Markdrahtung durch

die periostale Callusbildung und durch den anfänglichen Gips sicherlich besser geschützt.
Das möchte ich gerne einräumen.

Szyszkowitz, Graz: Wenn wir die einfachen Frakturen herausnehmen, die zur Markdrahtung
geeignet sind, dann können wir auch mit einer Verplattung nach 3 Monaten die feste Callusbildung und die volle Belastbarkeit haben. Die anderen Frakturen, die komplizierter sind
und die nach der Verplattung die Schwierigkeiten machten, im ländlichen Bereich oder
beim Schwerarbeiter, die sind eben auch nicht zur Markdrahtung geeignet, sondern die
müssen eben auch verplattet werden. Dann muß man auch mit einer längeren Nachbehandlung rechnen. Das ist die Lösung.

Müller, Wien: Ich bin als Chefarzt der Sozialversicherung der Bauern tätig. Ich kann das von
Herrn Erlacher Gesagte nur unterstreichen. Ich sehe die Lockerung der Platten, gerade bei
der ländlichen Bevölkerung, und sehe bei meinen Nachuntersuchungen, daß beim Erheben
der Anamnese kein Kollege wirklich Vertrauen zu seiner Osteosynthese hat, denn sie tragen
fast alle 8 Wochen einen Oberarmgipsverband. Auch wenn sie verplattet sind. Vielleicht
hat sich aufgrund der neueren Plattenformen mittlerweile die Behandlungsmethodik
geändert, aber immobilisiert werden alle, egal ob markgedrahtet oder verplattet wurde.

Buch, Wien: Ich stimme mit Herrn Szyszkowitz überein, was das Endergebnis anlagt, nur
frage ich mich, wenn ich das gleiche Endergebnis erreiche, warum soll ich die kompliziertere
Methode anwenden?

Muhr, Bochum: Das ist zum Teil richtig, weil, wenn ich das gleiche Endergebnis erreiche,
wieso kann ich nicht eine Methode anwenden, die für den Patienten wesentlich kom-
fortabler ist. Das ist eine Frage der persönlichen Einstellung.

Buch, Wien: Aber im Endeffekt ist die einfachere mit weniger Komplikationen behaftet.

Muhr, Bochum: Das hängt möglicherweise auch vom Chirurgen ab.

Erlacher, Ried: Darf ich zu den Plattenlockerungen noch etwas sagen. Wir haben praktisch
nie fixiert, auch die Landbevölkerung nicht, und daher auch die hohe Lockerungsrate von
Platten gefunden. Allerdings sieht man bei Durchsicht der Bilder, daß die gelockerten
Platten alle kompliziertere Formen sind mit Ausbruch von Keilen oder unter Umständen
Corticalisdefekt, so daß diese von vornherein für eine Markdrahtung ungeeignet wären.
Natürlich arbeitet jeder Landwirt, der nicht fixiert ist, in der Landwirtschaft. Er arbeitet
auch mit einem Gipsverband. Aufgrund der Nachuntersuchungen bin ich jetzt zum Schluß
gekommen, daß wir weiterhin die Plattenosteosynthese durchführen werden, aber bei den
unstabilen Formen und manuell arbeitenden Verletzten etwa 6 bis 8 Wochen eine zusätzliche Gipsfixation vornehmen werden müssen.

Muhr, Bochum: Sind Sie jetzt auch dazu übergegangen, diese noch engmaschiger zu kontrollieren, um zu sehen, sollte sich eine verzögerte Heilung anbahnen, daß Sie frühzeitig
gezielte Sekundäreingriffe durchführen, beispielsweise eine Spongiosatransplantation? Sie

haben sie jetzt eben als die komplizierteren Bruchformen beschrieben, die für die Mark-drahtung nicht geeignet gewesen wären.

Erlacher, Ried: Wir wollen jetzt bei den geschlossenen oder offenen Frakturen vermehrt primäre Spongiosaplastiken machen, oder wenn man sieht, daß devitalisierte Fragmente auftreten, dann eine Spongiosaplastik nach etwa 6 oder 8 Wochen, wenn man die Tendenz gut erkennen kann.

Weller, Tübingen: Bei den Patienten, die frühzeitig eine stärkere Belastung ihrer Platten-osteosynthese erfahren, zum Beispiel in der Landwirtschaft oder jedem Schwerarbeiter-beruf stellt sich die Frage, ob dort eventuell in solchen Fällen eine zusätzliche Brace-behandlung sinnvoll wäre. Aber die Frage erhebt sich dahingehend, ist die Belastung eine Rotationsbelastung oder ist es eine Biegungsbelastung im Sinne der Achse. Wir würden nämlich bei Biegungsbelastung, die eventuell die Plattenosteosynthese lockert, mit dem Brace auskommen, dann müßten wir einen Oberarmgipsverband anlegen. Das ist die Frage, die wir diskutieren müssen, wenn wir überhaupt eine zusätzliche Ruhigstellung durch ein äußeres Verfahren bei solchen Patienten diskutieren wollen. Eine längere Ruhigstellung eines Armes bei einer Plattenosteosynthese hat auch eine Dystrophie zur Folge am Kno-chen. Wir schaffen damit erst recht Verhältnisse, die zu einer frühzeitigen Plattenlockerung beitragen können.

Muhr, Bochum: Eine entsprechende Empfehlung von Poigenfürst hören wir später, nach-dem auch noch das funktionelle Kapitel abgehandelt wurde. Möglicherweise werden wir in einer Diskussion versuchen, eine Behandlungsempfehlung abzuleiten, wobei man sicher-lich jetzt schon betonen muß, daß das keine Frage der Ideologie sein darf. Ich könnte mir zum Beispiel vorstellen, Herr Buch, wenn ich einen Unterarmbruch hätte, dann wäre ich sicherlich mit einer guten Plattenosteosynthese besser bedient, weil ich dann wesentlich früher wieder tätig sein könnte. Ich bin aber mit Ihnen voll einer Meinung, daß jemand, der in der Landwirtschaft tätig ist, egal welche Art der Osteosynthese er hat, solange einen äußeren Schutz haben muß, gezwungen durch die äußeren Umstände oder durch das Nicht-begreifen, seinen Arm nicht mehr schont und dadurch die Komplikationen auftreten. Da ist die Plattenosteosynthese, und auch das räume ich ein, wesentlich anfälliger, genauso wie sie anfälliger für technische Fehler ist, die eigentlich in der Natur von 40 Operateuren, wie Sie das richtig gesagt haben, liegen müssen, so daß die Diskrepanzen zwischen den verschiedenen Meinungen eigentlich gar nicht so groß sind, weil das Ziel dem Patienten zu helfen und ihn möglichst rasch wieder, damit sich auch die Sozialversicherung etwas erspart, gesund zu machen, dasselbe ist. Ich würde vorschlagen, wir handeln jetzt noch die funktionellen Behandlungen und Behandlungsergebnisse ab und sollten dann das Thema kompakt abrunden.

Weller, Tübingen: Die Vorträge über die funktionelle Behandlung geben uns vielleicht einen Rückschluß und weitere Gesichtspunkte für unser Gesamtverhalten, auch im Hinblick auf die Wiederaufnahme der Arbeit und der Belastungsfähigkeit.

Funktionelle Behandlung von Ellenschaftbrüchen

Isolierte Brüche des Ellenschaftes – Behandlung im Samiento Brace

H. Hackstock und M. Helmreich

Unfallabteilung des a.ö. Krankenhauses der Stadt St. Pölten (Vorstand: Prim. Dr.
Horst Hackstock), Kremser Landstraße 36, A-3100 St. Pölten

Wenngleich isolierte Brüche des Ellenschaftes nur rund 1,21% aller Frakturen darstellen,
so schreibt man diesen Brüchen doch eine häufige Komplikationsrate im Sinne von verzögerter Heilung bzw. Pseudarthrose zu. Böhler, Witt et al. bestätigen dies. Aber auch die
Kompressionsosteosynthese mit der Platte konnte die Pseudarthrosen am Ellenschaft nicht
ganz verhindern.

Sarmiento brachte eine neue Entwicklung in der konservativen Behandlung durch das
Bracing. Entgegen dem bisher geübten Mitfixieren des der Fraktur angrenzenden proximalen
und peripheren Gelenkes wird lediglich eine Hülse anmodelliert, die vom Handgelenk bis
zum Ellbogen reicht. Beim Anlegen der Hülse muß der Zwischenknochenraum exakt
modelliert werden, um die Membrana interossea zu spannen. Diese Fixationsart erlaubt
dem Patienten den vollen Gebrauch des Armes und erübrigt die sonst nach Abnahme
großer Gipsverbände notwendige Rehabilitationsbehandlung (Abb. 1).

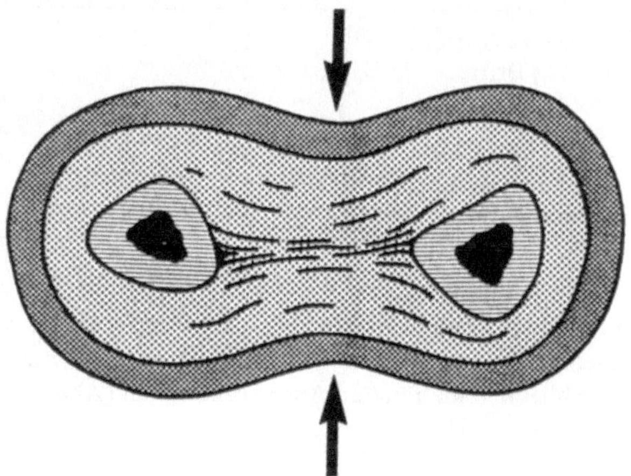

Abb. 1. Schematischer Querschnitt durch den Unterarm im mittleren Drittel. Durch
Modellieren der Delle wird die Membrana interossea gespannt und es ergibt zusätzlich
Bruchstabilität

Hefte zur Unfallheilkunde, Heft 201
Zusammengestellt von W. Hager
Springer-Verlag Berlin Heidelberg 1989

Material und Methode

Seit 1981 werden alle Ellenschaftbrüche an der Unfallabteilung St. Pölten nach der Sarmiento Methode behandelt.

Material

Wir überblicken 48 lückenlos dokumentierte Fälle, die persönlich nachuntersucht wurden. Der jüngste Patient war 13, der älteste 89 Jahre. Die Fraktur findet sich zu gleichen Anteilen in allen Altersschichten. Es waren 39 Männer, 9 Frauen. Die Bruchlokalisation ist in Tabelle 1 aufgeführt.

Interessant erscheint die Korrelation Frakturlokalisation zu Alter des Patienten (Tabelle 2).

Tabelle 1. Lokalisation

Proximales Drittel	2	4,1%
Mittleres Drittel	10	20,8%
mit Trümmerzone	3	6,25%
Distales Drittel	29	60,4%
mit Trümmerzone	1	2,08%
mit Lux. rad. uln.	1	1,08%
Subcapital	2	4,1%

Tabelle 2. Frakturlokalisation/Alter

Lokalisation	13–20	20–30	30–40	40–50	50–60	60–70	über 70
Proximales Drittel	1	1					
Mittleres Drittel	3	2					
mit Trümmer			1	1	1		
Distales Drittel	4	2	6	3	8	1	5
mit Trümmer		1					1
mit Lux. rad. uln.		1					1
Subcapital					1		1

Hierbei scheint interessant, daß Frakturen im proximalen Drittel ausschließlich im jugendlichen Alter zu beobachten sind, während Frakturen im distalen Abschnitt praktisch ausschließlich im höheren Alter vorkommen (Abb. 2a, b).

Methode

Primärbehandlung des isolierten Ellenschaftbruches ist der Oberarmgipsverband, der bis auf den letzten Faden zunächst gespalten wird. Gipsschluß am nächsten Tag. Nach Abschwellen des Unterarmes Anmodellieren der Hülse, Gesamtfixation 6 Wochen (Abb. 3).

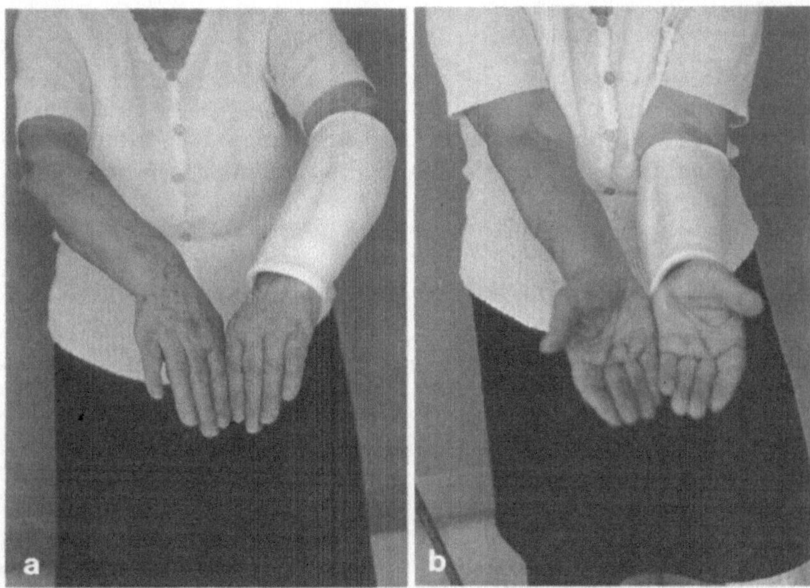

Abb. 2a, b. Nach dem Anlegen des Ellenbrace behält der Patient weitgehend seine Mobilität, Handgelenk und Ellbogen sind frei, auch die Vorderarmdrehung ist zum Teil frei

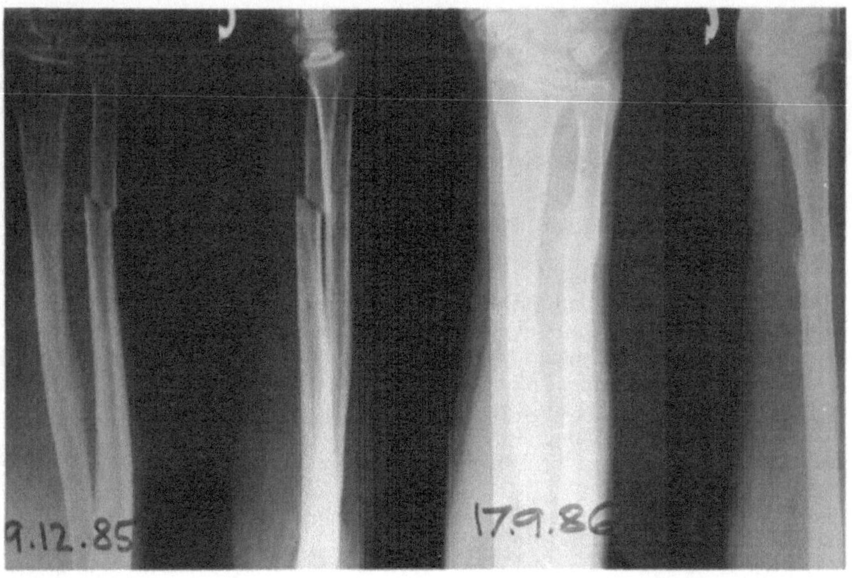

Abb. 3. 89jährige Patientin. 14 Tage Oberarmgips plus 27 Tage Brace, Gesamtfixation 41 Tage. Bruch konsolidiert, freie Funktion

Ergebnisse

Knöcherne Heilung

47 der 48 Fälle heilten reaktionslos knöchern aus. Eine Pseudarthrose beobachteten wir bei einem Mann mit einer Ellenschaftfissur. Hier waren Spongiosaplastik und Kompressions-osteosynthese notwendig.

Schmerzen

Von 48 Patienten waren 46 vollständig schmerzfrei auch bei schwerster Belastung.

Beweglichkeit

46 Patienten hatten seitengleich freie Beweglichkeit und auch normale motorische Kraft. Bei 2 Patienten beobachteten wir eine Bewegungseinschränkung geringen Grades: 1 Patient hatte 10° weniger Supination und Pronation und 1 Patient eine endlagige Bewegungseinschränkung des Ellbogens mit S 0–20–110.

Zusammenfassung

Die Ergebnisse der von uns nach Sarmiento behandelten isolierten Ellenschaftfrakturen sind so gut, daß diese Behandlung in Hinkunft die Standardbehandlung an unserer Abteilung sein wird.

Literatur

Krösel W, Chao-Lai Meng A (1982) Die konservative chinesische Frakturenbehandlung. Bücherei des Orthopäden. Enke, Stuttgart
Böhler L (1953) Die Technik der Knochenbruchbehandlung. Maudrich, Wien
Witt N, Cotta H, Mittelmeier H (1965) In: Bürkle de la Camp (Hrsg) Handbuch der gesamten Unfallheilkunde. Enke Verlag, Stuttgart
Oestern H-J, Tscherne H (1983) Ergebnisse der AO-Sammelstudie über Unterarmschaftfrakturen. Unfallheilkunde 86:136–142
Sarmiento A: Treatment of Ulnar Fractures by Functional Bracing. J Bone Joint Surg (Am) 58:8
Küsswetter W (1979) Die Membrana interoessea antebrachii. Z Orthop 117:776–783

Funktionelle Behandlung von Ellenschaftbrüchen

J. Buch und G. Hoffmann

Unfallkrankenhaus Lorenz Böhler (Ärztl. Leiter: Prof. Dr. J. Poigenfürst), Donaueschingen-straße 13, A-1200 Wien

Durch Arbeiten von Pollock et al. [3] und I.W.D. Dymond [1] wurden wir animiert, isolierte Ellenschaftbrüche funktionell zu behandeln. Dymond konnte an Hand von Leichenunter-suchungen feststellen, daß bei einer Verschiebung des Ellenbruches bis zur halben Schaft-breite die Membrana interossea intakt bleibt und das Periost nur minimal gerissen ist. Beide Autoren geben als häufigste Unfallursache das direkte Trauma an; dies traf bei uns jedoch nur bei 20% der Patienten zu. 60% stürzten; 15% wurden bei einem Verkehrsunfall verletzt.

Wir berichten hier über 124 Patienten, die seit 1983 im Unfallkrankenhaus Lorenz Böhler wegen einer isolierten Ellenschaftfraktur behandelt wurden. Die 50 Frauen und 74 Männer hatten ein Durchschnittsalter von 42,5 Jahren (6–89).

Die Brüche waren in 69% im distalen, in 26% im mittleren und in 5% im proximalen Drittel. 45 (36%) Querfrakturen standen 79 (64%) Schrägfrakturen gegenüber.

Ohne Auslese, jedoch auch ohne exakte Randomisierung wurde bei 49 Patienten (Grup-pe G) nach der alten üblichen Methode ein Oberarmgips für sechs bis elf Wochen (durch-schnittlich 6,8 Wochen) angelegt. 75 Patienten (Gruppe F) wurden funktionell behandelt, wobei sie sich wiederum in drei Gruppen gliedern: 27 Patienten wurden funktionell ohne jegliche Ruhigstellung, 24 Patienten wurden mit einem Unterarmgips für ein bis sechs Wochen (durchschnittlich 3 Wochen) und 24 Patienten mit einem Oberarmgips für ein bis drei Wochen (durchschnittlich 10 Tage) behandelt. Die Patienten wurden primär oder nach der kurzzeitigen Gipsfixation angehalten, alle Armgelenke innerhalb der Schmerzgrenze zu bewegen und alle Tätigkeiten, die keine Schmerzen bereiten, zu vollführen.

Wegen verzögerter Knochenheilung wurden zwei (3%) Patienten aus der Gruppe F und ein (2%) Patient aus der Gruppe G operiert. Hierbei handelte es sich einmal um eine unver-schobene distale Querfraktur (drei Wochen rein funktionell, dann wegen Schmerzen eine Woche Oberarmgips, dann wieder funktionell), einmal um eine distale Schrägfraktur (sechs Wochen Oberarmgips) und einmal um einen proximalen Schrägbruch (auswärts Unterarm-gips, nach zwei Tagen bei uns Oberarmgips für zwei Wochen, nach einer Woche funktioneller Behandlung wegen Stellungsverlust Reposition und Oberarmgips für sechs Wochen, wegen neuerlichen Stellungsverlustes Verplattung). Die Frakturen in der proximalen Hälfte er-scheinen uns für eine funktionelle Behandlung nicht geeignet und bieten auch Schwierig-keiten bei der reinen Gipsbehandlung.

Pseudarthrosen sahen wir in beiden Gruppen je einmal. Bei einem polytraumatisierten Patienten wurde die schräge Ellenfraktur im mittleren Drittel erst nach drei Wochen bei bereits beginnender Callusbildung diagnostiziert und anschließend wieder vergessen. Bei der Nachuntersuchung nach 28 Monaten fanden wir eine straffe Pseudarthrose bei nur mäßigen Beschwerden und weitgehend freier Beweglichkeit (Ergebnis: gut). Der zweite Patient hatte eine Querfraktur im distalen Drittel und wurde mit einem Oberarmgips für zehn Wochen ruhiggestellt.

Hefte zur Unfallheilkunde, Heft 201
Zusammengestellt von W. Hager
Springer-Verlag Berlin Heidelberg 1989

Ansonsten kam es bei allen Patienten zur knöchernen Heilung. Durchschnittlich war bei den Patienten der Gruppe F die Fraktur bei den rein funktionell Behandelten nach sieben Wochen, bei den anderen nach sechs Wochen, in der Gruppe G nach acht Wochen mit strukturiertem Callus überbrückt.

In der Gruppe F war sowohl die Arbeitsunfähigkeit als auch die Behandlungsdauer (48 bis 50 Tage) kürzer als in der Gruppe G (73 bzw. 63 Tage).

Für diese Studie konnten 35 (47%) Patienten der Gruppe F und 17 (35%) Patienten der Gruppe G nachuntersucht werden. Der Nachuntersuchungszeitraum betrug 23 (2–56) bzw. 46 (24–56) Monate. Bewertet wurde nach dem von Oestern und Tscherne [2] angegebenen Bewertungsschema (s. Tabelle 1).

Die Bewegungseinschränkungen sind aus den Tabellen 2 und 3 ersichtlich.

Die Achsenstellung konnte nur bei den nachuntersuchten Patienten exakt gemessen werden, da man wegen der individuell verschiedenen Ellenform im distalen Drittel mit der Gegenseite vergleichen mußte (s. Tabelle 4; n = Anzahl der Patienten).

Durch die funktionelle Behandlung kam es zu keiner verstärkten Achsenabweichung. Wie weit sich letztere auf das Ergebnis auswirkt, zeigt Tabelle 5.

Zusammenfassend können wir die in der Literatur erwähnten guten Ergebnisse nach funktioneller Behandlung der Ellenschaftfraktur bestätigen. Obwohl die Zahlen für eine

Tabelle 1. Ergebnisse

	Funktionell n = 35		OA-Gips (7 W) n = 17	
Sehr gut	54% —	19	47% —	8
Gut	37% —	13	35% —	6
Befriedigend			6% —	1
Mäßig	9% —	3	12% —	2

Tabelle 2. Bewegungseinschränkung

		F	G
Ellenbogenstreckung	0°	97%	94%
Ellenbogenbeugung	$< 15^\circ$	100%	89%
Supination	$< 15^\circ$	83%	61%
Pronation	$< 15^\circ$	92%	83%

Tabelle 3. Bewegungseinschränkung

			F	G
Handgelenk	dorsal	$< 15^\circ$	94%	83%
	palmar	$< 15^\circ$	86%	87%
	radial	$< 5^\circ$	89%	78%
	ulnar	$< 5^\circ$	92%	61%

Tabelle 4. Achsenfehler

Funktionell		N 14	$(0^\circ-15^\circ)$	7°
UAG		N 10	$(0^\circ-15^\circ)$	5°
OAG	$<$ 3 Wo.	N 12	$(0^\circ-\ 8^\circ)$	4°
		35	$(0^\circ-15^\circ)$	$5,5^\circ$
OAG	$>$ 3 Wo.	N 17	$(0^\circ-15^\circ)$	7°

Tabelle 5. Ergebnis und Achsenfehler

Sehr gut	N 27	5°
Gut	N 19	6°
Befriedigend	N 1	13°
Mäßig	N 5	10°

statistisch signifikante Aussage zu klein sind, ist aus ihnen doch die Tendenz abzulesen, daß eine funktionelle Behandlung gegenüber der langzeitigen Ruhigstellung im Oberarmgips sowohl, was das Ergebnis betrifft, als auch, was den Komfort des Patienten angeht, Vorteile bringt.

Wir empfehlen deshalb bei der Behandlung der isolierten Ellenschaftfraktur, die nicht über halbe Schaftbreite verschoben ist, eine kurzfristige Ruhigstellung im Gips (Oberarmgips oder Unterarmgips) bis zum Abklingen der akuten Schmerzen und anschließend eine funktionelle Weiterbehandlung. Wünscht es ein Patient, so kann man ihn genau so sicher ohne jegliche Ruhigstellung, aber in den ersten Tagen doch sehr schmerzhaft, behandeln.

Literatur

1. Dymond IWD (1984) The Treatment of Isolated Fractures of the Distal Ulna. J Bone Joint Surg (Br) 66:408
2. Oestern HJ, Tscherne H (1983) Ergebnisse der AO-Sammelstudie über Unterarmschaftfrakturen. Unfallheilkunde 86:136
3. Pollock FH, Pankovich AM, Prieto JJ, Lorenz M, Shurlan VP (1983) The Isolated Fracture of the Ulnar Shaft. J Bone Joint Surg (Am) 65:339

Die Behandlung isolierter Ellenschaftfrakturen mit dem Unterarm-Sarmiento-Gips und ihre Ergebnisse

E. Prosquill und Ch. Stock

Unfallkrankenhaus Meidling, Kundratstraße 37, A-1120 Wien

24 Patienten mit isolierten Ellenschaftbrüchen wurden im Unfallkrankenhaus Meidling zwischen Oktober 1984 und Juli 1986 nach der Methode von Sarmiento behandelt.

Das durchschnittliche Alter der Patienten betrug 33 Jahre; der jüngste Patient war bei dem Unfall sechs Jahre, der Älteste 91 Jahre alt. Es handelt sich um 17 männliche und 7 weibliche Patienten. Die Frakturen waren bei einem Patienten im proximalen Drittel, bei 12 Patienten im mittleren Drittel und bei 11 Patienten im distalen Drittel lokalisiert.

Bei der Hälfte der Patienten (12 Personen) führte der Unfallhergang zu einer vorwiegend queren Parierfraktur. Zehn Patienten stürzten und versuchten, sich mit der oberen Extremität abzufangen — bei diesem Mechanismus entstehen Dreh- bzw. Biegungsbrüche oder Kombinationen aus beiden.

Bei diesem Unfallgeschehen dürfte auch eine Läsion der Membrana interossea angenommen werden. Bemerkenswert war, daß 2 Personen angaben, daß sie nur einen schweren Gegenstand hochheben wollten.

Methode

Zunächst Ruhigstellung, der an den Fingern mit Mädchenfängern aufgehängten verletzten Extremität, mit einem gespaltenem OAG für 7–14 Tage.

Im Anschluß daran nach Röntgenkontrolle anmodellieren einer Sarmiento-Unterarmhülse.

Anfangs fertigten wir diese aus Gips, später aus dem von Sarmiento beschriebenen Orthoplast, einem thermoplastischen, in gelochten Platten vorgefertigten, Kunststoff. Die Ausfertigung des Gipsverbandes benötigt etwas mehr Zeit, das Gewicht ist fast gleich, doch ist der Gips aus hygienischen Gründen nicht wiederverwendbar.

Bei einigen Patienten wurde auf eine Brace überhaupt verzichtet und statt dessen lediglich eine elastische Binde über einer ulnarseitig angelegten Filzschiene angewickelt. Es handelte sich dabei um sehr alte Patienten bzw. um jugendliche Patienten bei denen eine subperiostale Fraktur vorlag.

Beim Sarmiento-Brace besteht keine absolute Ruhigstellung, da ja die Unterarmdrehung möglich ist. Die Fraktur wird durch Kompression der umgebenen Weichteile stabilisiert.

Der Brace wurde durchschnittlich 4–5 Wochen belassen und endgültig entfernt, wenn der klinischen Untersuchung weder Druck- noch Stauchungsschmerz ausgelöst werden konnte und im Röntgen deutlich strukturierter Callus erkennbar war.

Die Behandlung mit dem Brace wurde von den meisten Patienten als angenehm empfunden. Das Tragen, Anlegen und Üben bereitete den meisten Patienten keine Schmerzen oder Probleme.

Hefte zur Unfallheilkunde, Heft 201
Zusammengestellt von W. Hager
Springer-Verlag Berlin Heidelberg 1989

Vier Patienten hatten bereits mit der Sarmiento-Schiene ihre Arbeit wieder aufgenommen; keiner wurde berentet.

Bei unseren Patienten, welche nach Sarmiento behandelt wurden, stellten wir uns folgende Fragen bei der Nachuntersuchung:

1. Schmerzhaftigkeit
2. Beweglichkeit
3. Mißerfolge

14 Patienten erschienen zu der Nachuntersuchung im Juni/Juli 1986; das durchschnittliche Alter betrug 33,5 Jahre. (Der jüngste Patient ist 8 Jahre, der Älteste 75 Jahre alt.) Bei der Nachuntersuchung waren bis auf einen Patienten alle beschwerdefrei. Die Armgelenke wurden von fast allen Patienten seitengleich bewegt (bis auf zwei Patienten); bei keinem Patienten wurde eine Muskelatrophie der verletzten Seite gefunden.

In den Röntgenaufnahmen war die callöse Heilung bei den meisten Patienten in der 5.–6. Woche zu sehen. Bei der Nachuntersuchung waren alle Brüche knöchern geheilt.

Bei einem Patienten kam es zu einer Ellenverkürzung im distalen Radio-Ulnargelenk von etwa 4 mm sowie zugleich zu einer Brückencallusbildung im Frakturbereich.

Diskussion

Von 1956 bis 1983 wurden rund 1 200 Patienten mit isolierten Ellenschaftfrakturen mit OAG 10–12 Wochen behandelt. Damals mußte bei einer nicht unwesentlichen Zahl der Patienten wegen verzögerter Knochenbruchheilung die Immobilisierung bis 16 Wochen aufrecht erhalten werden.

Bei den Patienten, die nach der Methode von Sarmiento behandelt wurden, betrug die Behandlungsdauer 5–8 Wochen ab Unfall. Zumeist war schon in der 4.–5. Woche deutliche Callusbildung zu beobachten; offenkundig gefördert durch die aktive Bewegung der verletzten Extremität in allen Gelenken.

Nach so kurzer Zeit konnte bei in OAG fixierten Brüchen noch keine Callusbildung beobachtet werden. Auffallend war, daß nach Abnahme bei 6 Fällen im Röntgen die Fraktur nicht sicher durchgebaut war; dennoch wurden sie freigelassen, da sie klinisch unauffällig waren. In keinem Fall kam es zu einer PSA; in keinem Fall war ein Sekundäreingriff notwendig. Hingegen war eine Operation wegen PSA bei den mit OAG behandelten Patienten häufig notwendig.

Sofern keine Schwerarbeit ausgeführt wird, sind die Patienten mit der Brace sogar arbeitsfähig; dies ist mit einem OAG nicht der Fall.

Zusammenfassung

Es wird über die Erfahrung mit dem Sarmiento-Brace zur Behandlung der isolierten Ellenschaftfrakturen bei 24 Patienten berichtet.

Sie ist nicht nur eine für den Patienten angenehmere Methode als der OAG, sondern führt auch in kürzerer Zeit zur callösen Heilung. Alle Frakturen heilten knöchern aus, die einzige Komplikation war in einem Fall eine Verkürzung von 4 mm bei gleichzeitiger Bildung von Brückencallus.

Möglichkeiten und Ergebnisse der funktionellen Frakturbehandlung am Unterarmschaft

R. Kujat und H. Tscherne

Medizinische Hochschule Hannover, Unfallchirurgische Klinik (Direktor: Prof. Dr. H. Tscherne), Konstanty-Gutschow-Straße 8, D-3000 Hannover 61

Welche Frakturen am Unterarmschaft eignen sich für eine funktionelle Therapie?

Voraussetzung zur Erzielung eines Frakturheilungsergebnisses, das unseren Anforderungen an Funktion, achsengerechter Bruchheilung und einer adäquaten Dauer der Frakturheilung entspricht, ist vor allem eine ausreichende innere Stabilität der Fraktur. Diese wird am Unterarm durch die Membrana interossea, durch Abstützung der Frakturfragmente sowie Schienung der Fraktur durch funktionstüchtige Muskulatur gewährleistet. Daraus ergibt sich, daß sich nicht alle Unterarmfrakturen für diese Therapieform eignen.

Abbildung 1 zeigt Frakturformen der Ulna, wie sie von uns funktionell behandelt wurden. Nach der vorgegebenen Klassifikation handelt es sich um Frakturen vom Typ A1 und A2, wobei aber Monteggia-Frakturen sowie Frakturen mit mehreren Biegungskeilen ausgeschlossen wurden.

Diese nicht oder nur gering dislocierten Ulnafrakturen werden vom Unfalltag an im Brace stabilisiert und erlauben eine frühzeitige funktionelle Beanspruchung.

Mehrfachverletzte mit Schädel-Hirntrauma eignen sich aufgrund ihrer fehlenden Kooperationsfähigkeit nur bedingt. Auch periphere neurogene Schäden mit Beeinträchtigung der Unterarmfunktion behindern eine funktionelle Behandlung.

Aufgrund unserer Behandlungsergebnisse haben wir gesehen, daß optimale Ergebnisse bei Patienten mit isolierten Ulnafrakturen zu erreichen sind, während bei Mehrfachverletzten diese Methode eher komplikationsträchtig ist.

Das Alter der Patienten ist weniger bedeutsam als ihr Kooperationswille. Im eigenen Krankengut zeigte sich eine nahezu homogene Altersverteilung bis zum 60. Lebensjahr.

Die Dauer der Behandlung bis zur radiologischen Frakturdurchbauung variierte, abhängig vom Frakturtyp. Bei mehr als der Hälfte der Patienten konnte die Behandlung nach 6 Wochen abgeschlossen werden.

Zu diesem Zeitpunkt war bei allen Patienten die Streckung und Beugung im Ellenbogen- und Handgelenk seitengleich möglich. Die Rotation war bei 18 der 30 Patienten regelrecht, bei 11 bis 20° eingeschränkt, bei einem Patienten bis 40°. Nach dem vorgegebenen Bewertungsschema waren 29 der 30 Patienten als sehr gut oder gut zu klassifizieren.

Hefte zur Unfallheilkunde, Heft 201
Zusammengestellt von W. Hager
Springer-Verlag Berlin Heidelberg 1989

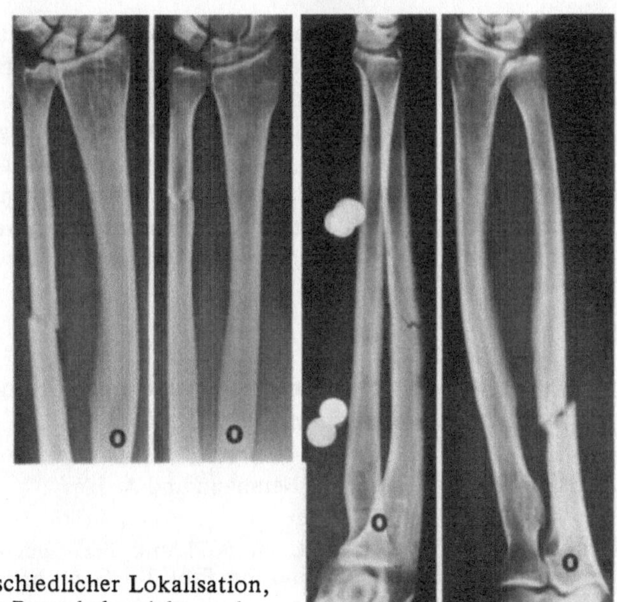

Abb. 1. Ulnaschaftfrakturen unterschiedlicher Lokalisation,
wie sie von uns vom Unfalltag an im Brace behandelt wurden

Abbildung 2 zeigt das radiologische Ausheilungsergebnis einer am Übergang vom proximalen zum mittleren Ulnadrittel gelegenen Fraktur. Wie bei allen unserer funktionell
behandelten Ulnaschaftfrakturen ist auch diese Fraktur aufgrund der relativen Unruhe
im Brace mit einer ausgeprägten Callusbildung ausgeheilt.

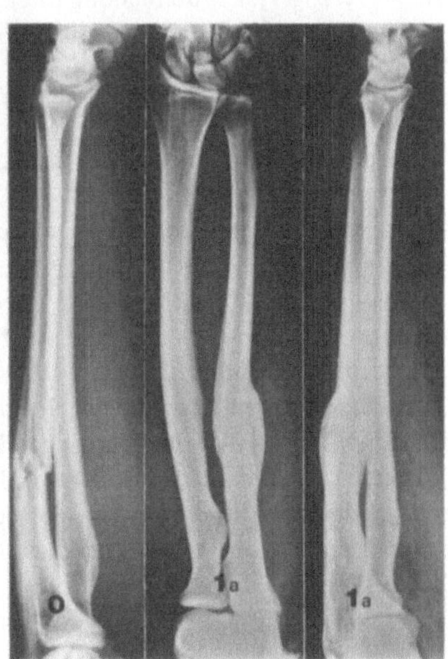

Abb. 2. Am Übergang vom proximalen zum mittleren
Ulnadrittel gelegene Schaftfraktur, die funktionell
behandelt wurde. Ausgeprägte Callusbildung aufgrund
der relativen Unruhe im Brace

Aufgrund unserer Erfahrung an insgesamt 30 funktionell behandelten Ulnafrakturen sehen wir eine Indikation zur Behandlung im Brace bei stabilen Schaftfrakturen sowie Kooperationsbereitschaft und Operationsfähigkeit des Patienten. Ist letztere nicht gegeben, sollte die Indikation zur funktionellen Behandlung überprüft werden.

Auch instabile Frakturen mit Zerstörung der inneren Stabilität, dazu gehören auch offene Frakturen oder Nervenschäden mit Beeinträchtigung der Unterarmfunktion können funktionell behandelt schlechtere Ergebnisse als bei konventioneller Behandlung ergeben.

Der isolierte Ellenschaftbruch — Anatomie, Biomechanik und therapeutische Konsequenzen

A. Ekkernkamp, G. Muhr, K. Neumann und A. Lies

Chirurgische Universitätsklinik und Poliklinik, Berufsgenossenschaftliche Krankenanstalten "Bergmannsheil Bochum" (Direktor: Prof. Dr. G. Muhr), Hunscheidtstraße 1, D-4630 Bochum

Im Bereich des Unterarmes hat sich weitgehend die plattenosteosynthetische Versorgung der beiden Knochen durchgesetzt. Durch die parallele Anordnung von Elle und Speiche sowie wegen der komplizierten Muskelverläufe eignet sich der Unterarmschaftbruch nur in seltenen Fällen zum konservativen Vorgehen. Nachuntersuchungen aus der eigenen Klinik haben gezeigt, daß es bei den konservativen Behandlungsprinzipien in einem hohe Prozentsatz zu verzögerter Bruchheilung oder zur Pseudarthrosenbildung kommt [4].

Hinzu gesellen sich Immobilisationsschäden der Muskulatur durch lange Ruhigstellung. Auch für die Fraktur eines der beiden Unterarmknochen bei intaktem Parallelknochen wird das operative Vorgehen empfohlen:

— Durch die Sperrwirkung der intakten Elle komme es an der Speiche zum Verlust der Doppelkurve.
— Die isolierte gebrochene Elle sei bei unverletzter Speiche großen Torsionskräften ausgesetzt.

Auch Lorenz Böhler vertrat die Auffassung, isolierte Brüche des Ellenschaftes neigten zu verzögerter Callusbildung und zur Entstehung von Pseudarthrosen [2].

Andere Autoren begründeten ihre hohen Raten an Falschgelenkbildungen mit der oberflächlichen Lage sowie der überwiegend corticalen Zusammensatzung der Elle [3, 17, 18, 21].

Hieraus wurde die großzügige Indikation zum operativen Vorgehen abgeleitet. Doch trotz verfeinerter und standardisierter Operationstechniken einschließlich des Instrumentariums ist das operative Vorgehen nicht problemlos geblieben, insbesondere droht das Gespenst der knöchernen Infektion.

Hefte zur Unfallheilkunde, Heft 201
Zusammengestellt von W. Hager
Springer-Verlag Berlin Heidelberg 1989

Tabelle 1. Muskelaktivität

Durchblutungsförderung
Verringerung des Wundödems
Verbesserung des Gewebsmetabolismus
hydrodynamischer Kompressionseffekt

Der Einfluß der *Funktion* auf Knochenphysiologie, Extremitätendurchblutung und schließlich auf die Knochenbruchheilung ist hinlänglich bekannt [7] (Tabelle 1).

Erfahrungen an großen Kollektiven haben gezeigt, daß sich bei aktiven Patienten rasch eine innere "Stabilität" der Fraktur entwickelt. Bei den Betroffenen, die aus Angst oder Besorgnis die Funktion verzögern, heilt die Fraktur deutlich langsamer.

Welche Besonderheiten bietet hierbei der isolierte Ellenschaftbruch?

Die Ulna stellt den stationären Teil der Unterarmparallelknochen dar. Die Umwendbewegungen der Hand im Sinne von Pro- und Supination erfolgen im proximalen und distalen Radio-Ulnar-Gelenk um die gemeinsame Unterarmachse. Die Speiche dreht sich proximal um ihre Längsachse, während sich das distale Speichenende und damit die Hand "wie ein Türflügel um das untere Ulnaende herum bewegt" [20].

Nach den Untersuchungen von Küsswetter [10, 11] imponiert die Membrana interossea antebrachii vom makromorphologischen Aspekt her als ein straffes bandartiges Bindegewebe, das den Unterarm stabilisiert und die Bewegungen von Elle und Speiche als gemeinsames Gelenkband beider Radio-Ulnar-Gelenke während der Unterarmdrehbewegung koordiniert. Von Lanz und Wachsmuth [12] hielten die Membrana interossea für "nahezu unzerreißbar".

Wight [22] führte bereits 1905 die nur geringe Dislokation seiner isolierten Ellenschaftbrüche auf eine intakte Membrana interossea zurück.

Den stabilisierenden Effekt dieser Struktur haben wir anhand von anatomischen Präparaten nachgestellt. Die Abb. 1 zeigt, daß bei intakter Membran auch bei großem Pronations- und Supinationsstreß eine wesentliche Dislokation der Fragmente der osteotomierten Elle nicht erreicht werden kann.

Bereits nach Durchtrennung des ellenwärtigen Anteiles der Membran jeweils 2 cm proximal und distal der Osteotomie kommt es zu einer erheblichen Zunahme der Verschiebung, nach weiterer Zerstörung der Membran zur vollständigen Dislokation der Fragmente (Abb. 2).

Das Röntgenbild korreliert entsprechend. Hier zeigt sich bei der Abb. in 2 Richtungen die nur geringe Dislokation bei intakter Membran, nach Durchtrennung kommt es zur Verschiebung um mehr als halbe Schaftbreite. Dymond [5] leitete aus ähnlichen Untersuchungen die Einteilung der distalen isolierten Ellenschaftbrüche in "stabile" und "instabile" ab. Auch nach unseren Studien kann dieses radiologische Kriterium zur Beurteilung der Stabilität des frischen Ellenschaftbruches herangezogen werden (Abb. 3).

158

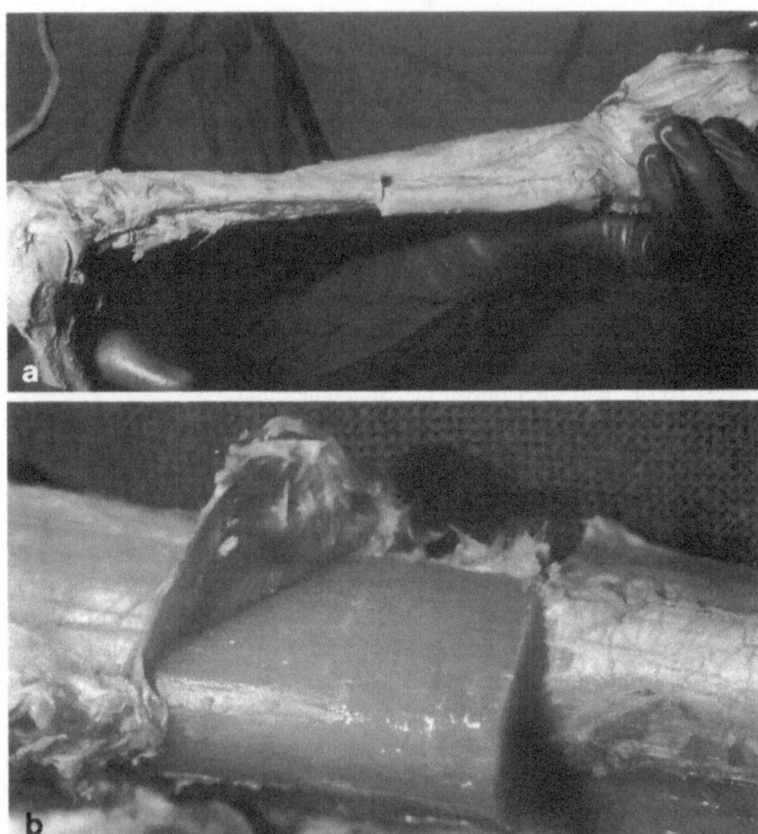

Abb. 1a, b. Anatomisches Unterarmpräparat rechts. **a** Isolierte Osteotomie der Elle ohne
Abheben von Periost und ohne Verletzung der Membrana interossea. Nur geringe Disloka-
tion beim Supinationsstreß. **b** Nach Abschieben des Periostes nur Dislokation um halbe
Schaftbreite im Supinations- und Pronationsstreß. Membrana intakt

Ergebnisse

In den letzten 3 Jahren wurden am Bergmannsheil Bochum 13 isolierte Ellenschaftbrüche
funktionell behandelt. Isolierte Frakturen im proximalen Drittel (Operationsindikation),
kindliche Frakturen sowie Sonderfälle (Osteogenesis imperfecta) wurden in die Studie
nicht mit einbezogen.

Nach anfänglicher Ruhigstellung im Oberarmspaltgips zur Schmerberuhigung wird zwischen dem 3. und 10. Tag eine Konfektions-Kunststoffmanschette angelegt. Unmittelbar
danach beginnt der Patient mit isometrischem Training und aktiven Bewegungsübungen.
Die Vollbelastung wird gemäß radiologischer Kontrolle, durchschnittlich nach 4−5 Wochen,
gestattet [6].

Zur knöchernen Konsolidierung kam es in allen 13 Fällen zwischen der 6. und 9. Woche,
durchschnittlich nach 7 Wochen. Hospitalisationszeit und Wiederaufnahme der Arbeit

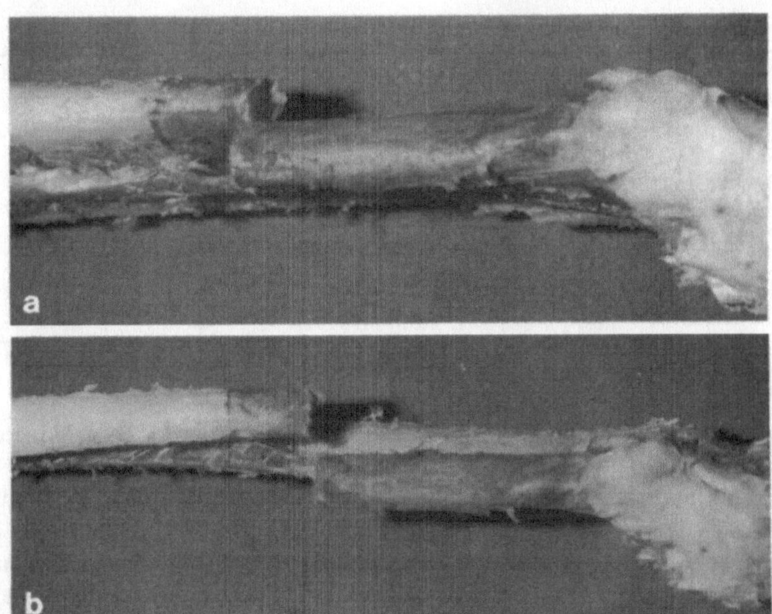

Abb. 2a, b. Anatomisches Präparat. Osteotomie im distalen Drittel (*dunkel gefärbt*). Rechter Unterarm. **a** Zunahme der Dislokation nach Durchtrennung des ellenwärtigen Anteiles der Membrana interossea jeweils 2 cm proximal und distal der Osteotomie. **b** Erhebliche Verschiebung der Fragmente nach kompletter querer Durchtrennung der Membran

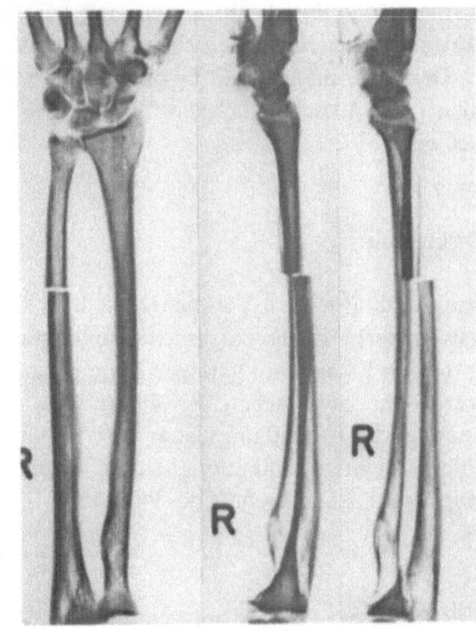

Abb. 3. Röntgenaufnahme rechter Unterarm mit Ellbogen- und Handgelenk. Anatomisches Präparat. Osteotomie im distalen Drittel. *Links:* Anterior-posteriorer Strahlengang, gut sichtbar der Osteotomiespalt. *Mitte:* Osteotomie ohne Verletzung der Membran: Verschiebung der Fragmente um weniger als halbe Schaftbreite im seitlichen Strahlengang. *Rechts:* Nach querer Durchtrennung der Membran Dislokation um ganze Schaftbreite im seitlichen Strahlengang

Tabelle 2. Begleitverletzungen (n = 13)

Schädel-Hirn-Trauma
Wirbelkörperfraktur
Rippenserienbrüche
Subcapitale Oberarmfraktur (kontralateral)
Beckenfraktur
Hüftgelenkverrungsbruch
Patellafraktur
Unterschenkelfraktur
Sprunggelenkfraktur
Talusfraktur

wurden durch die Begleitverletzungen bestimmt (Tabelle 2), 4 Monate nach dem Unfall waren alle Patienten wieder arbeitsfähig.

Alle nachuntersuchten Patienten waren subjektiv mit dem Behandlungsresultat zufrieden, Renten kamen nicht zur Auszahlung. Nach dem vereinbarten Bewertungsschema war das Resultat objektiv in 12 Fällen sehr gut, in einem Fall gut. In letztem Fall verblieb eine endgradige Bewegungseinschränkung im Ellenbogengelenk sowie eine geringgradig verminderte Unterarmdrehfähigkeit. Diese resultierte jedoch aus den Folgen eines 20 Jahre zurückliegenden Speichenköpfchenbruches.

Die Abbildung 4 zeigt den Unterarm eines 35jährigen Fachkollegen, bei dem es nach auswärtiger operativer Versorgung zu einem Ermüdungsbruch nach Metallentfernung gekommen war. Der Arm wurde im Brace ruhiggestellt, 3 Monate später war die Refraktur knöchern konsolidiert, die Funktion frei.

Trotz der kleinen Fallzahl dürfen unsere Resultate als äußerst ermutigend gewertet werden. Eine Pseudarthrosenbildung oder Infektion sahen wir in keinem Fall. Auch andere Autoren waren mit dem nicht operativen Vorgehen erfolgreich [1, 8, 13–16, 19].

Dennoch dürfen die besonderen Vorzüge der konservativ-funktionellen Behandlung nicht zur Ausschließlichkeit führen. Die Kontraindikationen sind der Tabelle 3 zu entnehmen.

Diskussion

Aufgrund unserer experimentellen und klinischen Erfahrungen sind wir der Auffassung, daß isolierte Ellenschaftbrüche im mittleren und distalen Drittel bei einer radiologisch in beiden Ebenen nur geringen Dislokation konservativ-funktionell zur Ausheilung gebracht werden können. Neben den Operationsrisiken entfällt die Remobilisierung nach Frakturheilung, die Behandlungsdauer wird damit erheblich verkürzt. Entscheidend für den Erfolg sind die richtige Indikationsstellung, engmaschige Kontrollen in der Anfangsphase sowie die Kooperationsbereitschaft des Patienten.

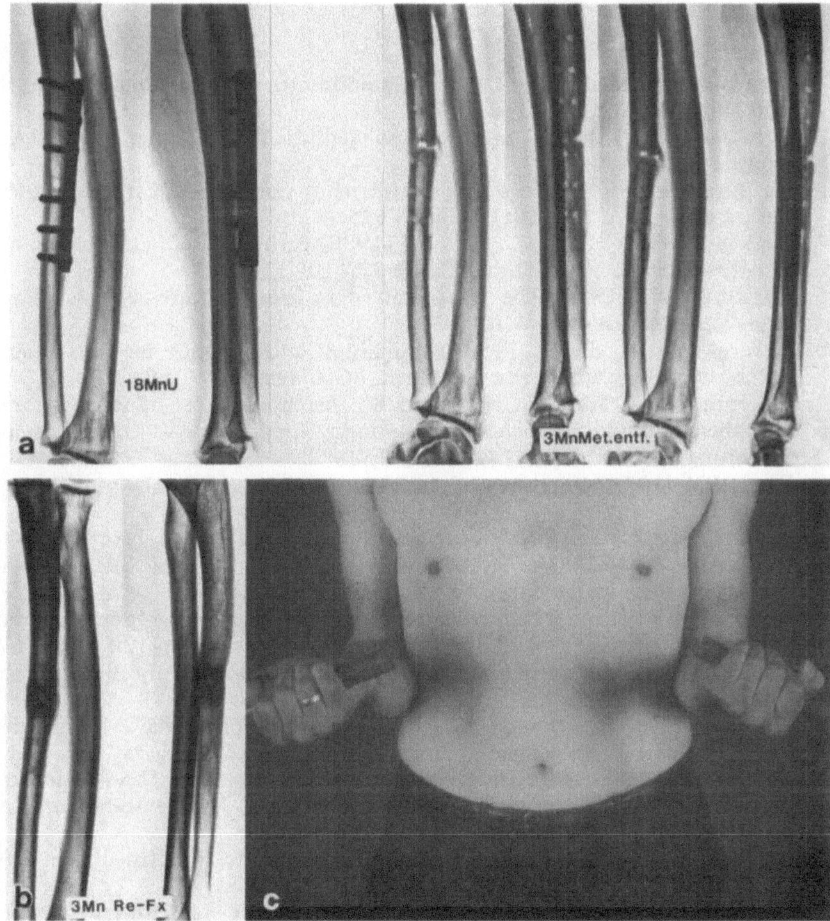

Abb. 4a–c. Röntgenologischer und klinischer Verlauf einer isolierten Ellenfraktur. 35-jähriger Patient, männlich. **a** 18 Monate nach auswärtiger Plattenosteosynthese. **b** Ermüdungsbruch 3 Monate nach Metallentfernung. Funktionelles Vorgehen im Brace. **c** Röntgenologisches und klinisches Resultat 3 Monate nach dem Ermüdungsbruch

Tabelle 3. Kontraindikationen zum funktionellen Vorgehen

- instabile Frakturen
- offene Brüche
- neurogene Schäden
- fehlende Kooperation

Literatur

1. Altner PC, Hartmann JT (1972) Isolated fractures of the ulnar shaft in the adult. Surg Clin North Am 52:155–170
2. Böhler L (1957) Die Technik der Knochenbruchbehandlung, 12.–13. Aufl. Maudrich, Wien
3. De Buren N (1962) Causes and treatment of non-union in fractures of the radius and ulna. J Bone Joint Surg (Br) 44:614–625
4. Decker S, Müller-Färber J, Pallesen J (1978) Pathogenese und Therapie der Vorderarmschaftpseudarthrose. Unfallheilkunde 81:110–116
5. Dymond JWD (1984) The treatment of isolated fractures of the distal ulna. J Bone Joint Surg (Br) 66:408–410
6. Ekkernkamp A, Muhr G (1986) Indikation und Technik der funktionellen Knochenbruchbehandlung Ober- und Unterarm. BG-UMed 56:49–59
7. Ekkernkamp A, Muhr G, Neumann K, Josten Ch (1986) Die funktionelle Knochenbruchbehandlung der oberen und unteren Gliedmaßen – Ergebnisse nach 3-jähriger Erfahrung. Zentralbl Chir 111:1503–1508
8. Evans EM (1951) Fractures of the radius and ulna. J Bone Joint Surg (Br) 33:548–561
9. Hooper G (1974) Isolated fractures of the shaft of the ulna. Injury 6:180–184
10. Küsswetter W (1979) Die Membrana interossea antebrachii – das gemeinsame Gelenkband der Radioulnargelenke. Z Orthop 117:767–775
11. Küsswetter W (1982) Unterarmdrehsteife bei Kontraktur der Membrana interossea antebrachii (tierexperimentelle Untersuchungen). Z Orthop 120:364–367
12. v. Lanz T, Wachsmuth W (1959) Praktische Anatomie, 1. Bd/3. Arm. Springer, Berlin Göttingen Heidelberg
13. Mittelbach HR, Buschmann A (1967) Vorderarmschaftbrüche: Prinzipien, Techniken und Ergebnisse einer allgemeinchirurgischen Klinik. Chirurg 38:306–313
14. Pollock FH, Pankovich AM, Prieto JJ, Lorenz M (1983) The isolated fracture of the ulnar shaft – Treatment without immobilization. J Bone Joint Surg (Am) 65:339–342
15. Ricci F, Romanini L (1963) Le fratture isolate della diafisi ulnare. Orrizonti Ortop Odierna Riab 8:525–542
16. Sarmiento A, Kinman PB, Murphy RB, Phillips JG (1976) Treatment of ulnar fractures by functional bracing. J Bone Joint Surg (Am) 39:91
17. Smith H, Sage FPP (1957) Medullary fixation of forearm fractures. J Bone Joint Surg (Am) 39:91
18. Smith JEM (1959) Internal fixation in the treatment of fractures of the shafts of the radius and ulna in adults. J Bone Joint Surg (Am) 41:122–131
19. Strahlberger E (1950) Über Unterarmschaftbrüche. Wiener Med Wochenschr 100:665–670
20. Strasser H (1917) Lehrbuch der Muskel- und Gelenkmechanik I. Springer, Berlin (zit. n. Küsswetter 1982)
21. Undeland K (1962) Ratational movements and bony union in the shaft fractures of the forearm. J Bone Joint Surg (Br) 44:340–348
22. Wight JS (1905) Fractures and dislocations of the ulna: A review with report of cases. Am Med Philadelphia 10:62–103

Diskussion

Weller, Tübingen: Ich würde vorschlagen, daß wir uns zunächst mit der funktionellen Behandlung bei Ellenbrüchen befassen. Bevor wir beginnen, erlaube ich mir noch eine Feststellung. Die Behandlung, die heute unter Sarmiento läuft, ist im Grunde genommen eine ganz alte chinesische Therapie. Die Chinesen behandeln Unterarmschaftbrüche mit 4 verschiedenen Schienen, die jeweils gegeneinander gelegt werden und die mit 4 Bändern am Unterarm festgemacht werden, und zwar den gesamten Ablauf sofort funktionell. Was Sarmiento schlußendlich dazu beigetragen hat, war eine Systematisierung und eine Modernisierung des alt-chinesischen Verfahrens. Das sollte man im Auge behalten. Ich habe mich, wie Sie sicherlich auch, davon überzeugt, daß damit hervorragende Ergebnisse zu erzielen sind. Dort ist mir wieder aufgefallen, daß es eben darauf ankommt, daß man versteht, eine Methode richtig anzuwenden und durchzuführen.

Muhr, Bochum: Die bisherigen Vorträge, wenn man das kurz summiert, haben eher gezeigt, daß bei den mittleren und distalen unverschobenen Ellenschaftfrakturen die Membrana interossea so stabil ist, daß man nach anfänglicher Schmerzbehandlung wahrscheinlich auf jede Form der Ruhigstellung verzichten kann, wenn man nur das Behandlungsbedürfnis des Patienten berücksichtigt, weil von Stabilität bei diesen Schienen zu sprechen, ist wirklich viel verlangt.

Krösl, Wien: Ich möchte nur ergänzen, daß die Chinesen zum Unterschied von Sarmiento die Fixation mit den Schienchen bereits vom ersten Tag an machen, was den Vorteil hat, daß man die zunehmende und dann abnehmende Schwellung jeden Tag durch die Bändchen korrigieren kann. Diese Behandlungsmethode wird auch bei allen anderen Schaftbrüchen, beispielsweise Unterschenkelschaftbrüchen, sogar Knöchelbrüchen, mit erstaunlichen Ergebnissen angewendet, wie ich im Jahre 1973 in Tiensin studieren konnte. Die Philosophie ist eigentlich die, daß das Freilassen der benachbarten Gelenke die Möglichkeit gibt, daß die Muskulatur, die innerviert und kontrahiert wird, die Knochen wieder in den Logen behält, wo sie nach der Reposition hingebracht wurden. Nur das eine, und das haben sicher beide auch bemerkt, die *können* reponieren, und das ist das Wesentliche. Die haben eine unwahrscheinliche Fähigkeit, auch komplizierte Brüche gut zu reponieren und dann natürlich auch zu halten. Eine Methode, die sicher sehr gut ist und zum Beispiel eine Methode wäre, die in den Entwicklungsländern angewendet werden sollte, dort, wo die Möglichkeit der operativen Behandlung nicht oder manchmal vielleicht zum Glück nicht gegeben ist.

Weller, Tübingen: Die haben natürlich die geeigneten Patienten, was zum Beispiel die Arme anbelangt usw. Da muß man schon sagen, die Reposition, die können die dort, aber es sind an sich sehr viel geeignetere Patienten. Wenn Sie zum Beispiel eine Frau mit einem dicken, kurzen Arm haben, hätten die dort auch Schwierigkeiten.

Krösl, Wien: Das ist richtig.

Beck, Innsbruck: Mir ist aufgefallen, daß alle gute Frühergebnisse haben, aber es ist mir auch aufgefallen, daß ziemlich einige dieser Ellenfrakturen mit einer deutlichen Verkürzung

Hefte zur Unfallheilkunde, Heft 201
Zusammengestellt von W. Hager
Springer-Verlag Berlin Heidelberg 1989

geheilt sind und das bedeutet eine Inkongruenz im peripheren Radio-Ulnargelenk. Vergangene Woche war ich in St. Gallen und habe dort Spätergebnisse nach Speichenverkürzungsosteotomien wegen Lunatummalacie gesehen. Das Lunatum hat sich wacker gehalten, aber es sind schwere Arthrosen im peripheren Radio-Ulnargelenk aufgetreten. Es wäre interessant, Spätkontrollen durchzuführen, was das periphere Radio-Ulnargelenk zu dieser Verkürzung sagt.

Poigenfürst, Wien: Ich glaube nicht, daß man mit der funktionellen Behandlung gleichzeitig auch auf jeden Repositionsversuch verzichten sollte. Die Chinesen reponieren und legen die kleinen Brettchen in den Zwischenknochenraum, so wie es auch Lorenz Böhler in der ganz alten Zeit für die konservative Behandlung empfohlen hat. Da sind diese kleinen Blöckchen zwischen die Knochen gepreßt worden. Das hat natürlich manchmal zu Druckschädigungen geführt. Aber man kann sicher einen großen Teil dieser isolierten Ellenschaftfrakturen überhaupt ohne Ruhigstellung behandeln, denn wir haben den Gipsverband nach Sarmiento gesehen, der noch anmodelliert ist, und das Brace, das überhaupt keine Ruhigstellung und eigentlich nur eine moralische Stütze für den Patienten bedeutet.

Gisel, Wien: Meine Frage wurde durch Herrn Poigenfürst schon beantwortet. Ich wollte nämlich Herrn Hackstock fragen, warum er noch anmodelliert, wenn die anderen alleine mit dieser Kunststoffmanschette gleich gute Ergebnisse haben.

Hackstock, St. Pölten: Ich glaube, man hat das übersehen, auch das Brace wird anmodelliert. Diese Kunststoffschalen oder -schienen, gleichgültig ob Orthoplast oder Fraktomed, sind thermoelastisch, werden anmodelliert und dann jeden Tag, je nach Schwellung nachgespannt. Das ist im Grunde genommen dasselbe, was die Chinesen mit den Stäbchen machen, nur ist das mit den Stäbchen in einem normalen Gipszimmer nicht praktikabel. Aus diesem Grund glaube ich, daß man die narrensichere Methode nehmen kann: am Anfang einen ordentlichen Oberarmgipsverband, der nicht bricht, und wenn die Schwellung abgeklungen ist, entweder eine geschlossene Hülse — das ist Geschmacksache, ob ich eine geschlossene Hülse darauf gebe, die muß ich nur, wenn sie aus Gips ist, jede Woche wechseln — oder einen Brace, dann kann ich mit den Klettenverschlüssen einfach nachziehen, wobei ich natürlich einen vernünftigen Patienten brauche, der das notfalls selbst macht.

Weller, Tübingen: Ich glaube ja schon, daß letztendlich die Schienungsmethode der Chinesen im Grunde genommen eine bessere Anpassung an den Unterarm zuläßt, auch im Rahmen der Weiterbehandlung, als zum Beispiel ein Brace. Sie stellen vielleicht 8 Tage nach, aber nach dieser Zeit verändert sich der Unterarm zum Teil auch noch und ich glaube nicht, daß das Brace nun eine große Stabilität im Sinne auf Rotation gibt. Deshalb habe ich vorher die Frage gestellt. Es wäre wichtig zu wissen ob nun für eine Bracebehandlung die Rotationsstabilität für die Heilung der Fraktur wichtig ist oder die Biegebeanspruchung, die man dort mit dem Brace verhindert, oder ob beides nicht nötig ist.

Hackstock, St. Pölten: Das weiß ich nicht. Das Brace ist nicht nur eine moralische Stütze, das ist schon fest, gehört auch fest angespannt und mit der Spannung der Muskulatur von Hand und Fingern preßt sich praktisch der Unterarm, ähnlich wie beim Unterschenkelsarmiento, preßt sich die Gliedmaße in dieses Brace hinein und gewinnt dadurch schon

Stabilität. Ganz ohne Gipsfixation würde ich mir auch aus forensischen Gründen nicht getrauen, die Fraktur zu lassen.

Muhr, Bochum: Das ist sicher theoretisch richtig, aber ich glaube, daß auch die Patienten in St. Pölten nicht jeden Tag in die Ambulanz zum Nachspannen kommen. Wenn man den Durchschnitt nimmt, so bin ich davon überzeugt, daß der Patient den Verband wegen der Bequemlichkeit eher lockerer macht, als daß er die Strapse zu fest anzieht, so daß ich auch glaube, daß das Brace eher in Richtung moralischer Stütze geht.

Herr Beck, es ist ein Unterschied, ob man die Speichenverkürzung mit einem Kompressionsinstrument macht und damit die Band-Gelenkstrukturen am distalen Radio-Ulnargelenk sicherlich überfordert, während bei der Fraktur, wo die Membrana interossea, bei der nicht dislocierten Fraktur, ja stabil sein soll, das periphere Ellenende eigentlich noch immer gut in den Kapsel-Bandapparat eingebettet ist, so daß womöglich die Arthroserate nicht so extrem ausfallen wird. Da habe ich keine Bedenken.

Prosquill, Wien: Es besteht schon ein wesentlicher Unterschied zur chinesischen Methode. Sarmiento bietet eine Hülse an, die anmodelliert wird und an dieser Hülse kann sich die Muskulatur abstützen und die Fraktur unter Kompression setzen. Es drückt die Muskulatur zwischen Elle und Radius, und da ist die Stabilität schon gegeben. Es geht nicht darum, daß man nur eine Gipsbinde zirkulär wickelt und nach einer Woche kontrolliert. Das ist auf einem Bild von Herrn Hackstock sehr schön herausgekommen, wie diese Hülse anmodelliert wird. Wenn sie zu locker ist, hat der Patient auch wieder Beschwerden. Wenn er frei pronieren und supinieren kann, schmerzt das im Bruchbereich schon sehr.

Weller, Tübingen: Aber Sie wissen doch aus Erfahrung ganz genau, wie lange ein Gipsverband tatsächlich eng anliegend verbleibt. Der ist doch schon nach einigen Tagen locker.

Prosquill, Wien: Deshalb wird das Brace dann ja nachgestellt.

Weller, Tübingen: Dann müssen Sie aber immer weiter nachstellen. Sie müssen doch dann immer wieder ein Neues anlegen.

Prosquill, Wien: Wir spalten am Tag des Anlegens das Gipsbrace durch, nachher wird es mit Leukoplaststreifen geschlossen und diese werden immer wieder nachgezogen.

Jahna, Wien: Der einzige Vorteil, daß man anstelle der Kunststoffschiene einen Gipsverband verwendet ist der, daß dann der Patient den Verband zu Hause nicht heruntergeben kann. Das ist auch bei den Chinesen eine phantastische Sache, die natürlich viel disziplinierter sind als unsere Patienten, viel mehr mitarbeiten. Wenn ich einen Gipsverband anlege, dann kann der Gipsverband locker werden, dann kann ich umgipsen, aber der Patient kann ihn zu Hause nicht herunternehmen und dann ganz ohne Fixation sein.

Buch, Wien: Ich habe etwas Schwierigkeiten, die Anmodellierung zu verstehen. Ich kann den Gips oder die Schale zwar gut anmodellieren, aber die Anmodellierung paßt doch bei jeder Drehbewegung nicht mehr.

Szyskowitz, Graz: Man soll beim Einrichten oder beim Untersuchen der Fraktur die Unstabilität durch die Verschiebung, wie weit sich die Elle verschieben läßt testen und entsprechend, je größer die Verschiebung ist, desto mehr muß man ruhigstellen. Das ist auch, glaube ich, bei den Chinesen so, daß die weitergehen, daß sie mehr unstabile Frakturen auch mit ihrer Methode behandeln, aber dann muß eben äußerlich stabiler fixiert worden sein.

Muhr, Bochum: Wann ist eine externe Fixation am Unterarmschaftbruch indiziert?

Szyskowitz, Graz: Bei den weit offenen Frakturen, wo ich die Gefahr sehe, daß eine zusätzliche Plattenosteosynthese die Nekrose der Unterarmknochen vermehrt.

Muhr, Bochum: Auch bei den einfachen Bruchformen oder nur bei den komplizierten?

Szyszkowitz, Graz: Bei den einfachen, geschlossenen Frakturformen wird die Durchblutung so gut sein, auch wenn ich eine Platte anlege, daß ich dieses Risiko gegenüber dem Vorteil eingehe, daß ich funktionell nachbehandeln kann. Wenn ich aber weit offene Frakturen habe, wo die Infektionsgefahr einfach größer ist, da will ich die Durchblutungsstörung des Knochens durch eine Plattenosteosynthese nicht noch vermehren.

Weller, Tübingen: Sind Sie dafür, daß man mit dem Fixateur externe möglichst zu Ende behandelt, oder daß man möglichst früh vom Fixateur externe wegkommt und auf ein anderes Verfahren umsteigt?

Szyskowitz, Graz: Wir legen frühzeitig eine Spongiosaplastik an, das ist bei diesen weit offenen Frakturen meist erst nach 2 oder 3 Wochen möglich, dann kann man relativ häufig zu Ende behandeln. Sieht man aber nach 6, 8 oder 12 Wochen, daß das nicht geht, dann steigen wir um, können aber sehr viele mit der Spongiosaplastik und dem Fixateur zu Ende behandeln.

Ecke, Gießen: Die Fälle, die ich gestern gezeigt habe, waren nur ausnahmsweise einmal eine erstgradig offene und einmal eine geschlossene Fraktur, aber die hatten eben große Weichteilschäden. Das andere waren breit offene, drittgradige Frakturen. Ich bin der Meinung, daß man da nichts anderes verwenden sollte, gemessen an den Maximen, die wir auch in anderen Bereichen, am Unterschenkel usw., aufstellen. Ich habe vorhin den Vortrag von Herrn Josten gehört. Danach gab es 22% Infektionen. Bei den Frakturen, die ich hier vorstellte, hatten wir 2, und zwar nicht an der Frakturstelle, sondern im Bereich der Gewindestifte nachweisen können, die durch das Wechseln der Gewindestifte zur Ruhe kamen. Diese Frakturen sind auch zu Ende behandelt worden. Aber wir haben primär in einer ganzen Reihe von Fällen Minimalosteosynthesen einerseits, also Schrauben oder Spickdrähte zusätzlich eingebracht, und wir haben auch in einer ganzen Reihe von Fällen primär Knochen drangegeben und haben dann mit dem Fixateur externe allerdings zu Ende behandelt.

Oestern, Celle. Am Unterarmschaft bestehen dieselben Probleme wie am Unterschenkel. Das ist ein biologisches Problem. Je größer die Weichteilschädigung und je ausgedehnter die Denudierung und die Zertrümmerung ist, desto sparsamer muß man mit dem Implantieren von Platten sein und zunächst einen Fixateur anlegen, und dann kann man in einem zweiten Schritt die Stabilität durch eine Plattenosteosynthese wiederherstellen. Das heißt, je stärker und ausgedehnter die Weichteilschädigung ist, dann Fixateur externe, und dann kann man in einem zweiten Schritt nach Revascularisierung des Knochens eine Plattenosteosynthese anlegen.

Weller, Tübingen: Könnte man das so interpretieren, daß man sagt, der Fixateur externe am Unterarm steht zunächst einmal im Dienste der Weichteilsanierung. Man sollte aber, und das unterscheidet den Unterarm vom Unterschenkel, relativ frühzeitig wegen der Unterarmdrehbewegungen vom Fixateur wegkommen. Ich muß sagen, Herr Rüedi hat das, glaube ich, gestern gesagt, ich bin mit dem Fixateur am Unterarm immer etwas unglücklich, was die Funktion anbelangt. Ich bin absolut glücklich und es ist notwendig bei schweren Weichteilverletzungen. Wenn ich noch eines anfügen darf, was mir heute wieder aufgefallen ist: eine Sache sollten wir auch beachten beim Fixateur, daß wir unter allen Umständen die Schanzschen Schrauben nicht zu tief in den Bereich der Membrana interossea einbringen, weil das gibt bei den zwangsläufig vorhandenen verbliebenen Rotationsbewegungen eine erhebliche Reaktion, eine Narbenreaktion. Wenn ich da zurückdenke, an das, was wir gestern über die Membrana besprochen haben, dann werden wir dort einen zusätzlichen Schaden machen, wenn wir mit unseren Schanzschen Schrauben, die mitunter sogar nahezu an den Gegenknochen kommen und dann vielleicht sogar eine Brücke erzeugen können, aber schon allein durch die Narbenbildung einen Nachteil schaffen. Ich glaube, das sollte man bei der Montage des Fixateurs beachten. Weiters fiel mir auf, daß mitunter die beiden Schanzschen Schrauben im proximalen Schaftfragment relativ nahe zusammenstehen und das ist eine absolute Gefahr, wenn Sie eine pin-track-infection bekommen, dann werden Sie dort eine örtliche Nekrose erzeugen, weil nämlich an Ort und Stelle 2 relativ naheliegende Löcher sind.

Ecke, Gießen: Wenn schon ein Umsteigen notwendig wird, das wird durchaus in einer gewissen Anzahl von Fällen sein, dann sollte man jedoch die ersten 4 bis 5 Wochen unter dem Fixateur externe abwarten, bevor man wechselt. Ich glaube, daß dieser allzu schnelle Wechsel, nachdem die Verhältnisse in 2 Wochen noch nicht konsolidiert sind, jedenfalls bei unseren Fällen nicht, nicht gut ist.

Muhr, Bochum: Herr Buch, glauben Sie, daß der Markdraht auch den Fixateur externe ersetzen kann?

Buch, Wien: Wir haben bei den offenen Frakturen die schlechtesten Ergebnisse mit Markdrähten. Wir haben einen Fall mit schwerem Weichteiltrauma, der an der Speiche eine Platte und an der Elle einen Markdraht bekommen hat. Ich würde aber den Markdraht nicht als die Regel zur Behandlung empfehlen, sondern nur in Ausnahmefällen.

Weller, Tübingen: Das müßte eigentlich aus dem Grund schon gefolgert werden, weil je weiter offen die Fraktur und größer die Infektionsgefahr ist, desto höher würden wir die Stabilität bei der Erstversorgung veranschlagen.

Buch, Wien: Da bin ich ihrer Meinung.

Muhr, Bochum: Ich möchte nun versuchen, ein Resumee zu ziehen. Wenn man zum frischen, geschlossenen Unterarmschaftbruch kommt, dann haben wir im Laufe des gestrigen und heutigen Vormittages gesehen, daß 2 scheinbar konkurrierende Methoden nach einem längeren Zeitraum zu guten Ergebnissen führen. Wenn man das näher analysiert, dann wird man sicherlich sehen, daß gewisse Überschneidungen bestehen und daß die Vergleiche manchmal etwas hinken. So ist sicherlich zu sagen, daß die Plattenosteosynthese, so wie am Unterschenkel, auch am Unterarmschaft eine sehr heikle Osteosynthese ist, die den schmalen, grazielen Knochen, der ohnedies durch das Trauma geschädigt ist, unter der Operation noch mehr zirkulär deperiostiert und in diesem Ausmaß dann zu einer Durchblutungsstörung führt, die für die verzögerte Heilung verantwortlich ist. Wenn man dann die Implantatdimension zum Unterarmschaftknochen addiert, dann kann man sich sicherlich vorstellen, daß das auch über einen längeren Zeitraum zu Schwierigkeiten führt, so daß ich, wenn man das jetzt vielleicht "österreichisch" formulieren darf, sicherlich auch der Meinung bin, daß jemand, der jung ist, bei einer stabilen, gut reponierbaren Fraktur mit der gedeckten Markdrahtosteosynthese unter Umständen bessere oder zumindest gleich gute Ergebnisse erzielt, wie wenn er versucht, mit Gewalt eine Platte auf die Parallelknochen des Unterarmes zu zwingen. Auf der anderen Seite darf man nicht verkennen, daß man bei Trümmerzonen oder Segmentfrakturen auch mit der Markdrahtung, wenn sie gekonnt durchgeführt wird, den inneren Weichteilschaden und die Achse am distalen Radio-Ulnargelenk sicherlich nicht in jedem Fall so rekonstruieren und stabilisieren kann wie mit einer korrekt durchgeführten Plattenosteosynthese, so daß nach meinem Dafürhalten bei komplizierten Frakturen und bei einem entsprechenden Weichteilschaden sicherlich die Plattenosteosynthese eine adäquate Behandlungsmethode ist. Dazu muß man natürlich sagen, daß das, und das hat sich eben in der Diskussion herausgestellt, entscheidend vom Patienten abhängt, so daß der Schwerarbeitende, der vielleicht wenig einsichtig ist, oder der in der Landwirtschaft tätige, der gezwungen ist, seine Hand früh einzusetzen, denn die Kühe warten die Bruchheilung nicht ab, daß der dann in einem erhöhten Maß mit der anspruchsvollen Plattenosteosynthese für Komplikationen prädestiniert ist, so daß unter Umständen ein zusätzlicher Schutz gegeben werden muß. Die externe Fixation ist bei den weit offenen Frakturen und auch bei den schweren Bruchformen passager zu bevorzugen. Herr Ecke, bei den 22% sind sicherlich die schweren Unter-Tag-Unfälle und Stanzverletzungen dabei, wo es zum Teil um Erhaltungsversuche gegangen ist! Ich muß sagen, wenn man von der Infektrate absieht, die ja bis auf 2, die ja noch das Metall entfernt brauchen, eigentlich eine akzeptable Funktion haben, so sind wir mit diesen Ergebnissen trotz der 22% sehr zufrieden. Für die isolierten, unverschobenen Ellenschaftbrüche, meine ich, hat sich hier herausgestellt, ganz egal ob man jetzt an die Formung glaubt oder nicht, ist nach vorübergehender Schmerzruhigstellung die funktionelle Behandlung akzeptabel und es wird die Zukunft weisen, ob am angrenzenden Radio-Ulnargelenk distal eine Arthrose entstehen kann. Ist das ein akzeptables Resumee?

Böhler, Wien: Sie haben gemeint, daß beim Querbruch der jungen Patienten die Markdrahtung geeignet ist. Ich halte sie für ganz besonders günstig bei den alten Patienten. Die haben meistens Querbrüche, haben atrophische Knochen, wo die Schrauben schlechter halten. Es ist besonders auffällig, wie rasch bei denen die Callusbildung eintritt. Die sind in der Regel in 6 Wochen fest. Zusätzlich kann man das auch noch ambulant machen.

Muhr, Bochum: Das ist sicherlich ganz richtig und es werden auch die Vertreter der Platten-osteosynthese zugeben, daß man gerade bei diesen alten Patienten mit der Osteoporose ohnedies schon aus Gründen der Osteosynthesestabilität, selbst wenn sie intraoperativ als stabil bezeichnet wird, einen Schutzgipsverband anlegen muß und da kann man sie gleich markdrahten.

Verrenkungsbrüche des Unterarmes I

Experimentelle Untersuchungen zur Pathomechanik und Genese von Unterarmluxationsfrakturen

H. Hertz, R. Weinstabl, O. Kwasny und R. Schabus

I. Univ.-Klinik für Unfallchirurgie (Vorstand: Prof. Dr. E. Trojan), Alser Straße 4,
A-1097 Wien

Der exakte Unfallmechanismus von Unterarmluxationsfrakturen, speziell die Pathogenese der Monteggia-Verletzung, ist nach wie vor umstritten. Monteggia [4] hat bei seiner Beschreibung der Luxationsfraktur einen direkten Mechanismus für das Zustandekommen verantwortlich gemacht. Das Radiusköpfchen luxiert nach volar, wobei das Hypomochlion die radialwärts dislocierte gebrochene Ulna darstellt.

Evans [3] hat bei seinen Untersuchungen auf die fehlende direkte Kontusion hingewiesen und nimmt daher zunächst aufgrund experimenteller Studien eine Hyperpronationstheorie als indirekten Mechanismus für das Zustandekommen der Luxationsfraktur an. Seiner Theorie zufolge entsteht die vordere Monteggia-Verletzung bei Sturz auf die Hand, wobei der Ellbogen nahezu gestreckt und der Unterarm proniert ist. Durch den Anschlag des Radiusköpfchens auf die volare Ulnafläche kommt es zur Luxation desselben in überdrehter Pronation.

Tomkins [5] berichtet auch über vordere Luxationen, die in Supination des Unterarms entstanden sind. Seiner Theorie nach entsteht diese Fraktur durch einen Hyperextensionsmechanismus, wobei das Radiusköpfchen reflektorisch durch eine Kontraktion des Biceps nach ventral luxiert wird.

Penrus gibt die hintere Monteggia-Verletzung also Typ Bado II als Sonderform der Ellbogenluxation an, wobei zusätzlich eine Gewalt von volar her auf den Unterarm trifft.

Galeazzi nimmt in einer anatomischen Arbeit dazu Stellung, daß bei Unterarmluxationsfrakturen immer die Elle zuerst bricht und anschließend durch die innige Verbindung zwischen Elle und Radius durch die Membrana interossea das Radiusköpfchen luxiert wird. Bado [1, 2] teilte die Monteggia-Verletzungen in 4 Typen ein, wobei Typ I, III und IV als sogenannter Extensionstyp zusammengefaßt werden und Typ II der Flexionstyp ist, wo das Radiusköpfchen nach dorsal luxiert.

Um diese in der Literatur doch divergierenden Meinungen zu analysieren, versuchten wir an anatomischen Präparaten diesen Verletzungsmechanismus der Monteggia-Fraktur nachzuvollziehen. Dazu standen uns in den dynamischen Versuchen 9 frische Präparate der oberen Extremität von männlichen Erwachsenen zwischen 42 und 76 Jahren zur Verfügung. Es wurden zunächst Knochen-Band-Präparate hergestellt, wobei die Membrana

Hefte zur Unfallheilkunde, Heft 201
Zusammengestellt von W. Hager
Springer-Verlag Berlin Heidelberg 1989

interossea und die Handgelenksbänder sowie das Ligamentum anulare radii besondere Beachtung fanden. Nach Auspräparation der erwähnten Strukturen wurde das Präparat in ein Fixateur externe-Rohrrahmengestell eingespannt (Abb. 1). Durch die Basen der Metacarpale II–V wurde ein Steinmann-Nagel gebohrt, der als Angriffspunkt für die Gewichtsbelastung diente. In diesem Versuch war das Ellbogengelenk frei beweglich. Es wurden nun die Gewichtsbelastungen durchgeführt, wobei die freie Fallstrecke des Unterarms bis zum Aufschlag auf eine quere Barriere 40 cm betrug. Die Gewichtsbelastungen wurden von 5 kp aufsteigend bis 42 kp vorgenommen. Dabei zeigte sich, daß ausnahmslos in Pronationsstellung Monteggia-Frakturen erzeugt werden konnten. In Supinationsstellung kam es nur zu Frakturen der Elle. Damit konnte die Theorie von Monteggia, nämlich die sogenannte Parierverletzung als direkte Gewalteinwirkung auf die Elle nachvollzogen werden.

In einer weiteren Versuchsserie wurde nun die Theorie von Evans nachvollzogen, wobei die indirekte Gewalteinwirkung im Sinne der Hyperpronation als Entstehungsursache für die Monteggia-Verletzung geprüft wurde. Es standen uns dazu 6 frische Präparate der oberen Extremität von männlichen Erwachsenen zwischen 48 und 69 Jahren zur Verfügung. In diesem Falle wurden keine Band-Knochenpräparate sondern Muskelpräparate hergestellt, wobei die obere Extremität im Scapulohumeralgelenk amputiert wurde. Durch die Basen der Metacarpale II–IV wurde wieder ein Steinmann-Nagel gebohrt, ein weiterer durch das Olecranon. Diese Steinmann-Nägel wurden mit Knochenzement mit dem umgebenden Weichteilmantel verbunden, sodaß sie als Angriffspunkt für die Kompressionsschienen dienten (Abb. 2). Es wurde nun axiale Kompression auf die Unterarmknochen eingeleitet, wobei verschiedene Pro- und Supinationsstellungen sowie Flexions- und Extensionsstellungen im Ellbogengelenk durchgeführt worden sind. Dabei zeigte sich, daß bei zunehmender axialer Kompression bei Mittelstellung der Unterarmknochen und 90° Flexion im Ellbogengelenk keine Monteggia-Fraktur erzeugt werden konnte. Erst bei

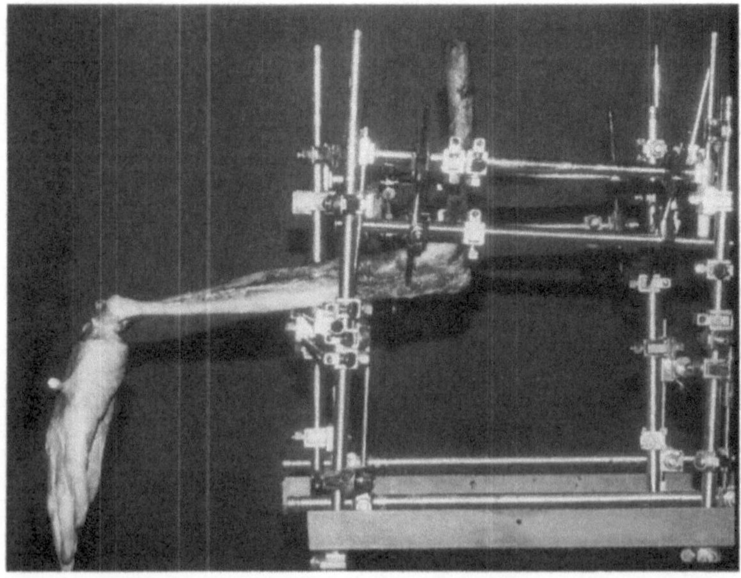

Abb. 1. Knochen-Band-Präparat im FE-Rohrrahmengestellt eingespannt

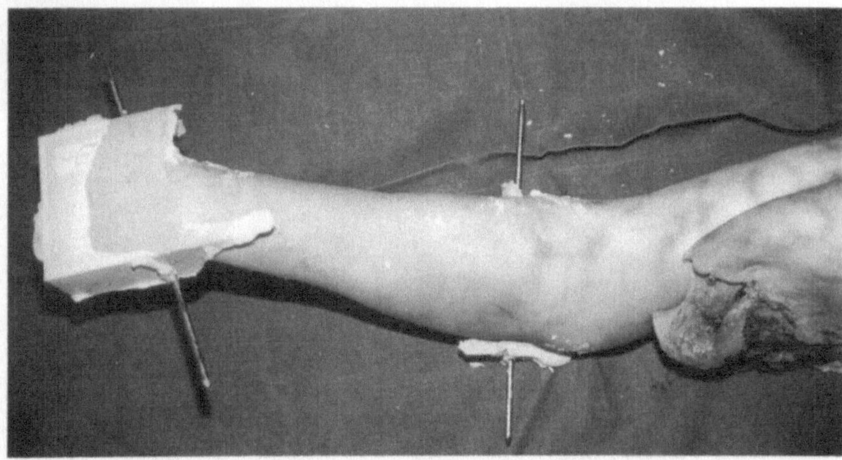

Abb. 2. Leichenpräparat der oberen Extremität mit 2 Steinmann-Nägeln die mit Palacos eingegossen sind und zum Einleiten der axialen Kraft dienen

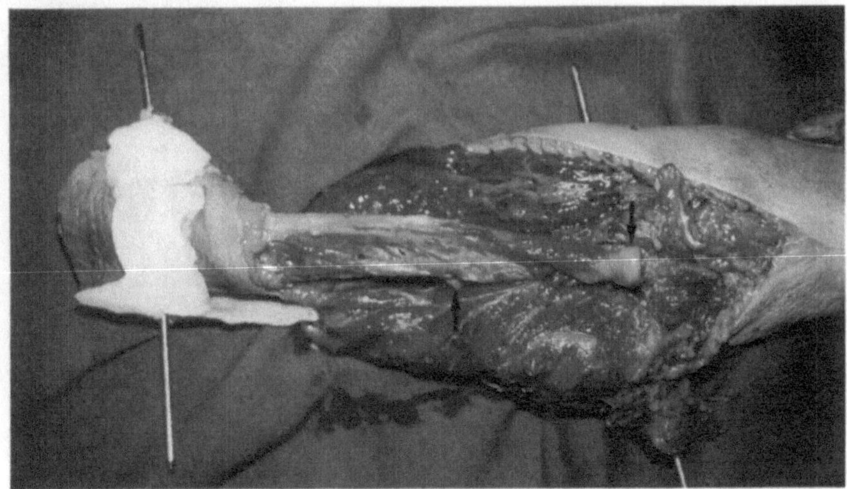

Abb. 3. Die sezierte Monteggia-Fraktur Typ I nach Bado

Dorsalflexion im Handgelenk, Pronation und axialer Kompression kam es zur ventralen Monteggia-Fraktur Typ Bado I. Wurde hingegen Supination, Flexion im Ellbogengelenk, axiale Kompression und eine weitere Kraft, die von volar her auf den Unterarm einwirkte angewandt, konnten dorsale Monteggia-Frakturen Typ II nach Bado erzeugt werden. Nach Setzen der Frakturen wurden die Präparate seziert und die Frakturen klinisch dargestellt (Abb. 3). Dabei zeigte sich bei den dorsalen Frakturen, Typ II nach Bado eine deutliche Dissoziation zwischen Elle und Speiche, die durch die Zerreißung der Membrana interossea bedingt war. Durch diese Versuchsanordnung konnte auch die Theorie der Entstehung

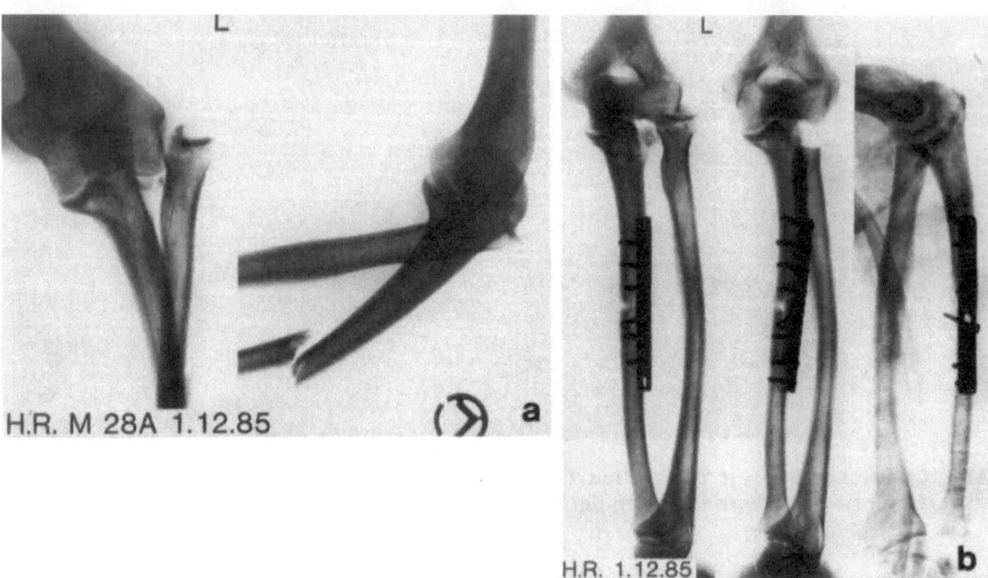

Abb. 4. a 28jähriger Patient mit einer Monteggia-Fraktur Typ II nach Bado. **b** Intraoperatives Bild mit Diastase zwischen Radius und Ulna proximal

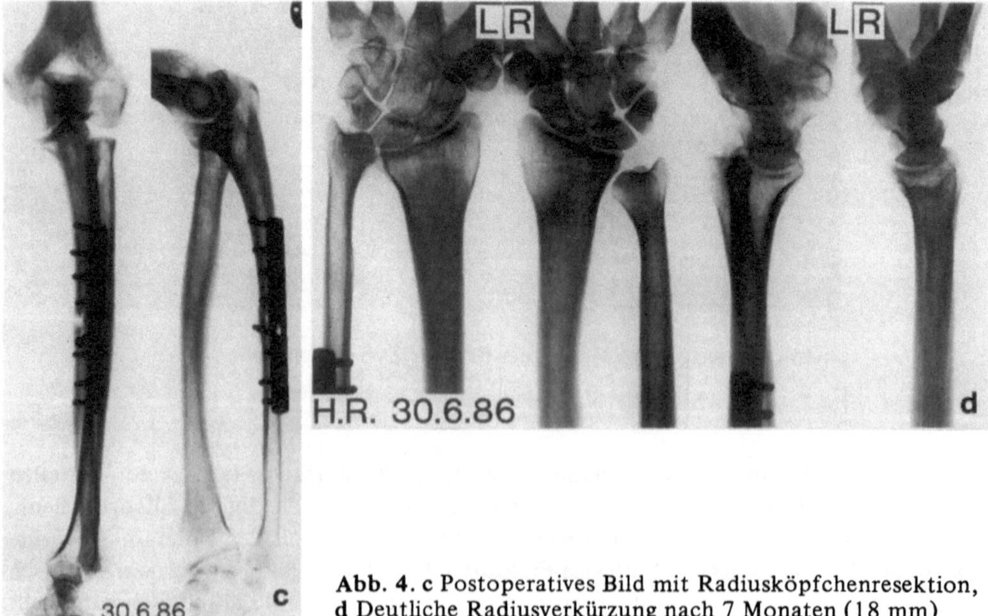

Abb. 4. c Postoperatives Bild mit Radiusköpfchenresektion, **d** Deutliche Radiusverkürzung nach 7 Monaten (18 mm)

der Monteggia-Verletzung von Evans im Sinne der Hyperpronation bestätigt werden. Dafür spricht auch ein klinischer Fall, der nun demonstriert werden soll.

Ein 28jähriger Arbeiter zieht sich beim Sturz von einem Baum eine Monteggia-Fraktur Typ II nach Bado zu. Noch am Aufnahmetag wird die Elle verplattet. Es kommt jedoch nicht zur spontanen Reposition des Radiusköpfchens, eine Diastase von 2 cm zwischen Radius und Elle bleibt bestehen. Da das Radiusköpfchen stark zertrümmert war, wird eine Resektion desselben durchgeführt. Nach 6 Monaten zeigt sich bei der Kontrolluntersuchung eine Speichenverkürzung von 2 cm im Vergleich zur gesunden Seite, was indirekt auf eine Verletzung der Membrana interossea rückschließen läßt (Abb. 4a–d). Als klinische Konsequenz ergibt sich, daß bei Radiusköpfchenfraktur bei Monteggia-Verletzungen des Typs II nach Bado, also bei Flexionsverletzungen an eine Zerreißung der Membrana interossea gedacht werden muß. Im Gegensatz zu den Frakturen Typ Bado I kommt es bei den Flexionsverletzungen nicht zur spontanen Reposition des Radiusköpfchens nach anatomischer Reposition der Elle. Bei Frakturen des Typ Bado II ist meist die offene Reposition des Radiusköpfchens sowie die Rekonstruktion desselben notwendig. Eine Radiusköpfchenresektion sollte bei diesen Frakturtypen möglichst vermieden werden.

Literatur

1. Bado JL (1962) The Monteggia Lesion. Thomas, Springfield, Ill.
2. Bado JL (1967) The Monteggia Lesion. Clin Orthop 50:71
3. Evans EM (1949) Pronation injuries of forearm with special reference to anterior Monteggia fracture. J Bone Joint Surg (Br) 31:578
4. Monteggia GB (1935) Institutione Chirurgiche 1 (1814). (Zit. n. Galeazzi R)
5. Tompkins DG (1973) The Anterior Monteggia-Fracture. J Bone Joint Surg (Am) 53: 1109

Behandlung der Speichen- und Ellenschaftbrüche

W. Chapman

Department of Orthopaedics, University of California, Davis Medical Center, Sacramento, 2230, Stockton Blvd., Sacramento, CA 95817, USA

Nordamerika hat viel aus der Österreichischen Unfall- und orthopädischen Chirurgie gelernt. So ist es mir eine besondere Freude, an der Wiege amerikanischer Chirurgie zu sein. Zunächst darf ich Ihnen kurz die Universitätsklinik von Kalifornien, Davis, vorstellen und Ihnen ein kurzes Bild davon umreißen. Sacramento liegt im großen Zentraltal von Kalifornien. Wir sind die einzige Spezialklinik für Traumatologie in Nordkalifornien. Sacramento County hat 1 Million Einwohner und der Einzugsbereich unserer Klinik umfaßt 5 Millionen Einwohner. Umgeben sind wir von zahlreichen schönen Gegenden. Östlich liegt der Lake Tahoe in den Bergen mit Sommer- und Wintersportmöglichkeiten, westlich von uns San Franzisko mit dem Pazifik (Segeln und Wassersportarten), südlich der Yosemite Nationalpark als Kletter- und Wanderparadies, nördlich Vulkane und die Humbold Redwoods. Durch zahlreiche Autobahnen und das populäre Motorradfahren haben wir auch eine große Zahl von Patienten mit Verkehrsverletzungen zu behandeln.

Unsere Klinik hat 420 Betten, 9 Intensivstationen und eine Hubschrauberrettung.

Unsere Erfahrung mit einfachen und Verrenkungsbrüchen des Unterarmschaftes beim Erwachsenen werde ich berichten.

Bei geringer Verschiebung und geringer Achsenknickung behandeln wir mit Gips- oder Sarmiento-Verbänden. Unsere Erfahrung damit ist aber nicht gut. Verschobene Frakturen operieren wir mit Platten und Schrauben, selten benützen wir Rush-pins für die Elle. Bei Trümmerbrüchen und starker Verschmutzung wenden wir den Fixateur an. Als Zugangswege wählten wir die subcutan tastbaren Kanten, für das mittlere und proximale Drittel der Speiche einen dorsalen Zugang nach Thompson, evtl. eine Verlängerung desselben. Bei Drehung des Unterarms nach innen und sicherer Abhebung des Supinator Muskels kann man den Nervus interosseus dorsalis vermeiden und die Speiche bis zum Köpfchen überblicken. Dieser Zugang ist nicht sehr bekannt, aber sehr einfach.

Als Implantate benützen wir die 3,5 mm Platten mit 6 oder 7 Schraubenlöchern und wenden auch Knochentransplantate an, sofern dies notwendig ist.

Offene Brüche behandeln wir mit Wundausschneidung und Ausspülen. Nach interner Fixation bleibt die Wunde offen. Die Platte ist aber durch Muskel gedeckt. Der sekundäre Wundschluß erfolgt nach etwa 5 Tagen. Immer verabreichen wir ein Antibioticum in Form von Cefacolin bei einfachen Wunden, bei stärkerer Verschmutzung Gentamycin mit Cefacolin. Frühbewegungen streben wir in der Nachbehandlung an. Ist die Fraktur unzureichend stabilisiert, benützen wir noch fixierende Verbände.

Ergebnisse

Im Zeitraum 1980 bis 1985 hatten wir 117 Patienten (13–79 Jahre) mit einem Altersdurchschnitt von 32 Jahren, mit 180 Frakturen behandelt. Davon waren 33 isolierte Brüche des Radius, 24 Galeazzi-Frakturen, 40 isolierte Ellenbrüche, 13 Monteggia-Frakturen und 70 Frakturen beider Knochen. Von diesen Brüchen waren 29 an der Speiche und 31 an der Elle Trümmerbrüche. 57 Frakturen waren offen, 27 vom Typ I, 17 Typ II und 13 Typ III. Alle Frakturen wurden sofort operiert. 171 Brüche wurden mit Platten und Schrauben, 9 mit Marknägeln fixiert. Alle offenen Frakturen wurden sofort mit Platten fixiert.

98% der Frakturen sind geheilt. In 1,5% der Fälle gab es Fehlschläge. Im Allgemeinen haben sich dabei die Patienten nicht an die Unterweisungen gehalten. Nach wiederholten Eingriffen und Knochentransplantationen sind alle Brüche dann geheilt. Eine Infektion wurde bei einem Patienten festgestellt. Die Beweglichkeit war im Durchschnitt sehr gut.

Nur 18% der Platten haben wir entfernt, insbesondere nur dann, wenn die Patienten Symptome von seiten der Platten hatten. Nach Plattenentfernung hatten wir nur 2 Zweitbrüche. Beide waren mit 4,5 mm Schrauben fixiert. Hier ein Beispiel: Dieser Radius ist mit einer 4,5 mm DC Platte fixiert. Platte und Schrauben sind zu groß. Acht Monate nach der Operation wurde die Platte entfernt, das war zu früh. Die Fraktur geht durch ein Schraubenloch.

Hier ein Beispiel unserer Technik. Bei einem 79jährigen Buchdrucker wurden die Brüche sofort fixiert. Es war deshalb eine Frühbewegung möglich. Nach 16 Wochen sind die Brüche gut geheilt mit einer sehr guten Funktion.

Zusammenfassend glauben wir, daß die Brüche des Unterarmschaftes am besten heilen, wenn sie mit Platten und Schrauben und eventuell mit einer Knochentransplantation behandelt werden. Korrekte und sichere Fixation mit Frühbewegung sichert eine gute Funktion. Für die offenen Frakturen ist die Behandlung gleich, jedoch ist eine exakte Wundbehandlung erforderlich. Das Entfernen der Platten halten wir nicht für nötig.

Ich danke Ihnen und der Österreichischen Gesellschaft für Unfallchirurgie für die Einladung und die Gelegenheit diesen Vortrag halten zu dürfen.

Die Behandlung von Ellenschaftbrüchen mit Speichenköpfchenverrenkung und ihre Ergebnisse

W. Buchinger[1], J. Dremsek[1], H. Matuschka[1], K. Eber[2] und P.M. Brenner[1]

[1] Unfallkrankenhaus Meidling der Allgemeinen Unfallversicherungsanstalt (Ärztlicher Leiter: Prim. Doz. Dr. H. Kuderna), Kundratstraße 37, A-1120 Wien
[2] Unfallkrankenhaus Lorenz Böhler der Allgemeinen Unfallversicherungsanstalt (Ärztlicher Leiter: Prim. Prof. Dr. J. Poigenfürst), Donaueschingenstraße 13, A-1120 Wien

Am Unfallkrankenhaus Wien-Meidling wurden in den Jahren 1956–1984 119 Ellenschaftbrüche mit Speichenköpfchenluxationen behandelt, unter diesen befanden sich 41 Kinder und 78 Erwachsene. 68 Patienten konnten nachuntersucht werden. Da sowohl hinsichtlich der Behandlung wie der Ergebnisse bei Kindern und Erwachsenen ein wesentlicher Unterschied besteht, haben wir diese Patientenkollektive getrennt behandelt.

In der Gruppe der kindlichen Monteggia-Frakturen betrug das Durchschnittsalter 8 Jahre, die palmare Verrenkung überwog bei weitem mit 33 Fällen bei 7 radialen und 1 dorsalen Verrenkung (Tabelle 1).

Siebenmal war die Fraktur offen, die häufigste Bruchlokalisation fand sich im mittleren Drittel.

Bei 41 kindlichen Monteggia-Frakturen konnte 35mal das Speichenköpfchen geschlossen reponiert und selbst starke Fehlstellungen an der Elle konnten nach Reposition mit Erfolg konservativ im Gipsverband für 4–6 Wochen behandelt werden (Tabelle 2, Abb. 1).

Bei 3 Patienten mußte das Speichenköpfchen offen reponiert werden, in 3 weiteren Fällen zeigte sich, daß der kindliche Ellenschaft Minimalosteosynthesen toleriert, die beim

Tabelle 1. Monteggia-Frakturen bei Kindern

Typ		Bruchlokalisation	
I	33	Proximales Drittel	4
II	1	Gr. prox. mittl. Drittel	14
III	7	Mittleres Drittel	23
Geschlossen	34	Rechts	20
1°	5	Links	21
2°	2		
3°	0		

Tabelle 2. Behandlung von 41 kindlichen Monteggia-Frakturen

Konservativ:		Operativ	
		Offene Repos. SPK	3
		Drahtnaht	1
		Cerclage + BD bei SPK-Bruch	1
		Schraube	1
	35		6

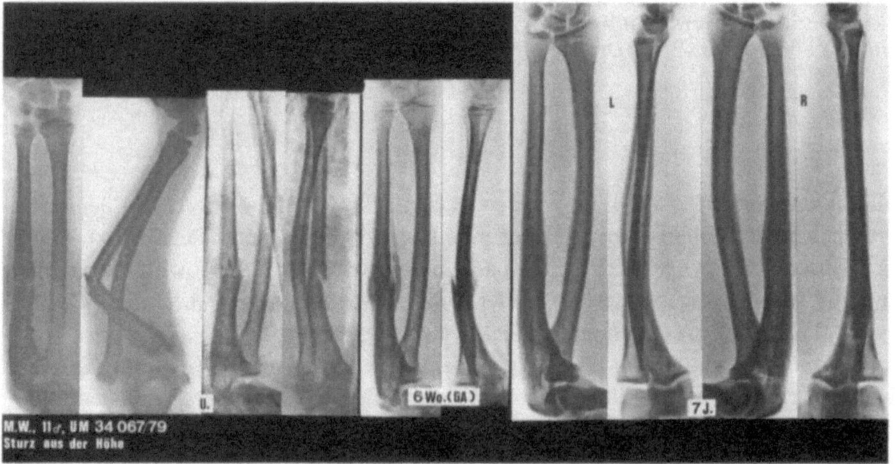

Abb. 1. Monteggia-Fraktur Typ III bei einem 11jährigen Knaben. Konservative Reposition mit Oberarmgips für 6 Wochen. Bei der Nachuntersuchung nach 7 Jahren klinisch sehr gutes Ergebnis

Erwachsenen fast immer zu Fehlschlägen führen, wie Drahtnaht (Abb. 2), Cerclage (Abb. 3) oder eine interfragmentäre Schraube.

Zwei Radialis- und eine Medianusläsion zeigten innerhalb von 6 Wochen völlige Restitution.

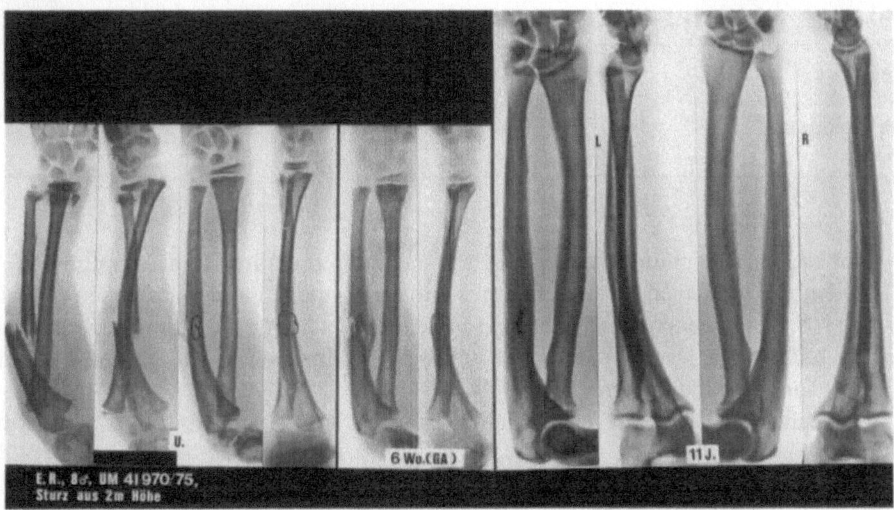

Abb. 2. Kindliche Monteggia-Fraktur Typ III, zusätzliche Epiphysenlösungen am distalen Unterarmende. Am Unfalltag offene Reposition und Drahtnaht am Ellenschaft, gedeckte Reposition des Ellenköpfchens und der Epiphysenlösungen, Oberarmgipsverband für 6 Wochen. Bei der Nachuntersuchung nach 11 Jahren sehr gutes Ergebnis

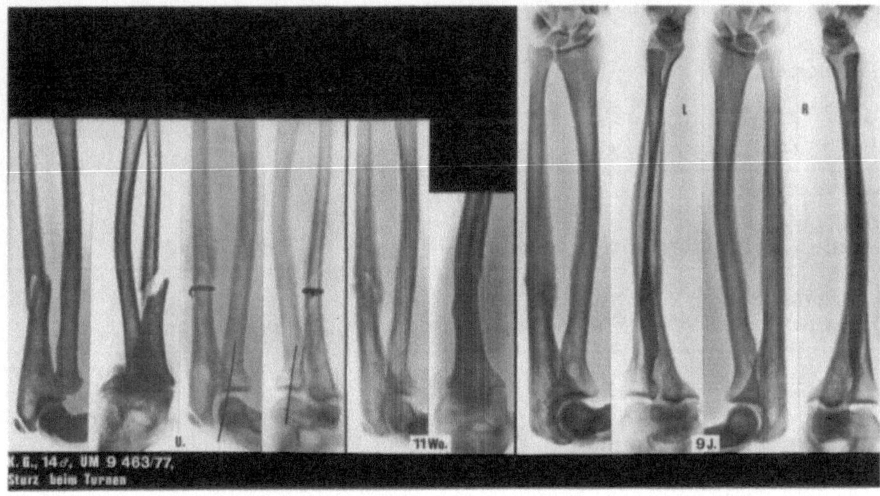

Abb. 3. Kindliche Monteggia-Fraktur Typ I, am Unfalltag offene Reposition und Drahtcerclage am Ellenschaft, gedeckte Reposition und percutane temporäre Bohrdrahtfixation des Ellenköpfchens wegen Instabilität. Oberarmgipsverband für 6 Wochen, danach Metallentfernung. Nach 9 Jahren sehr gutes Nachuntersuchungsergebnis

Tabelle 3. NU-Ergebnisse bei kindlichen Monteggia-Frakturen (n = 23)

Sehr gut	18
Gut	5
Befriedigend	0
Mäßig	0

Zur Nachuntersuchung erschienen nach einem durchschnittlichen Zeitraum von 7 Jahren 23 Patienten, von denen 18 ein sehr gutes und 5 ein gutes Ergebnis aufwiesen (Tabelle 3).

Bei 78 Erwachsenen mit Monteggia-Frakturen zeigt sich in unserem Krankengut eine relativ hohe Anzahl von prognostisch ungünstigen dorsalen Monteggia-Frakturen im Vergleich zu anderen Statistiken (Tabelle 4).

Die Behandlung erfolgte in 16 Fällen zunächst konservativ und in 62 Fällen operativ (Tabelle 5).

Tabelle 4. 78 Monteggia-Frakturen bei Erwachsenen

Typ		Bruchlokalisation	
I	38	Proximales Drittel	37
II	28	Gr. prox./mittl. Drittel	22
III	12	Mittleres Drittel	19
Geschlossen	60	Links	43
1°	6	Rechts	35
2°	10	Männlich	50
3°	2	Weiblich	28

Tabelle 5. Behandlung von 78 Monteggia-Frakturen bei Erwachsenen

Konservativ	16
Operativ	62

Wegen zunehmendem radialen Knick mußten 3 Patienten nach 2 bzw. 3 Wochen operiert werden. Unter den konservativ weiterbehandelten 13 Fällen trat 2mal eine Pseudarthrose auf, 11mal kam es zur knöchernen Heilung (Tabelle 6).

Bei den operierten Fällen wurde im Laufe von fast 3 Jahrzehnten 27mal die Marknagelung der Elle, 15mal die Markdrahtung und — vor allem in den letzten Jahren — 17mal die DC-Platte angewandt. Zweimal wurden — beide Male mit schlechtem Ergebnis — Cerclagen angelegt. Einmal wurde nur ein in sich gebrochenes Speichenköpfchen exstirpiert (Tabelle 7).

Keines der angewandten Verfahren ließ diesbezüglich Knochenbruchheilung und Nachuntersuchungsergebnisse eine Überlegenheit gegenüber den anderen Verfahren erkennen.

Bei 78 luxierten Speichenköpfchen gelang 43mal eine gedeckte Reposition, 1mal wurde das Speichenköpfchen offen reponiert.

Tabelle 6. Ergebnisse von 16 konservativ behandelten Monteggia-Frakturen

Knöcherne Heilung	11
Pseudarthrose	2
Operation wegen Fehlstellung	3

Tabelle 7. Operationsmethoden und Ergebnisse bei 62 operierten Monteggia-Frakturen

	Pseudarthrosen	Infekt	Geheilt
27mal Marknagel	6	1	20
15mal Markdrähte	3	1	11
17mal Verplattung	2	2	13 davon
2mal Cerclagen	2		2mal Brückencallus
1mal SPK-Exstirpation			

Bei 27 Marknagelungen kam es 6mal zu Pseudarthrosen und 1mal zu einer Infektion, bei 15 Markdrahtungen zu 3 Pseudarthrosen und einer Infektion, und bei 17 Verplattungen zwar nur zu 2 Pseudarthrosen, jedoch zu 2 Infekten und 2mal zur Entstehung von Brückencallus.

Zur Behandlung der Speichenköpfchenluxationen (Tabelle 8):

Tabelle 8. Behandlung der Speichenköpfchenluxationen bei 78 Monteggia-Frakturen Erwachsener (darunter 24 Speichenköpfchenfrakturen)

Gedeckte Reposition	43	
Offene Reposition	1	
Exstirpation	34 davon	23mal Bruch d. Spk.
		3mal verzögerte OP
		8mal Reluxation

In 24 Fällen — vorwiegend bei Typ II und III-Frakturen fanden sich zusätzliche Speichenköpfchenfrakturen.

34mal wurde das Speichenköpfchen exstirpiert, und zwar 23mal wegen begleitender Fraktur, 8mal kam es nach offener Reposition zur Reluxation und das Speichenköpfchen mußte entfernt werden, ebenso wurde das Speichenköpfchen bei den 3 verzögert zur Operation gelangten Patienten exstirpiert.

Eine geringe Einschränkung der Unterarmdrehung sowie Streckhemmung nach Speichenköpfchenresektionen haben wir manchmal bei der Nachuntersuchung, ist aber nicht zwangsweise die Folge (Abb. 4a, 5b).

Nervenparesen traten insgesamt 13mal auf, es kam aber nur in 2 Fällen zur Defektheilung.

Insgesamt konnten 49 Patienten nachuntersucht werden, wobei 14mal ein sehr gutes, 13mal ein gutes, 13mal ein befriedigendes und 9mal ein mäßiges Ergebnis gefunden wurde (Tabelle 9).

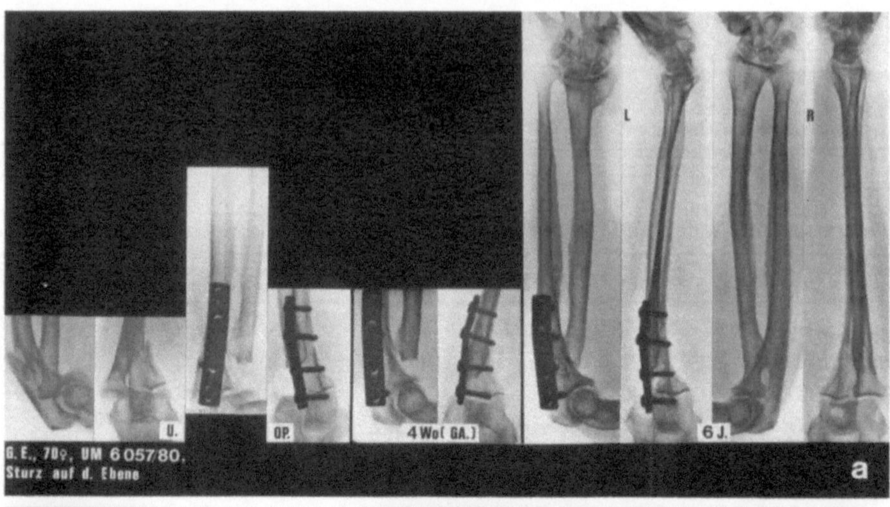

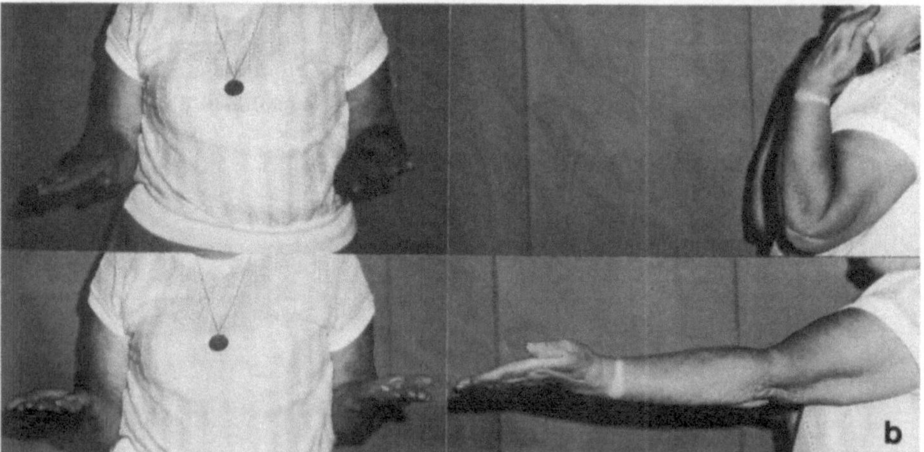

Abb. 4a, b. Ellenverplattung und Speichenköpfchenexstirpation bei einer 7jährigen Patientin mit Monteggia-Fraktur Typ II. Trotz vorbestehender, in Fehlstellung mit Ellenvorschub geheilter Speichenfraktur an typischer Stelle bei der Nachuntersuchung nach 6 Jahren fast frei Beweglichkeit

Tabelle 9. NU-Ergebnisse bei Monteggia-Frakturen Erwachsener (n = 49)

	Typ I	Typ II + III	Gesamt
Sehr gut	8	6	14
Gut	9	4	13
Befriedigend	5	8	13
Mäßig	2	7	9

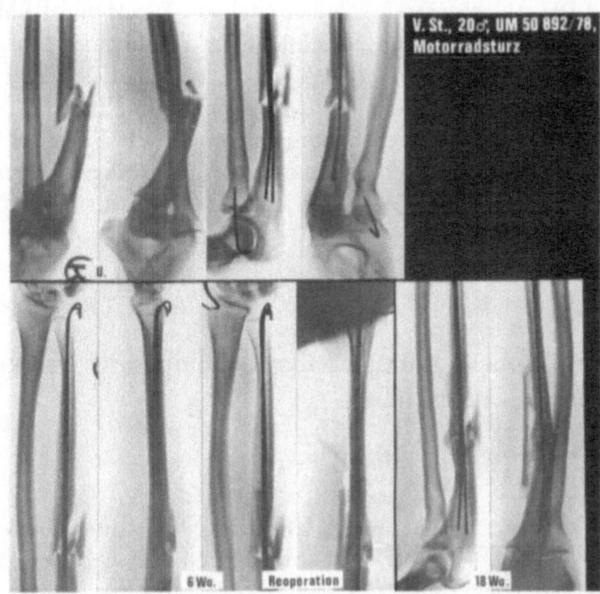

Abb. 5. Monteggia-Fraktur Typ I, gedeckte Reposition und Markdrahtung der Elle, percutane Bohrdrahtfixation des Ellenköpfchens, Oberarmgipsverband. Wegen fehleder Callusbildung nach 6 Wochen Phemisterspananlagerung und Oberarmgipsverband für weitere 12 Wochen. Danach die Fraktur callös geheilt

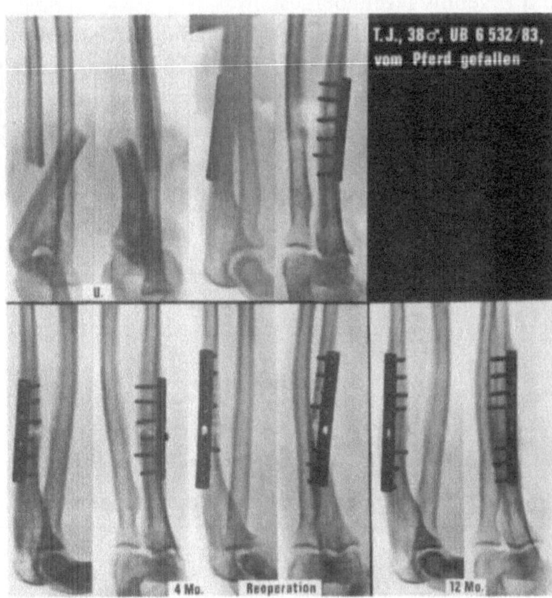

Abb. 6. Montaggia-Fraktur Typ I, am Unfalltag Plattenosteosynthese und Oberarmgipsverband für 4 Wochen. Eine drohende Pseudarthrose wurde durch Decortikation, Reosteosynthese mit längerer Platte und Spongiosaplastik vermieden

Die schlechteren Ergebnisse sind den Typ II und III-Monteggiafrakturen zuzuordnen.

Bei der Behandlung der Ellenschaftfraktur erscheint uns wesentlich, was immer für eine Operationsmethode gewählt wurde, bei einer sich abzeichnenden Pseudarthrose rasch die Indikation zum Zweiteingriff zu stellen (Abb. 5, 6).

Zuletzt erhebt sich konsequenterweise die Frage, ob bei einer derartigen Pseudarthroseanfälligkeit bei offener Osteosynthese am Ellenschaft nicht schon primär eine Spongiosaplastik vom nahen Olecranon sinnvoll erscheint.

Funktionelle Endergebnisse nach operativ und konservativ behandelten Monteggia-Frakturen

Ch. Rizzi, G. Ittner und E. Petrik

II. Universitätsklinik für Unfallchirurgie (Vorstand: Univ.-Prof. Dr. H. Spängler), Spitalgasse 23, A-1090 Wien

Im Behandlungszeitraum von 1977–1984 gelangten insgesamt 28 Patienten mit Monteggia-Verletzungen an unserer Klinik zur Behandlung. 18 Patienten konnten einer persönlichen Nachuntersuchung unterzogen werden. Die Bruchform und der Behandlungsmodus wurden dem Ergebnis gegenübergestellt.

Im Jahre 1814 beschrieb Giovanni Battista Monteggia 2 Fälle von Fraktur der Ulna mit gleichzeitiger Luxation des Radiusköpfchens nach vorne. 1962 klassifizierte Bado dieses Verletzungsmuster in 4 verschiedene Typen (Tabelle 1). Nach der gemeinsamen Ätiologie der Verletzung beschreiben Bado und Evans [1, 2] monteggia-äquivalente Verletzungen (Tabelle 2).

Tabelle 1. Monteggia-Frakturen entsprechend der AO-Bewertung A 1 3 nach Bado

Typ 1 =	Extensionsfraktur mit Luxation nach ventral	(n = 6)
Typ 2 =	Flexionsfraktur mit Luxation nach dorsal	(n = 4)
Typ 3 =	Köpfchenluxation nach lateral	(n = 4)
Typ 4 =	Fraktur des Radius distal der Tuberositas mit Köpfchenluxation	(n = 3)

Tabelle 2. Monteggiaäquivalente Verletzungen (Typ E, n = 11)

Luxationsfraktur im Bereich des Radiushalses mit röntgenologisch verifizierter Diastase in der proximalen radio-ulnaren Verbindung
Fraktur der proximalen Ulna im Übergangsbereich zum Olecranon

Hefte zur Unfallheilkunde, Heft 201
Zusammengestellt von W. Hager
Springer-Verlag Berlin Heidelberg 1989

Patientengut

In unserem Krankengut fanden wir 14 Patienten mit klassischen Monteggia-Frakturen entsprechend Typ 1–4, bei 11 Patienten fanden wir monteggia-äquivalente Verletzungen (Typ E). Als äquivalente Verletzungen haben wir nur jene Fälle berücksichtigt, bei denen es zu einer röntgenologisch nachweisbaren Läsion im proximalen radio-ulnar Gelenk gekommen war.

Der jüngste Patient zählte 6 Jahre, der älteste 85 Jahre. Das Geschlechtsverhältnis war mit 13 weiblichen und 15 männlichen Patienten ausgeglichen (Tabelle 3).

In der Altersverteilung zeigte sich in unserem Patientengut keine Signifikanz – lediglich eine Bevorzugung des 3.–7. Lebensjahrzehntes (Tabelle 4).

Tabelle 3

Weiblich	13 Patienten
Männlich	15 Patienten

Tabelle 4. Altersverteilung. 6. bis 85. Lebensjahr gesamt, n = 28

n	2	2	5	3	2	4	6	2	2	
0	I	II	III	IV	V	VI	VII	VIII	IX	Dekade

Typ 1 bis Typ 4, n = 17

n	1	2	3	2	2	3	3	1	0
0	I	II	III	IV	V	VI	VII	VIII	IX

Als Unfallursache gaben 18 Patienten einen Sturz an, in 6 Fällen wurde ein Verkehrsunfall erhoben – in letzteren kann ein direktes Trauma nicht ausgeschlossen werden. Drei Arbeitsunfälle waren Sturzverletzungen aus größerer Höhe.

15mal lag eine Einfachverletzung vor, 3 Patienten wiesen zusätzlich noch schwere Verletzungen auf, in 6 Fällen stand die Unterarmverletzung im Hintergrund des Gesamtgeschehens (Tabelle 5, 6). 22 Patienten wurden am Unfalltag behandelt, 3 kamen mit einem Tag Verspätung in die Ambulanz, 2 Patienten wurden auswärts anbehandelt und kamen erst nach 2 Wochen zur Behandlung an unsere Klinik. Im Falle eines polytraumatisierten Patienten konnte die definitive Versorgung erst nach 36 Stunden durchgeführt werden.

Tabelle 5

Einfachverletzte	n = 15
Mehrfachverletzte	n = 3
Polytraumen	n = 6

Tabelle 6. Behandlungsbeginn

0 bis 24 h	– 23 Patienten
24 bis 36 h	– 3 Patienten
auswärts anbehandelt	– 2 Patienten

Art der Behandlung

Aus dem Kollektiv von 28 Patienten wurden 6 Patienten konservativ behandelt (Tabelle 7). Es waren dies 2 Kinder (6 und 13 Jahre alt), 3 Erwachsene in hohem Lebensalter und ein polytraumatisierter Patient. Die Reposition wurde am liegenden Patienten unter Abduktion des Oberarmes bei gleichzeitiger 90°-Extension des supinierten Unterarmes durchgeführt [5]. In einem Fall wurde ein gutes Repositionsergebnis bei 130°-Stellung im Ellbogengelenk bei gleichzeitiger Mittelstellung des Unterarmes erreicht.

Tabelle 7. Behandlungsart

ausschließlich konservativ	n = 6
primär operativ	n = 17
primär konservativ	n = 5

Bei 17 Patienten wurde primär operativ vorgegangen und zwar 15mal noch am Unfalltag (Tabelle 8). 11mal wurde eine Druckplattenosteosynthese angewandt, einmal eine Halbrohrplatte. Dreimal wurde die Ulna mit Zuggurtungsosteosynthese und einmal mit Verschraubung versorgt. Bei einer kindlichen monteggia-äquivalenten Verletzung wurde bei Verkippung des Radiusköpfchens im Halsbereich eine Aufrichtung mittels Steinmann-Nagel vorgenommen.

In 5 Fällen wurde erst sekundär operativ versorgt. Der Operationszeitpunkt lag 9 Tage nach dem Unfallgeschehen. Dieser Zeitraum entspricht etwa der Wiederbestellung zur ersten Röntgenkontrolle.

Tabelle 8

Operative Versorgung der Ulna
12mal Plattenosteosynthese (11 DCP, 1 Halbrohr)
3mal Zuggurtungsosteosynthesen
1mal Verschraubung

Operative Versorgung des Radius
2mal Verschraubung
1mal Aufrichtung mit Steinmann-Nagel
1mal Bohrdrahttransfixation nach Reluxation
4mal Köpfchenresektion (3mal primär)
1mal offene Reposition mit Naht des Lig. anulare

Insgesamt wandten wir 14mal eine Druckplattenosteosynthese und 5mal eine Zuggurtung an. Die Versorgung des Radius bestand in 2 Fällen in Verschraubung, in einem Fall mußte nach Reluxation eine Bohrdrahttransfixation vorgenommen werden.

An Komplikationen konnten wir im wesentlichen jene in der Tabelle angeführten finden (Tabelle 9):

Tabelle 9. Komplikationen bei operierten Patienten

Pseudarthrose nach insuffizienter Zuggurtung	1mal
Plattenlockerung	2mal
Sudecksche Erkrankung	2mal
Ankylose	1mal
Refraktur nach Metallentfernung	1mal
Köpfchenreluxation	2mal
Periarticuläre Verkalkung	4mal
Synostosierung	2mal

Die beiden Patienten mit Sudeckscher Erkrankung wurden einem strengen physikalisch-therapeutischen Behandlungskonzept unterzogen. In der Nachuntersuchung konnte einer der Patienten als geheilt bezeichnet werden. Die am häufigsten beobachtete Komplikation besteht in der periarticulären Verkalkung. Als erfolgsmindernd konnten wir sie jedoch nur bei jenen Patienten feststellen, die sich einer gezielten Nachsorge entzogen haben. Zwei Patienten bei denen eine Verletzung vom Typ 4 vorlag weisen eine Synostosierung an der Chorda obliqua auf. In beiden Fällen besteht eine beträchtliche Bewegungseinbuße und das Ergebnis ist nur mäßig. Zweimal mußten wir nach Operation eine Pseudarthrose beobachten — nach neuerlicher Operation konnte immerhin noch ein gutes Resultat erzielt werden. Lediglich ein einziges Mal kam es zur Ankylose.

In 2 Fällen wurde primär eine falsche Diagnose gestellt (s. Tabelle 10). In einem Fall hatte es zweifellos Einfluß auf das Endergebnis.

Die Tabelle 11 zeigt unsere Nachuntersuchungsergebnisse an 18 Patienten, wobei der durchschnittliche Nachuntersuchungszeitraum 34,6 Monate betrug (Tabelle 12—14).

Tabelle 10. Fehlerhafte Diagnosestellung (2mal)

"Lux. fract. radii proximalis"
"Parierfraktur der Ulna"

Tabelle 11. Nachuntersuchte Patienten (n = 18)

Durchschnittlicher Nachuntersuchungszeitraum	34,6 Monate

Tabelle 12. Behandlungsergebnisse nach den Untersuchungsrichtlinien der AO

	Funktion	Bewegung	Beschwerden
Sehr gut	10	8	12
Gut	6	7	3
Befriedigend	2	1	3
Mäßig	0	2	0

Tabelle 13

Ergebnis	1	2	3	4
Konservativ Kinder	1	0	0	0
Konservativ Erwachsene	1	2	1	0
Primär operativ	4	4	1	0
Sekundär operativ	1	2	0	1
Gesamt	7	8	2	1

Tabelle 14

Ergebnis (AO)	1	2	3	4
Typ 1	3	1	0	0
Typ 2	2	0	0	0
Typ 3	1	1	0	0
Typ 4	0	2	1	0
Typ E	1	4	0	2

Zusammenfassung und Diskussion

Aus unseren Untersuchungen lesen wir, daß die primär operative Versorgung am erwachsenen Patienten das bessere Ergebnis bringt. Monteggia-äquivalente Verletzungen treten häufiger an älteren Patienten auf. Sie bedeuten größeren Gelenkschaden und sollten gerade deshalb frühzeitig mit einer übungsstabilen Osteosynthese versorgt werden. Die Nachbehandlung sollte möglichst früh einsetzten und zum unfallchirurgischen Therapiekonzept gehören. Die Behandlung kindlicher Monteggia-Verletzungen wird auch weiterhin eine Domäne konservativer Therapie bleiben.

Literatur

1. Evans EM (1949) Pronation injuries of the forearm. J Bone Joint Surg (Br) 31:4
2. Bado JL (1962) The monteggia lesion. Thomas, Springfield
3. Jessing P (1975) Monteggia lesions and their complicating nerve damage. Acta Orthop Scand 46:601–609

4. Faensen et al (1977) Seltene Kombinationsverletzungen am Unterarm. Unfallchirurgie 3:115—120
5. Böhler J (1972) Neues Prinzip zur konservativen Reposition der Monteggiafraktur. Hefte Unfallheilkd
6. Salem et al (1974) Monteggiafraktur. Monatsschr Unfallheilkunde 1977:49—54

Funktionelle Ergebnisse nach operierten Unterarmluxationsfrakturen

O. Kwasny, A. Böhler, R. Schabus und H. Hertz

I. Univ.-Klinik für Unfallchirurgie (Vorstand: Prof. Dr. E. Trojan), Alser Straße 4, A-1097 Wien

Einleitung

Die isolierte Schaftfraktur eines Knochens am Unterarm mit gleichzeitiger Zerreißung der proximalen oder distalen radioulnaren Bandverbindung ist mit etwa 10% aller Unterarmschaftfrakturen eine seltene Verletzung.

Bado teilt Ulnafrakturen mit Luxation des Radiusköpfchens, die sogenannte Monteggia-Fraktur, in vier Typen ein (Abb. 1). Typ I entspricht der Ulnafraktur mit Luxation des Radiusköpfchens nach volar. Als Typ III wird die meist proximal gelegene Ulnafraktur mit gleichzeitiger Luxation des Radiusköpfchens nach radial bezeichnet, Typ IV ist die Ulnafraktur mit Luxation des Radiusköpfchens nach volar bei gleichzeitiger Radiusschaftfraktur. Diese drei Formen werden zum Extensionstyp zusammengefaßt. Der Typ II oder auch Flexionstyp entspricht der Ulnaschaftfraktur mit Luxation des Radiusköpfchens nach dorsal. Diese Verletzung geht häufig mit Speichenköpfchenfrakturen einher. Die Ursache hierfür ist ein indirektes Trauma durch Sturz auf die Hand mit gleichzeitiger Supination. Hierbei kann es durch die axiale Krafteinwirkung zur Zerreißung der Membrana interossea kommen, wie Hertz in seiner hier vorgestellten experimentellen Studie zeigen konnte, die Prognose der Flexionsverletzung wird in der Literatur übereinstimmend als wesentlich schlechter angegeben. Das Verhältnis Extensionsfraktur zu Flexionsfraktur wird mit 4 : 1 angegeben. In unserem eigenen Krankengut halten sich die Extensions- und Flexionsverletzungen mit 10 : 10 die Waage.

Die Galeazzi-Fraktur, die Fraktur des Radius mit gleichzeitiger Zerreißung des distalen Radioulnargelenkes, entsteht meist durch axiale Krafteinwirkung bei gleichzeitiger Hyperpronation des Vorderarmes. Die Radiusfraktur ist dabei meist zwischen Insertion des Pronator teres und des Pronator quadratus lokalisiert.

Hefte zur Unfallheilkunde, Heft 201
Zusammengestellt von W. Hager
Springer-Verlag Berlin Heidelberg 1989

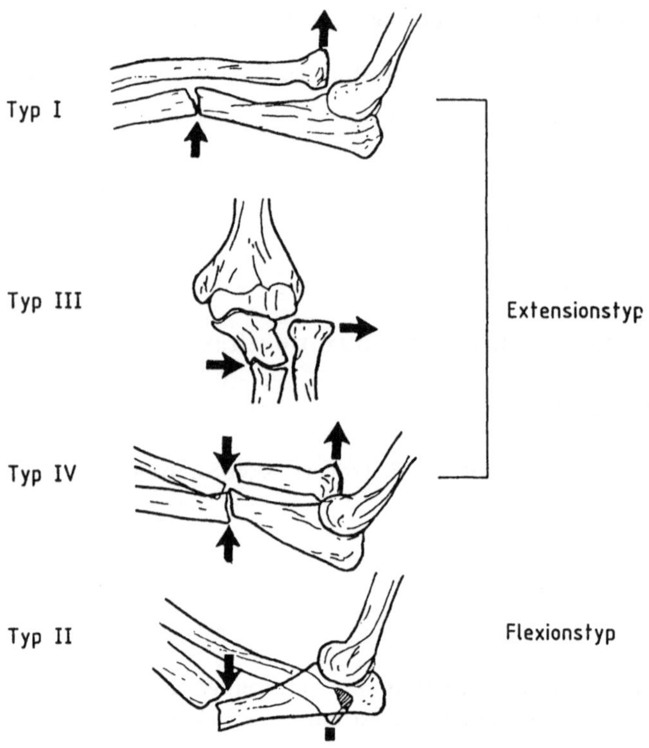

Abb. 1. Einteilung der Monteggia-Frakturen nach Bado

Krankengut

An der I. Univ.-Klinik für Unfallchirurgie haben wir von 1974 bis 1985 29 Patienten mit frischer Unterarmluxationsfraktur behandelt. Einer dieser Patienten hatte eine beidseitige Monteggia-Fraktur vom Flexionstyp erlitten. Es handelt sich um 11 Frauen und 18 Männer mit einem Durchschnittsalter von 37 Jahren (6–79 Jahre). Zehnmal lag eine Monteggia-Fraktur vom Extensionstyp, 10mal eine Monteggia-Fraktur vom Flexionstyp, bei einem Patienten davon beidseits, sowie 10mal eine Gleazzi-Fraktur vor. Unter den 10 Verletzten mit Frakturen vom Extensionstyp waren 4 Kinder, die alle konservativ behandelt wurden. Die exakte Reposition des Radiusköpfchens muß anhand von Ellbogenröntgen im Seitenvergleich kontrolliert werden. Die 6 erwachsenen Patienten sind ausnahmslos operiert worden. Nach Verplattung der Ulna konnte das Radiusköpfchen 5mal gedeckt reponiert werden. Einmal wurde offen reponiert und wegen Luxationstendenz das Radiusköpfchens mit einem Bohrdraht transfixiert (Abb. 2). Die Operation erfolgte 4mal am Aufnahmetag, 2mal nach einer Woche. Als Komplikationen sahen wir in einem Fall die Ausbildung einer Ulnapseudarthrose, die nach Reosteosynthese und Spongiosabeilagerung nach 2 Jahren ausheilte.

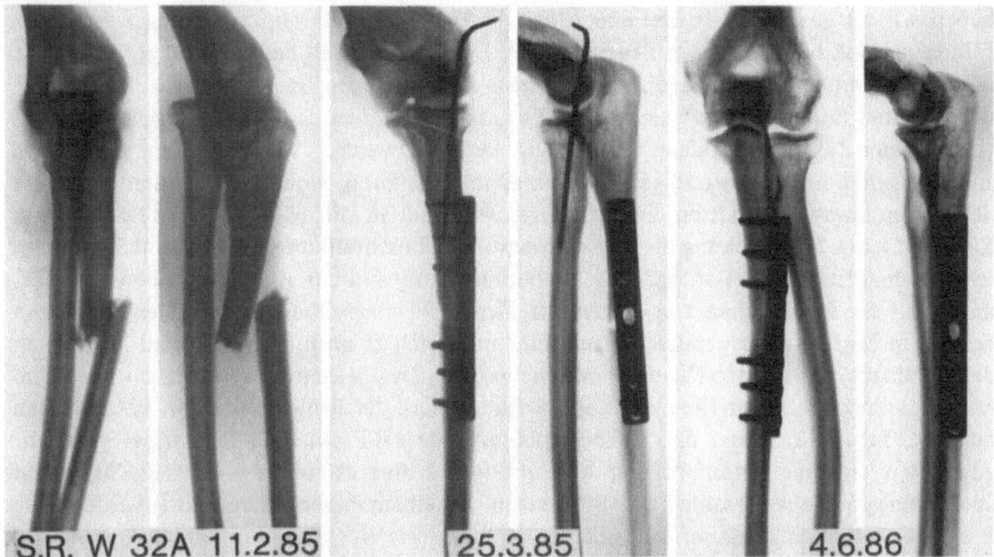

Abb. 2. 32jährige Patientin bei Verkehrsunfall Polytrauma. Operation der Monteggia-Fraktur (Extensionstyp) nach 1 Woche, offene Reposition und Transfixation des Radiusköpfchens. Bohrdrahtentfernung nach 6 Wochen. Nach 1 1/2 Jahren beschwerdefrei, freie Beweglichkeit

Neun Patienten hatten eine Flexionsfraktur erlitten, ein Patient davon beidseitig. Alle Patienten waren Erwachsene. Acht Frakturen, darunter auch die 4 offenen, wurden noch am Aufnahmetag, 2 verspätet operiert. Bei allen Patienten lag zusätzlich eine Speichenköpfchenfraktur vor. Das Speichenköpfchen wurde 5mal rekonstruiert, 5mal primär exstirpiert (2mal lagen Frakturen des Capitulum radii humeri vor, einmal wurde es mit Bohrdraht fixiert, 1mal ein Teil entfernt). In 2 Fällen mußte wegen Bewegungseinschränkung eine sekundäre Exstirpation des Speichenköpfchens durchgeführt werden.

Zehn Patienten hatten eine Galeazzi-Fraktur erlitten. Hier handelt es sich ausnahmslos um Erwachsene, die alle operativ behandelt wurden; 8 Patienten am Aufnahmetag, 2 wegen auswärts übersehener Verletzung erst nach 1 bzw. 4 Wochen. Viermal wurde das Ellenköpfchen offen reponiert, 6mal gelang dies geschlossen.

Nachuntersuchung

Wir haben die Patienten mit Luxationsfrakturen im Juni 1986 nach durchschnittlich 5 Jahren (1–11 Jahre) nachuntersucht. Bei allen Patienten wurden Röntgenbilder des Ellbogens mit Unterarm und Handgelenk im Seitenvergleich angefertigt. Die Beurteilung der Resultate erfolgte nach dem von Oestern und Tscherne vorgeschlagenen Schema in sehr gut bis mäßig. Bei den Monteggia-Frakturen vom Extensionstyp zeigte sich bei den 4 Kindern in allen Fällen ein sehr gutes Resultat. Bei den erwachsenen Patienten zeigte sich 3mal ein sehr gutes Resultat mit freier Beweglichkeit und voller Arbeitsfähigkeit. Zwei Patienten haben wir als gut beurteilt. Bei einem besteht eine Extensionseinschränkung von 10° im Ellbogengelenk bei sonst freier Beweglichkeit. Ein Patient ist als befriedigend zu beurteilen, er klagt über belastungsabhängige Schmerzen. Die Extension ist 15° und die Flexion 5°, die Pro- und Supination 10° eingeschränkt (Tabelle 1). Von den 10 Monteggia-Frakturen vom Flexionstyp konnte keine als sehr gut beurteilt werden. Vier zeigen ein funktionell gutes Resultat mit geringgradiger Bewegungseinschränkung, wobei zwei Patienten leichte Schmerzen angaben, 2 hatten ein befriedigendes Resultat mit mäßigem Kraftverlust, einer Einschränkung der Streckung bis 20° eine deutliche Einschränkung von Pro- und Supination sowie Schmerzen bei Belastung. Vier Nachuntersuchte sind nur als mäßig zu bewerten. Bei ihnen ist die Beweglichkeit in Extension über 20° eingeschränkt. Bei einem Patienten besteht außerdem postoperativ ein sensibler und leichter motorischer Ausfall im Bereich des N. ulnaris, der elektrodiagnostisch gesichert ist. Zwei Patienten zeigen nach Speichenköpfchenresektion einen Ulnavorschub im Handgelenk der beiden Patienten Beschwerden bereitet (Tabelle 2). Unter den 10 Patienten mit Galeazzi-Fraktur fanden wir bei 7 ein sehr gutes Resultat ohne Einschränkung der Funktion, 2 sind als gut zu beurteilen. Sie klagen über geringgradige wetterabhängige Schmerzen. Bei einem Patienten besteht außerdem eine Extensionseinschränkung im Handgelenk von 15° sowie eine Pronationseinschränkung von 5°. Eine Patientin klagt über stärkere Schmerzen bei Belastung sowohl im Hand- als auch Ellbogengelenk (Tabelle 3).

Tabelle 1. Nachuntersuchung durchschnittl. 5 Jahre (1–11 Jahre). Monteggia-Fraktur – Extensionstyp (n = 10)

	Sehr gut	Gut	Befriedigend	Mäßig
Kinder	4	–	–	–
Erwachsene	3	2	1	–

Tabelle 2. Nachuntersuchung durchschnittlich 5 Jahre (1–11 Jahre). Monteggia-Fraktur – Flexionstyp (n = 10)

Sehr gut	Gut	Befriedigend	Mäßig
–	4	2	4

Tabelle 3. Nachuntersuchung durchschnittlich 5 Jahre (1–11 Jahre). Galeazzi-Fraktur (n = 10)

Sehr gut	Gut	Befriedigend	Mäßig
7	2	1	–

Schlußfolgerung

Auch unsere Nachuntersuchung bestätigt, daß die Monteggia-Fraktur vom Extensionstyp eine wesentlich bessere Prognose als jene vom Flexionstyp hat. Insbesondere bei jüngeren Patienten führt die Resektion eines nicht rekonstruierbaren Radiusköpfchens bei gleichzeitiger Mitverletzung der Membrana interossea zu einer Instabilität zwischen Radius und Ulna, die zu schlechten Ergebnissen führt. Bei den Patienten mit Galeazzi-Fraktur konnten wir bei der Nachuntersuchung keinen Hinweis für eine Discusläsion oder für eine Instabilität im distalen Radioulnargelenk auch bei den geschlossen reponierten Verletzungen finden.

Literatur

1. Bado SL (1967) The Monteggia lesion. Clin Orthop 50:71
2. Bryan RS (1971) Monteggia fracture of the forearm. J Trauma 11:992
3. Evans EM (1949) Pronation injuries of the forearm. J Bone Joint Surg (Br) 4:578
4. Mikic ZD (1975) Galeazzi fracture-dislocations. J Bone Joint Surg (Am) 57:1071
5. Oestern HI, Tscherne H (1983) Ergebnisse der AO-Sammelstudie über Unterarmschaftfrakturen. Unfallheilkunde 136
6. Pavel A (1965) The posterior Monteggia fracture: A clinical study. J Trauma 185
7. Rechling FW (1982) Unstable fracture-dislocations of the forearm. J Bone Joint Surg (Am) 64:857

Die Ulnaschaftfraktur, kombiniert mit Luxation des Speichenköpfchens (sog. Monteggia-Frakturen)

M. Börner und G. Schleidt

Berufsgenossenschaftliche Unfallklinik Frankfurt am Main (Ärztl. Direktor: Prof. Dr. med. H. Contzen), Friedberger Landstraße 430, D-6000 Frankfurt/Main 60

Eine Fraktur des proximalen Ulnaschaftes, kombiniert mit einer Radiusköpfchenluxation, stellt eine Verletzungsart dar, die wegen ihrer Seltenheit eine besondere Aufmerksamkeit erfordert, da die dabei übersehene Radiusköpfchenluxation erhebliche Folgeschäden erwarten läßt.

Entsprechend der Krafteinwirkung auf den Unterarm unterscheiden wir indirektes und direktes Trauma.

Das direkte Trauma auf den abwehrenden Unterarm entspricht der bekannten Parierfraktur der Ulna. Hält das hierbei auf den Unterarm einwirkende Trauma mit unveränderter Kraft an, knickt die Ulna, ohne daß der Radius frakturiert. Aufgrund der auf den Radius

Hefte zur Unfallheilkunde, Heft 201
Zusammengestellt von W. Hager
Springer-Verlag Berlin Heidelberg 1989

194

einwirkenden Biegungskräfte luxiert das Radiusköpfchen aus dem Ligamentum anulare, das in diesem Falle als der Locus minoris resistentiae angesehen werden muß, nach ventral.

Dem indirekten Trauma kommt der Hyperpronations- bzw. Hyperextensionstheorie nach Evans (1949) die größte Bedeutung zu. Beim Fall auf die in Pronationsstellung ausgestreckte Hand und bei gestrecktem Ellenbogengelenk wird die Ulna durch extreme Pronation bzw. Körper- und Auffallfläche so stark verdreht und gebogen, daß sie bricht. Die axialen Kräfte übertragen sich auf das Radio-Humeral-Gelenk, aus dem das Radiusköpfchen nach Zerreißen des Ligamentum anulare luxiert.

Aufgrund der speziellen Frakturform kann die Monteggia-Verletzung nach Bado in drei Grundtypen eingeteilt werden:

1. Am häufigsten beobachtet man den sog. Extensionstyp, auch vorderer bzw. volarer Verrenkungsbruch oder Parierbruch genannt. Dieser Typ kommt in etwa 80% der Fälle vor.
2. Bei dem in etwa 15% der Fälle vorkommenden Flexions- oder Auffangtyp ist der Scheitel des Ellenknickwinkels zur Streckseite gerichtet und das Radiusköpfchen nach dorsal luxiert, weswegen man auch von einem hinteren Verrenkungsbruch spricht. Hierbei ist das Trauma immer als indirekte beugeseitige Gewalteinwirkung aufzufassen, die auf den im Ellenbogen gestreckten Arm einwirkt.
3. Als dritte, sehr seltene Form findet sich in etwa 5% der Fälle die laterale Luxation des Radiusköpfchens nach Speed oder Boyd. Hierbei ist die Ulnafraktur meist im mittleren Drittel als Schrägbruch aufzufinden, als Ausdruck starker rotierender und abscherender Gewalteinwirkung.
4. Schließlich sei noch die Monteggia-Verletzung in einer erweiterten Form von Nigst erwähnt. Es handelt sich um gelenknahe oder gelenkbeteiligende Frakturen der körpernahen Ulna, wobei das distale Schaftfragment mitsamt dem Speichenköpfchen, das ebenfalls frakturiert sein kann, beugeseitig verlagert wird.

Klinische Zeichen einer frischen Monteggia-Verletzung sind:

1. Einschränkung sämtlicher Bewegungen des Unterarmes und des Ellenbogens.
2. Tastbar dislociertes Radiusköpfchen.
3. Druckschmerz über Radiusköpfchen und Ulna.
4. Geringe äußerliche Deformität.
5. Geringer Stabilitätsverlust.

Gesichert wird die Diagnose durch die Einbeziehung des Ellenbogengelenkes bei der Röntgendarstellung *jeder* Ulnaschaftfraktur. Luxationen des Radiusköpfchens können dann nicht übersehen werden, wenn darauf geachtet wird, daß in der seitlichen Aufnahme die proximale Radiusschaftachse das Zentrum des Capitulum humeri treffen muß.

Ziel jeder Therapie ist es bei Monteggia-Verletzungen, eine einwandfreie anatomische Reposition der Elle zu erreichen und die Luxation des Radiusköpfchens zu beheben.

Während beim wachsenden Skelett die Behandlung des Monteggia-Schadens in der Regel mit guten Resultaten konservativ erfolgen kann, führen konservative Behandlungen beim Erwachsenen meist nicht zu einer exakten Reposition der Fehlstellung der Ulna. Dadurch ist die einwandfreie Reposition des Speichenköpfchens nicht möglich, wobei gleichzeitig nicht vergessen werden darf, daß die Ulnafraktur zur Pseudarthrosenbildung neigt.

Aufgrund dieser Gegebenheiten ist in der Behandlung der Monteggia-Verletzung beim Erwachsenen der sofortigen operativen Stabilisierung der Ulnafraktur der Vorzug zu geben.

In der Berufsgenossenschaftlichen Unfallklinik Frankfurt am Main haben wir seit 1977 insgesamt 34 Patienten wegen einer frischen Monteggia-Verletzung operativ versorgt.

Zum Unfallhergang wurde in 10 Fällen Verkehrsunfall, in 16 Fällen Sturz aus niedriger Höhe und in 8 Fällen ein Sportunfall angegeben.

21 Patienten wurden vom Verletzungstyp in die Gruppe I, 8 in die Gruppe II und 4 in die Gruppe III eingeordnet; ein Verletzungstyp IV ist nur einmal aufgetreten.

Tabelle 1. Verletzungstyp

Typ I	21
Typ II	8
Typ III	4
Typ IV	1
	34

Die Ulnafraktur lag in 24 Fällen im proximalen, in nur 7 Fällen im mittleren Ulnadrittel und 3mal lag eine Mehrfragmentfraktur der Ulna vor.

Tabelle 2. Lokalisation der Ulnafraktur

Proximales Drittel	24
Mediales Drittel	7
Mehrere Fragment	3
	34

Die Luxation des Speichenköpfchens war in 5 Fällen mit einer Meißelfraktur und in 6 Fällen mit einer Trümmerfraktur des Speichenköpfchens kombiniert; 23mal handelte es sich nur um eine Luxation.

Tabelle 3. Zustand des Radiusköpfchens

Luxation	23
Luxation + Meißelfraktur	5
Luxation + Trümmerfraktur	6
	34

In allen Fällen wurde die Ulna operativ stabilisiert, 32mal mit einer Plattenosteosynthese und 2mal mit einer Zuggurtungsosteosynthese.

Wegen der Trümmerfraktur des Speichenköpfchens erfolgte 5mal eine Resektion und 5mal wurde das Speichenköpfchen mit Schrauben bzw. Kirschner-Drähten rekonstruiert. Die übrigen luxierten Speichenköpfchen wurden reponiert und 8mal wurde eine Naht des Ligamentum anulare vorgenommen.

Tabelle 4. Radiusköpfchen-Behandlung

Reposition	16
Reposition + Naht des Ligamentum anulare	8
Schrauben/K-Drähte	5
Resektion	5
	34

Postoperativ kam es einmal zum Auftreten einer Infektion, die nach entsprechender Behandlung mit Septopal-Ketten ausheilte. In 2 Fällen trat eine Ulnapseudarthrose auf; diese konnte durch eine Re-Osteosynthese ausgeheilt werden.

Einmal trat ein Nervenschaden auf, der sich jedoch innerhalb von Monaten wieder zurückgebildet hat.

Tabelle 5. Komplikationen

Infektion	1
Ulna-Pseudarthrose	2
Nervenschaden	1
	4

Die Nachuntersuchung fand durchschnittlich 36 Monate nach der Operation statt. Von den 34 Patienten konnten 29 nachuntersucht werden. Nach dem Resultat der Operation der Monteggia-Verletzung befragt, setzten 14 Patienten den Erfolg mit "gut" bis "sehr gut", 7 Patienten mit "mäßig" und 8 Patienten mit "schlecht" ein.

Die Bewegungsdefizite sind aus der nachstehenden Tabelle zu entnehmen:

Tabelle 6. Ergebnisse (Bewegungsdefizit)

	Streckung + Beugung	Pronation + Supination
bis 30°	16	12
35–60°	6	6
über 60°	7	11
	29	29

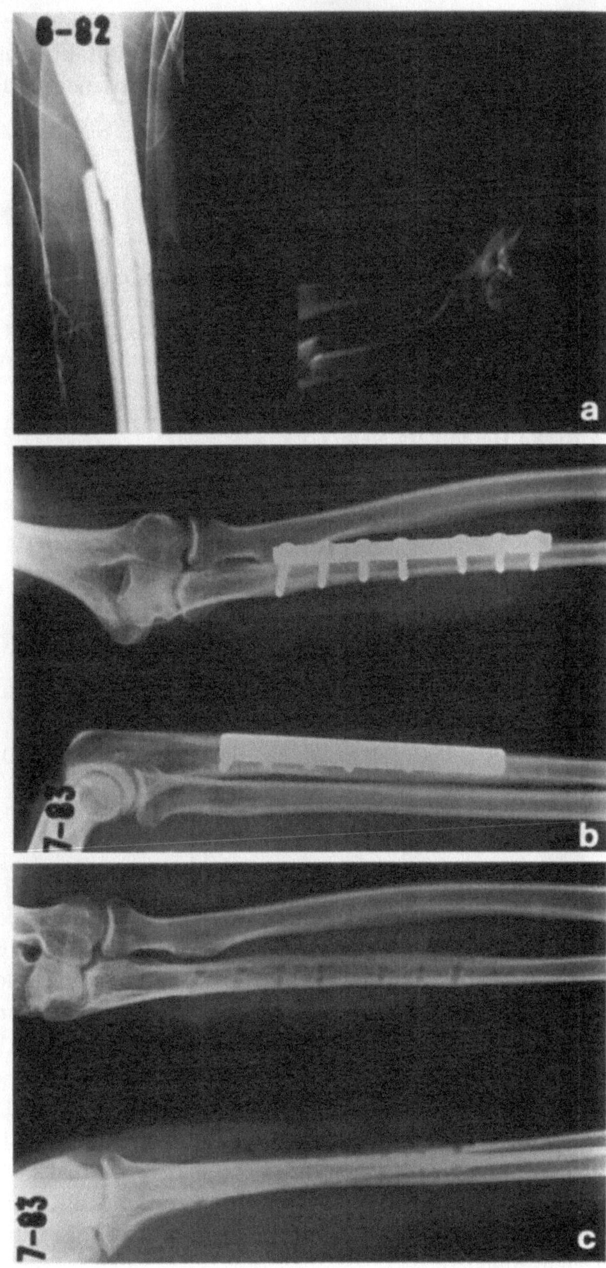

Abb. 1a—c

Trotz intensiver krankengymnastischer Übungsbehandlung und einer relativ kurzen Immobilisation im Gipsverband bleiben neben leichten Streck- und Beugebehinderungen insbesondere Einschränkungen der Unterarmumwendbewegung nach Monteggia-Verletzungen zurück. Ein Brückencallus konnte bei den 29 Patienten in 7 Fällen beobachtet werden, der zu einer erheblichen Einschränkung der Pro- und Supination führte.

Verspätetes Erkennen der Monteggia-Verletzung, veraltete Luxation des Radiusköpfchens sowie inkomplette Reposition der Ulnafraktur und instabile operative Versorgung
sollten — gemessen an den heutigen diagnostischen und therapeutischen Möglichkeiten —
nicht mehr vorkommen.

Literatur

Hertel P et al (1974) Die Ergebnisse nach operativer Behandlung von 48 frischen Monteggia-
    Verletzungen. Akt Traumatol 4:147—162
Kirschner P, Strube HD (1977) Monteggia-Verletzung. BGUmed 43:261—266
Kovalkovicz I, Molnar I, Krasznai I (1971) Zur operativen Behandlung des Galeazzi- und
    Monteggia-Syndroms. Chirurg 42:88—90
Möseneder H (1973) Die Monteggia-Verletzung. Hefte Unfallheilkd, Heft 114. Springer,
    Berlin Heidelberg New York

Entwicklung und Ergebnisse bei der Behandlung von frischen und veralteten Monteggia-Verletzungen

J. Manninger, K. Fekete und F. Gyarfas

Zentralinstitut für Traumatologie, Baross u. 23—25, H-1088 Budapest

Die konservative Behandlung der Monteggia-Verletzung besteht auch heute noch aus der
von L. Böhler genau beschriebenen klassischen Reposition, Ruhigstellung und Heilgymna-
stik. Die Methode bleibt heute den Verletzungen im Kindesalter vorbehalten. Wird der
Varuswinkel der Ulna sofort korrigiert, läßt sich die Radiusluxation leicht reponieren und
mit sorgfältiger Ruhigstellung im Gipsverband auch sicher festhalten.

Mit der Entwicklung der operativen Osteosynthese lassen sich die Ulnafrakturen mit
Plattensynthese zuverlässig fixieren und der Luxation des Radiuskopfes kann zuverlässig
vorgebeugt werden. Das ist dem Erkennen des wesentlichen Mechanismus zu verdanken,
daß — die erhaltene intakte — und starke Membrana interossea mit Wiederherstellung der
Ulna den zur Luxation neigenden Radiuskopf festhält.

Einer unserer Fälle, den wir vom Ausland übernommen hatten und der mangelhaft
operiert war, ist *nach 2 Monaten* nach der Verletzung ein schönes Beispiel für diesen
Mechanismus.

Beim Freilegen ließ sich der luxierte Radiuskopf durch das vorne gerissene Lig. anulare
mit der Hand leicht reponieren, aber nicht festhalten. Danach entfernten wir die Platte
von der Ulna und fixierten die Fraktur, die Achse genau eingerichtet, mit einer neuen
Platte. Inzwischen hatte sich der Radiuskopf schon spontan reponiert und zeigte auch

Hefte zur Unfallheilkunde, Heft 201
Zusammengestellt von W. Hager
Springer-Verlag Berlin Heidelberg 1989

keine Neigung mehr zur Reluxation. Das Lig. anulare wurde nicht genäht, die Funktion war nach einem Jahr vollkommen.

Unser Institut und das Unfallnetz des Landes arbeiten nach den Prinzipien der AO, so gleicht unsere Behandlung grundlegend der in den AO-Kliniken und auch unsere Ergebnisse kommen den ihren nahe.

Bei der Zusammenstellung unseres Materials der Monteggia-Verletzungen stellte sich heraus, daß in der Fachliteratur der letzten 20 Jahre der Extensions-Dorsal-Typ zu 10–31% vorkommt, also im Durchschnitt zu 21%. Wir haben überrascht festgestellt, daß sie bei uns 55% unserer Fälle ausmachen. Rechnet man die fraglichen Grenzfälle ab, so erhöht sich ihr Prozentsatz noch mehr, da unter den Grenzfällen mehr vom Extensions-Volar-Typ waren.

Die folgende Tabelle zeigt die allbekannte Tatsache, daß der Radiuskopf bei volaren Monteggia-Verletzungen seltener bricht als bei dorsalen. In unseren Fällen zeichnet sich das noch schärfer ab, da bei den volaren Monteggia-Verletzungen 14 Radiusköpfe nicht und 6 gebrochen waren, bei den dorsalen dagegen nur 2 nicht und 25 Radiusköpfe gebrochen waren.

Untersucht man die Höhe der Ulnafraktur, sieht man auch diese Verschiebung, die volaren befinden sich überwiegend im mittleren Drittel, die Mehrzahl der dorsalen dagegen im proximalen Drittel. (Hierbei gehören auch die 10 Frakturen, die nahe am Olecranon lagen, bzw. wo das Olecranon einbezogen war, wobei das proximale Radioulnargelenk sicher auch geschädigt ist.) Am Rande der Tabelle sind Fälle zu sehen, die eigentlich Luxationsbrüche mit Olecranonfraktur waren, diese gehören nur im weiteren Sinne zu den Monteggia-Verletzungen, die Fraktur berührt das Radioulnargelenk. Bei schweren Trümmerbrüchen gelingt aber die sichere Differenzierung von den Luxationsfrakturen des Ellenbogengelenkes nicht immer.

Die Bildserie zeigt die proximalen Ulnabrüche in unserem Krankengut. Der erste ist eine typische Monteggia-Fraktur mit dem Ulnabruch im oberen Drittel, dann kommen wir immer näher an das Ellenbogengelenk, das letzte Bild endlich ist eine vordere Luxationsfraktur des Ellenbogens. Unter diesen ist auch eine ähnliche Fraktur vom Extensionstyp. Charakteristisch für diese Fälle ist, daß die Frakturen in Gelenknähe immer aus mehreren Fragmenten bestehen.

Die nächste Tabelle zeigt die Zeit der Operation und die Behandlungsarten. In 34 Fällen Platte, in 9 Fällen — im proximalen Drittel — Zuggurtung. Von den Erwachsenen wurden nur 2 Polytraumatisierte nicht operiert. In 10 Jahren behandelten wir 5 Kinder, 3 Fälle waren frisch, sie wurden alle drei konservativ behandelt und heilten mit voller Funktion, die zwei inveterierten Frakturen wurden verplattet.

Die folgende Tabelle zeigt die Nachuntersuchungen der volaren und dorsalen Monteggia-Verletzungen und ihre Ergebnisse. Es ist zu sehen, daß sich die schlechtere Prognose der dorsalen Monteggia-Verletzungen kaum zeigt.

Zusammenfassend zeigt die Auswertung unseres Krankengutes, daß die typische Versorgung der Monteggia-Verletzung die Plattenosteosynthese der Ulna ist (die Versorgung soll am besten noch am Unfalltag, spätestens aber am 2. Tag erfolgen).

Wir fanden keine zuverlässige Erklärung für das mehr als doppelte Vorkommen der Monteggia-Frakturen vom dorsalen Flexionstyp, jedenfalls war ihre Prognose nicht wesentlich schlechter als die beim volaren Extensionstyp.

Diskussion

Trojan, Wien: Wir sollten zuerst den Vortrag über die Pathomechanik und die Versuche über den Entstehungsmechanismus und die Simulation am Präparat diskutieren. Es war eine sehr interessante Versuchsanordnung mit der die palmaren und dorsalen Verrenkungsbrüche simuliert wurden.

Ecke, Gießen: Für mich war der Ellenvorschub nach Resektion des Radiusköpfchens interessant. Es wurde dazu ein Röntgenbild gezeigt. Ich habe das selbst noch nicht gesehen. Ist das häufiger gesehen worden?

Trojan, Wien: Zu diesem Punkt kommen wir noch zurück, das ist schon der klinische Teil. Ich wollte die experimentellen Anordnungen und die Reproduktion des Unfallmechanismus diskutieren. Es scheinen aber keine Anfragen zu sein.

Wir sollten als nächstes vielleicht zuerst die Behandlung der frischen Frakturen diskutieren. Es scheint darüber Einhelligkeit zu bestehen, daß man die erwachsenen Patienten operativ behandeln soll, wobei die Osteosynthese der Elle mit Platte offenbar allgemein durchgeführt wird. Bezüglich des Speichenköpfchens haben wir schon von Herrn Muhr gehört, daß die Reposition meistens geschlossen gelingt und nur in einem Viertel der Fälle mußte offen reponiert werden. Meine Frage: Stellen Sie auf keinen Fall ruhig, gleichgültig ob spontan reponiert wurde oder ob Sie das Speichenköpfchen offen reponieren mußten?

Muhr, Bochum: Es wird nur dann ruhiggestellt, wenn das Speichenköpfchen beispielsweise mit Spickdrähten fixiert wurde sowie bei diesen kindlichen und jugendlichen Fällen, aber in den anderen Fällen nicht. Rekonstruieren läßt sich das Speichenköpfchen ohnedies nicht, oder nur selten, und die spontan reponierten oder offen reponierten werden auch nicht ruhiggestellt, es sei denn, es bestünde wieder so eine Luxationstendenz, und da wird das genäht, aber auch nicht ruhiggestellt.

Trojan, Wien: Wenn Sie es nähen, stellen Sie es auch nicht ruhig?

Muhr, Bochum: Zwei bis drei Tage und dann, nach Abschwellen, werden sie funktionell behandelt.

Trojan, Wien: Noch eine Frage zur Luxation des Speichenköpfchens? Fixation?

Lehfuß, Wien: Ich möchte eine Bemerkung zur Diagnose der Monteggia-Fraktur machen. Herr Muhr hat die alte Regel wieder in Erinnerung gebracht, daß wir beim Schaftröntgen immer mindestens ein benachbartes Gelenk mit aufnehmen sollen. Nun muß man aber, wenn man eine Monteggia-Fraktur diagnostizieren oder ausschließen will, auch den Ellbogen röntgenisieren. Da gibt es 2 Möglichkeiten. Entweder man findet die Fraktur im proximalen Ellenabschnitt, dann bringt man die Schaftfraktur ohnedies auch auf das Bild, obwohl man auf den Ellbogen einstellt. Wenn das nicht möglich ist, muß man den Ellbogen extra mit Einstellung auf das Ellbogengelenk röntgenisieren.

Hefte zur Unfallheilkunde, Heft 201
Zusammengestellt von W. Hager
Springer-Verlag Berlin Heidelberg 1989

Trojan, Wien: Das ist sicher ein wichtiger Hinweis, um zu vermeiden, daß diese Verletzungen übersehen werden. Das passiert ja auch heute immer wieder, daß wir verspätete, übersehene Luxationsfrakturen zur Behandlung bekommen und diese geben dann natürlich die schlechteren Resultate.

Zum Kapitel der Luxationsfrakturen bei Kindern ist gesagt worden, daß bis zum zehnten Lebensjahr meistens konservativ behandelt werden kann, bei größeren Kindern erfolgt ebenfalls eine Plattenosteosynthese. Gibt es Fragen zur Behandlung der frischen kindlichen Luxationsfraktur? Wenn eine starke Verschiebung an der Elle vorhanden ist, pflegen wir meistens eine Plattenosteosynthese mir einem adäquaten Implantat zu machen. Völlige Einstimmigkeit?

Poigenfürst, Wien: Wie ist es denn bei den kindlichen Monteggia-Verletzungen, bei denen die Elle nur gebogen ist? Genügt bei denen die konservative Behandlung, nämlich bezüglich des Speichenköpfchens? Hat da jemand bei solchen Verletzungen gehäuft Reluxationen gesehen? Die Reposition des verbogenen Schaftes ist doch viel schwieriger als die gebrochenen Schaftes.

Trojan, Wien: Ich habe neulich einen übersehenen nach 4 Monaten zur Behandlung bekommen.

Tscherne, Hannover: Ich glaube schon, daß man bei diesen subperiostalen Frakturen sehr genau darauf achten muß, ob eine Luxation vorliegt, und wenn eine vorhanden ist, bleibt sie dauerhaft reponiert, wenn man die Fraktur richtig zur vollständigen Frakturen macht und den Achsenfehler korrigiert.

Ich möchte noch eine Randbemerkung zur Osteosynthese machen. Wir haben relativ viele Plattenosteosynthesen gesehen und wir haben auch relativ oft gesehen, daß nach der Osteosynthese der Frakturspalt klafft. Ich meine, es gehört zu einer guten Operationstechnik, daß die Fraktur anatomisch reponiert ist. Das bedeutet aber auch, daß der Frakturspalt bei den meist einfachen Bruchformen im Röntgenbild verschwindet. Man muß also schon darauf achten, daß es nicht nur eine scheinbare Reposition ist, sondern eine komplette, und man muß die Fraktur, gerade bei diesen gezackten Quer- oder Schrägbrüchen, sehr gut einrütteln. Es ist schade, wenn wir diese Möglichkeit unterlassen, die ganz einfach ist, und dafür eine längere Frakturheilungszeit in Kauf nehmen.

Trojan, Wien: Das ist sicher richtig. Mir ist auch aufgefallen, daß die Platten zu kurz gewählt wurden. Ich kann mich an ein Bild erinnern, wo eine Schraube haargenau neben dem Frakturspalt war. Das war sicher eine zu kurze Platte und es war dann auch zu einer Heilungsstörung gekommen.

Was die verbogenen kindlichen Monteggia-Frakturen betrifft, so ist es sicher richtig. In dem einen Fall, den ich nach 4 Monaten im Luxationsstadium bekommen habe, war es so, daß in dem anderen Krankenhaus nur ein Ellbogenbild gemacht wurde und auf diesem war nur eine Subluxation des Speichenköpfchens sichtbar. Es wurde kein Unterarmbild gemacht und offenbar hat sich dann allmählich eine Luxation entwickelt und die Elle war dann sehr stark verbogen. Ich meine, gerade bei denen ist es besonders wichtig, die Elle wieder zu reponieren, d.h. die Achse wiederherzustellen. Wenn das konservativ nicht geht, dann mit einer Osteosynthese. Nur so wird man die Reluxation des Speichenköpfchens verhindern können.

Buchinger, Wien: Bezüglich der operativen Behandlung der kindlichen Monteggia-Frakturen wundert mich die Einhelligkeit bezüglich der Platte schon ein wenig, denn das ist doch ein beträchtlicher Eingriff bei einem Kind. Nicht daß ich diese 3 Fälle, die ich zeigte, technisch so absolut in den Vordergrund stellen möchte, diese Schraube ist eher abzulehnen. Aber ich möchte das Auditorium fragen, ob man bei Kindern nicht sehr oft mit einer Minimalosteosynthese auskommt und mit einer Gipsruhigstellung für 4–6 Wochen. Es ist die Frage ob sich in diesen Fällen eine Plattenosteosynthese wirklich lohnt.

Wagner, Wien: Bei den kindlichen Fällen ist es, wie eben von Tscherne erwähnt, so, daß man die inkomplette Fraktur, um sie reponieren zu können, manchmal in eine komplette umwandeln muß, also den Periostschlauch zerstören muß. Dann kann man sie meistens auch gipsen – meistens – von der Frakturform her. Wenn ich das aber operativ machen muß, dann mit einer Platte.

Ecke, Gießen: Ich bin derselben Meinung. Wir nehmen auch eine Platte, und zwar aus der Erfahrung heraus, das wurde vorhin auch angesprochen, daß es Monteggia-Frakturen beim Jugendlichen gibt, ohne eine sicher nachzuweisende Fraktur im Ellenschaft. Ich habe seinerzeit über 7 Ringbandplastiken, die wir gemacht haben, in Wien auf dem Orthopädenkongreß berichtet. Davon waren 3 solche jugendlichen Fälle. Ich glaube, der früheste ist 6 Monate nach dem Unfall erst zu uns in Behandlung gekommen, die anderen waren alle noch älter. Die Schwierigkeit besteht gerade beim Kind eben dann darin, das Köpfchen wieder hineinzubekommen. Das ist nicht nur mit dieser Ringbandplastik, sondern auch nachher mit einer Osteotomie verbunden gewesen und die Ergebnisse sind insgesamt nicht besonders erfreulich.

Tscherne, Hannover: Bei der veralteten Monteggia-Verletzung mit Ellenverbiegung, das ist ja überhaupt nur beim ganz kleinen Kind der Fall, da kann man eine verspätete immer nur reponieren, wenn man die Ulna osteotomiert. Die frische "bending fracture" beim kleinen Kind wird aber immer geschlossen behandelt und überhaupt nicht operiert. Man muß nur eine geschlossene Durchfrakturierung durchführen.

Buchinger, Wien: Das ist die Behandlung der verzögert zur Behandlung gekommenen Kinder. Ich stelle jetzt noch einmal die Frage: Wo sind die Vorteile der Verplattung einer kindlichen Monteggia-Fraktur, wenn eine Minimalosteosynthese mit Gipsruhigstellung auch zu einem guten Ergebnis führt? Die kann ich doch bei einem Kind für 4–6 Wochen in Kauf nehmen und muß die Platte nicht entfernen, sondern nur den Draht und das ist doch ein wesentlich kleinerer Eingriff, der ambulant durchgeführt werden kann. Was sind die Vorteile der Plattenosteosynthese bei der kindlichen Monteggia-Fraktur, nicht bei den verzögert operierten Fällen, sondern bei der frischen Monteggia-Fraktur?

Ecke, Gießen: Ich würde sagen, die Platte gewährleistet eine einwandfreie Heilung der Membrana interossea, denn auch in der Gipsruhigstellung ist die Immobilisierung nicht mit der durch eine Platte zu vergleichen. Ich habe diese 3 Fälle, die ich vorhin gewähnte, deshalb gebracht, da es sehr wichtig ist, gerade in der Anfangszeit nach der Monteggia-Fraktur bei Kindern diese Führung zu haben. Ich würde, genau wie Sie, Herr Trojan, in diesen Fällen immer eine Plattenosteosynthese machen.

Trojan, Wien: Wenn wir einen Verrenkungsbruch operieren, dann wollen wir doch möglichst stabile Verhältnisse schaffen. Wenn das relativ leicht möglich ist, und die Plattenosteosynthese an der Elle ist keine sehr eingreifende Operation, würde ich meinen, daß wir doch die stabile Osteosynthese durchführen sollten.

Muhr, Bochum: Man muß vielleicht sagen, Kind ist nicht Kind. Ein 12jähriges Kind wird wie ein Erwachsener behandelt, bei einem 6jährigen Kind kann man das sicherlich, wenn Sie es achsengerecht einstellen, auch mit einer Markdrahtung oder konservativ behandeln. Bei einem 6jährigen Kind wird das Metallimplantat so grazil, daß man ohnedies zusätzlich auch einen Gipsverband anlegt. Da ist es wirklich nicht die Art des Implantates, das entscheidend ist. Anders ist es beim älteren Kind.

Manninger, Budapast: Wir hatten auf unserer Kinderabteilung einen Fall, der erst zwei Jahre später mit 8 Jahren zur Behandlung kam. Mit 6 Jahren hat er sich diese Ellenverbiegung zugezogen. Wir haben auf dem Röntgenbild keine Fraktur gesehen, nur diese ganz verbogene Ulna. Wir haben dann osteotomiert und verplattet, der Radius ist aber genau an der Stelle geblieben. Also haben wir ihn verplattet. Dann haben wir in der Literatur nachgelesen und die Engländer sagen, wenn diese kleinen Kinder diese "bending fracture" der Ulna habe, muß man sie durchbrechen, so wie die Grünholzfrakturen, dann stellt sich der Radius von selbst ein. Selbst haben wir so einen frischen Fall nicht gehabt, nur einen veralteten.

Trojan, Wien: Wir kommen jetzt vielleicht noch auf das Problem mit dem Ellenvorschub zurück, das Herr Ecke zu Beginn angesprochen hat. Wir haben 2 Patienten, bei denen das ein Problem ist. Der eine wurde hier gezeigt, das war eine Flexionsfraktur, wo dann das Speichenköpfchen reseziert wurde, bei der es zu diesem beträchtlichen Ellenvorschub gekommen ist. Das zweite ist eine Patientin, die als Kleinkind eine Luxationsfraktur hatte, die übersehen wurde. Sie kam erst nach 8 oder 10 Jahren an unsere Klinik. Ich habe versucht, eine offene Reposition zu machen, die fehlschlug, weil das Speichenköpfchen natürlich schon ganz deformiert war. Es war in diesen Jahren kugelig geworden und es hat einfach nicht funktioniert. Nach Beendigung des Wachstums hatte sie durch das luxierte Speichenköpfchen immer noch Beschwerden. Ich habe es dann reseziert und sie hat jetzt nach dieser Prozedur beträchtliche Beschwerden im distalen Radio-Ulnargelenk. Wir stehen jetzt vor dem Problem, was wir da machen sollen. Die Patientin ist in der Landwirtschaft tätig und muß schwer arbeiten. Möglicherweise eine Operation, die Sie, Herr Ecke, gestern angedeutet haben, mit einer distalen Arthrodese und Resektion am distalen Ellenschaft. Das wäre noch ein Ausweg, um ein brauchbares funktionelles Ergebnis zu erhalten.

Ecke, Gießen: Ich muß dazu sagen, daß ich bis jetzt auch nur 2 Fälle habe, aber die sind gerade bei manuellen Arbeitern bis jetzt sehr gut geworden. Die Beobachtungszeit liegt auch nicht länger als 1 Jahr zurück. Aber dieser Fall ist ja auch aus einem anderen Grund interessant. Er besagt nämlich, daß die Membrana interossea auch sekundär nicht heilt. Es könnte diese Verschiebung sonst später nicht — bei Ihnen lagen ja offensichtlich Jahre dazwischen — zustande kommen.

Trojan, Wien: Ich habe diese beiden Fälle auch im Juni auf dem Handsymposium in Basel zur Diskussion gestellt. Da ist letzten Endes nach der Diskussion festgestellt worden, daß wahrscheinlich ein brauchbares Ergebnis durch diese Operation, also distale Arthrodese zwischen Ellenköpfchen und distalem Speichenende plus Resektion proximal davon, also im distalen Ellenbereich, erzielt werden könnte, aber es konnte niemand schlüssig beantworten.

Poigenfürst, Wien: Darf ich Herrn Ecke etwas fragen, was eigentlich nicht ganz zum Thema gehört, aber zu dem jetzt besprochenen. Warum machen Sie eigentlich die Osteotomie so weit proximal, wie Sie es gestern gezeigt haben? Es ist doch der Bewegungsausschlag bei der Umwendbewegung, wenn die Elle durchtrennt ist, je höher oben die Durchtrennung erfolgt ist, umso größer und ich kann mir vorstellen, daß der Patient dort umso eher Beschwerden bekommt. Wenn Sie distal die Arthrodese machen und die Osteotomie knapp proximal, müßte der Ellenschaft eigentlich ruhiger bleiben und weniger Beschwerden machen.

Trojan, Wien: Diese Frage wollte ich auch stellen, denn die Handchirurgen haben auch eine distalere Resektion befürwortet und nicht eine so weit proximale.

Ecke, Gießen: Wir haben einen Patienten wegen eines Polytraumas verloren, der eine totale Einschränkung der Rotationsbeweglichkeit des Unterarmes hatte. Ich hatte die Möglichkeit, in der Pathologie ein Stück aus der Mitte des Schaftes zu resezieren. Ich habe das aus der Vorstellung heraus gemacht, daß das in der Zone einer besseren Weichteildeckung besser funktionieren müßte, als vielleicht an der distalen Elle, wo man ja praktisch nur die Haut darüber hat. Die Rotationsbewegung hat sich natürlich passiv sofort wieder eingestellt. Bei den Fällen, die ich dann operiert habe, lagen ganz wenige Winkelgrade schmerzhafter Wackelbewegungen vor, mehr nicht, und sie waren sofort, unter der Operation noch sichtbar, in ihrer Rotationsfähigkeit wiederhergestellt.

Pachucki, Wien. Wir haben bei 130 nachuntersuchten Ellenköpfchenresektionen einen Fall dabei, bei dem der Ellenköpfchenresektion die Speichenköpfchenresektion vorausging — ich kann jetzt nicht sagen, wie lange genau —, aber bei einem durchschnittlichen Nachuntersuchungszeitraum von 14 Jahren. In diesem Fall dürfte doch die Speichenköpfchenresektion zu einer Inkongruenz im distalen Radio-Ulnargelenk geführt haben. Der Fall ist aber dann durch die Ellenköpfchenresektion funktionell sehr gut geworden.

Trojan, Wien: Das ist ein sehr wichtiger Hinweis. Ich möchte nur vor der Implantation der Silastikprothesen warnen. Wie wir jetzt in St. Gallen gehört haben, sind nach Jahren Abriebe dieser Prothesen beobachtet worden und es traten Beschwerden in diesen Gelenken auf. Die Silastikprothesenimplantation nach der Speichenköpfchenresektion ist also auch nicht das Nonplusultra und auch mit Spätproblemen behaftet.

Verrenkungsbrüche des Unterarmes II

Monteggia-Frakturen — Behandlung und Ergebnisse

J. Passler, R. Reschauer und W. Seggl

Department für Unfallchirurgie (Leiter: Prof. Dr. J. Szyszkowitz), Chirurgische Universiätsklinik Graz (Vorstand: Prof. Dr. J. Kraft-Kinz), Auenbruggerplatz, A-8036 Graz

Bei jeder Unterarmfraktur sollte durch ein Ellbogenröntgen nach einer Luxation oder Luxationsfraktur des Radiusköpfchens gefahndet werden, um nicht eine Monteggia-Verletzung zu übersehen.

Am Department für Unfallchirurgie der Chirurgischen Universitätsklinik in Graz haben wir 33 Patienten mit einer Monteggia-Verletzung behandelt. Alle diese Fälle wurden operativ versorgt. Die Osteosynthese erfolgte in der Mehrzahl der Fälle (63,6%) innerhalb der ersten 12 h. Verzögert operiert wurden lediglich polytraumatisierte Patienten bzw. Patienten, welche uns von peripheren Krankenhäusern zur Weiterbehandlung zugewiesen wurden. Von diesen waren 6 Patienten konservativ behandelt und 3 Patienten bereits operiert (2mal Markdrahtung mit Redislokation, 1mal fehlerhafte Osteosynthese (Tabelle 1).

Das von uns bevorzugte Osteosyntheseverfahren ist die Verplattung der Ulna mittels 3,5-DC-Platte (72,7%), welche wir in den letzten Jahren ausschließlich verwendeten. Dreimal implantierten wir eine Drittelrohrplatte und 2mal eine Halbrohrplatte bei weit proximal gelegenen Ulnafrakturen. In 3 Fällen erfolgte die Markdrahtung der Ulna mittels Spickdrähten (kindliche Frakturen!). Bei 1 Patienten haben wir eine sehr weit proximal gelegene Ulnaschaftfraktur wegen ausgeprägter Osteoporose mittels Zuggurtungsosteosynthese versorgt (Tabelle 2).

In 6 Fällen bestand zusätzlich zur Radiusköpfchenluxation eine knöcherne Verletzung desselben, sodaß wir 3mal die Verschraubung eines Fragmentes durchführten. Einmal haben wir ein kleineres Fragment entfernt, 2mal die Radiusköpfchenresektion durchgeführt (in 1 Fall wegen einer Trümmerfraktur, im 2. Fall wegen einer veralteten Luxation).

Tabelle 1. Intervall Unfall — operative Versorgung (n = 33)

Primär	21	(63,6%)
1—3 Tage	2	(6,1%)
4—7 Tage	2	(6,1%)
über 1 Woche	2	(6,1%)
über 2 Wochen	6	(18,1%)

Hefte zur Unfallheilkunde, Heft 201
Zusammengestellt von W. Hager
Springer-Verlag Berlin Heidelberg 1989

Tabelle 2. Implantate für die Ulna (n = 33)

3,5 DCP	24	(72,7%)
1/3 Rohr Platte	3	(9,1%)
1/2 Rohr Platte	2	(6,1%)
Markdrahtung	3	(9,1%)
Zuggurtung	1	(3,0%)

Nach Stabilisierung der Ulna erfolgte in der Mehrzahl der Fälle die spontane Reposition des in 97% der Fälle nach ventral luxierten Radiusköpfchens. Lediglich in 3 Fällen mußten wir über eine gesonderte dorso-radiale Incision reponieren, wobei das Ringband das Repositionshindernis darstellte. Bei einem Patienten haben wir wegen einer noch intraoperativ festgestellten Instabilität im humeroradialen Gelenk eine Fixation des Radiusköpfchens durch einen transarticulären Bohrdraht (nach Witt) durchgeführt. Dieser Draht wurde 3 Wochen später wieder entfernt (Tabelle 3).

Tabelle 3. Radiusköpfchenluxation (n = 33)

Spontanreposition	28	(84,8%)
offene Reposition	3	(9,1%)
Radiusköpfchenresektion	2	(6,0%)
Radiusköpfchenverschraubung	3	(9,1%)

Bei Trümmerfrakturen, insbesondere wenn Fragmente von den Weichteilen losgelöst waren, haben wir 8mal eine primäre Spongiosaplastik durchgeführt, sodaß wir in unserem Krankengut keine verzögerte Heilung feststellen konnten.

Postoperativ waren 20 Patienten (60,6%) übungsstabil versorgt, sodaß diese am 3. postoperativen Tag mit aktiven Bewegungsübungen beginnen konnten. Insbesondere in letzterer Zeit sind wir zunehmend dazu übergegangen bei intraoperativ festgestellter Stabilität im humero-radialen Gelenk keine Ruhigstellung im Oberarmgipsverband mehr durchzuführen. In 13 Fällen erfolgte die Ruhigstellung für durchschnittlich 3 Wochen, dabei handelte es sich bei 3 Patienten um Ulnamarkdrahtungen und um 10 Patienten, bei welchen intraoperativ keine sichere Übungsstabilität gegeben war (sei es im Bereich der Osteosynthese wegen einer ausgeprägten Osteoporose oder wegen der Gefahr einer Reluxation im humeroradialen Gelenk (Tabelle 4).

Wir konnten insgesamt 25 Patienten durchschnittlich 1 1/2 Jahre postoperativ nachuntersuchen (mindestens 9 Monate, maximal 5 Jahre). Die Bewertung, welche den für diese Tagung vorgegebenen Beurteilungskriterien entspricht, ergab objektiv sehr gute Ergebnisse

Tabelle 4. Postoperative Stabilität (n = 33)

übungsstabil	18	(54,5%)
bedingt übungsstabil	2	(6,1%)
Gipsruhigstellung	13	(39,4%)

bei 17 Patienten (= 68%), 2mal gute und 3mal befriedigende Resultate. Bei 3 Patienten war die Beweglichkeit als schlecht einzustufen, da es in diesen Fällen zu einer Brückencallusbildung gekommen war. Es handelte sich dabei ausnahmslos um polytraumatisierte Patienten, welche wir wegen des schlechten Allgemeinzustandes erst sekundär operieren konnten, bei einem Patienten bestand zusätzlich ein schweres Schädel-Hirntrauma.

Subjektiv waren 18 Patienten (72%) mit dem Ergebnis sehr zufrieden, 4 Patienten hatten mäßige Beschwerden bei leichtem Kraftverlust, 1 Patient war befriedigend, 2 Patienten gaben an mit dem operativen Ergebnis ihrer Verletzung nicht zufrieden zu sein (Brückencallusbildung bzw. stark ausgeprägte periarticuläre Verkalkung im Rahmen einer zusätzlich bestehenden supra-diacondylären Oberarmfraktur) (Tabelle 5).

Tabelle 5. Ergebnisse der Nachuntersuchung (n = 25)

Objektiv:	sehr gut	17	(68%)
	gut	2	(8%)
	befriedigend	3	(12%)
	schlecht	3	(12%)
Subjektiv:	sehr gut	18	(72%)
	gut	4	(16%)
	befriedigend	1	(4%)
	schlecht	2	(8%)

An Komplikationen traten bei unseren 33 Patienten 3mal die Bildung eines Brückencallus auf (= 9,1%), 2mal kam es zu stärkeren periarticulären Verkalkungen, welche bereits in der 4. postoperativen Woche röntgenologisch nachzuweisen waren. Als Ursache für diese Verkalkungen sehen wir die verzögerte operative Versorgung mit relativ lange bestehender Luxation im humero-radialen Gelenk und Fehlstellung der Ulnaschaftfraktur an. In 2 Fällen kam es sekundär zum Auftreten eines Achsenfehlers, das eine Mal wegen einer fehlerhaften Osteosynthese und daraus resultierenden Metallockerung, das andere Mal bei einer Ulnamarkdrahtung. Das funktionelle Ergebnis in diesen beiden Fällen wurde jedoch dadurch nicht beeinträchtigt, die Patienten waren subjektiv beschwerdefrei und zeigten freie Beweglichkeit. In einem Fall (= 3%) trat ein tiefer Infekt mit Fistelbildung auf, bei welchem wir jedoch die Konsolidierung abwarten konnten, sodaß nach Entfernung der implantierten Metallteile der Infekt abklang (Tabelle 6).

Die Monteggia-Verletzung ist eine seltene, aber ernstzunehmende Verletzung. Schlechte Ergebnisse sind bei jenen Patienten zu erwarten, die verzögert oder mittels falscher Operationstechnik operiert werden. Die möglichst frühzeitige, d.h. primäre adäquate operative Stabilisierung der Ulnafraktur und Reposition der Luxation des Radiusköpfchens gewährleistet mit frühzeitiger postoperativer physicotherapeutischer Nachbehandlung optimale funktionelle Ergebnisse.

Tabelle 6. Komplikationen (n = 33)

Brückencallusbildung	3	(9,1%)
periarticuläre Verkalkung	2	(6,1%)
postoperative Fehlstellung	0	(–)
Redislokation	2	(6,1%)
tiefer Infekt	1	(3,0%)

Die veraltete Monteggia-Fraktur im Kindes- bzw. Jugendlichenalter — Operative oder konservative Therapie?

V. Vecsei

Chirurgische Abteilung mit Unfallabteilung des Wilhelminenspitals der Stadt Wien, Montleartstraße 37, A-1160 Wien

Einleitung

Der veraltete Monteggia-Schaden weist im Kindes- und Jugendlichenalter folgende Charakteristika auf:

1. Persistierende Luxation des Speichenköpfchens,
2. Narbeninterponat zwischen Speichenköpfchen und Capitulum humeri,
3. Achsenfehlstellung und/oder Längendifferenz zwischen Elle und Speiche,
4. Störung des funktionellen Zusammenspiels der beiden Unterarmknochen infolge der Verletzung des Ligamentum annulare, der Membrana interossea und der Chorda obliqua.
5. Pseudarthrose oder Synostose können das klinische Bild abrunden.

Das Resultat ist Fehlwachstum, Bewegungseinschränkung und Schmerzen, die unterschiedlich relevant die Funktion des Ellbogengelenkes beeinflußen können [1, 2, 3, 5, 9, 11, 13].

Krankengut

An der I. Chirurgischen Abteilung des Wilhelminenspitals der Stadt Wien haben wir zwischen 1982 und 1986 4 Fälle mit veralteten Monteggia-Schaden beobachtet.

Zum Zeitpunkt des Behandlungsbeginns waren die Patienten 9, 14,5, 15 und 24 Jahre; 3 waren männlichen, 1 weiblichen Geschlechts.

Die Verletzung lag der Reihenfolge der obigen Altersangabe entsprechend 9, 5, 5 bzw. 18 Jahre zurück. Zwei der ehemals Verletzten wurden primär nicht, 2 anderweitig fehlbehandelt.

Drei der Patienten wurden einer operativen Behandlung zugeführt, in einem Fall eines 24jährigen Mediziners, der bis auf eine Streckbehinderung von 20° und eine Beugebehinderung von 10° wenig Beschwerden hatte, wurde vorerst von einer Therapie abgeraten und die Möglichkeit der Speichenköpfchenexstirpation zu einem späteren Zeitpunkt offen gelassen [7].

Nähere Details der Vorgeschichte, des Behandlungsverlaufes und die Ergebnisse im Detail sind in der Tabelle 1 und 2 angeführt.

Operative Technik

Auf Grund des vermehrten Wachstums der Speiche im Vergleich zur Elle und der zu erwartenden Weichteilinterponate wurde in allen 3 Fällen zunächst von volar her zugegangen,

Hefte zur Unfallheilkunde, Heft 201
Zusammengestellt von W. Hager
Springer-Verlag Berlin Heidelberg 1989

Tabelle 1. Veralteter Monteggia-Schaden – Art der Behandlung (I. Chirurgische Abteilung des Wilhelminenspitals der Stadt Wien) 1982–1986 (n = 4)

Initialien I-Zahl Geschlecht Alter	Alter der Verletzung beim Behandlungsbeginn Vorbehandlung	Vermutlicher Typus der Verletzung nach Triallat	Bewegungsausmaß des Ellbogengelenks zum Zeitpunkt des Behandlungsbeginns	Paresen/Schwäche Nervenausfälle Beschwerden präoperativ	Bewertung nach dem Schema präoperativ	Art der operativen Korrektur	Dauer der Ruhigstellung im OA-Gipsverband
1 L.B. 670517 weiblich 15 Jahre	5 Jahre OA-Gips Speichenköpfchen- reluxation	Typ I	Fl/Ext 125°/30°/0° Pro/Sup 70°/0°/20° links	Kraftreduktion Deformierung	befriedigend	Speichenkorrektur- osteotomie, Plattenosteosynthese freie Sehnenplastik des Lig. annulare temp. transarticuläre Fixation des Speichen- köpfchens	4 Wochen
2 S.Ü. 700627 männlich 14 Jahre	4 1/2 Jahre keine	Typ I	Fl/Ext 130°/20°/0° Pro/Sup 90°/0°/80° links	Schwäche, Schmerzen, Deformierung	gut	Speichenkorrektur- osteotomie, Ver- kürzung, Platten- osteosynthese, freie Sehnenplastik des Lig. annulare temp. Arthrodese des Speichen- köpfchens	4 Wochen
3 K.E. 760113 männlich 9 Jahre	9 Jahre (Geburtstrauma) keine	Typ III Synostose des prox. Unterarms	Fl/Ext 145°/25°/0° Pro/Sup 0°/0°/0° links	Schwäche	mäßig	Lösung der Synostose, Speichenosteotomie, Ellenosteotomie, Mark- drahtung der Speiche, Zuggurtung der Elle, temp. Arthrodese der Speiche	12 Wochen
4 P.P. 610706 männlich 24 Jahre	18 Jahre OA-Gips Speichenköpfchen- reluxation	Typ I	Fl/Ext 150°/20°/0° Pro/Sup 90°/0°/100° rechts	keine Deformierung	befriedigend	keine	0

Tabelle 2. Veralteter Monteggia-Schaden — Ergebnisse (Fortsetzung von Tabelle 1)

Postop. Beobachtungszeit	Sek. Eingriffe	Bewegungsausmaß bei der letzten klinischen	Unterarm-längen-differenz	Paresen/Schwäche Nervenausfälle postop.	Bewertung nach dem Bewertungs-schema postop.	Bemerkungen
1 4 Jahre	0	Fl/Ext $145°/5°/0°$ Pro/Sup $70°/0°/65°$	keine	keine	gut	geringe Lateral-subluxation des Speichenköpfchens sehr zufrieden
2 1 1/2 Jahre	Speichenköpfchen-resektion wegen Lateralsubluxation	Fl/Ext $150°/0°/0°$	1,5 cm	keine	sehr gut	sehr zufrieden
3 1 Jahr	2malige Narkose-mobilisierung	Fl/Ext $90°/60°/0°$ Pro/Sup $20°/0°/20°$	2 cm	keine	schlecht	extraartikuläre Verkalkungen volar, Subluxation der Elle, operative Revision geplant
4 1 Jahre	0	unverändert	keine	0	0	Bei ausgezeichneter Funktion von Korrek-tur abgeraten

die Gefäße und Nerven angeschlungen, der Musculus supinator von der Speiche partiell abgelöst und das proximale Drittel des Radius freigelegt. Nach Entfernung der Narbenstrukturen konnte unter freier Sicht nach der Osteotomie des Radius und entsprechender Verkürzung und Rotation die Speiche in anatomische Position gebracht werden. Zur Sicherung dieser Stellung wurde eine temporäre Arthrodese des Humeroradialgelenkes mit einem Bohrdraht vorgenommen und die Osteotomie stabilisiert. In 2 Fällen wurde eine Plattenosteosynthese der Speiche durchgeführt. Zum Ersatz des Ligamentum annulare wurde in allen 3 Fällen eine freies Sehnentransplantat benützt.

In einem Fall einer Synostose wurde die Elle aus einer separaten Incision osteotomiert und mit einer Zuggurtung versorgt.

Postoperative Therapie

Zur postoperativen Ruhigstellung war jeweils ein Oberarmgipsverband für 4 Wochen angelegt worden. Auf Grund von Verständigungsschwierigkeiten verblieb bei einem der Patienten dieser Verband 12 Wochen. Die temporäre Arthrodese des Humero-radial-Gelenkes wurde nach der Gipsabnahme durch Drahtentfernung aufgehoben und mit Bewegungsübungen unter Anleitung begonnen.

Bei einem 14 1/2jährigen Jungen kam es postoperativ bei verbesserter Beuge- und Streckfunktion zu einem appositionellem Wachstum des Speichenköpfchens, das das Capitulum nach lateral auszuweichen zwang. Dies machte sich in einer Abnahme der Supinationsfähigkeit bemerkbar. Es wurde daher ein halbes Jahr nach der Erstoperation eine Speichenköpfchenexstirpation proximal der Ligamentum-annulare-Plastik vorgenommen. Dies brachte eine wesentliche Verbesserung der Supinationsbeweglichkeit.

Dieser und eine zwischenzeitlich nun bereits 19jährige Patientin sind mit dem erzielten Ergebnis (Beweglichkeitszunahme, Achse) sehr zufrieden (s. Tabelle 2).

Bei einem 9jährigen Knaben haben wir einen Mißerfolg zu verzeichnen. Die Behebung der Synostose gelang überraschenderweise bei ihm. Wir scheitern an der Sprachbarriere; es wurde zu lange (12 Wochen) postoperativ ruhiggestellt, die Kooperation ist unkontrollierbar. Zweimalige Mobilisierungsversuche in Narkose erbrachten zunächst eine gute Beweglichkeit des Ellbogens, die sehr rasch wieder abnahm. Auf den letzten Röntgenkontrollen erkennt man extraarticuläre Verknöcherungen, sodaß wir die Therapie vorerst eingestellt haben und später eine Revisionsoperation planen.

Diskussion

Die Häufigkeit der übersehenen, oder fehlbehandelten Monteggia-Frakturen ist nicht bestimmbar, da entsprechende Angaben in der Literatur fehlen.

Auf Grund der Anzahl der einschlägigen Mitteilungen über Behandlungsergebnisse bei veralteten Formen dieses Schadens ist anzunehmen, daß sie sehr selten sind [1, 8, 10] und nur selten behandlungsbedürftig zu sein scheinen. Hinweise zur konservativen Behandlung finden wir bei Morger [9], Rettig [10] und Witt [14].

Konservatives Vorgehen und eine Speichenköpfchenosteotomie nach Wachstumsabschluß empfehlen Smith [12] und Witt [9, 14]. Ehalt tritt für eine operative Korrektur auch bei verspäteten Fällen ein [6]. Im neueren deutschsprachigem Schrifttum berichten Winkelmann und Schulitz über 7 veraltete Monteggia-Schäden von denen 5 operiert wurden [13]. Der Zeitpunkt zwischen Unfallereignis und Operation lag in keinem Fall länger als 7 Monate zurück. Scheier, Wieser und Munzinger konnten durch Ulnaosteotomie, Narbenexstirpation und Speichenreposition bei Fällen, die nach 7 Monaten, 2 bzw. 4 Jahre nach dem Unfallereignis operiert worden waren, gute Ergebnisse aufzeigen. Die Spätergebnisse waren zufriedenstellend [11].

Auch die von uns beobachteten Fälle zeigen, daß durch ein sorgfältig geplantes operatives Vorgehen, das vom Alter der Verletzung abhängig an verschiedenen Punkten anzugreifen hat, eine Verbesserung der Gebrauchsfähigkeit des Armes zu erzielen ist.

Bei Fehlschlägen wünschte man sich lieber an althergebrachte Grundsätze gehalten zu haben.

Bei guter Funktion und Gebrauchsfähigkeit des Armes ist eine Korrekturoperation im Sinne der Röntgenkosmetik nicht indiziert.

Literatur

1. Baumann E (1965) Ellbogen. Nigst (Hrsg) Spezielle Frakturen- und Luxationslehre, Bd II/1. Thieme, Stuttgart
2. Blount WP (1957) Knochenbrüche bei Kindern. Thieme, Stuttgart
3. Bruce HE, Harve JP, Wilson JC (1974) Monteggia-Fractures. J Bone Joint Surg (Am) 56:1563
4. Boyd H, Boals J (1967) The Monteggia Lesion. Chir Orthop 66:94
5. Düben W (1972) Frakturen des Ellbogengelenkes. Z Kinderchir (Suppl) 11:736
6. Ehalt W (1960) Verletzungen bei Kindern und Jugendlichen. Enke, Stuttgart
7. Jäger M, Wirth J (1978) Kapselbandläsionen. Thieme, Stuttgart
8. Kutscha-Lissberg E, Rauhs R (1974) Frische Ellbogenverletzungen im Wachstumsalter. Hefte Unfallheilkd, Heft 118. Springer, Berlin Heidelberg New York
9. Morger R (1972) Verletzungen am kindlichen Ellbogen. Z Kinderchir (Suppl) 11:717
10. Rettig H (1957) Frakturen im Kindesalter. Bergmann, München
11. Scheier H, Wieser R, Munzinger U (1981) Inveterated Monteggia-fractures with Persisting Luxation of the Radial Head-Reduction of the Radial Head by Osteotomy of the Ulna. Chapchal G (ed) Fractures in Children. Thieme, Stuttgart New York
12. Smith H (1980) Malunited Fractures. Edmonson, Crenshaw (eds) Campbell's Operative Orthopaedics. Mosby, St. Louis Toronto London
13. Winkelmann W, Schulitz KP (1981) Treatment of Acute and Old Monteggia-Fractures in Childhood. Chapchal G (ed) Fractures in Children. Thieme, Stuttgart New York
14. Witt AN (Zit. n. Morger)

Erfahrungen bei der Behandlung der Monteggia-Fraktur

J. Glanz, L. Zolczer und T. Nyari

Janos Krankenhaus, Traumatologische Abteilung, H-1125 Budapest XII

In den letzten 3 Jahren haben wir in unserer Abteilung 14 Monteggia-Frakturen behandelt. Die Frakturtypen waren die folgenden (Tabelle 1):

Tabelle 1. Einteilung (nach Bado)

Typ I	6 Fälle
Typ II	4 Fälle
Typ III	3 Fälle
Typ IV	—
?	1 Fall
	14 Fälle

Eine distale Ulnafraktur mit Radiusköpfchenverrenkung war nicht möglich einzuteilen.

Wir möchten nochmals betonen, auch bei distalen Ulnafrakturen muß man an eine Radiusköpfchenverrenkung denken und das Ellenbogengelenk röntgenologisch untersuchen.

Alle Frakturen in unserem Material waren frische Verletzungen. Zwei Patienten waren polytraumatisiert, 8 Patienten hatten auch einen Radiusköpfchenbruch, in 2 Fällen gab es offene Frakturen (Tabelle 2).

Tabelle 2. Begleitverletzungen

Polytrauma	2 Fälle
Radiusköpfchenfraktur	8 Fälle
Offene Verletzung	2 Fälle
Nervenverletzung	—

Bei Erwachsenen betrachten wir die Monteggia-Fraktur als eine absolute operative Indikation, die möglichst primär versorgt werden sollte (Tabelle 3).

Tabelle 3. Zeitpunkt der Operation

Primär versorgt	8 Fälle
Innerhalb 2 Tage	2 Fälle
Später	4 Fälle

Hefte zur Unfallheilkunde, Heft 201
Zusammengestellt von W. Hager
Springer-Verlag Berlin Heidelberg 1989

Es gab 12 Plattenosteosynthesen in unserem Krankengut (Tabelle 4). Die Markdrahtung ist nicht die ideale Behandlungsform, man verwendet sie nur ausnahmsweise.

Tabelle 4. Behandlung

Plattenosteosynthese	12
Markschienung	1
Zuggurtung	1

Unsere Taktik bei der Versorgung der Monteggia-Verletzung war die folgende: Bei frischen Monteggia-Frakturen strebt man die primäre Operation an, besonders bei offenen Frakturen. Bei dem häufigeren Extensionstyp (Abb. 1) ließ sich das Radiusköpfchen oft nach der Plattenosteosynthese an der Ulna geschlossen reponieren. Bei diesen Fällen war die Freilegung des Radiusköpfchens nicht nötig. Einmal lag eine Kapselinterposition vor, in diesem Fall mußten wir das Radiusköpfchen freilegen und das Interponat entfernen.

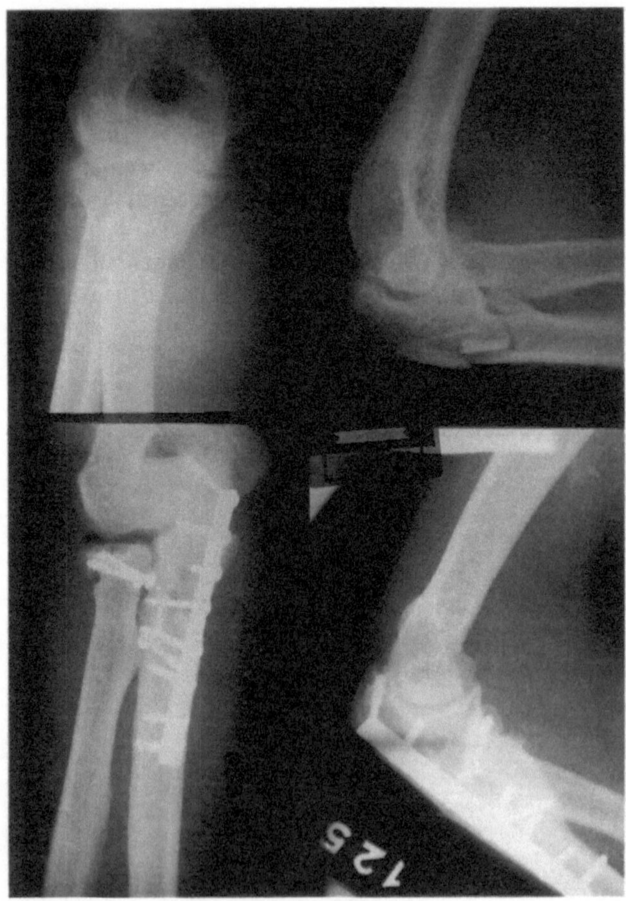

Abb. 1. Typ I

Bei dem relativ seltenen Flexionstyp (Abb. 2) kamen die meisten Radiusköpfchenfrakturen vor. Das Radiusköpfchen wurde freigelegt, und je nach Frakturtyp entweder das Randfragment entfernt, das Meißelfragment verschraubt oder das Radiusköpfchen reseziert (Abb. 3).

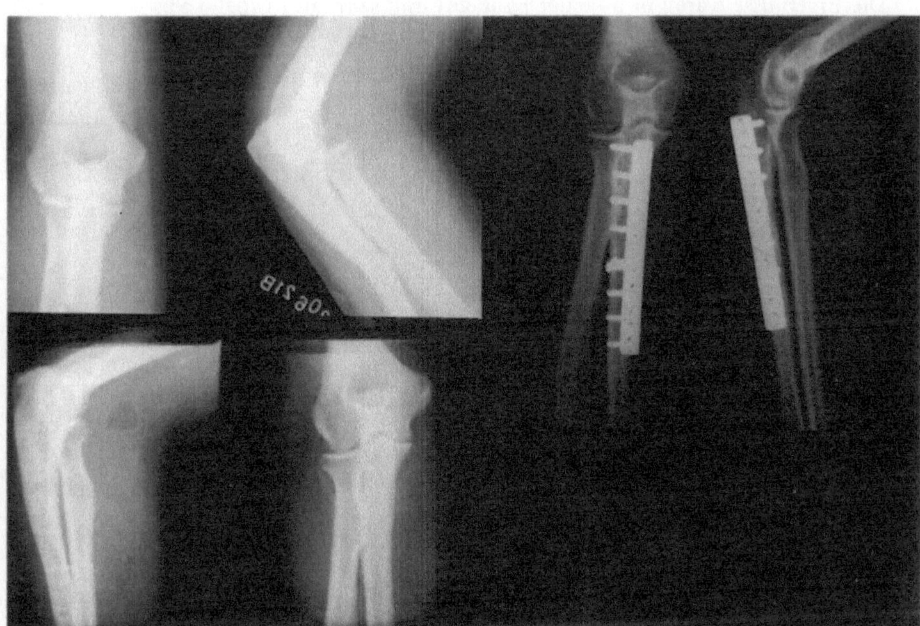

Abb. 2.
Typ II

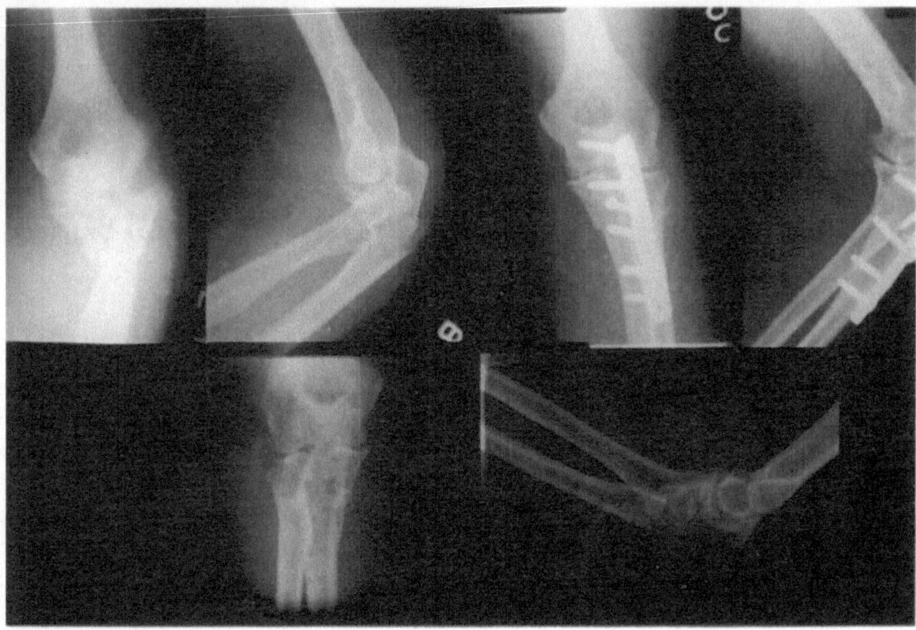

Abb. 3

Eine Rekonstruktion oder Naht der Ligamentum anulare führten wir nicht durch. Gipsfrei konnten wir nur 4 Fälle behandeln.

Es folgte meistens nach der Operation eine Ruhigstellung für 6 Wochen.

Die gefürchteten Spätfolgen konnten wir mit unserer Taktik vermeiden, trotz der hohen Anzahl von schweren Verletzungen (Tabelle 5).

Die Ergebnisse waren in 64% der Fälle gut und sehr gut (Tabelle 6).

Tabelle 5. Spätfolgen

Ulna	Achsfehler	2
	Brückencallus	—
Ellbogen	periarticuläre Verkalkung	4
	Arthrose	2
	Subluxation	—

Tabelle 6. Ergebnisse (n = 14)

Sehr gut	4
Gut	5
Befriedigend	3
Mäßig	2

Behandlung und Ergebnisse von Monteggia-Frakturen im Unfallkrankenhaus Salzburg

F. Genelin, F. Gasperschitz, A. Karlbauer und R. Helmberger

Unfallkrankenhaus Salzburg (Ärztl. Leiter: Prim. Prof. Dr. H. Möseneder), Dr.-Franz-Rehrl-Platz 6, A-5020 Salzburg

Die Monteggia-Verletzung wurde erstmals 1814 von G.P. Monteggia beschrieben. Während Monteggia den Frakturtyp mit der beugeseitigen Luxation des Speichenköpfchens beschrieben hat, unterscheiden wir heute zwischen einem Extensionstyp mit beugeseitiger bzw. auch radialer Verrenkung des Radiusköpfchens und Ellenfraktur mit dorsal offenem Winkel und einem Flexionstyp mit Verrenkung des Speichenköpfchens zur Streckseite und Ellenfraktur mit volar offenem Winkel. Bei beiden Frakturtypen kommt es immer zu einem Riß der Membrana interossea zentral der Fraktur, sowie der Chorda obliqua und des Ligamentum anulare mit der Gelenkkapsel des Ellbogengelenkes.

In den Jahren 1970 bis 1985 wurden im Unfallkrankenhaus Salzburg 66 Patienten mit Monteggia-Frakturen behandelt.

25 davon konnten wir nach ein bis fünfzehn Jahren nachuntersuchen. 20 waren Männer, 5 Frauen; unser jüngster Patient war 5, der älteste 67 Jahre alt.

Zehnmal war der rechte und fünfzehnmal der linke Arm betroffen.

Bei der Unfallursache stehen die Verkehrsunfälle an der Spitze, wobei die Zweiradunfälle überwiegen. Dreizehn unserer Patienten erlitten ihre Monteggia-Fraktur im Rahmen eines Polytraumas. Dreimal war die Verletzung offen, 22mal geschlossen.

Viermal lag eine primäre Nervenläsion vor, und zwar einmal des Nervus ulnaris und dreimal des Nervus radialis.

Unser therapeutisches Konzept gliedert sich folgendermaßen: Bei Kindern bevorzugen wir ein konservatives Vorgehen. Die Fraktur wird in Lokalanästhesie reponiert und anschließend im Oberarmgipsverband für 4—8 Wochen ruhiggestellt. Das war bei unserem Krankengut in 6 Fällen der Fall.

Alle übrigen Patienten werden bei uns in der Regel am Unfalltag operiert: außer bei drei polytraumatisierten Patienten, bei denen erst drei Tage nach dem Unfall die Monteggia-Fraktur verplattet wurde und zwei Patienten, die uns von einem auswärtigen Krankenhaus zugewiesen worden waren.

Wir führen immer die Verplattung der Elle mit einer Kleinfragment DC-Platte durch. Lediglich wenn die Luxation des Radiusköpfchens persistiert, wird dieses auch blutig reponiert und das Ligamentum anulare genäht. Dies war in unserem Patientenkollektiv zweimal notwendig.

Wenn gleichzeitig eine Fraktur des Radiusköpfchens vorliegt, wird dieses ebenfalls rekonstruiert, was bei drei Patienten der Fall war.

Postoperativ wurden alle operierten Patienten mit einem Oberarmgipsverband für drei Wochen ruhiggestellt.

An Komplikationen sahen wir viermal eine verzögerte Bruchheilung, die zweimal eine neuerliche Verplattung der Elle erforderte; beide Frakturen waren primär offene Frakturen gewesen; einmal genügte eine Spongiosaplastik und einmal wurde die proximale Ellenfraktur sekundär mit einem unstabilen Marknagel versorgt. Auf diese Weise kamen alle Frakturen zur Ausheilung. Einmal trat eine Brückencallusbildun im proximalen Unterarmbereich bei einem polytraumatisierten Patienten auf.

Und nun zu unseren Ergebnissen:
Alle unsere 25 nachuntersuchten Patienten wurden nach dem von der AO angegebenen Beurteilungsschema nachuntersucht und in die entsprechenden Gruppen eingereiht.

Dabei zeigten zehn ein sehr gutes, dreizehn ein gutes und zwei ein mäßiges Ergebnis. Das gute Ergebnis kam dabei zehnmal durch eine Streckhemmung von $5-10^{\circ}$, zweimal durch einen geringen Kraftverlust und einmal durch eine Supinationsbehinderung von 25° zustande.

Bei unseren beiden Patienten mit einem mäßigen Ergebnis handelte es sich einmal um einen Polytraumatisierten mit Schädel-Hirn-Trauma, bei dem es zu einer Brückencallusbildung im proximalen Unterarmbereich gekommen war. Trotz der Entfernung des Brückencallus nach 6 Monaten und Interposition von Lyodura verblieb eine Streckhemmung von 30° und eine Fixierung der Drehbewegung in Mittelstellung.

Der zweite war ein Patient mit primärer Nervus ulnaris-Läsion und Trümmerfraktur des Radiusköpfchens. Hier war sekundär wegen verzögerter Heilung der proximalen Elle ein dünner Marknagel eingesetzt worden. Die Nervenläsion blieb unverändert. Es bildete sich im Ellbogengelenk eine posttraumatische Arthrose mit einer Streckhemmung von 40° aus.

Die drei primär vorhandenen Schädigungen des Nervus radialis bildeten sich alle vollständig zurück.

Alle unsere 25 nachuntersuchten Patienten waren in ihrer beruflichen Tätigkeit nicht behindert, 3 gaben an in ihrer Sportausübung beeinträchtigt zu sein.

Monteggia-Frakturen

I. Jost, I. Princic und I. Straus

Unfallchirurgische Universitätsklinik, Zaloska 7, YU-6100 Ljubljana

In den Jahren 1980–1985 wurden an der Traumatologischen Universitätsklinik in Ljubljana 10 Monteggia-Frakturen, davon 9 frische Fälle behandelt.

Die AO-Aufschlüsselung nach der Frakturform ergab in 5 Fällen einfache Bruchformen, in anderen 5 Fällen Mehrfragment- und Trümmerbrüche. Sieben Frakturen waren geschlossen und 3 erstgradig offen.

Mitverletzungen derselben Extremität: 1. Fraktura capituli radii; 2. Laesio nervi radialis; 3. RQW Unterarm; 4. Abruptio epicondyli radialis 5. Olecranonfraktur 2mal. Unter den Zusatztraumen befanden sich RQW Unterschenkel, Gehirnerschütterung und 1mal Polytrauma.

Im Bewußtsein, daß die Aussichten auf eine vollständige Reposition des Radiusköpfchens und ein gutes funktionelles Resultat mit größerem Interval zwischen Unfall und Operation immer schlechter werden, operieren wir im Prinzip primär, d.h. innerhalb der 8-Stundengrenze. So haben wir primär 9 und verzögert einen Fall verplattet. Die häufigst gebrauchten waren schmale DC und 3,5-Gleitlochplatte 9mal, und 1/3-Rohrplatte in einem Fall. Es wurde 2mal auch eine Kirschner-Drahtspickung der Olecranonfraktur und Radiusköpfchens durchgeführt. Führt bei der Monteggia-Fraktur die Stabilisierung der Ulnafraktur bereits zu einer guten und stabilen Reposition des luxierten Radius, so ist es nicht notwendig das Ringband zu nähen. Das Ringband haben wir in unserem Krankengut nur 2mal genäht. In keinem Fall kam es zu einem Infekt. Eine sekundäre Spongiosaplastik wurde 1mal angelegt, da die röntgenologische Verlaufskontrolle eine verzögerte Heilung erwarten ließ. Bei einem Patienten mit schweren Weichteilverletzungen trat ein Brückencallus auf. Von insgesamt zehn Verplattungen erfolgte eine knöcherne Heilung in mindestens 4 bis 13 Monaten. Wir haben alle Patienten nachuntersucht. Unter Berücksichtigung des Bewegungsausmaßes, der Funktion und des Beschwerdebildes ergaben sich in 40% sehr gute, in 30% gute, in 20% befriedigende und in 10% mäßige Ergebnisse. Zu den letzteren gehörten diejenigen mit Serienfrakturen an derselben Extremität, die eine sofortige selbsttätige Mobilisation verzögerten (Abb. 1–6).

Hefte zur Unfallheilkunde, Heft 201
Zusammengestellt von W. Hager
Springer-Verlag Berlin Heidelberg 1989

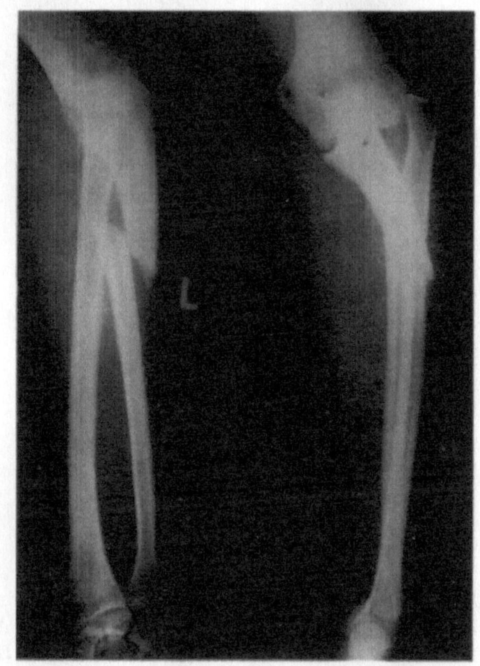

Abb. 1. Unfallbild einer Fraktur des proximalen
Ulnaendes mit Luxation des Radiusköpfchens,
relative Verlängerung des anterolateralen luxierten Radius

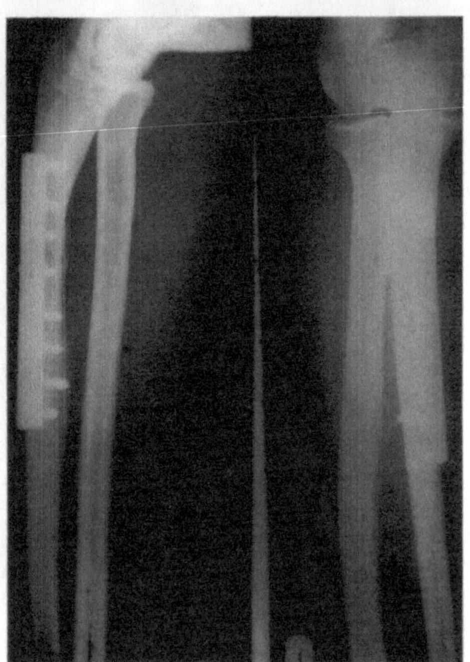

Abb. 2. Konsolidierung der Fraktur und gute
Stellung des Radiusköpfchens mit freier
Gelenkfunktion

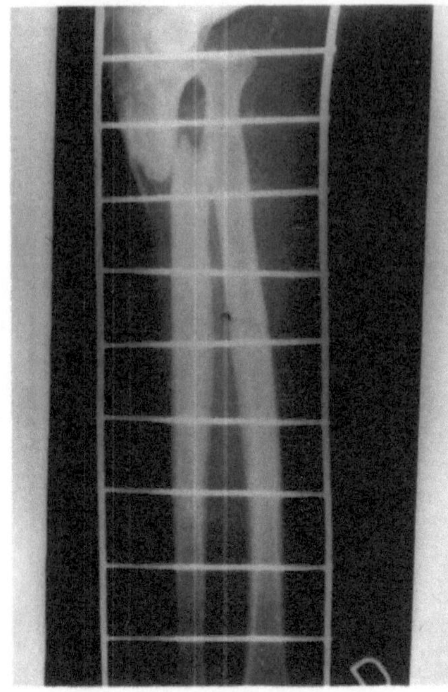

Abb. 3. Offene Monteggia-Fraktur bei 15jäh-
rigen Jungen

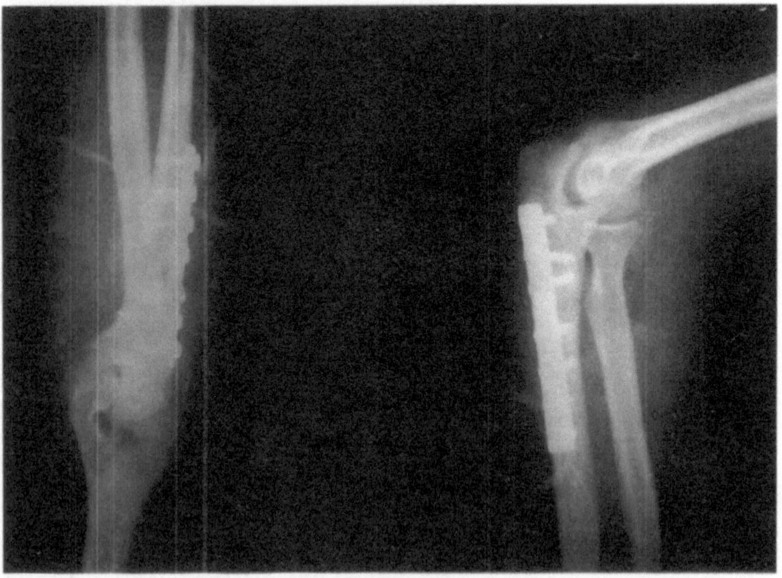

Abb. 4. Stabilisierung der Ulnafraktur mit 1/3 Rohrplatte, das Ringband wurde genäht

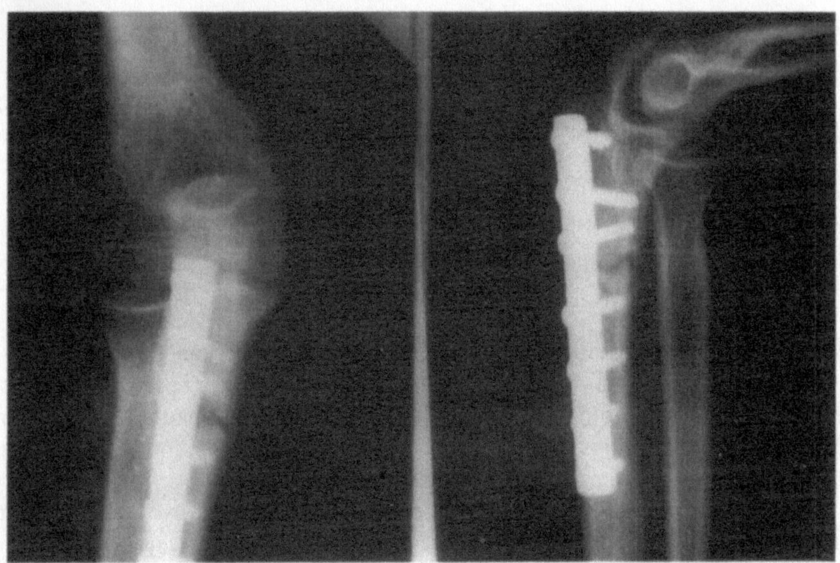

Abb. 5. Röntgenergebnis nach 5 Wochen

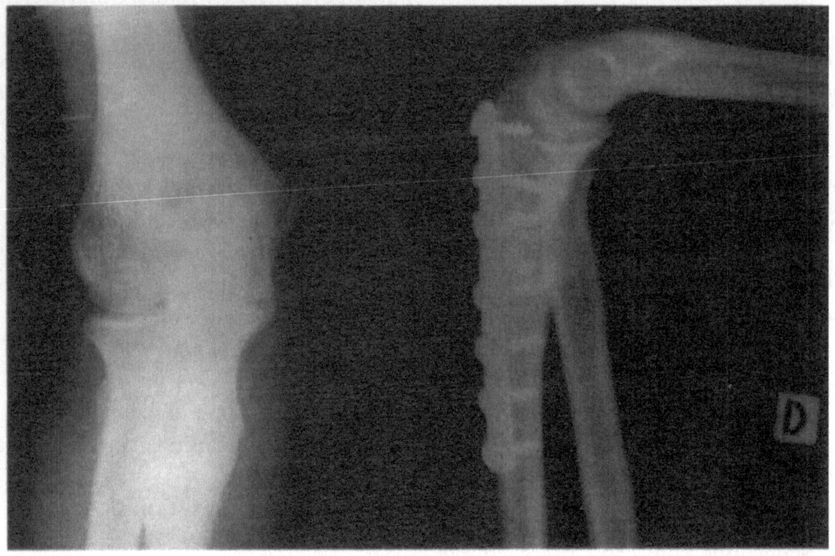

Abb. 6. Knöcherne Konsolidierung mit freier Gelenkfunktion 11 Wochen nach Unfall

Radiusschaftfraktur mit Verrenkung des distalen Ulnaendes (sog. Galeazzi-Fraktur)

M. Börner, R. Ziegelmüller und G. Schleidt

Berufsgenossenschaftliche Unfallklinik Frankfurt am Main (Ärztlicher Direktor: Prof. Dr. med. H. Contzen), Friedberger Landstraße 430, D-6000 Frankfurt a.M. 60

Es ist dem Verdienst Galeazzis (1934) zuzuschreiben, die von Cooper (1922) und Schenk (1929) beschriebene Radiusschaftfraktur in Verbindung der Sprengung des distalen Radio-Ulnar-Gelenkes als ätiologisch verwandt zum Monteggia-Schaden zu bezeichnen und den Entstehungsmechanismus beider Kombinationsverletzungen mit den Gegebenheiten der funktionellen Anatomie des Unterarmes zu erklären.

Beim Sturz auf die Hand werden die Fasern zwischen der Knochenmembran gespannt und ziehen die Elle körperwärts. Axiale Kräfte werden somit über Radiusköpfchen auf das Capitulum humeri übertragen, zu einem anderen Teil werden sie von der Elle elastisch aufgefangen und über das Olecranon zum Humerus weitergeleitet. Vom Radius erfolgt dann die Übertragung der Kraft auf das Handgelenk. Je nach dem, ob Ulna oder Radius frakturiert, kann dann eine Luxation im proximalen bzw. distalen Radio-Ulnar-Gelenk auftreten.

Die Kräfte, die eine Galeazzi-Verletzung verursachen, sind somit axiale Krafteinwirkung unter gleichzeitiger Hyperpronation des Unterarmes, wobei die Rotation die Luxation bewirkt. Evans wies experimentell an Leichenknochen nach, daß erst die Radiusfraktur und dann die Luxation im distalen Radio-Ulnar-Gelenk auftritt.

Die Lokalisation der Radiusfraktur befindet sich zwischen der Insertion des Musculus pronator teres und jener des Musculus pronator quadratus. Die Sprengung des distalen Radio-Ulnar-Gelenkes erschwert die Reposition der isolierten Radiusschaftfraktur.

Eine entsprechende Einteilung der Galeazzi-Verletzung in verschiedene Typen wie bei der Monteggia-Schädigung gibt es nicht, auch wenn verschiedene Formen möglich sind. So berichtet z.B. Mikic über Radiusschaftfrakturen auch im proximalen und mittleren Schaftdrittel sowie über Frakturen beider Unterarmknochen mit Luxation im distalen Radio-Ulnar-Gelenk.

Bei mangelnder Erwartung einer sog. Galeazzi-Verletzung konzentriert sich die Diagnose häufig auf die Fraktur, während die ungleich bedeutungsvollere Luxation im distalen Radio-Ulnar-Gelenk übersehen wird.

Verantwortlich für die häufig übersehene Radio-Ulnar-Luxation sind:

1. Mangelnde klinische Untersuchung,
2. Geringer Stabilitätsverlust,
3. Andere Verletzungen, die im Vordergrund stehen,
4. Überbewertung der erkannten Radiusschaftfraktur,
5. Unterlassene Röntgenuntersuchung des Handgelenkes,
6. Fehlerhafte Deutung schlecht eingestellter Röntgenaufnahmen.

Hefte zur Unfallheilkunde, Heft 201
Zusammengestellt von W. Hager
Springer-Verlag Berlin Heidelberg 1989

Klinische Zeichen einer frischen Galeazzi-Verletzung sind:

1. Einschränkung der Bewegung des Unterarmes und Handgelenkes,
2. Tastbares dislociertes Ulnaköpfchen,
3. Druckschmerz über Ulnaköpfchen und Radius,
4. Geringere äußere Deformität,
5. Geringer Stabilitätsverlust im Handgelenk.

Gesichert wird die Diagnose durch die Einbeziehung des Handgelenkes bei der Röntgendarstellung *jeder* Radiusschaftfraktur; d.h. bei isolierter Radiusschaftfraktur stets die benachbarten Gelenke in 2 Ebenen und bei Kindern routinemäßig eine Vergleichsaufnahme der gesunden Seite zu veranlassen.

Die Sprengung des Radio-Ulnar-Gelenkes kann sich wie folgt darstellen:

1. Ohne Luxation des Ellenköpfchens,
2. Mit Abrißfraktur des Ellengriffelfortsatzes,
3. Mit Ellenköpfchenluxation *und* Ruptur des Discus articularis.

Therapie

Ziel jeder Therapie ist es bei Galeazzi-Verletzungen, eine einwandfreie anatomische Reposition des Radius zu erreichen und die Luxation des distalen Radio-Ulnar-Gelenkes zu beheben. Bei dieser Verletzungsform wird das distale Radiusfragment durch den Musculus pronator quadratus verdreht und in Richtung Ulna gezogen, eine Verkürzung wird durch den Zug des Musculus brachioradialis mit seinem Ansatz am Processus styloideus radii herbeigeführt und die Musculi extensor und abductor pollicis ziehen die Hand nach radial, so daß schließlich eine Dislokation nach volar durch das Gewicht der Hand zustandekommt. Diskutiert wird hier die Bedeutung des Discus articularis als Stabilisator zwischen distalem Radio-Ulnar-Gelenk und Handwurzelknochen.

Bei Kindern kommt es vor der Ruptur des distalen Radio-Ulnar-Gelenkes nach einer isolierten Radiusschaftfraktur meist zu einer Epiphyseolyse der distalen Ulna, so daß eine Galeazzi-Fraktur in dieser Altersgruppe relativ selten nachzuweisen ist. Läßt sich jedoch beim Kind konservativ keine exakte Reposition erreichen, so muß auch hier operativ vorgegangen werden, da eine nicht reponierte Luxation der Ulna durch überschießendes Wachstum der Ulna zu einem Ulna-Vorschub und damit zur Einschränkung der Vorderarmdrehung führt.

Böhler, Mikic, Hughston berichten über unbefriedigende Ergebnisse nach konservativer Behandlung, so daß beim Erwachsenen eine sofortige Stabilisierung der Radiusschaftfraktur sowie eine Reposition der Luxation im Radio-Ulnar-Gelenk anzustreben ist; die Retention des distalen Radio-Ulnar-Gelenkes sollte durch quere Kirschner-Draht-Einbringung erreicht werden, da eine Retention durch Gipsruhigstellung als nicht befriedigend bezeichnet werden muß.

Die Radiusschaftfraktur wird durch Plattenosteosynthese versorgt und die Reposition der radio-ulnaren Luxation vorgenommen, wobei eine Inspektion des Discus articularis erfolgen sollte. Neben der Retention durch Kirschner-Drähte stehen noch die Glättung einer Discusruptur, die Refixation am Ligamentum radio-carpeum dorsale, die Resektion des Discus articularis (bei Altschaden) sowie bei irreponiblen (veralteten) Luxationen die Ellenköpfchenresektion zur Verfügung.

Klinik und Ergebnisse

In der Berufsgenossenschaftlichen Unfallklinik Frankfurt am Main wurden seit 1977 insgesamt 26 Patienten wegen einer frischen Galeazzi-Verletzung operativ versorgt. Die Radiusschaftfraktur lag in 14 Fällen im distalen, in 9 Fällen im mittleren und in 3 Fällen im proximalen Radiusschaftdrittel vor (Tabelle 1).

Tabelle 1. Lokalisation der Radiusschaftfraktur

Distales Drittel	14
Mediales Drittel	9
Proximales Drittel	3
	26

In allen Fällen wurde der Radius operativ mit einer Platte stabilisiert; 14mal kam es zu einer spontanen Reposition im distalen Radio-Ulnar-Gelenk. Temporäre Kirschner-Draht-Fixation des Radio-Ulnar-Gelenkes erfolgte 12mal, zusätzliche Revision des Discus articularis nur 3mal.

Tabelle 2. Operatives Vorgehen

Plattenosteosynthese Radius	26
Spontanreposition des Radio-Ulnar-Gelenkes	14
Temporäre Kirschner-Draht-Fixation radio-ulnar	12
Revision des Discus articularis	3

An postoperativen Komplikationen kam es einmal zur Pseudarthrose des Radius, die durch Spongiosaanlagerung schließlich ausheilte. Eine Infektion bzw. ein Nervenschaden konnte nicht beobachtet werden (Tabelle 3).

Tabelle 3. Komplikationen

Radiusschaft-Pseudarthrose	1
Infektion	–
Nervenschaden	–
Reluxation	2
Subluxation	5

Die Nachuntersuchung fand im Durchschnitt 31 Monate nach der Operation statt. Von 26 Patienten konnten 21 nachuntersucht bzw. die Rentenakten beigezogen werden.

Als Kriterien für die klinische und radiologische Beurteilung wurden herangezogen:

Gut   =   keine Subluxation, keine Instabilität, Beweglichkeit nicht mehr als 10° eingeschränkt, Schmerzfreiheit.

Mittel =   bestehende Subluxation, Beweglichkeit bis 20° eingeschränkt, Kraftminderung, passagere Schmerzsymptomatik.

Schlecht = Instabilität bei Luxation und deutlichem Ellenvorschub, Beweglichkeit über 20° eingeschränkt, deutliche Kraftminderung, Dauerschmerz.

Insgesamt konnten 8 Patienten ein gutes, 13 ein mittleres und 5 ein schlechtes Ergebnis aufweisen.

Tabelle 4. Ergebnisse der Galeazzi-Frakturen verschiedener Autoren

Autor	Fälle			Ergebnisse		
---	---	---	---	gut	mittel	schlecht
Mikic (1975)	86	konservativ:	34	–	4	16
		(untersucht:	20)			
		operativ:	52	21	14	8
		(untersucht:	43)			
Reckling (1982)	40			19	7	14
Moore (1985)	84	(untersucht:	36)	28	7	1
Börner, Ziegelmüller, Schleidt (1986)	26			8	13	5

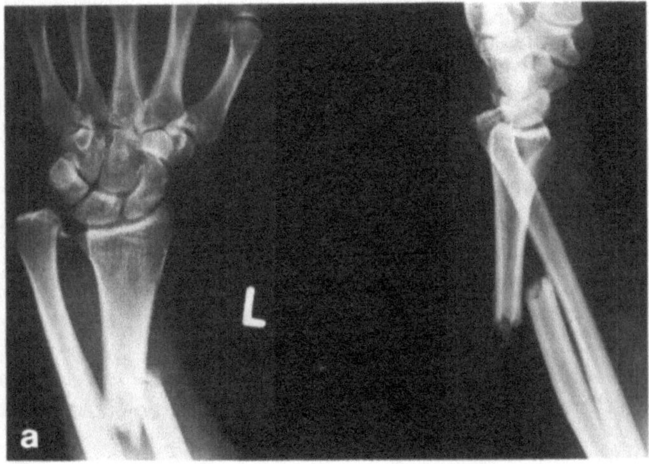

Abb. 1a

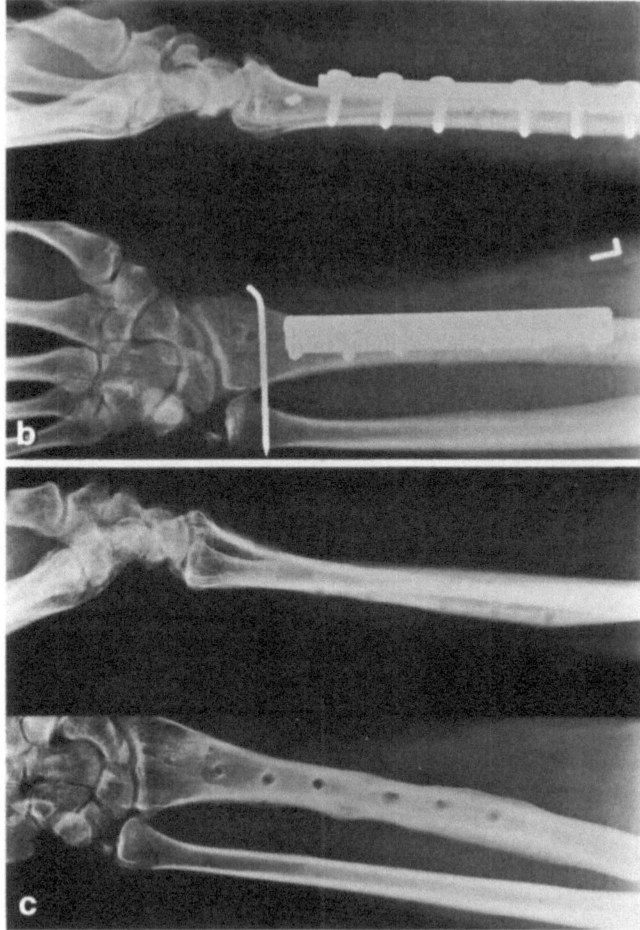

Abb. 1b, c

Zusammenfassung

Wesentliche Faktoren, die ein gutes Behandlungsergebnis erwarten lassen, können folgendermaßen definiert werden:

1. Die Diagnose einer Galeazzi-Verletzung muß frühzeitig und umfassend gestellt werden.
2. Die Radiusschaftfraktur muß durch ein stabile Plattenosteosynthese versorgt werden.
3. Das Ellenköpfchen muß einwandfrei reponiert sein.
4. Das reponierte distale Radio-Ulnar-Gelenk muß mittels Kirschner-Draht-Spickung temporär fixiert werden.

Nur unter Berücksichtigung dieser Kriterien kann mit einem guten Ergebnis nach Radiusschaftfraktur mit Verrenkung des distalen Radio-Ulnargelenkes gerechnet werden.

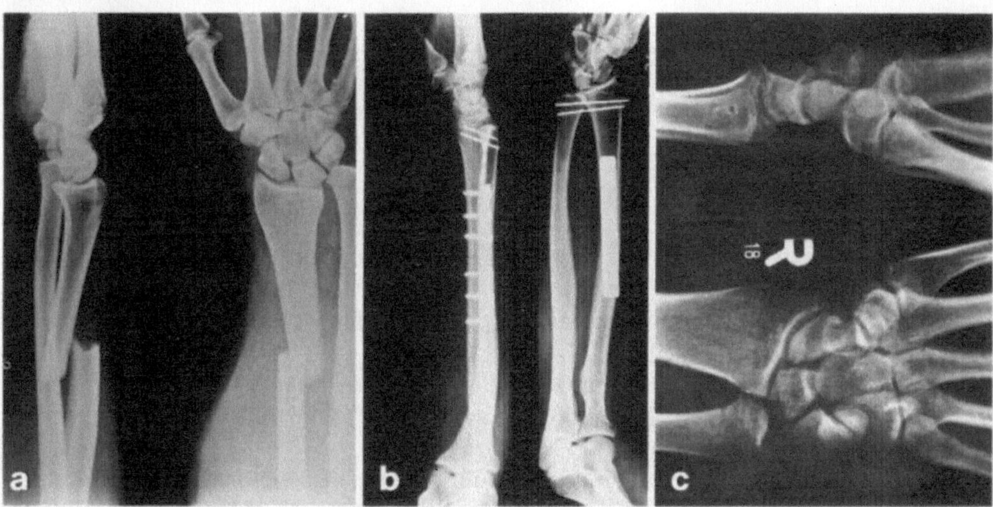

Abb. 2a–c

Literatur

Böhler J (1969) Gelenknahe Fraktur des Unterarmes. Chirurg 40:198–203
Evans E: Pronation injuries of the forearm. J Bone Jount Surg (Br) 31:5; 178–188
Galeazzi R (1936) Über ein besonderes Syndrom bei Verletzungen im Bereich der Unterarmknochen. Arch Orthop Unfallchir 35:557–562
Faensen M, Hahn F, Enes-Gaiao E (1977) Seltene Kombinationsverletzungen am Unterarm. Unfallchir 3:115–120
Moore T et al (1985) Results of compression – plating of closed Galeazzi-fractures. J Bone Joint Surg: 1015–1021

Die Galeazzi-Fraktur – Behandlung und Ergebnisse

W. Buchinger[1], K. Eber[2], W. Breitegger[2], W. Fischer[2] und J. Dremsek[1]

[1] Unfallkrankenhaus Meidling der Allgemeinen Unfallversicherungsanstalt (Ärztl. Leiter: Prim. Doz. Dr. H. Kuderna), Kundratstraße 37, A-1120 Wien
[2] Unfallkrankenhaus Lorenz Böhler der Allgemeinen Unfallversicherungsanstalt (Ärztl. Leiter: Prim. Prof. Dr. J. Poigenfürst), Donaueschingenstraße 13, A-1200 Wien

In den Jahren 1980 bis 1984 wurden am Unfallkrankenhaus Wien-Meidling und am Unfallkrankenhaus Lorenz Böhler 27 Galeazzi-Frakturen behandelt. Sie betrafen 5 Kinder mit

Hefte zur Unfallheilkunde, Heft 201
Zusammengestellt von W. Hager
Springer-Verlag Berlin Heidelberg 1989

Tabelle 1. Fünf Galeazzi-Frakturen bei Kindern

Behandlungsbeginn:	4mal am Unfalltag
	1mal nach 36 Tagen
Behandlung:	5mal konservativ

einem Durchschnittsalter von 14 Jahren und 22 Erwachsene mit einem Durchschnittsalter von 38 Jahren.

Bei den kindlichen Galeazzi-Frakturen war der Behandlungsbeginn 4mal am Unfalltag und 1mal nach 36 Tagen (Tabelle 1).

Die Frakturen lagen alle im distalen Drittel der Speiche und waren geschlossen.

Es zeigte sich, wie bei den Monteggia-Frakturen, daß bei Kindern ein konservatives Vorgehen gerechtfertigt ist (Abb. 1).

Selbst bei einem nach 5 Wochen zur Behandlung gekommenen 9jährigen Mädchen konnte noch auf konservativem Wege die Fehlstellung der Speiche und die Luxation im Radioulnargelenk beseitigt werden (Abb. 2).

Die Ruhigstellung im Oberarmgips betrug 6–8 Wochen, die Nachuntersuchungsergebnisse bei 4 kindlichen Galeazzi-Frakturen ergab 4mal ein sehr gutes Ergebnis (Tabelle 2).

Bei 22 erwachsenen Patienten war die Lokalisation des Speichenbruches gleich häufig im distalen, an der Grenze mittleres-distales und mittleren Drittel, 1mal an der Grenze proximales mittleres Drittel.

19 geschlossene Frakturen stehen 3 offenen Frakturen (davon 2 drittgradig offene Frakturen mit Nervenläsionen) gegenüber (Tabelle 3).

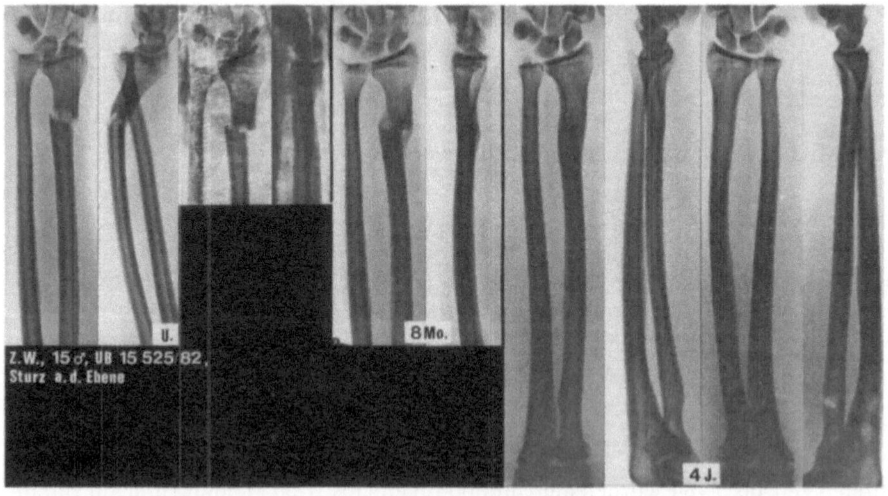

Abb. 1. Nach konservativ versorgter Galeazzi-Fraktur mit einem fünfjährigen Knaben heilt die Fraktur mit Verschiebung um halbe Schaftbreite nach radial.

Bei der Nachuntersuchung nach 4 Jahren ist die Seitverschiebung ausgeglichen, die Beweglichkeit frei

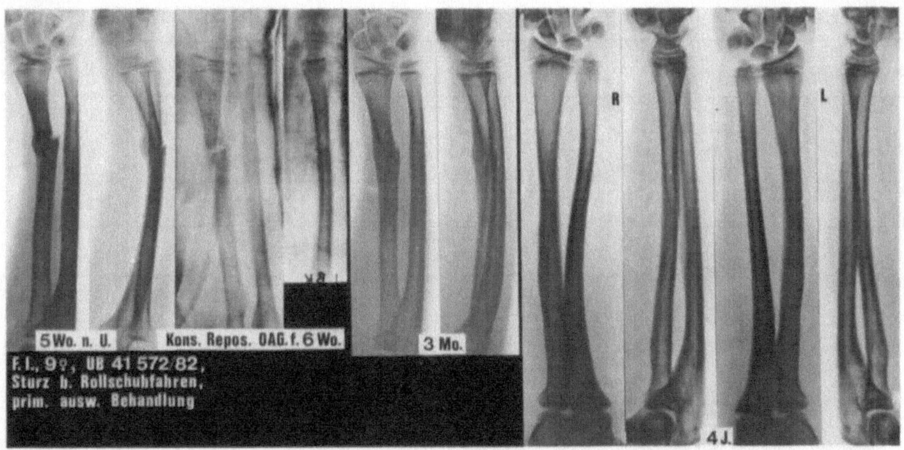

Abb. 2. Bei Behandlungsübernahme dieser 5 Wochen alten Galeazzi-Fraktur bei einem neunjährigen Mädchen besteht an der Speiche ein palmar offener Winkel von 25° und ein radial offener Winkel von 15°, Luxation im distalen Radioulnargelenk.

Nach konservativer Reposition in Allgemeinnarkose und Gipsfixation für 6 Wochen bei der Nachuntersuchung nach 4 Jahren unauffälliges Radioulnargelenk, funktionell sehr gutes Ergebnis

Tabelle 2. NU-Ergebnisse bei kindlichen Galeazzi-Frakturen
(n = 4)

Sehr gut	4
Gut	0
Befriedigend	0
Mäßig	0

Tabelle 3. 22 Galeazzi-Frakturen bei Erwachsenen

Bruchlokalisation:

Distales 1/3	7	Geschlossen	19
Gr. mittl./dist. 1/3	7	Offen 1°	1
Mittleres 1/3	7	Offen 2°	0
Gr. prox./mittl. 1/3	1	Offen 3°	2
Männlich:	15	Rechts:	14
Weiblich:	7	Links:	8

Es wurden 4 Patienten konservativ versorgt und 18 Patienten operiert, 10 am Unfalltag, 5 nach 3 Tagen, ein Polytrauma mit abdominellen und spinalen Verletzungen konnte erst nach 3 Wochen operiert werden. Nach primär auswärtiger Behandlung wurden 2 Patienten nach 6 bzw. 8 Wochen operiert (Tabelle 4).

Die häufigste Operation, die 12mal durchgeführt wurde, war die Verplattung (Abb. 3).

Tabelle 4. Behandlung von 22 Galeazzi-Frakturen bei Erwachsenen

Konservativ	Operativ	
	Am Unfalltag	10mal
	Nach 3 Tagen	5mal
	Nach 3 Wochen	1mal
	Nach 6 u. 8 Wochen	2mal
4	18	

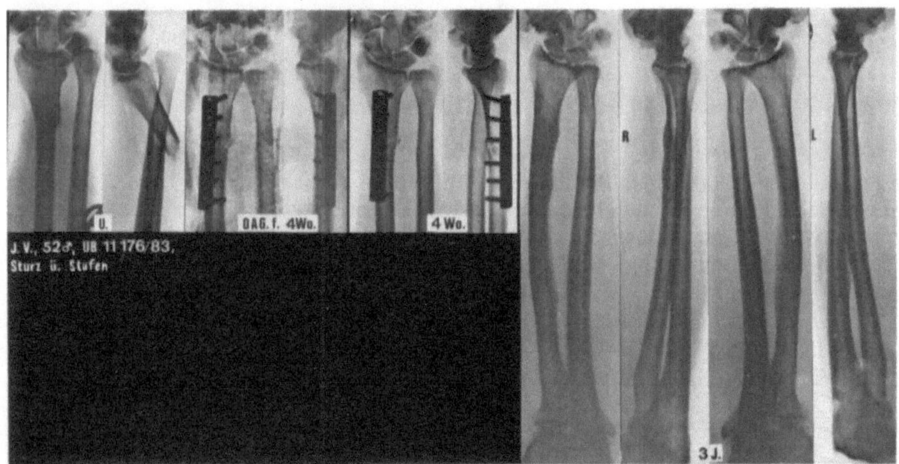

Abb. 3. Verplattung mit Spongiosaplastik am Unfalltag, Oberarmgips für 4 Wochen. Bei der Nachuntersuchung nach 3 Jahren unauffälliges Radioulnargelenk, freie Beweglichkeit, subjektiv beschwerdefrei

Zweimal wurde die Markdrahtung durchgeführt (Abb. 4), je 1mal wurde das Radioulnargelenk mit einer Stellschraube durch Elle und Speiche adaptiert und 1mal der Speichenschaft mit interfragmentären Zugschrauben stabilisiert.

Bei 2 auswärts voroperierten Patienten, die nach 6 und 8 Wochen zur Behandlung kamen, wurde 1mal eine Verkürzungsósteotomie an der Elle und Fesselung des Ellenköpfchens mit der Plantarissehne durchgeführt, das andere mal wurde das Ellenköpfchen entfernt.

Wichtig erscheint uns, daß insgesamt 5mal eine primäre Spongiosaplastik durchgeführt wurde (Tabelle 5).

Die postoperative Ruhigstellung im Oberarmgipsverband lag zwischen 4 und 10 Wochen. An Komplikationen sahen wir nur eine Pseudarthrose, die auf Grund fehlerhafter Behandlung zu einem schlechten Ergebnis führte (Tabelle 6, Abb. 5a, b).

Bei 2 konservativ behandelten Galeazzi-Frakturen heilte der Speichenschaft in Fehlstellung mit einer Subluxation im distalen Radioulnargelenk.

Es konnten 17 Patienten nachuntersucht werden, wobei 7mal ein sehr gutes Ergebnis gefunden wurde (5mal nach Verplattung, 1mal nach Markdrahtung, 1mal nach interfrag-

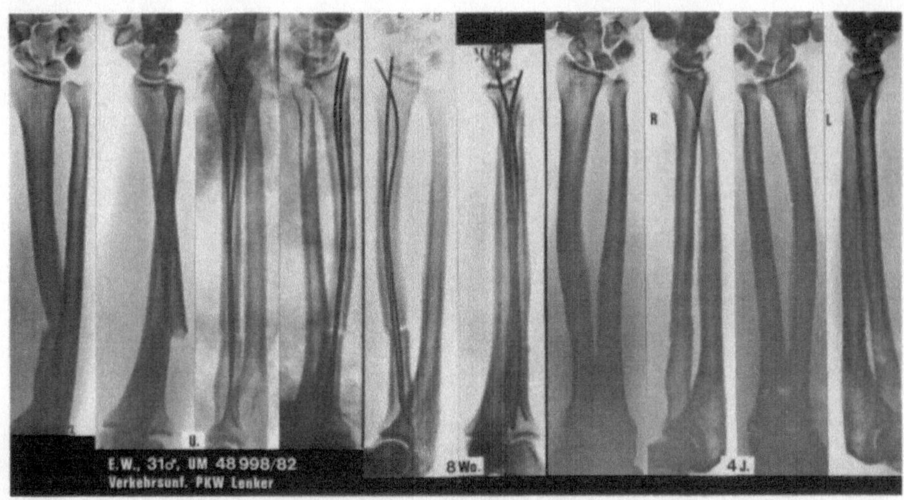

Abb. 4. Primäre Markdrahtung einer Galeazzi-Fraktur mit Speichenbruch Grenze proximales-mittleres Drittel, Oberarmgips für 8 Wochen.

Bei der Nachuntersuchung nach 4 Jahren röntgenologisch und klinisch sehr gutes Ergebnis

Tabelle 5. Operationen bei 18 Erwachsenen mit Galeazzi-Frakturen

Platte	12	(4mal prim. Spongiosaplastik)
Markdrähte	2	(1mal prim. Spongiosaplastik)
Stellschraube	1	
Zugschrauben	1	
Verkürzungsosteotomie und		
Fesselung des Ellenköpfchens	1	
Ellenköpfchenresektion	1	

Tabelle 6. Komplikationen bei 22 Galeazzi-Frakturen Erwachsener

Pseudarthrose	1	(Platte)
Fehlstellung Speiche mit Sub-		
luxation im distalen Rug	2	(konservativ)

mentärer Verschraubung), 4mal ein gutes Ergebnis (2mal nach Verplattung und je 1mal nach Markdrahtung und konservativer Behandlung). Eine konservative Behandlung führte zu einem befriedigendem Ergebnis, und die mäßigen Ergebnisse fanden sich bei den drittgradig offenen Frakturen, der gezeigten Pseudarthrose und den beiden verzögert reoperierten Fällen (Tabelle 7).

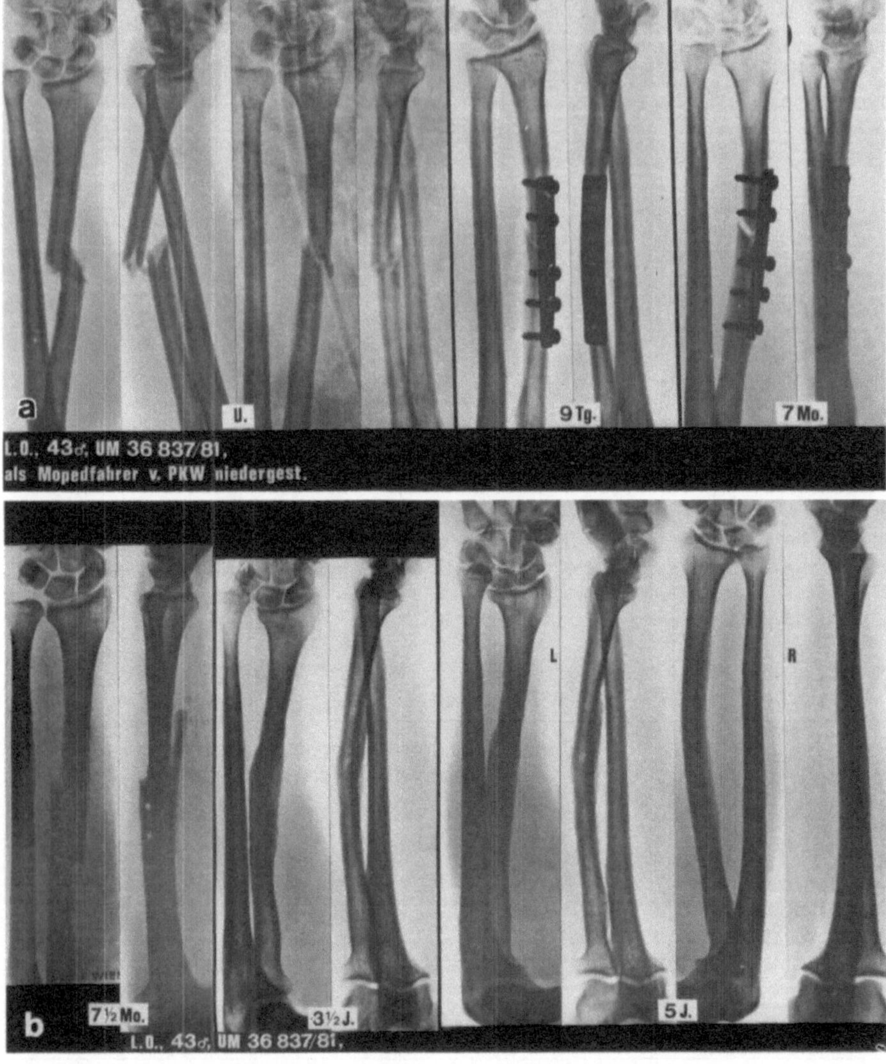

Abb. 5a, b. Pseudarthrose nach Speichenverplattung bei Galeazzi-Fraktur eines 43jährigen Mopedfahrers. Der nach 7 1/2 Monaten eingebrachte Phemisterspan bringt zwar die Pseudarthrose zur Ausheilung, es kommt aber durch Verkürzung und Fehlstellung der Speiche zu einer Dissoziation im Radioulnargelenk und zu einem röntgenologisch und klinisch mäßigem Ergebnis

Tabelle 7. NU-Ergebnisse bei Galeazzi-Frakturen Erwachsener (n = 17)

Sehr gut	7	(5mal Platte, 1mal MDr., 1mal Zugschraube)
Gut	4	(2mal Platte, 1mal MDr., 1mal konservativ)
Befriedigend	1	(1mal konservativ)
Mäßig	5	(2mal drittgradige Frakturen, 1mal Pseudarthrose, 2mal verzögerte Operation)

Die besten Ergebnisse erreichten wir bei unseren Patienten durch stabile Osteosynthese, primärer Spongiosaplastik in Fällen schwieriger Reposition und nachfolgender Ruhigstellung des distalen Radioulnargelenkes im Oberarmgipsverband für 4—6 Wochen.

Ergebnisse der Ellenköpfchenresektion mit besonderer Berücksichtigung der Galeazzi-Frakturen

A. Pachucki[1], D. Buck-Gramcko[2], G. Prendinger[1] und R. Semmler[2]

[1] Unfallkrankenhaus Meidling (Ärztl. Leiter: Prim. Doz. Dr. H. Kuderna), Kundratstraße 37, A-1120 Wien
[2] Abt. für Hand- und Plastische Chirurgie (Ärztl. Leiter: Prof. Dr. D. Buck-Gramcko) des Berufsgenossenschaftlichen Unfallkrankenhauses Hamburg, Bergedorfer Straße 10, D-2050 Hamburg 80

Einleitung

Nach Frakturen im Bereich des Unterarmes und des Handgelenkes kommt es durch die auf den Unterarm einwirkende Gewalt zu Mitverletzungen des distalen Radioulnargelenkes, welche primär häufig unerkannt bleiben. Die Folge davon ist eine schmerzhaft eingeschränkte Unterarmdrehung, teilweise verbunden mit einer Minderung der Handgelenksbeweglichkeit und der groben Kraftentfaltung der Hand.

Unter den zahlreichen Operationsverfahren, die zur Behebung dieser Symptome, insbesondere der Einschränkung der Unterarmdrehbeweglichkeit entwickelt wurden, nimmt die von Darrach (1912) verbreitete Resektion des distalen Ellenendes eine Sonderstellung ein. Sie überzeugt nicht nur durch ihre technisch einfache Durchführbarkeit, sondern auch dadurch, daß der Erfolg der Operation beinahe umgehend sichtbar wird und langdauernde, den Patienten belastende Maßnahmen wie Ruhigstellung oder Entlastung entfallen. Darüberhinaus liegen uns eine Reihe von Untersuchungsergebnissen vor, die die Wirksamkeit dieser Operationsmethode eindrucksvoll dokumentieren (Tabelle 1). Um den direkten Vergleich mit unserer Statistik zu ermöglichen, werden unsere Untersuchungsergebnisse gleich vorweggenommen (Tabelle 2).

Patientengut

In der Zeit von 1961—1984 wurden an den beiden genannten Krankenhäusern insgesamt 174 Ellenköpfchenresektionen durchgeführt, wovon 130 Patienten durchschnittlich 14 Jahre nach der Operation nachuntersucht werden konnten. Abbildung 1 zeigt den jeweiligen Anteil der primären Verletzungen, welche zur Ellenköpfchenresektion geführt haben.

Hefte zur Unfallheilkunde, Heft 201
Zusammengestellt von W. Hager
Springer-Verlag Berlin Heidelberg 1989

Tabelle 1. Ergebnisse nach Ellenköpfchenresektionen – Literaturübersicht

Autoren	Fallzahl
Darrach W (1912)	2
Boyd HB, Stone MM (1944)	4
Dingman PVC (1952)	24
Albert SM, Wohl A u. Rechtmann AM (1963)	21
Lugnegard H (1969)	21
Kessler I, Hecht O (1970)	42
Hartz CR, Beckenbaugh D (1979)	62
Gesamt	176

Davon 11 schlechte Ergebnisse

Tabelle 2. Ergebnisse nach Ellenköpfchenresektionen

Autoren	Fallzahl
Pachucki A, Buck-Gramcko D, G. Prendinger, Semmler R (1986)	130

Davon 6 schlechte Ergebnisse

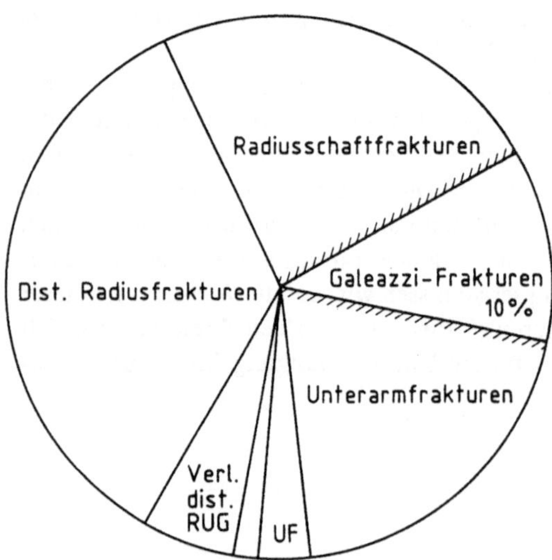

Abb. 1. Anteil der primären Verletzungen, welche zur Ellenköpfchenresektion geführt haben

Erwartungsgemäß ist der Anteil der typischen und distalen Radiusfrakturen mit 36% am größten, gefolgt von 25% Unterarmschaftfrakturen. Überraschend ist der hohe Anteil der Radiusschaftfrakturen mit 24%. Dies ist ein unübersehbarer Hinweis, daß bei dieser Verletzung einerseits eine Mitbeteiligung des distalen Radioulnargelenkes wesentlich häufiger ist als primär angenommen, andererseits in einigen Fällen die in Folge der Frakturheilung aufgetretene Speichenverkürzung zu einer Inkongruenz des distalen Radioulnargelenkes geführt haben muß, welche wiederum eine Einschränkung der Unterarmdrehung zur Folge hatte. Diese Beobachtung wurde gleichermaßen bei konservativer und operativer Behandlung gemacht. Vergleichsweise niedrig hingegen ist der Anteil der isolierten Ellenschaftfrakturen, welcher nur 1,4% oder 2 Fällen entspricht.

Eine Galeazzi-Fraktur ist in 10% der Fälle der Ellenköpfchenresektion vorausgegangen. Ein weiteres Herausarbeiten der Ellenköpfchenresektionen nach Galeazzi-Fraktur schien nach Durchsicht aller Fälle nicht sinnvoll, weil die Ergebnisse dieser 10% nicht statistisch signifikant von den übrigen 90% abwichen. Der restliche Anteil verteilt sich auf 3% isolierte Verletzungen des distalen Radioulnargelenkes und einer Radiusköpfchenfraktur (0,7%).

Ergebnisse der Nachuntersuchung

Subjektive Angaben

Von 130 Patienten waren 90,7% mit dem Ergebnis der Operation zufrieden. 5,9% hatten ein besseres Resultat erwartet und 3,4% oder 4 Patienten waren unzufrieden und würden sich bei gleicher Ausgangslage nicht noch einmal einer Ellenköpfchenresektion unterziehen.

Unterarmdrehung

Die Unterarmdrehung nahm nach der Ellenköpfchenresektion um durchschnittlich $51,4°$ oder 60% zu (Abb. 2). Davon entfielen auf die Zunahme der Pronation $19,7°$ (23,0%), nämlich von $46,8°$ vor dem Eingriff auf $66,5°$ danach und auf die Zunahme der Supination $31,7°$ (37,0%) bei einem Mittelwert von $38,8°$ vor der Resektion des Ellenköpfchens und $70,5°$ zum Zeitpunkt der Nachuntersuchung.

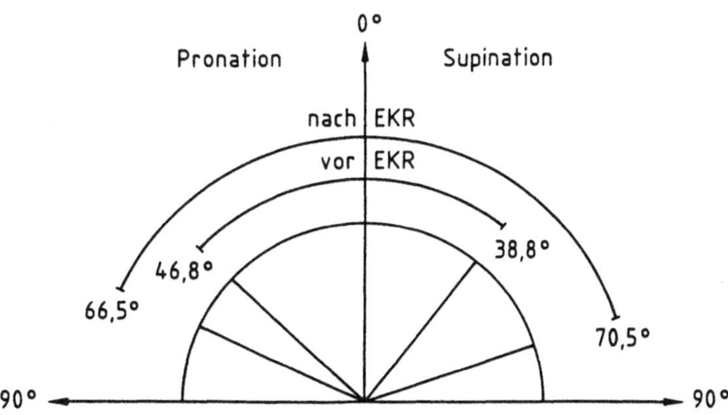

Abb. 2. Durchschnittliche Zunahme der Pro- und Supination nach Ellenköpfchenresektion

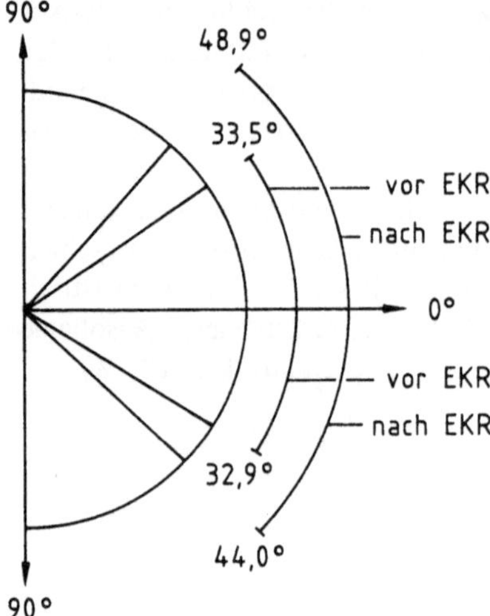

Abb. 3. Streckung und Beugung im Handgelenk vor und nach Ellenköpfchenresektion

Handgelenksbeweglichkeit

Hartz und Beckenbaugh berichteten bisher als einzige über eine Zunahme der Handgelenksbeweglichkeit, wobei die von ihnen ermittelte durchschnittliche Zunahme der Beweglichkeit mit den von uns gefundenen Ergebnissen weitgehend übereinstimmen (Abb. 3). Die Streckung betrug präoperativ durchschnittlich 33,5° und zum Zeitpunkt der Nachuntersuchung 48,9°, die Beugung verbesserte sich von 32,9° auf 44,0° nach der Ellenköpfchenresektion.

Radial- und Ulnarabduktion

In geringem Maße wurde auch die Beweglichkeit der Hand ellen- und speichenwärts verbessert. Die Radialabduktion verbesserte sich von 15,5° auf 16,7°, die Ulnarabduktion von 18,8° auf 24,0°.

Einfluß der Resektionslänge

Die durchschnittliche Resektionslänge betrug 2 cm. Nach unseren Untersuchungen hatte die Länge des resezierten Ellenendes keinen entscheidenden Einfluß auf das Ergebnis. Wir fanden gute Ergebnisse sowohl bei sehr sparsamer Resektion um ca. 1 cm als auch bei einer Resektionslänge von mehr als 3 cm.

Schluß

Die Untersuchungsergebnisse zeigen, daß durch die Resektion des distalen Ellenendes nach Verletzungen von Unterarm, Handgelenk und distalem Radioulnargelenk in 92% der Fälle weitgehende Schmerzfreiheit bei deutlich verbesserter Unterarmdrehung, Handgelenks-streckung und Beugung sowie auch geringer Zunahme der Ulnar- und Radialabduktion eintritt.

Dem gegenüber steht als Nachteil der Methode ein Kraftverlust von durchschnittlich 50% (gemessen mit dem Vigorimeter n. Martin), welcher sich subjektiv in einer Unsicher-heit im Handgelenksbereich äußert. Leider können wir auf Grund fehlender Ausgangs-werte nicht sagen, welchen Anteil die primäre Verletzung und welchen Anteil die Ellen-köpfchenresektion zur Kraftminderung beiträgt.

Die vor allem von Goncalves (1974) befürwortete postoperative Ulnarabweichung der Hand konnten wir bei einem maximalen Nachuntersuchungszeitraum von 23 Jahren nicht feststellen.

Literatur

1. Albert SM, Wohl A, Rechtmann AM (1963) Treatment of the disrupted radio-ulnar joint. J Bone Joint Surg (Am) 45:1373–1381
2. Boyd HB, Stone MM (1944) Resection of the distal end of the ulna. J Bone Joint Surg (Am) 26:313–321
3. Darrach W (1912) Anterior dislocation of the head of the ulna. Ann Surg 56:802–803
4. Darrach W (1913) Partial excision of lower shaft of ulna for deformity following Colles' fracture. Ann Surg 57:764–765
5. Dingman PVC (1952) Resection of the distal end of the ulna (Darrach Operation). J Bone Joint Surg (Am) 34:893–900
6. Goncalves D (1974) Correction of disorders of the distal radio-ulnar joint by artificial pseudarthrosis of the ulna. J Bone Joint Surg (Br) 56:462–464
7. Hartz CR, Beckenbaugh D (1979) Long-term results of resection of the distal ulna for posttraumatic conditions. J Trauma 19:219–226
8. Kessler I, Hecht O (1970) Present application of the Darrach procedure. Clin Orthop 72:254–260
9. Lugnegard H (1969) Resection of the head of the ulna in posttraumatic dysfunction of the distal radio-ulnar joint. Scand J Plast Reconstr Surg 3:65–69

238

Diskussion

Ecke, Gießen: Wir sollten versuchen, die Indikationen nach Frakturtypen und nach dem Zeitpunkt der Versorgung zu ordnen. Die Frage ist ja weitgehend schon entschieden worden, daß die sofortige Versorgung wesentliche Vorteile bringt. Da kann auch nach den Vorträgen des heutigen Tages kein Zweifel bestehen. Es sollte dann noch einmal zur Osteosynthese Stellung genommen werden. Die Drahtung, dieses Problem will ich hier nicht noch einmal zur Austragung bringen, sie scheint meiner Ansicht nach nicht zu diesem Thema zu gehören. Dann ist die Frage der Ringbandnaht in diesem Zusammenhang zu erörtern. Einige Kliniken machen sie. Wir nehmen sie auch vor, weil das kein sehr großer Eingriff ist und wir in sehr vielen Fällen ein eingeschlagenes Ringband gefunden haben und weil das ja offensichtlich doch eine Funktion hat für die spätere Führung des Gelenkes oder haben kann. Ich lasse mich gerne belehren. Wir können auch Stellung nehmen zur temporären Arthrodese, die ich auch in einer Reihe von Fällen gesehen und früher auch durchgeführt habe; schließlich zum Problem des Brückencallus, der immer wieder aufgetreten ist und gar nicht in so wenigen Fällen, und dann zur Nachbehandlung. Im Grund genommen wäre der Gesamtkomplex eigentlich in einer großen Sammelstudie, mit Röntgenbildern oder so, wert, genau behandelt zu werden. Ich glaube auch, daß wir insgesamt bessere Ergebnisse in der Beurteilung herausbekämen. Die Beurteilung als solche scheint mir auch zu ergänzen zu sein, besonders da das AO-Schema, so gut es sonst ist, gerade die Drehbewegungen nicht genügend differenziert. Hierbei soll man die Gesamteinschränkung der Gebrauchsfähigkeit der Hand bringen. Das sind Punkte, die mir dabei aufgefallen sind. Ich möchte zum ersten Vortrag von Herrn Passler zur Diskussion auffordern. Er gehörte zu den Autoren, die Markdrahtungen dreifach durchgeführt haben. Meine Frage ist, ob bei der Überarbeitung der Röntgenbilder vom Anfang bis zum Ende eine Verdrehung festgestellt wurde?

Passler, Graz: Die Markdrahtungen, die wir durchgeführt haben, sind sozusagen in der Anfangszeit entstanden. Wir machen das jetzt nicht mehr. Das waren außerdem kindliche Frakturen, wo wir zur Stabilisierung diesen Markdraht verwendet haben. In den letzten 6 Jahren hatten wir keinen solchen Fall mehr.

Poigenfürst, Wien. Herr Vecsei, warum haben Sie die transarticuläre Fixation in Streckstellung durchgeführt?

Vecsei, Wien: Weil ich bei den späten Fällen immer Angst habe — die sind ja, wenn sie kommen, streckbehindert —, daß ich in der 90°-Stellung die Schwierigkeiten mit der neuerlichen Streckung bekomme. Was kann man schon von 2 Fällen sagen?

Ecke, Gießen: Vielleicht wäre es besser gewesen, eine Platte anstelle der Kirschner-Drähte zu verwenden?

Vecsei, Wien: In 2 Fällen waren ja Platten verwendet worden.

Hefte zur Unfallheilkunde, Heft 201
Zusammengestellt von W. Hager
Springer-Verlag Berlin Heidelberg 1989

Ecke, Gießen: Ja, das habe ich gesehen.

Vecsei, Wien: Bei dem 9jährigen Kind habe ich keine verwendet, weil ich erwartet habe, daß ich mit der Gipsabnahme gleich das Implantat entfernen kann, aus einer einzigen Incision. Nur, daß der Patient für 12 Wochen in der Türkei verschwindet, damit habe ich nicht gerechnet.

Ecke, Gießen: Hat jemand einen Vorschlag? Herr Vecsei hat uns ja dazu aufgefordert, ihm zu sagen, was er jetzt am besten zu tun hat.
Ich glaube, das ist eine ziemliche Veranwortung, die auf ihn zukommt. Ich wüßte, ehrlich gesagt, ad hoc auch nicht, wie ich mich verhalten sollte.

Vecsei, Wien: Der Junge kommt am 15. Oktober zur Operation.

Ecke, Gießen: Herr Glanz, mir ist aufgefallen, daß trotz der Plattenosteosynthesen, die durchgeführt wurden, nur 4 Patienten gipsfrei behandelt wurden. Warum hat man das bei den übrigen nicht auch gemacht? Liegt das daran, Sie haben das erwähnt, daß die Ringbandverletzung nicht gleich mitversorgt wurde?

Glanz, Budapest: Wir fürchten die Ringbandverletzung zu nähen wegen der Folgen der Dreheinschränkung, wegen der Luxationstendenz müssen wir eine Gipsruhigstellung verwenden.

Ecke, Gießen: Könnten Sie sich denn nicht vorstellen, daß Sie das Ringband nähen? Das ist ja keine große, zusätzliche Verletzung und es ist leicht zu finden. Es muß ja eine Funktion haben. Ich stelle mir ja dauernd persönlich auch, selbst nach diesen Vorträgen, diese Frage. Ist es wirklich nötig, das Ringband anzugehen? Auf der anderen Seite habe ich Röntgenbilder gesehen, wo gerade an den Stellen, wo die Ringbandenden zu vermuten sind, die meisten Verkalkungen zu sehen waren. Was meinen Sie dazu?

Glanz, Budapest: Ja, vielleicht könnte man das versuchen. Unsere bisherigen Erfahrungen waren allerdings, daß es entweder nicht nötig war oder daß es später eine Rotationsbehinderung gab. Ich verstehe aber, was Sie meinen und vielleicht sollten wir es doch versuchen.

Ecke, Gießen: Wir machen es wegen der veralteten Luxationen, seitdem ich gesehen habe, welche Schwierigkeiten eine Plastik usw. später unter Umständen macht. Wir machen die Revision des Ringbandes bei diesen Verletzungen regelmäßig, auch wenn sich das primär einstellt, aber ich bin selbst im Zweifel, ob das eine überflüssige Maßnahme ist, oder ob es sinnvoll ist. Das kann man wahrscheinlich erst auf lange Sicht entscheiden.

Vecsei, Wien: Ich glaube, daß die Erweiterung des Eingriffes gering und der Gewinn groß ist.

Ecke, Gießen: Sind Diskussionsbemerkungen zu diesem Punkt. Es wäre mir persönlich sehr daran gelegen, recht viele Meinungen zu hören, denn etwas zu machen, was man für überflüssig hält, ist kein gutes Gefühl. Wir waren der Meinung, daß es notwendig wäre, und zwar eine grundsätzliche Revision des Ringbandes trotz spontaner Reposition des Speichenköpfchens nach Osteosynthese des Ulnarschaftes.

Buchinger, Wien: Das war in einer Mehrzahl unserer Fälle nicht nötig. Was ich nicht weiß, und worum ich Sie fragen möchte: in welchem Prozentsatz kommt es dann zu Verkalkungen und zu Bewegungseinschränkungen, wenn man das Ringband revidiert und näht?

Ecke, Gießen: Ich habe die Verkalkungen nicht bei uns, sondern auf den hier gezeigten Bildern bei einigen Autoren gesehen. Ich frage mich, ob sie die Funktion behindern oder nicht, aber in einem Falle wurde ein solches Bild gezeigt und es hieß anschließend, daß es zu einer totalen Einschränkung der Umwendbewegung geführt hat. Das hat mir zu denken gegeben.

Wir kommen jetzt zum Vortrag von Herrn Genelin und seiner Arbeitsgruppe. Er hat ein verhältnismäßig großes Material vorgelegt. Herr Genelin, welche Indikation sehen Sie für den Fixateur externe? Der eine Fall, ich ich gesehen hatte, der wäre meiner Ansicht nach einer der seltenen Fälle für die Anwendung eines Fixateur externe. Wir haben einen fast identen Fall damit behandelt. Das war einer der letzten Fälle, die sie gezeigt hatten.

Genelin, Salzburg: Das war der letzte Fall, der mit dem unstabilen Marknagel versorgt worden ist. Dieser Fall liegt zirka 12 Jahre zurück. Damals hatten wir noch keinen Fixateur externe zur Verfügung.

Ecke, Gießen: An sich wäre das aber eine Indikation für einen Fixateur externe gewesen.

Genelin, Salzburg: Wie Sie gesehen haben, waren in unserem Krankengut sehr wenige offene Frakturen und wir haben nie einen verwendet. Aber bei sehr schwer offenen Frakturen oder großen Trümmerzonen, könnte man das ohne weiteres in Betracht ziehen.

Vecsei, Wien: Nachdem wir jetzt gerade im Begriff sind, die Monteggia-Frakturen zu verlassen, wollte ich eine Frage stellen. Es überrascht mich, wie wenig Nervenverletzungen im Zusammenhang mit der Monteggia-Fraktur bei allen Autoren erwähnt wurden. Herr Jost erwähnt Nervenverletzungen in 2 von 10 Fällen. In der Literatur findet man 33% Nervenverletzungen im Zusammenhang mit frischen Monteggia-Verletzungen. Gibt es in Österreich weniger Nervenverletzungen? Diagnostizieren wir sie nicht?

Möseneder, Salzburg: Vielleicht liegt es daran, daß die Monteggia-Verletzungen jetzt primär versorgt werden und die Radialislähmung möglicherweise erst durch Reposition, Gips und sekundär auftritt.

Ecke, Gießen: Wir schließen jetzt das Kapitel der Monteggia-Verletzungen ab und kommen zu den Galeazzi-Verletzungen, zunächst zum Vortrag von Herrn Börner. Interessant ist die temporäre Fixation im Radio-Ulnargelenk. Es sind heute ganz verschiedene Methoden angegeben worden.

Buchinger, Wien: Ist das notwendig? In der Literatur wird diese Frage unterschiedlich beantwortet. Mikitsch sagt, das ist unbedingt nötig. In der amerikanischen Literatur gibt es viele Arbeiten, die sagen, es langt die äußere Ruhigstellung. Aus unseren Fällen geht das auch hervor. Ist es für das Gelenk gut, wenn man die Drähte genau durch das Gelenk bohrt, wie man es heute zumindest einmal gesehen hat?

Börner, Frankfurt: Zur zweiten Frage. Die Beschwerden waren hinterher nicht so stark, daß man sagen könnte, man sollte es nicht machen. Wir taten das bei 12 Patienten, und zwar deswegen, weil es nach der Reposition der Radiusschaftfraktur und nach der Plattenosteosynthese trotzdem bei den Bewegungen wieder zur Luxation gekommen ist. Bei den Reluxationen und vollkommenen Luxationen war kein Fall dabei (wir hatten 5 Reluxationen und 2 vollkommene Luxationen), der primär temporär mit Kirschner-Draht versorgt worden wäre. Das waren nur die anderen Fälle, und darum glauben wir anhand unserer Ergebnisse, daß wir die temporäre Kirschner-Drahtfixation mehr machen sollten.

Ecke, Gießen: Herr Börner, wenn ich Sie recht verstehe, haben Sie keine Subluxationen gehabt?

Börner, Frankfurt: Nach der Kirschner-Drahtspickung keine Subluxation.

Ecke, Gießen: Wie stand es mit den Umwendbewegungen?

Börner, Frankfurt: Die Umwendbewegung war bei einem Teil nach der Spickung zu einem Drittel eingeschränkt gewesen.

Ecke, Gießen: Und ohne Spickung, bei den Reluxationen?

Börner, Frankfurt: Da kann ich mich nicht ganz genau festlegen, da fiel mir das nicht so auf. Es fiel mir verstärkt wiederum auf der anderen Seite auf, bei den fixierten.

Ecke, Gießen: Mir ist im Gegenteil aufgefallen, daß bei einigen Subluxationen keinerlei Einbußen in der Umwendbewegung waren, womit ich aber nicht sagen will, daß die Fixation unnötig ist.

Passl, Graz: Ich möchte diese Frage an Herrn Buchinger und Herrn Eber stellen, die wir vorher gestellt haben mit der Markdrahtung bei einem Verrenkungsbruch. Ich glaube, daß die Rotationsinstabilität nach Markdrahtung eine zusätzliche Gefahr ist. Gibt es in ihrem Krankengut Rotationsfehlstellungen, die dann im Gips auftraten?

Buchinger, Wien: Wir haben bei den Galeazzi-Frakturen nur zwei Markdrahtungen und davon hatte eine nachher ein Rotationsdefizit. Ich persönlich würde sie bei der Galeazzi-Fraktur nicht durchführen.

Ecke, Gießen: Wenn ich mich recht erinnere, waren das Kinder?

Buchinger, Wien: Nein, das waren 2 Erwachsene.

Ecke, Gießen: Herr Pachucki, was bei Ihrem Vortrag für mich wichtig war, war der Kraftverlust. Wie haben Sie diesen objektiviert? Waren das Umfangsmessungen?

Pachucki, Wien: Nein, die Kraftminderung an der Hand haben wir mit dem Vigorimeter (Firma Martin) gemessen. Leider wissen wir nicht, wieviel Prozent von dieser Kraftminderung auf die Ellenköpfchenresektion zurückzuführen sind, denn ein gewisser Kraftverlust war vorher selbstverständlich auch schon vorhanden.

Ecke, Gießen: Das ist sicher, aber daß durch die Ellenköpfchenresektion ein Kraftverlust entsteht, ist auch einleuchtend.

Pachucki, Wien. Das ist zu erwarten.

Ecken, Gießen: Ist bei Ihnen eine Differenzierung in die einzelnen Berufe der davon Betroffenen vorgenommen worden und wie sie ihren Beruf anschließend wieder ausüben konnten?

Pachucki, Wien: Es waren ganz, ganz wenige Berufswechsel. Ich würde sagen 2% oder 3%.

Ecke, Gießen: Für manuelle Arbeiter wäre der Kraftverlust schon wichtig.

Mißerfolge und Komplikationen I

Analyse von Mißerfolgen nach Osteosynthesen von Unterarmschaftbrüchen

U. Heim[1] und R. Zehnder[2]

[1] Chirurgie FMF, Thunstraße 106, CH-3074 Muri
[2] AO-Dokumentationszentrale (Leiter: Priv.-Doz. Dr. rer. pol. R. Zehnder),
CH-3000 Bern

Wenn von Mißerfolgen nach Osteosynthesen gesprochen wird, so muß sich dieser Begriff heute auf die Gesamtsituation beziehen. Der Mißerfolg einer Behandlung kann ein objektiver oder ein subjektiver sein. Je nach Umständen und Art der Verletzung kann ein konkretes Endresultat als Mißerfolg oder als relativer Erfolg angesehen werden.

Zu den klassischen Mißerfolgen der Behandlung frischer Knochenbrüche zählen chronischer Infekt, Pseudarthrose, Deformation, Gelenkversteifung, Zirkulations- und Innervationsschäden.

Nachdem aber die Restitutio ad integrum als erreichbares Ziel der stabilen Osteosynthese auf der Fahne der AO gewissermaßen in goldenen Lettern eingraviert ist und dies insbesondere für Schaftfrakturen gelten soll, muß jede Unvollkommenheit im Ergebnis mindestens als teilweiser Mißerfolg gelten und uns beschäftigen. Wir wünschen, deren Ursachen zu ergründen, um daraus für unser zukünftiges therapeutisches Verhalten zu lernen.

Der Begriff "Mißerfolg" wurde daher hier weit gefaßt und nicht etwa der alleinigen Katastrophe vorbehalten, welche ja in unseren Gegenden noch eher selten ist.

Dieser Arbeit liegt also die Idee einer Analyse der Ursachen für fehlerhafte Spätresultate zugrunde. Es soll der umgekehrte Weg wie bei den — sonst üblichen — Erfolgsstatistiken eingeschlagen werden. Das Ergebnis wird stets aus dem Blickwinkel der Komplikation oder des Mißerfolges beurteilt. Dabei stellt sich auch die Frage, ob seit den kasuistischen Publikationen des letzten Jahrzehnts Fortschritte zu verzeichnen sind, welche Probleme verbleiben, worin ihre Ursachen liegen und wie man ihnen begegnen könnte.

Als Grundlage für unsere Untersuchung dient eine Statistik der AO-Dokumentationszentrale in Bern, die im Dezember 1985 erstellt wurde. Sie erfaßt 275 frische Frakturen der Unterarmdiaphyse, die zwischen 1980 und 1984 operiert wurden. Eingeschlossen sind nur diejenigen Frakturen, bei denen eine klinisch-radiologische "Jahreskontrolle" (zwischen 11. und 18. Monat nach Unfall) vorliegt. Das sind 42,9% aller in dieser Zeitspanne operierten 640 Frakturen. Unsere Statistik ist gewissermaßen die Fortsetzung der von Oertli et al. [5] für die Jahre 1967−1980 publizierten Zusammenstellung. Diese bezog sich auf 438 Frakturen mit Jahreskontrolle oder 40,0% der in dieser Zeitspanne operierten 1 093 Frakturen. Der Vergleich zeigt, daß von 1980−1984 jährlich doppelt so viele operierte Unterarmfrakturen dokumentiert und nachkontrolliert wurden wie in den Jahren 1967−1980.

Hefte zur Unfallheilkunde, Heft 201
Zusammengestellt von W. Hager
Springer-Verlag Berlin Heidelberg 1989

Um das Krankengut einigermaßen zu analysieren, müssen dazu folgende Details aufgelistet werden:

Alters- und Geschlechtsverteilung unterscheiden sich nicht von anderen größeren Serien [1, 5, 6, 7, 8]. Es überwiegen junge männliche Patienten (209 = 76%, Durchschnittsalter 32,28 Jahre). Zwölf Frakturen (4,3%) betreffen Kinder unter 14 Jahren.

163 (59,2%) sind Frakturen einzelner Knochen (83 Ulna, 80 Radius, davon 7 Luxationsfrakturen). Bei 112 (40,7%) sind beide Knochen des Unterarms gebrochen. 65 Frakturen (23%) waren offen, davon 18 zweiten und 12 dritten Grades. 50 geschlossene Frakturen zeigten Hautkontusionen.

Bei 173 Frakturen war die Verletzung lokalisisert, auf den Unterarm allein beschränkt. Andere Verletzungen und Kombinationen bestanden bei 102 Patienten (37%), zum Teil kumuliert. Der Anteil an Verkehrsunfällen ist ansteigend (148 = 53%, davon 56 Motorrad) gegenüber 37,5% bei Oertli [5], jedoch geringer als bei Tscherne [8]. Die allgemeinen Verletzungen sind: 18 Schock, 30 Gesichtsschädel-, 32 Hirnschädelverletzungen, 21 Thorax, 7 Abdomen, 4 Urogenitalsystem, 6 Nervensystem und 56 zum Teil mehrfache Frakturen und äußere Verletzungen anderer Lokalisationen.

Die Operation wurde bei 178 Patienten (64,7%) innert 48 h nach Unfall ausgeführt. Diese Gruppe schließt, mit einer Ausnahme, alle offenen Frakturen und mit drei Ausnahmen alle Frakturen beider Knochen ein. Bei 16 (5,8%) Frakturen erfolgte der Eingriff innerhalb der ersten Woche, bei den übrigen 29,5% vor der dritten Woche nach Unfall.

Die Osteosynthese wurde 23mal durch eine primäre Spongiosaplastik ergänzt. Zusätzlich waren 7 Eingriffe an Weichteilen (Sehne, Nerv) erforderlich. Beim Wundverschluß wurden 13 Entlastungsincisionen ausgeführt, 9mal wurde die Haut offen belassen.

Zur Stabilisierung wurden als Hauptimplantat mehrheitlich (233) gerade Platten — vorwiegend die 3,5 DCP — verwendet, seltener Rohrplatten (30). Bei 5 Kindern wurde nur mit Kirschner-Drähten fixiert.

Die Reposition wurde vom Operateur 181mal (65,8%) als einwandfrei, 84mal (30,5%) als fast einwandfrei und 9mal (3,2%) als approximativ bezeichnet. Postoperativ wurden 2 Achsenfehlstellungen und 1 Verkürzung festgestellt.

Die Stabilität wurde bei 109 Osteosynthesen (39,6%) als teilweise belastungsfähig eingeschätzt, 154mal (56%) als bewegungsstabil, 11mal (4%) als lagerungsstabil und nur 1mal als instabil.

Lokale postoperative Komplikationen waren selten: 1 Hämatom, 2 Wunddehiscenzen, 1 Kompartmentsyndrom. Spätprimär wurden 5 plastische Hautdeckungen ausgeführt.

Während des Spitalaufenthalts wurden weder Infekte noch sekundäre Dislokationen oder Hautnekrosen festgestellt.

Der Spitalaufenthalt dauerte bei Patienten mit rein lokaler Verletzung durchschnittlich 9 Tage, bei Kombinationsverletzungen entsprechend länger.

30 Patienten, bei welchen zusätzlich Verletzungen der unteren Extremitäten bestanden, verließen das Spital mit Stockhilfe. 15 Patienten waren bei der Entlassung infolge multipler Verletzungen gehunfähig.

Beim Austritt trugen 87 Patienten (31,6%) einen Fixationsverband, fast ausschließlich eine Schiene. Diese wurde nur bei 8 Patienten über mehr als 9 Wochen belassen.

Diese initialen Verhältnisse, fast frei von postoperativen Komplikationen, sind überraschend.

Unsere Fragestellung gilt aber dem Nachher. Was hat sich in der Zwischenzeit ereignet, wie sieht das Kollektiv ein Jahr danach aus?

Zwischen Hospitalisation und Jahreskontrolle waren folgende Komplikationen aufgetreten, welche zum Teil Reoperationen erforderten:

2 Infekte (einer nach früher Metallentfernung ausgeheilt, der andere konsolidiert und zur blanden Fistel geworden), 11 verzögerte Heilungen, 1 Implantatbruch, 2 Instabilitäten, 1 Pseudarthrose, 2 Refrakturen, 1 Fehlstellung. Zwei dokumentierte "Dystrophien" waren lediglich episodisch und blieben folgenlos.

Nach einem Jahr sollten bei komplikationslosem Verlauf die Funktion wiederhergestellt, die Frakturheilung abgeschlossen und die Arbeitsfähigkeit wieder erlangt sein. Selbstverständlich ist dann die Metallentfernung — sofern beabsichtigt — noch nicht ausgeführt.

Bei der Jahreskontrolle treten nun weitere Komplikationen in Erscheinung, die das Bild diversifizieren. Wir unterteilen sie in der Folge in:

— Störungen der Frakturheilung (Röntgenbefund),
— Störungen der Funktion,
— ausgebliebene Reintegration.

Diese Komplikationen stehen vielfach durch Interdependenzen miteinander in Verbindung.

1. Störungen der Frakturheilung

a) Callusbildung

Bei 108 Frakturen des Kollektivs (39%) wird eine Callusbildung angegeben. Bei einfachen Ulnafrakturen sind es 21 von 52 Fällen (40%), bei Keilfrakturen 28 von 83 Fällen (33%). Callus findet sich jedoch stets bei komplexen Brüchen des Radius und beider Knochen (11 von 11). Bei Überprüfung der Röntgendokumente stellten wir fest, daß Callusbildungen nach 4 Monaten noch viel häufiger zu beobachten sind, sich jedoch zum Teil bis zur Jahreskontrolle wieder zurückbilden (Abb. 1). Wir schätzen deshalb, daß im Laufe der Frakturheilung eine Callusbildung bei zirka der Hälfte aller Fälle auftritt.

Diese Häufigkeit ist für die wenig belastete obere Extremität überraschend. Vergleichende Zahlen liegen für die Tibia vor [2, 3]. Oertli [5] gibt beim Unterarm 34% an.

Die Callusbildung verläuft in Stadien und erreicht ihr Maximum in der Regel zwischen 3. und 4. Monat. In der Jahreskontrolle müssen wir sie als Indikator für eine temporäre oder persistierende Instabilität berücksichtigen.

Welche Umstände begünstigen die Callusbildung?

— Sie ist am häufigsten nach Schädelhirntrauma (18 von 32 Patienten = 60%). Daraus darf aber nicht auf eine Callusstimulation durch die meist banale Schädelverletzung (vorwiegend Commotio cerebri) geschlossen werden, denn 30 dieser Patienten haben einen Verkehrsunfall erlitten.

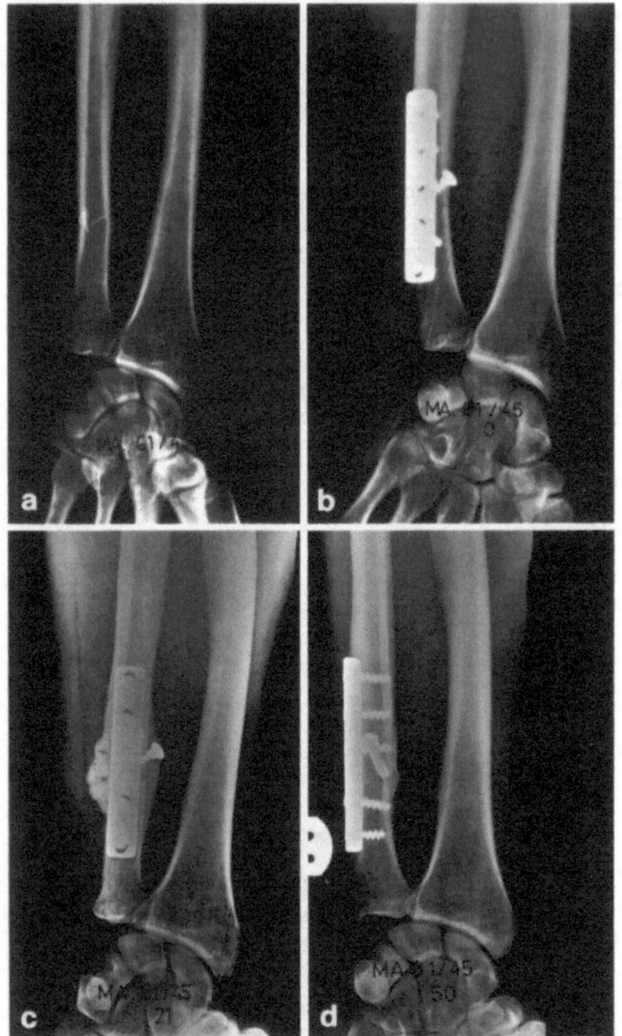

Abb. 1a–d. Beispiel eines erheblichen Callus, der in der Jahreskontrolle fast verschwunden ist. P.W., 40jähriger Diabetiker. Häuslicher Unfall. Geschlossene Ulnaschrägfraktur (**a**). Operation 5 h nach Unfall. Osteosynthese der Ulna mit 5-Loch 3,5 mm-DCP und Zugschraube (**b**). Grobwolkiger voluminöser Callus nach 5 Monaten (**c**). Keine Immobilisation. In der Jahreskontrolle weitgehende Rückbildung des Befundes (**d**). Volle Funktion

— Nach Verkehrsunfall (High Velocity Trauma) ist die Callusbildung mit 53% (58 Verkehrsunfälle bei 108 Callusbildungen) signifikant über dem Durchschnitt.
  Dagegen läßt sich nicht nachweisen, daß sie nach offenen Frakturen 2. und 3. Grades (13 von 30, bzw. 43%) häufiger wäre als nach geschlossenen Verletzungen.
— Callusbildung ist häufiger nach Frakturen mit allgemeinen Verletzungen (46 von 102 = 45%). Nach rein lokalem Trauma finden wir sie bei 61 von 173 Frakturen (35%). Das

postoperative Gehen an Krücken nach Verletzungen der unteren Extremität hat keinen signifikanten Einfluß auf die Heilung der Unterarmfraktur: Von 30 Patienten, die mit Stockhilfe entlassen wurden, zeigen nur 12 (40%) eine Callusbildung. Diese Feststellung bestätigt sich auch bei den gehunfähig aus dem Spital Entlassenen: Nur 6 von 15 (40%) zeigen eine Callusbildung in der Jahreskontrolle.

- Durch die Fixation mit Schiene kann eine Callusbildung nicht beeinflußt werden: Von 108 Patienten mit Callusbildung wurden 40 (37%) mit einem Fixationsverband entlassen.
- Nach primärer zusätzlicher Spongiosaplastik wird die Callusbildung erwartungsgemäß etwas häufiger beobachtet, ist aber nicht die Regel (12 Callusbildungen nach 23 Spongiosaplastiken = 52%).
- Weichteilverkalkungen im Sinne der Brückencallusbildung bestehen in unserer Serie nur bei einem Fall, wo die Radiusosteosynthese aus Weichteilgründen erst eine Woche nach der Ulnaversorgung vorgenommen werden konnte.

Ursachen dieser Callusbildungen sind ohne Zweifel die mechanischen Beanspruchungen der Montage in den ersten Monaten. Diese besteht vorwiegend in Biegebelastung des Unterarms beim Aufrichten aus dem Liegen (Gewichte von jeweils 20–25 kg) und in Rotationsbelastung (Scherkräfte), die bei jeder Umwendbewegung auftreten.

An dieser Stelle muß aber noch auf die Bedeutung *"kleiner technischer Imperfektionen"* der Osteosynthese hingewiesen werden: Bei der Durchsicht der Röntgendokumente sind diese sehr häufig und bleiben selten ungestraft. Will man größere Denudierungen vermeiden, bleibt die Übersicht auf die Fraktur – insbesondere auf die "gegenseitige" Corticalis – beschränkt. Die interfragmentäre Kompression, welche durch Reibung die Rotationsstabilität gewährleisten soll, fehlt häufig, was bei den kleinen Kontaktflächen von Quer- und kurzen Schrägbrüchen zur sekundären Instabilität führen muß. Genügend lange Platten kompensieren zum Teil diesen Nachteil.

b) Pseudarthrose bzw. verzögerter Frakturdurchbau

Bei allen Schaftfrakturen bleiben gelegentlich Frakturspalten noch bei der Jahreskontrolle sichtbar.

Dies trifft für 22 Frakturen unseres Kollektivs (8%) zu. Davon sind 6 eigentliche, jedoch klinisch stumme Pseudarthrosen.

In dieser Gruppe sind alle Frakturtypen vertreten: 3 isolierte Ulna, 5 isolierte Radius sowie 15 Frakturen beider Knochen (davon 9 Keilfrakturen und 4 Mehrfragmentbrüche). Die fehlende Konsolidation betrifft dabei 11mal den Radius und 4mal die Ulna.

14 sind Folgen von Verkehrsunfällen (davon 7 Motorrad). 12 waren offen (8 ersten und 4 dritten Grades). Die allgemeinen Verletzungen in dieser Gruppe waren selten und blieben ohne Einfluß auf den Skelettbefund.

Bei diesen persistenden Frakturspalten sind zwanglos zwei Formen zu unterscheiden:

Prognostisch günstige, ruhende Spalten: Diese sind charakterisiert durch gute Funktion und stumme Klinik. Es sind 17 Fälle (3 Ulna, 4 Radius, 10 Frakturen beider Knochen). Darunter befindet sich eine Refraktur, welche nach vorzeitiger Metallentfernung auftrat und im Gipsverband unter Verkürzung ihrer Ausheilung harrt.

Prognostisch unsichere, zweifelhafte Verhältnisse: Es handelt sich um 5 Fälle, einer nach isoliertem Radius, 4 nach Frakturen beider Knochen. Bei 2 sind die Pseudarthrosen im Röntgenbild ausgeprägt. Bei einem droht der Plattenbruch infolge Ermüdung, bei einem die Refraktur nach vorzeitiger Metallentfernung. Beim letzten bestehen Verkalkungen und Bewegungseinschränkungen mit Schmerzen nach verzögerter Radiusosteosynthese.

Wenn man bei diesen 22 Frakturen nach Ursachen für den Befund sucht, stößt man auf folgende Details:

- Unvollkommene Reposition bzw. fehlende interfragmentäre Kompression (Abb. 2) bei 12, eine zu kurze Platte bei 2 Fällen.
- Primäre Spongiosaplastiken wurden nur bei 5 Frakturen ausgeführt: Bei 2 wurde die Spongiosa aus der distalen Radiusepiphyse des verletzten Armes entnommen, 2 sind homologe Transplantate. Nur eine war Beckenspongiosa.
- 11 dieser Frakturen wurden bei Spitalaustritt in Schienen, eine mit Zirkulärgips fixiert.

c) Übrige Störungen der Frakturheilung

Pseudarthrosen: Die 6 Fälle sind bereits erwähnt. Zum Zeitpunkt der Jahreskontrolle stellen sie keine Indikation zur Reoperation dar.

Dystrophie und Osteoporose: Faßbare, eigentliche klinisch-radiologische Sudecksche Dystrophien sind im Krankengut nicht vorhanden. Sieben leichte Osteoporosen — fast alle bei Frauen über 55 Jahren — haben sich als irrelevant erwiesen.

Infekt: 2 interkurrente oberflächliche Infekte — beide nach einfachen, geschlossenen Frakturen ohne Nebenverletzungen — sind bereits erwähnt. Spätinfekte sind nicht aufgetreten.

Fehlstellung: Verkürzung besteht bei 8 Frakturen (2,9%). Darunter befindet sich ein Kind, welches primär mit Kirschner-Draht stabilisiert wurde. Die Verkürzung betrifft 7mal den Radius, 1mal die Ulna. Sie ist bei 2 Erwachsenen mit Varus bzw. Valgus kombiniert, bewirkt jedoch nur in 3 Fällen eine Einschränkung der Umwendbewegung und des Radiocarpalgelenks. In einem Fall (Refraktur, im Gips) ist das Spätergebnis noch offen.
Zwei Antekurvationen und eine Rekurvation bewirken nur in einem Fall funktionelle Einschränkungen.
Zwei Varus- und eine Valgusstellung führen zu keinen Funktionseinschränkungen.

Über die Probleme von *Refraktur* nach Metallentfernung und *Arthrose* nach Fehlstellung kann im Zeitpunkt der Untersuchung nichts Abschließendes gesagt werden.

d) Spongiosaplastik

Bei 23 der 275 Frakturen (8%) wurde primär zusätzlich zur Osteosynthese Spongiosa transplantiert. Sieben dieser Frakturen betreffen die Ulna, 6 den Radius und 11 beide

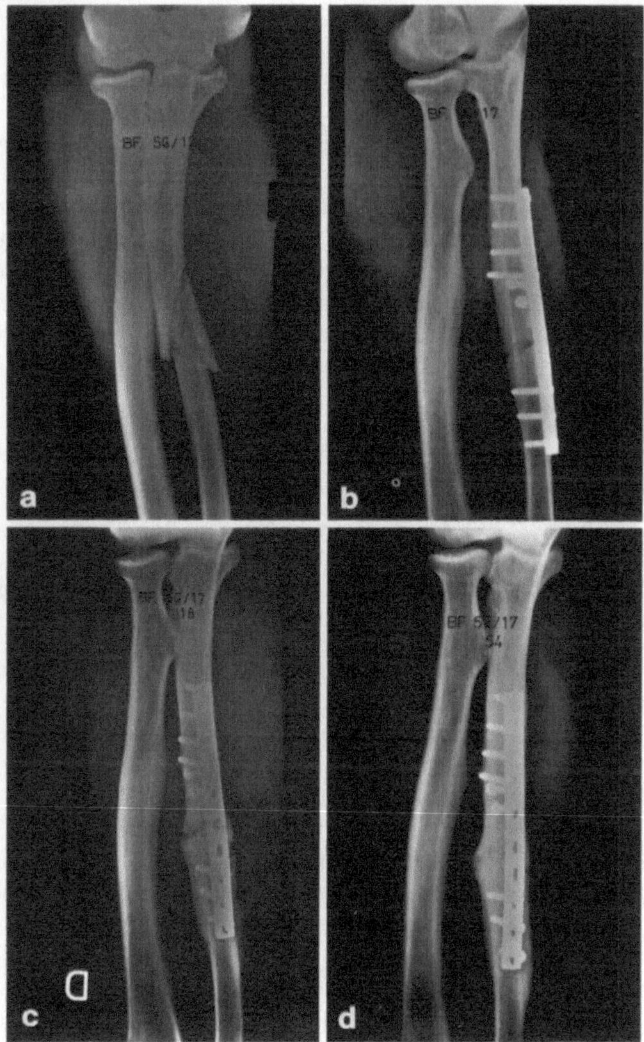

Abb. 2a–d. Beispiel einer klinisch ruhenden, verzögerten Bruchheilung infolge technischer Imperfektion. R.B., 21jähriger Mann, als Fußgänger angefahren. Geschlossene Keilfraktur der Ulna mit kleinen Trümmern (a). Keine Nebenverletzungen. Osteosynthese am nächsten Tag: Verschraubung des großen Keilfragments zum proximalen Hauptfragment. Im queren Hauptfrakturspalt Interposition kleiner Trümmer. Dadurch deutliche Diastase (b). Manuelle Arbeit ab 3. Monat. Nach 4 1/2 Monaten persistierender Spalt und Callusbildung, partielle Schraubenlockerung (c). Keine Immobilisation.

In der Jahreskontrolle Frakturspalt noch sichtbar, Verhältnisse ruhig (d). Volle Funktion. Günstige Prognose dank genügend langer Platte

Knochen. 14 sind geschlossen, 10 offen. Von 3 Fällen wissen wir, daß die Entnahme aus dem distalen Radius des verletzten Unterarms erfolgte, und von 2, daß es homologe Transplantate waren. Es darf angenommen werden, daß die Mehrheit der Entnahmen aus dem Becken erfolgte.

Wichtig ist die Feststellung, daß nur bei 3 dieser Frakturen eine mäßige Einschränkung der Umwendbewegung besteht. Damit kann mit Sicherheit ausgesagt werden, daß die Spongiosaplastik an sich die Brückencallusbildung nicht begünstigt.

Zusammenfassend gestattet die Analyse der Frakturheilungsstörungen die Bestätigung der schon von Tscherne [8] gemachten Feststellungen, nämlich daß persistierende ossäre Heilungsstörungen nach Unterarmschaftfrakturen nicht häufig sind und sich durch Reoperation oder durch Immobilisation ausheilen lassen. Über das Endergebnis entscheidet die Einschränkung der Funktion, welche sie hervorrufen. Diesem Problem kommt zentrale Bedeutung zu.

2. Störungen der Funktion

Diese Störungen erfordern besondere Beachtung, weil sie — im Gegensatz zu denjenigen der Bruchheilung — nach einem Jahr weitgehend als definitiv und irreparabel angesehen werden müssen. Wenn sie erheblich sind, wirken sie invalidiserend. Zu analysieren sind Ausfälle der:

— Flexion/Extension des Ellbogens	12 Frakturen = 4,3%
— Umwendbewegung	35 Frakturen = 12,7%
— Flexion/Extension im Radiocarpalgelenk	23 Frakturen = 8,3%

Betroffen sind insgesamt 43 Patienten (15,6%).

Im Vordergrund steht aber nicht die Einschränkung der Einzelbewegung, sondern deren Kombination und ihre Einwirkung auf die Funktion als Ganzes. Wir unterscheiden: Die Globaleinschränkung und die Zweierkombinationen Ellbogen—Umwendewegung bzw. Umwendbewegung—Radiocarpalgelenk.

Ihre Entstehung kann nur unter Beizug einer kasuistischen Analyse erklärt werden. Die Detailzusammenstellung ist in der Tabelle 1 zusammengefaßt. Bei den Einflüssen, die außerhalb vom Unterarmgebiet sich negativ auf die Funktion desselben auswirken, muß unterschieden werden zwischen denjenigen aus benachbarten Verletzungen und solcher entfernter Verletzungen.

Zusätzliche Frakturen an der gleichen Extremität führen zu einer Verschlechterung der Prognose (sog. Kettenfrakturen). In unserem Krankengut steht dabei die Humerusfraktur im Vordergrund (9 Frakturen mit 3 Radialislähmungen). Sie hat 6mal zu einer Einschränkung der Bewegung im Unterarm geführt. Eine zusätzliche Olecranon- und eine zusätzliche Scapulafraktur haben sich nur leicht negativ ausgewirkt.

Das Problem des Einflusses entfernter Verletzungen auf die Unterarmfunktion ist nicht ohne weiteres evident. Wir glauben, eine solche bei 3 unserer Fälle feststellen zu können (spastische Lähmungen nach Schädelhirntrauma, Talusfraktur beidseits, Polytrauma mit Malleolarfraktur). In Fällen multipler Verletzungen wird die Aufmerksamkeit in diagnostischer und therapeutischer Hinsicht auf das "Bedrohliche" gerichtet, dabei werden die Verletzungen der oberen Extremität oft als zweitrangig interpretiert. In der Rehabilitations-

Tabelle 1. Ursachen der Bewegungseinschränkungen bei 43 Patienten = 15,6%

		Lokale Ursachen		Benachbarte Ursachen		Ferne Ursachen	Unklar
Global El + Um + Rk[a]	4	1	Verzögerte Heilung nach Polytrauma usw.	2	2 Humerus + 1 Radialis 1 Plexus	1 SHT-Lähmung	0
Proximale Komb. El + Um	6	1	Luxationsfraktur mit Radiusköpfchen- fraktur	3	3 Humerus	2 Talus beidseitig Polytrauma + Malleolarfraktur	0
El allein	2	0		0		0	2
Um allein	16	11	6 verzög. Konsolid. 1 Extensorenparese 1 Etagenfraktur 2 Fehlstellungen 1 Muskelatrophie	1	Olecranon	0	4
Distale Komb. Um + Rk 4 vorbestehende eingeschlossen	11	6	2 Radiusverkürzung 3 verzögerte Heilung 1 Kompartment- syndrom	4	1 Humerusfraktur + Radialis 2 mehrere Frakturen obere Extremität, nicht operiert 1 Scapoid	0	1
Rk allein	4	2	1 verzögerte Heilung 1 Radialis partiell	0		0	2

[a] El = Ellbogen; Um = Umwendbewegung; Rk = Radiocarpalgelenk

phase wird das Schwergewicht auf die Wiederherstellung der Gehfähigkeit gelegt, was wiederum die obere Extremität benachteiligt.

Andererseits ist zu beachten, daß in vielen Fällen unserer Serie zusätzliche Frakturen bestanden, welche zu keiner Funktionsstörung am Unterarm geführt haben, so z.B. 9 Femurfrakturen, 6 Unterschenkelfrakturen usw. Alle diese Fälle figurieren nicht unter Funktionseinschränkung und nur vereinzelt unter Arbeitsunfähigkeit nach einem Jahr.

Warum das Ergebnis bei Patienten mit gleichem Verletzungsmuster so verschieden sein kann, ist ohne genaue Kenntnis der näheren Umstände und insbesondere der Persönlichkeiten nicht zu ermitteln.

a) Globale Funktionsstörungen

Kombinierte Einschränkungen von Ellbogen, Umwendbewegung und Radiocarpalgelenk bestehen bei 4 Frakturen. Sie sind bei allen schwerwiegend, betreffen die Hälfte des Umfanges der Einzelgelenke oder mehr (mit Ausnahme eines weniger schwer betroffenen Handgelenks).

Alle 4 Patienten sind im Zeitpunkt der Jahreskontrolle noch gänzlich arbeitsfähig.

Als Folge der Unterarmfraktur bestand die Einschränkung bei einem Patienten: Trümmerfraktur beider Knochen, offen 3. Grades: verzögerte Heilung, Verkalkungen, Schmerzen.

Bei 2 Patienten geht die Einschränkung auf benachbarte Verletzungen zurück:
— 2 Humerusfrakturen, eine mit Radialislähmung bei geheilter Galeazzi-Fraktur, eine mit zusätzlichen multiplen Frakturen der unteren Extremitäten.

Eine Einschränkung geht auf ferne Verletzungen zurück:
— cerebrale spastische Lähmungen nach Schädelhirntrauma.

b) Proximale Kombination

Einschränkungen des Ellbogens und der Umwendbewegung bestehen bei 6 Patienten.

Nur bei einem Patienten geht die Einschränkung auf die Unterarmfraktur zurück: Ellbogenluxationsfraktur (Ulnaschaft) und Radiusköpfchenfraktur. Der über 60jährige Patient ist nicht mehr erwerbsfähig.

Bei 3 Patienten gehen die Einschränkungen auf benachbarte Verletzungen zurück:
— 3 Humerusfrakturen am gleichen Arm, eine reponiert und anschließend immobilisiert, die andern mit partieller Radialis- bzw. Ulnarisparese.

Bei 2 Patienten führen wir die Einschränkungen auf ferne Verletzungen zurück:
— Eine bilaterale Talusfraktur
— Ein Polytrauma mit Malleolarfraktur

Alle diese Patienten sind — soweit erwerbsfähig — partiell reintergriert.

c) Isolierte Einschränkung des Ellbogens (Flexion/Extension)

Diese besteht bei 2 Patienten. Sie ist relativ geringgradig und wird voraussichtlich zu keinen Invaliditäten führen. Die Ursache ist unklar. Nebenverletzungen bestanden nicht, beide Patienten haben die Arbeit seit langer Zeit wieder voll aufgenommen.

d) Isolierte Einschränkung der Umwendbewegung

Eine solche besteht bei 16 Frakturen. Insgesamt finden wir bei 11 derselben lokale Ursachen für die Bewegungseinschränkung. Bei 3 Patienten ist die Behinderung erheblich. Sie beträgt etwa die Hälfte des Bewegungsumfanges. Alle drei sind Frakturen beider Knochen, eine offen 1. Grades. Verzögerte Konsolidation ist die Ursache bei 2, eine vorübergehende Extensorenparese beim dritten.

Bei weiteren 8 Patienten sind die Einschränkungen leichterer Natur (bis ca. 1/4 des Umfanges). In 4 Fällen besteht verzögerte Heilung bzw. ruhende Pseudarthrose.

Benachbarte Verletzungen spielen nur in einem Fall mit: Olecranonfraktur. Ferne Verletzungen sind nicht beteiligt.

Bei 4 Fällen dieser Gruppe (alles Frakturen beider Knochen ohne Heilungsstörungen) bleibt die Ursache unklar.

Zusammenfassend ist festzustellen, daß bei der Umwendbewegung, der grundlegenden Funktion des Unterarmes, die Einschränkungen mehrheitlich lokal bedingt sind.

e) Distale Kombination

Einschränkungen im Radiocarpalgelenk und in der Umwendbewegung bestehen bei 15 Frakturen. Davon müssen 4 Patienten ausgeschlossen werden, welche bereits vor dem Unfall infolge früherer Frakturen Bewegungseinschränkungen bzw. Arthrodesen aufwiesen.

Von den übrigen 11 können 6 Einschränkungen als lokale Frakturfolge identifiziert werden: 2 Verkürzungen des Radius, 3 verzögerte Heilungen, 1 Kompartmentsyndrom mit Muskelatrophie.

An benachbarten Verletzungen sind beteiligt: Eine Humerusfraktur mit Radialislähmung, eine Scaphoidfraktur. In zwei Fällen bestanden weitere, nicht operierte Frakturen der gleichen Extremität.

Ferne Verletzungen spielen hier keine Rolle.

In einem Fall ist die Ursache unklar.

Die Bewegungseinschränkungen der distalen Kombination machten bei 8 von 10 Patienten nicht mehr als je einen Viertel des Bewegungsumfanges aus. Drei Patienten arbeiten zum Zeitpunkt der Nachkontrolle noch nicht oder nur zu 25% wegen vorbestehender Veränderung oder besonderer Berufssituation. Die übrigen sind — z.T. mit Verzögerung — wieder in den Arbeitsprozeß eingegliedert, sofern sie erwerbstätig sind.

f) Isolierte Einschränkung im Radiocarpalgelenk

Wir finden diese bei 4 Patienten. Sie betreffen höchstens einn Viertel des Bewegungsumfanges.

In 2 Fällen bestehen lokale Ursachen: verzögerte Konsolidation, iatrogene sensible Radialislähmung.

Benachbarte und ferne Verletzungen sind in dieser Gruppe nicht vorhanden.

In 2 Fällen bleibt die Ursache unklar.

Zusammenfassend (s. auch Tabelle 1) sind folgende 21 Bewegungseinschränkungen auf lokale Ursachen (vorwiegend verzögerte Heilung, Fehlstellung und Lähmungen) zurückzuführen. 1 Globaleinschränkung, 1 proximale Kombination, 3 schwere und 8 leichtere isolierte Umwendbewegungen, 6 distale Kombinationen, 2 isolierte Radiocarpaleinschränkungen.

Benachbarte Ursachen finden wir in 10 Fällen. Im Vordergrund steht 6mal die Humerusfraktur. Oestern und Tscherne [6] haben dies ebenfalls festgestellt.

Schließlich fanden wir 3 entfernte Verletzungen, welche in diesem Zusammenhang von Bedeutung erschienen.

Die Ursache der Einschränkung bleibt unklar bei 9 Patienten. Dabei steht die isolierte Umwendbewegung im Vordergrund. Obwohl aktenmäßig nicht nachweisbar, besteht der Verdacht, daß bei einigen dieser Patienten eine nicht registrierte Immobilisationsphase im Spiel sein könnte.

g) Nervenläsionen

Nervenverletzungen sind primär oft schwer diagnostizierbar und werden daher häufig übersehen. Bei der Jahreskontrolle finden sich 8 motorische Ausfälle. Davon sind 3 partiell und wahrscheinlich iatrogen. Fünf sind unfallbedingt, aber unabhängig von der Unterarmfraktur (spastische Lähmung nach Schädelhirntrauma, 2 Radialislähmungen bei Humerusfraktur, 2 Plexuslähmungen).

Die motorischen Ausfälle bewirken häufig Einschränkungen der Funktion, wobei das Radiocarpalgelenk weniger betroffen ist als Ellbogen und Umwendbewegung.

Die Sensibilitätsstörungen sind mit Ausnahme der klassischen Radialislähmung vorwiegend iatrogen und partiell, also weniger gravierend. Eine sichere, aber nicht schwerwiegende Auswirkung auf die Funktion ist in 2 Fällen zu vermuten.

h) Muskelatrophie

Dieser Befund kann mangels exakter Messungen aus den statistischen Unterlagen ungenügend beurteilt werden. Er scheint in dieser Lokalisation eine untergeordnete Bedeutung einzunehmen. Bei 4 von 16 Frakturen mit registrierten leichten Muskelatrophien besteht leichte Einschränkung der Beweglichkeit.

i) Zirkulationsstörungen

Diese sind offensichtlich bei der Unterarmfraktur selten. Primär bestanden keine relevanten Verletzungen. Bei 3 in der Jahreskontrolle angegebenen Störungen ergab die Überprüfung keine konkreten Befunde. Alles sind geschlossene Frakturen von Einzelknochen ohne Nebenverletzungen, welche knöchern ausheilten und keinen bleibenden Nachteil hinterließen.

3. Störungen der Reintegration

a) Schmerzen

Eigentliche Schmerzen werden von 10 Patienten angegeben. Sie können in 4 Fällen objektiviert werden: 3 sind Frakturfolgen (Radiusverkürzung, verzögerte Konsolidation, Refraktur in Ausheilung). Der Patient mit spastischen Lähmungen nach Schädelhirntrauma gibt Schmerzen an. Bei den übrigen 6 Frakturen ergibt die Überprüfung kein objektives Substrat. Sie werden aller Voraussicht nach ohne bleibenden Nachteil ausheilen.

b) Arbeitsfähigkeit

Bei der Jahreskontrolle arbeiten 16 Patienten (5,8%) wegen Unfallfolgen noch nicht oder nur zu 25%. In dieser Rubrik können die nicht mehr Erwerbstätigen, über 65jährigen, nämlich 21 Patienten (7,6%), und die Kinder nicht erfaßt bzw. beurteilt werden.

Bei den 16 nach einem Jahr noch nicht oder fast nicht Arbeitenden ist die Begründung 5mal lokaler Natur (2 Refrakturen – eine reoperiert, eine im Gips –, eine Radialislähmung in Ausheilung, 2 verzögerte Heilungen. Bei 3 Patienten waren es benachbarte Verletzungen (3 Humerusfrakturen, eine reoperiert, 2 mit Radialislähmung). Dazu finden sich 6 ferne Ursachen: Schädelhirntrauma mit spastischen Lähmungen, 3 Polytraumen, davon 2 mit Amputationen, ein posttraumatisch instabiles Kniegelenk, eine doppelseitige Unterschenkelfraktur.

Unklar bezüglich Wiederaufnahme der Arbeit ist die Situation bei 2 Gastarbeitern: Bei beiden waren es offene Frakturen beider Knochen. Beide sind knöchern gut durchgebaut und in guter Funktion. Die beiden Patienten werden voraussichtlich ohne bleibenden Nachteil reintegriert.

Das *Rentenproblem* läßt sich ein Jahr nach Unfall nicht überblicken. Ein Patient hat bisher eine Rente bekommen wegen zusätzlicher Fingeramputation bei einwandfreien anatomischen und funktionellen Verhältnissen im Frakturgebiet.

Inwiefern und in welchem Ausmaß Funktionseinschränkungen, Lähmungen und Schmerzen zu Renten führen werden, kann erst später – nach beruflicher Reintegration – beurteilt werden. Berufswechsel aufgrund lokaler Frakturfolgen sind nicht zu erwarten.

Diskussion

Das bearbeitete Krankengut entspricht bis in viele Details der Verteilung bei anderen Autoren [1, 5, 6, 8]. Die Resultate ein Jahr nach Unfall sind in mancher Hinsicht ungewöhnlich gut. Dies ist aber kein Nachteil für unser Anliegen. Rückschlüsse auf die Kausalität von Mißerfolgen werden dadurch zuverlässiger. Dabei ist folgendes hervorzuheben:

– *Die Infektion.* Das Fehlen von Frühinfekten und die große Rarität sowie der blande Verlauf der sekundären Infekte (2 Fälle) in unserer Serie ist wahrscheinlich einem glücklichen Zufall zuzusprechen. Es bedeutet aber doch, daß die entsprechenden lokalen Maßnahmen und die Antibioticaverabreichung (Prophylaxe bei 82 Frakturen = 29,8%) sich positiv auswirken.

- Die Qualität von Reposition und Stabilität wird vom Operateur offensichtlich überschätzt, was aus dem größeren Callusanteil (108 = 39%) und der Zahl der sekundären Frakturheilungsstörungen (22 = 8%) hervorgeht. Technische Imperfektionen sind häufig.
  Eine weitere Optimierung der Ergebnisse ist nur möglich auf dem Weg über die präzisere primäre Reposition und Stabilisierung, damit eine uneingeschränkte postoperative Mobilisierung ohne äußere Fixation durchführbar ist.
- Es ist auch offensichtlich, daß sich die Chirurgen nicht oder viel zu selten zu der schon früher wiederholt [4, 7, 8] postulierten autologen Spongiosaplastik aus dem Becken entschließen können. Grund dafür dürfte deren Aufwendigkeit sein, aber auch die Befürchtung, einen Brückencallus hervorzurufen. Oestern und Tscherne [6] halten dies für möglich. Aufgrund unserer Zahlen scheint ein solcher Kausalzusammenhang höchst unwahrscheinlich zu sein.
  Wir sind aufgrund des bearbeiteten Krankengutes überzeugt, daß eine primäre Spongiosaplastik bei der Notfallosteosynthese in mindestens 10% der Fälle den gesamten Heilungsverlauf positiv beeinflußt hätte.

In diesem Zusammenhang sei deshalb diese so wichtige zusätzliche Maßnahme erneut empfohlen für all diejenigen Fälle, wo Zweifel an der einwandfreien Reposition und Stabilität bestehen, speziell aber bei Frakturen beider Knochen. Die entsprechenden Vorbereitungen müssen allerdings schon präoperativ getroffen werden. Spongiosaentnahmen aus dem distalen Radius des verletzten Armes (3 Fälle dokumentiert) sind sicher unzweckmäßig, homologe Transplantate (2 bekannte Fälle) bei frischen Frakturen von zweifelhaftem Nutzen.

- *Pseudarthrosen* sind in Übereinstimmung mit anderen Autoren [1, 8] relativ selten, werden frühzeitig erfaßt und ohne besondere Schwierigkeit durch Reintervention oder Immobilisation saniert. Allerdings leidet dann die Funktion, insbesondere die Umwendbewegung.
- Bei den *Funktionseinschränkungen* steht die Umwendbewegung als unmittelbare Unfallfolge im Vordergrund. Bei den benachbarten Verletzungen entstehen vor allem nach gleichzeitigen Humerusfrakturen häufig erhebliche funktionelle Einschränkungen. In einigen Fällen meinen wir auch, daß sich frakturferne Verletzungen auf die Funktion des Unterarms ausgewirkt haben.

In diesem Zusammenhang möchten wir noch auf die Bedeutung der Notfallosteosynthese für die funktionelle Erholung hinweisen. Bei 178 Frakturen (64,7%) wurde die Operation innert 48 h ausgeführt. Darin eingeschlossen sind alle offene Frakturen (mit einer Ausnahme) sowie fast alle Frakturen beider Knochen (3 Ausnahmen). Es sind also in dieser Gruppe alle schweren und technisch schwierigen Verletzungen beisammen. Die notfallmäßige Operation hat zu folgenden funktionellen Ausfällen in dieser Gruppe geführt: Umwendbewegung eingeschränkt bei 14 (7,8%) dieser Patienten, davon 8 bis zu einem Viertel und 6 bis zur Hälfte oder mehr. Die entsprechenden Zahlen für die später operierten 97 Frakturen sind 15 (15,4%), davon 10 bis zu einem Viertel und 5 bis zur Hälfte oder mehr. In der doppelt so großen ersten Gruppe, in welcher die schwierigeren und schwereren Verletzungen eingeschlossen sind, ist das funktionelle Ergebnis also zweimal besser. Dieser Unterschied ist signifikant. Ähnliche Relationen bestehen auch bei der Einschränkung des Ellbogens und des Radiocarpalgelenks. Sie sind jedoch weniger verletzungsspezifisch.

Die Notfalloperation hat sich auch günstig auf die trophischen und zirkulatorischen Verhältnisse ausgewirkt (keine Sudecksche Dystrophie, keine Hautnekrosen, nur ein Kompartmentsyndrom). Diese Zahlen sprechen auch für eine gute Einschätzung der Spannungsverhältnisse und der postoperativ zu erwartenden Schwellung durch die Operateure.

Abschließend muß der Versuch unternommen werden, für das Kollektiv der 275 Frakturen eine *Fernprognose* zu stellen:

An bleibenden Unfallfolgen bestehen: 30 leichtere und 13 schwerere Bewegungseinschränkungen (15,6%). Eine ungünstige Entwicklung im Bereich Frakturheilung (6 Fälle), Fehlstellung (5 Fälle) und Lähmungen (8 Fälle) kann noch weitere Einschränkungen hervorrufen bzw. leichte in schwere verwandeln. Im ungünstigsten Fall würde also eine erhebliche Bewegungseinschränkung in 13 + 19 = 32 (11,6%) der Frakturen resultieren. Dabei ist zu beachten, daß zirka die Hälfte dieser ungünstigen Unfallfolgen nicht auf die Unterarmfraktur selbst, sondern auf andere Verletzungen bzw. deren Folgen zurückgehen würde.

Zusammenfassung

Es wird eine Analyse der ungünstigen und fehlerhaften Ergebnisse von 275 frischen Schaftbrüchen des Unterarms vorgelegt, welche in den Jahren 1980–1984 operiert und mit einer Jahreskontrolle dokumentiert wurden.

Dystrophien und Zirkulationsstörungen traten nicht auf, zwei Infekte blieben oberflächlich.

Die Callusbildung ist mit 39% auffallend hoch und weist auf häufige durchgemachte – klinisch stumme – Instabilitäten hin. Klinisch ruhende Pseudarthrosen und verzögerte Bruchheilung finden sich bei 22 Patienten (8%). Sie gehen größtenteils auf technische Imperfektionen zurück. Von den Fehlstellungen wirkt sich vor allem die Verkürzung funktionell aus, weniger Varus, Valgus und Kurvationen.

Im Vordergrund der Befunde stehen die Bewegungseinschränkungen (43 Patienten = 15,6%). Darin manifestieren sich fast alle anderen Störungen. Sie sind definitiv. Als Ursache konnten 21mal lokale Folgen der Unterarmfraktur selbst ermittelt werden. Bei den benachbarten Verletzungen wirkt sich vor allem die Humerusfraktur ungünstig aus. Auch entfernte Verletzungen können eine Rolle spielen. Ein Teil leichterer Einschränkungen bleibt unklar. Sie gehen wahrscheinlich auf vorübergehende Immobilisationsphasen zurück oder sind als unvermeidbare Folge der Verletzung selbst aufzufassen. Acht Lähmungen – vorwiegend Folge von benachbarten Frakturen und Plexuslähmungen – wirken sich zum Teil funktionell aus.

16 Patienten arbeiten nach einem Jahr wegen Unfallfolgen praktisch noch nicht. Die Begründung liegt 5mal in der Fraktur selbst, 3mal in benachbarten und 6mal in entfernten Verletzungen.

Es wird auf die Notwendigkeit der ergänzenden autologen Spongiosaplastik aus dem Becken bei komplexen Frakturen hingewiesen, welche im eigenen Krankengut nur bei 8% und zum Teil in ungeeigneter Technik ausgeführt wurde.

Die notfallmäßige Osteosynthese (innert 48 h), welche die offenen und schwierigen Frakturen einschließt, ergibt signifikant bessere funktionelle Resultate als die spätere Versorgung.

Literatur

1. Gross E (1979) Osteosynthese bei Vorderarmschaftfrakturen. AO-Bulletin
2. Matter P, Holzach P (1977) Behandlungsergebnisse von 221 Unterschenkelosteosynthesen mit schmalen dynamischen Kompressionsplatten (DCP) aus Stahl oder Titan. Unfallheilkunde 80:95
3. Müller ME, Allgöwer M, Willenegger H (1963) Technik der operativen Frakturbehandlung. Springer, Berlin Heidelberg New York
4. Müller ME, Allgöwer M, Schneider R, Willenegger H (1979) Manual der Osteosynthese, 2. Aufl. Springer, Berlin Heidelberg New York
5. Oertli D, Matter P, Scharplatz D, Zehnder R (1984) Evaluation of surgically treated shaft fractures. Analysis of the Swiss AO/ASIF documentation 1967–1980. AO-Bulletin
6. Oestern H-J, Tscherne H (1983) Ergebnisse der AO-Sammelstudie über Unterarmschaftfrakturen. Unfallheilkunde 86:136–142
7. Szyszkowitz R, Reschauer R, Schöffmann W (1978) Spätergebnisse nach Plattenosteosynthese am Unterarmschaft. In: Hefte Unfallheilkd, Heft 132. Springer, Berlin Heidelberg New York, S 415
8. Tscherne H, Oestern H-J, Sander U (1978) Technik und Ergebnisse der Plattenosteosynthese am Unterarmschaft. Unfallheilkunde 81:332

Komplikationen bei der operativen Versorgung der Unterarmschaftfraktur – Vermeidung und Korrektur

P. Krueger, A. Betz, P. Habermeyer und L. Schweiberer

Chirurgische Klinik Innenstadt und Chirurgische Poliklinik der Ludwig-Maximilians-Universität (Direktor: Prof. Dr. med. L. Schweiberer), Nußbaumstraße 20, D-8000 München 2

Die Therapie der Unterarmschaftfraktur war bis Mitte der siebziger Jahre einem ständigen Wandel unterworfen. Obwohl die Unterarmschaftfraktur ein häufiges Ereignis ist, brauchte es lange Zeit, bis sich die adäquate Therapie dieser Frakturform durchgesetzt hat.

Mittlerweile werden nahezu alle Unterarmfrakturen, außer dem größten Anteil der distalen Radiusfrakturen, operativ behandelt. Auf dem letzten AO-Fortbildungskurs über die Behandlung von Frakturen mit dem Kleinfragmentinstrumentarium wurde sogar die Forderung erhoben, daß die Colles-Fraktur operativ stabilisiert wird. Nahezu 1/3 aller 152 Unterarmfrakturen, die in unserer Klinik von 1982 bis April 1986 operiert wurden, betreffen den Unterarmschaft (Tabelle 1; Abb. 1). Von diesen 48 Schaftfrakturen war in

Hefte zur Unfallheilkunde, Heft 201
Zusammengestellt von W. Hager
Springer-Verlag Berlin Heidelberg 1989

Tabelle 1. Vorderarmfrakturen. AO-Klassifikation (Stand 1982−1.4.1986)

21	Vorderarm proximal:	61
22	Vorderarmschaft:	48
23	Vorderarm distal:	43

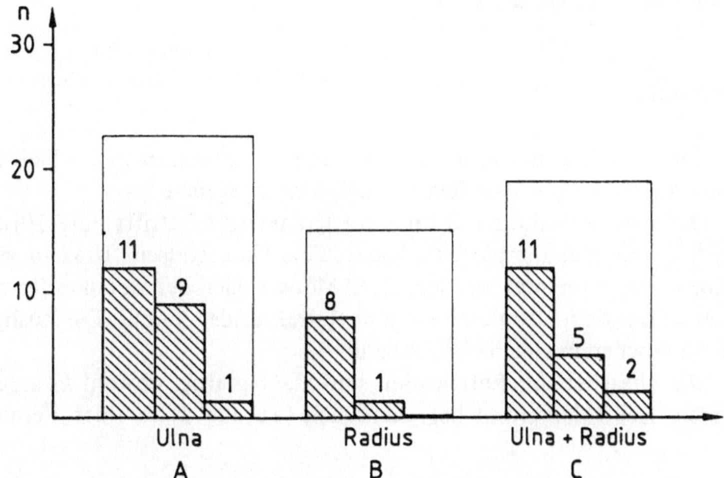

Abb. 1. Vorderarmfrakturen. AO-Klassifikation: 22 Vorderarmschaft (n = 48)

21 Fällen nur die Ulna, in 9 Fällen nur der Radius betroffen. Bei weiteren 18 Fällen waren beide Knochen des Unterarmes betroffen. Hierbei sind die einfachen Frakturen beider Knochen im Vergleich zu den Trümmerfrakturen weit in der Überzahl.

Komplikationen

Bei der Durchsicht der von uns in den letzten Jahren operierten 152 Unterarmfrakturen fanden sind weniger Komplikationen, als zu Beginn der Studie vermutet wurde. Komplikationen, welche den Unterarm betreffen (Tabelle 2), reichen von der Refraktur bis zum

Tabelle 2. Vorderarmschaftfrakturen

Komplikationen

- Refraktur
- Pseudarthrose
- Verzögerte Heilung
- Fehlstellung
- Infekt
- Nervenschaden
- Brückencallus

Brückencallus, obwohl auch beim Studium der Literatur festgestellt werden muß, daß alle diese Komplikationen deutlich zurückgegangen sind. Unter den Nachuntersuchungen der 152 durchgeführten Operationen finden sich 20 Reeingriffe, das entspricht 13% des Gesamtkollektivs. Die Weichteilinfekte, aber auch die Hämatome konnten mit konservativen Maßnahmen ohne erneutes operatives Eingreifen zur Ausheilung gebracht werden. Eine Osteomyelitis im Bereich des Unterarmes konnte bei dem vorliegenden Kollektiv nicht festgestellt werden (Tabelle 3a, b).

Refraktur

Refrakturen finden sich in unserem Krankengut nur in einem Fall. In der Literatur werden jedoch Refrakturen zwischen 1% und 40% angegeben.

Die eine Refraktur aus unserem Krankengut betrifft eine 19jährige Patientin, die an einer Osteogenesis imperfekta leidet. Eine Unterarmschaftfraktur war radialseits mit einer langen Platte versorgt worden. Zwei Monate nach der Metallentfernung kommt es in einem ehemaligen Schraubenloch zu einer Refraktur des Radius. Die Ausheilung erfolgt innerhalb von 6 Wochen in einem Gipsverband.

Die Ursachen für Refrakturen sind mannigfaltig, obwohl sie eigentlich nicht mehr auftreten. Der Hauptgrund liegt sicherlich (Tabelle 4) in einer Verminderung der Stabilität

Tabelle 3a. Vorderarmfrakturen (n = 152)

Komplikationen:		
Infekte:		
Weichteil	6 =	4,6%
Knochen	0	
Hämatom:	3 =	2.0%
Reeingriffe	20 =	13%
Instabilität		
Pseudarthrose		
Nervenschaden		
N. medianus	3 =	2.0%
N. radialis	2 =	2.0%

Tabelle 3b. Vorderarmfrakturen (n = 152)

Reineingriffe –	*20 = 13%*
– *Pseudarthrose*	2 (21.A)
– *Verzögerte Heilung*	3 (21.A C)
– *Instabilität*	
Metallockerung	5 (21.A + C)
Metallbruch	3 (22.A + C)
– *Fehlstellung*	3 (22.A + C)
	7 (23.A, B, C)

Tabelle 4a. Vorderarmfrakturen. Refrakturen

Autor	Jahr	Fallzahl		
Anderson	1975	20	40%	(8)
Müller-Färber	1978	212	4%	(7)
Muhr	1979	207	1%	(2)
Oestern	1983	663	1,5%	(10)
Hidaka	1984	32	22%	(7)
Moore	1985	56	4%	(2)
Eigen	1986	152	1%	(1)
		1342	2,8%	(37)

Tabelle 4b. Vorderarmfrakturen. Refrakturen

Ursachen

— bei liegender Platte
  keine Kraftübertragung auf Corticalis
— Minderung der Vascularität unter der Platte
  Osteolyse gepaart
  mit verminderter Knochenneubildung
— vorzeitige Metallentfernung
— Metallentfernung gleichzeitig Radius und Ulna

unter der Platte auf Grund einer gestörten Durchblutung, aber auch auf Grund einer verminderten Knochenneubildung. Da dieser Umstand bereits seit langer Zeit bekannt ist, wird das Metall erst nach 18 Monaten, aber niemals gleichzeitig aus Radius und Ulna entnommen. Wir lassen zwischen den beiden Metallentfernungen wenigstens ein halbes Jahr vergehen, bevor der 2. Kraftträger entfernt wird.

Brückencallus

Genauso selten, wie die Refraktur, ist die Ausbildung eines Brückencallus zwischen Radius und Ulna. In der Literatur wird diese seltene Komplikationsform bei Muhr 2mal und in der Sammelstudie von Oestern 11mal beschrieben. Bei einer insgesamten Fallzahl von 863 Fällen nehmen die Ausbildung eines Brückencallus mit 1,5% wirklich einen kleinen Anteil ein. In unserem Krankengut konnten wir keinen einzigen Brückencallus finden. Um das Bild zeigen zu können, mußten wir im Archiv 20 Jahre zurückgehen. Die Hauptursachen für die Ausbildung eines Brückencallus finden sich auf Grund von begleitenden Nervenschäden, aber auch auf Grund von Anlagerung der Spongiosa im Bereich der Membrana interossea und auf Grund von Verletzungen der Membran. Oestern konnte in seinem Kollektiv feststellen, daß alle 11 Patienten, bei welchen sich ein Brückencallus ausgebildet hat, wenigstens 11 Tage nach dem Trauma operiert wurden (Tabelle 5).

Tabelle 5. Vorderarmfrakturen. Brückencallus

Ursachen

— begleitende Nervenschäden
— Schädelhirntrauma
— lokales Ödem
— Hyperämie nach Paralyse
— Spongiosa auf Membrana interossea
— Verletzung der Membrana interossea
— zu späte operative Versorgung, z.B.: nach 12 Tagen

Nervenschäden

Oestern, aber auch Moore, finden relativ häufig Nervenschäden nach der operativen Versorgung von Unterarmschaftfrakturen. In unserem Krankengut findet sich keine Nervenschädigung im Schaft, jedoch in 2 Fällen eine Mitbeteiligung des N. medianus nach der Versorgung von distalen Radiusfrakturen. Die Vermeidung der Schädigung des N. radialis ist bei Beachtung der entsprechenden Zugangswege sicherlich zu vermeiden. Hier sei auf das hervorragende Buch von Bauer über die Zugangswege in der Traumatologie hingewiesen.

Verzögerte Bruchheilung Pseudarthrose

Der Grund für die standig wechselnde Therapiefolge in der Behandlung der Unterarmschaftfraktur liegt vorrangig in der Anfälligkeit zur Ausbildung von Pseudarthrosen auf Grund der großen Hebelkräfte und der Drehmomente bei der schwierigen funktionellen Anatomie von Radius und Ulna. Die Literaturübersicht ergibt bei der Auswertung von 50 Fällen eine Pseudarthrosenrate von 11,4%. Eben dieser Umstand führte dazu, daß die operative Versorgung von Unterarmfrakturen, sei es nun Radius oder Ulna, oder von beiden Knochen, eine absolute Forderung geworden ist. Gerade die Parierfraktur der Ulna neigt häufig zur Ausbildung eines Falschgelenkes, obwohl häufig keine wesentliche Verschiebung des Knochens vorliegt.

Nachdem die konservative Behandlung zur verzögerten Bruchheilung geführt hat, wurde Ende der sechziger — Anfang der siebziger Jahre die Drahtcerclage, aber auch die Versorgung der Frakturen mit einem Rush-Pin oder mit Kirschner-Drähten propagiert. Dieses Verfahren bietet sich im Prinzip bei den in aller Regel einfachen Frakturen an, führt aber zu keinen guten Erfolgen. Die Pseudarthroserate ist hier noch höher, als bei der konservativen Frakturbehandlung. Sie liegt bei 17%.

Die Versorgung mit Kirschner-Drahten oder Rush-Pins gehört der Vergangenheit an (Tabelle 6). Wir sind dazu übergegangen, Frakturen, die auswärts mit einem Rush-Pin oder Kirschner-Drähten versorgt worden waren, sofort mit einer Plattenosteosynthese zu stabilisieren.

Aber auch die operative Behandlung der Unterarmschaftfraktur mit Platten ist nicht ganz komplikationsfrei. Hier finden sich bei der Literaturübersicht unter der Auswertung von über 2 1/2tausend Fällen Pseudarthrosen in 3,2% der Fälle. Die Rate schwankt hierbei

Tabelle 6. Vorderarmfrakturen. Pseudarthrosen − Rush-Pin − Marknagel − Markdrahtung

		n	Pseudarthrosen, verzögerte Bruchheilung	
Leitz	1965	14	50%	(7)
Mann	1969	21	19%	(4)
v. Elmendorff	1971	23	26%	(6)
Dodge	1972	7	85%	(6)
Wilhelm	1973	80	6,2%	(5)
Brug	1975	81	5%	(4)
Graudins	1975	32	10%	(3)
Müller-Färber	1978	44	34,9%	(15)
		302	17%	(50)

Tabelle 7. Vorderarmfrakturen. Pseudarthrosen − Plattenosteosynthese

Autor	Jahr	Fallzahl	Pseudarthrosen	
v. Elmendorff	1971	33	0%	(0)
Dodge	1972	50	4%	(2)
Wilhelm	1973	85	3,5%	(3)
Anderson	1975	330	2,9%	(9)
Lukacs	1976	35	3%	(1)
Müller-Färber	1977	170	6%	(10)
Müller-Färber	1978	212	3,4%	(7)
Koudsi	1979	316	5,7%	(18)
Gross	1979	505	0,8%	(4)
Beck	1981	96	3%	(3)
Oestern	1983	664	3,7%	(24)
Eigen	1986	152	1,3%	(2)
		2628	3,2%	(83)

zwischen 0% und 6% (Tabelle 7). Die Hauptursache für diese Ausbildung von Pseudarthrosen während der Versorgung mit Platten liegt sicherlich in der Fehleinschätzung der postoperativen Stabilität. Bei der Auswertung unseres Krankengutes beurteilten die Operateure ihre Osteosynthesen überwiegend als bewegungsstabil. In der Hälfte bis zu einem Drittel wurden proximale Frakturen aber auch Schaftfrakturen, sogar als belastungsstabil beurteilt. Als instabil wurden vorwiegend Frakturen im distalen Unterarmbereich eingeschätzt.

Für die Ausbildung von Pseudarthrosen ist die Ulna prädestiniert. Hier wird das Metall jedoch häufig zu schwach dimensioniert oder auf einer unzureichenden langen Strecke fixiert.

Wie Tabelle 8 zeigt, findet sich in 5,5% von Fällen aus der Literatur eine verzögerte Bruchheilung. Die Ursachen für diese verzögerte Bruchheilung bzw. die Ausbildung von Pseudarthrose (Tabelle 9) liegen neben der Fehleinschätzung der biomechanischen Stabilität der Osteosynthese häufig in einer Deperiostierung bzw. einer mangelhaften Fragmentdurch-

Tabelle 8. Vorderarmfrakturen – verzögerte Bruchheilung

Autor	Jahr	Fallzahl		
Moore	1985	56	2	1
Muhr	1979	200	9	
Müller-Färber	1978	212	10	
Oestern et al.	1983	663	41	
Eigen	1986	152	8	
		1283	70 = 5,5%	

Tabelle 9. Vorderarmfrakturen. Pseudarthrose, verzögerte Bruchheilung

Ursachen

- insuffizientes Osteosynthesematerial, Cerclagen, Pins, K-Drähte
- unterdimensionale Platten
- ungenügender Schraubenhalt
- zu wenig Schrauben
- fehlender Knochenkontakt bei ersatzloser Entferung von Fragmenten
- mangelhafte Fragmentdurchblutung
- Deperiostierung

blutung. Die ersatzlose Fragmententfernung bzw. die Ausbildung von Fragment-Nekrosen führt zu einem fehlenden Knochenkontakt und anschließend zu einer Auslockerung von Metall. Fragmente, die aus ihrem Verband gelöst werden, müssen entfernt und sollten nicht wiedereingesetzt werden. Der Defekt sollte in jedem Fall mit Spongiosa aufgefüllt werden. Bei den schwierigen Durchblutungsverhältnissen an der Ulna empfiehlt sich die Anwendung von autologer Spongiosa.

Der Hauptfehler bei der operativen Versorgung von Schaft- aber auch proximalen Unterarmfrakturen, liegt in einer Unterdimensionierung der Platten und in der Anwendung von zu wenig stabilisierenden Schrauben.

Seit 1982 benutzen wir als Regelversorgung die 3,5 DC-Platte mit zusätzlichen Zugschrauben. Die Platte hat so lange zu sein, daß in jedem Fragment 4 Schrauben fest verankert sind. Die schmale Unterschenkelplatte und vor allem die Halbrohrplatte werden nicht mehr angewandt.

Zusammenfassung

Die Komplikationen in der Behandlung der Unterarmfraktur sind auf Grund ausgiebiger biomechanischer Studien selten geworden. Es liegt Osteosynthesematerial vor, welches genügend Stabilität bei ausreichender Verankerung bringt. Die Verwendung der kleinen 3,5 DC-Platte bzw. der Rekonstruktionsplatte, ermöglichen die Knochenstabilisierung auch unter einem dünnen Weichteilmantel. Im Bereich des proximalen Unterarmes und im Bereich des Schaftes kommt es vorwiegend zu verzögerten Bruchheilungen und zur

Ausbildung von Pseudarthrosen. Hierbei ist nahezu ausschließlich die Ulna betroffen. Fehlstellungen und Nervenschädigungen finden sich vorwiegend im Bereich des distalen Unterarmes unter Beteiligung des Radius. Die sorgfältige präoperative Planung unter Einbeziehung biomechanischer Überlegungen, Kenntnisse der anatomischen Zugangswege, sollte heutzutage eine Komplikationsquote von alles zusammen weniger als 2% haben.

Komplikationen von Unterarmschaftverplattungen

R. Schabus, O. Kwasny, A. Böhler und M. Wagner

I. Univ.-Klinik für Unfallchirurgie (Vorstand: Prof. Dr. E. Trojan), Alser Straße 4, A-1097 Wien

Die unbefriedigenden Ergebnisse nach konservativer Behandlung von Unterarmschaftbrüchen bei Erwachsenen führten schon in der ersten Hälfte unseres Jahrhunderts zur Entwicklung von verschiedenartigen Operationstechniken.

Die konservative Therapie führt aufgrund der schwierigen Reposition und Retention der Unterarmschaftfraktur und der notwendigen langen Ruhigstellung oft zu schlechten funktionellen Ergebnissen. Dies ist auf eine gestörte Kinematik durch Fehlstellung und geschrumpfte Membrana interossea zurückzuführen.

Die Schrumpfung der radioulnaren Syndesmose führt ebenso wie die Fehlrotation und die Brückencallusbildung zu einer Drehbehinderung des Unterarms (Abb. 1).

Durch Interposition von Muskulatur kann es zur Ausbildung von Pseudarthrosen kommen. Diese Gefahr wird durch wiederholte Repositionsmanöver, wie zu kurze Ruhigstellung noch vergrößert. Aus diesen Gründen wurden schon frühzeitig Versuche der operativen Stabilisierung der Unterarmschaftfraktur unternommen.

Die anfänglich durchgeführten intramedullären Osteosynthesen konnten die Ergebnisse nicht wesentlich verbessern, da aufgrund der ungenügenden Stabilisierung auf eine äußere Ruhigstellung nicht verzeichtet werden konnte.

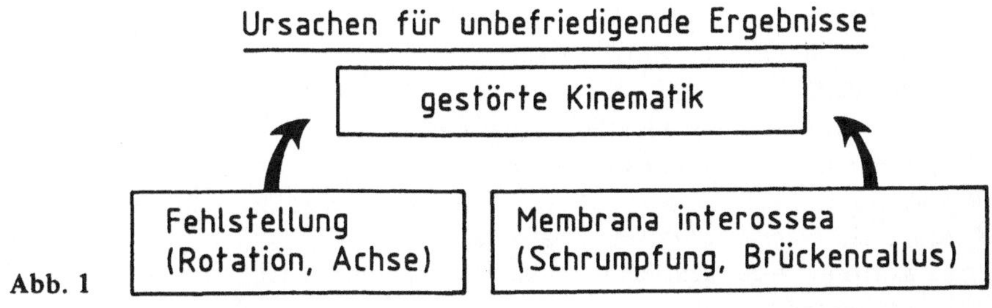

Abb. 1

Hefte zur Unfallheilkunde, Heft 201
Zusammengestellt von W. Hager
Springer-Verlag Berlin Heidelberg 1989

Erst die Plattenosteosynthese erzielt durch die Möglichkeit einer frühfunktionellen Behandlung entscheidende Verbesserungen der Behandlungsergebnisse. Durch die Anwendung einer interfragmentären Kompression konnte auf eine äußere Gipsruhigstellung vollkommen verzichtet werden. Eine Schrumpfung der Membrana interossea wird durch die frühzeitige Mobilisation verhindert.

Eine Plattenosteosynthese gewährleistet nur dann optimale Stabilität, wenn eine dauerhafte Kompression im gesamten Frakturspalt erreicht werden kann. Auf diese Weise wird ein Aufklappen des Bruchspaltes verhindert und die primäre Knochenbruchheilung ermöglicht. Bei fehlerhaften Osteosynthesen kommt es zwangsläufig zu Komplikationen.

Die Komplikationen nach Unterarmschaftverplattungen haben wir in 3 Gruppen eingeteilt und zwar

1. den *Weichteilmantel* des Unterarms,
2. die *Knochenbruchheilung* und
3. das *Implantat* betreffend.

Patientengut

An der I. Univ.-Klinik für Unfallchirurgie Wien wurden im Zeitraum 1973 bis 1985 65 Patienten mit Unterarmschaftbrüchen mit einer Plattenosteosynthese stabilisiert.

14 Frakturen waren offen, 53 geschlossen. 33mal waren beide Schäfte frakturiert, 20mal nur die Ulna und 14mal nur der Radius, wobei hiervon 26 Unterarmverrenkungsbrüche vorlagen. Als Osteosynthesematerial wurde bei den älteren Fällen die Halbrohrplatte und bei den Patienten ab 1975 die 4,5 DCP und später die 3,5 DC-Platte verwendet.

12mal war eine primäre und zweimal eine sekundäre Spongiosaplastik notwendig, einmal wurde eine Phemisterspananlagerung sekundär durchgeführt (Tabelle 1).

Folgende Komplikationen wurden dokumentiert:

1. den Weichteilmantel des Unterarmes betreffend:
   a) Wundheilungsstörung = 2 mal
      1mal ein oberflächlicher und 1mal ein tiefer Infekt, welcher mit einer operativen Revision saniert werden konnte.
   b) Hypertrophe Narbenbildung (Celoid) = 0mal
   c) Morbus Sudeck = 0mal

2. Komplikationen bezüglich Knochenbruchheilung:
   a) Infektion (Osteomyelitis) = 1mal
   b) Pseudarthrose = 2mal
   c) Refraktur nach Metallentfernung = 0mal
   d) Synostose = 1mal, Exostose = 1mal

3. Komplikationen des Implantat betreffend:
   a) Korrosion = gelegentlich ohne klinische Symptomatik
   b) Lockerung = 3mal
   c) Implantatbruch = 2mal

Tabelle 1. Patientengut 1973–1985 (n = 67)

UA-Plattenosteosynthesen:	
beide Schäfte	33
Radius isoliert	14
Ulna isoliert	20
geschlossen	53
offen	14
Spongiosaplastik:	12mal primär

Patientenfälle

Patientenfall 1: Hier sehen Sie die Röntgenbilder eines damals 41jährigen, männlichen Patienten mit einem Schußbruch der Unterarmschäfte. Wegen ausgedehnten Weichteilschäden wurden die Unterarmschäfte mit einem Fixateur externe versorgt. Zwei Monate später kam es zu einer Lockerung der zu dünnen Schanzschen-Schrauben mit nachfolgender Infektion. Durch antibiotische Abschirmung und Ruhigstellung der Extremität im Oberarmgips konnte die Infektion beherrscht werden, sodaß bei blanden Weichteilverhältnissen über ein halbes Jahr, eineinhalb Jahre später, eine Rekonstruktion der Elle mittels DC-Platte durchgeführt wurde. Vier Monate später mußte wegen Lockerung des Implantates und Aufflackern der Infektion die Metalle entfernt werden. Im weiteren entwickelte sich eine septische Pseudarthrose, die jedoch der Patient nicht saniert haben will (Abb. 2a, b).

Patientenfall 2: Ein 23jähriger Patient zog sich bei einem Verkehrsunfall eine Monteggia-Fraktur zu, die am Aufnahmetag mit einer 3,5 DC-Platte versorgt wurde. 14 Monate später kam es zur Lockerung des Implantates auf Grund osteolytischer Veränderungen auf Höhe der ehemaligen Fraktur. Die Reoperation mit neuerlicher Stabilisierung mit 3,5 DC-Platte und Spongiosaanlagerung konnte bei einer Kontrolle 2 Jahre später zeigen, daß die Fraktur mit dem knöchernen Durchbau beginnt (Abb. 3a, b).

Patientenfall 3: Bei einem 47jährigen männlichen Patienten wurde 1966 in einem anderen Krankenhaus wegen einer Unterarmschaftfraktur die Stabilisierung mittels Markdrähten durchgeführt. Es kam jedoch zur Pseudarthrosenbildung im Bereich der Ellenfraktur, sodaß 1973 eine Verplattung mittels Halbrohrplatte durchgeführt wurde. Wegen darauffolgendem Plattenbruch und weiterbestehender Pseudarthrose wurde 14 Monate später eine neuerliche Verplattung mit Halbrohrplatte durchgeführt. Es kam jedoch wiederum zum Plattenbruch und zum Weiterbestehen der Pseudarthrose. Im gleichen Jahr, 1975, wurde eine neuerliche Reoperation durchgeführt und zwar mit einem steiferen Implantat, mit der 4,5 DC-Platte und einem Phemisterspan, der Unterarm stabilisiert. Danach kam es zur problemlosen knöchernen Konsolidierung, jedoch mit Ausbildung einer Synostose, die die Umwendbewegung komplett sperrt (Abb. 4).

Patientenfall 4: Bei einer 72jährigen Patientin wurde bei einer proximalen Ellenfraktur die Verplattung des sehr osteoporotisch veränderten Knochens durchgeführt. Ein Monat später

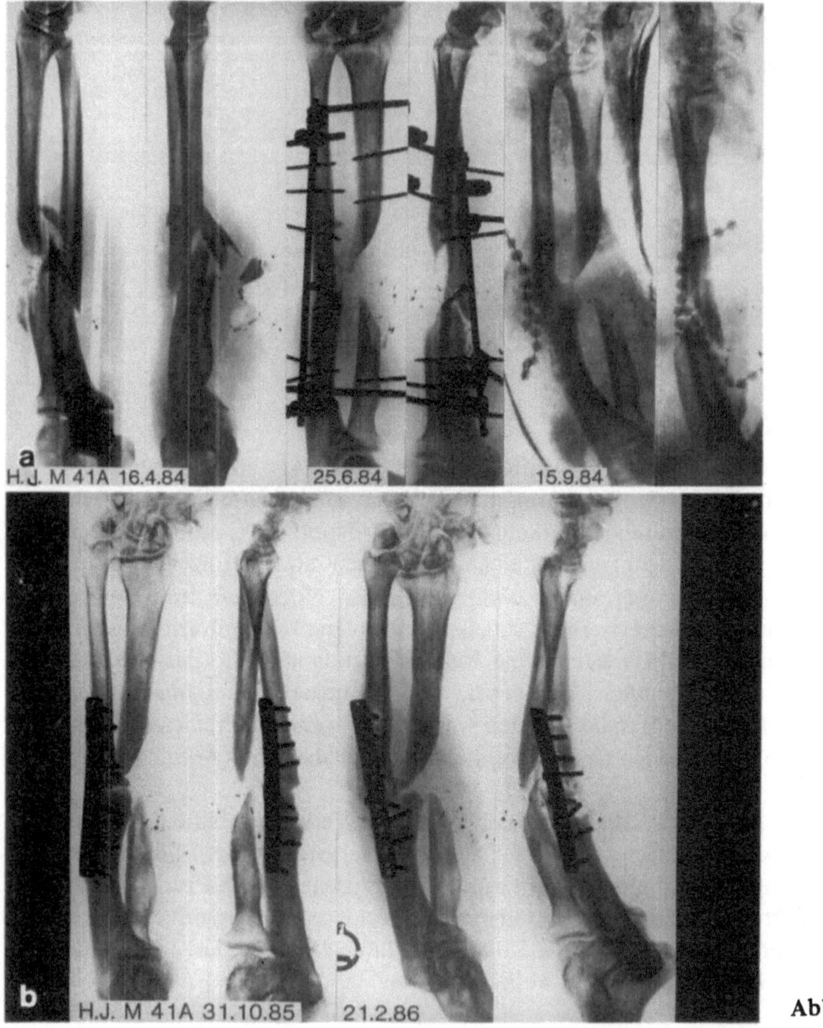

Abb2a, b

kam es zur Lockerung der Implantate und darauffolgend ein Monat später wurde die Metallentfernung durchgeführt. Bei der Nachuntersuchung dieses Jahr liegt eine Pseudarthrose des proximalen Ellenschaftes vor mit Einsteifung des Ellbogengelenkes, wobei die Restbeweglichkeit ausreicht ihren Haushalt selbst zu versorgen (Abb. 5a, b).

Patientenfall 5: Bei einem 66jährigen männlichen Patienten wurden die Unterarmschaftfrakturen 1974 mit einer Halbrohrplatte stabilisiert und der ausgebrochene Keil an der Speiche mit einer Cerclage fixiert. Acht Monate später kam es zur Osteolyse des devascularisierten Keiles, der ohne interfragmentären Druck nicht eingebaut werden konnte. Noch vor Implantatlockerung und Pseudarthroseentstehung wurde der Patient 14 Monate nach

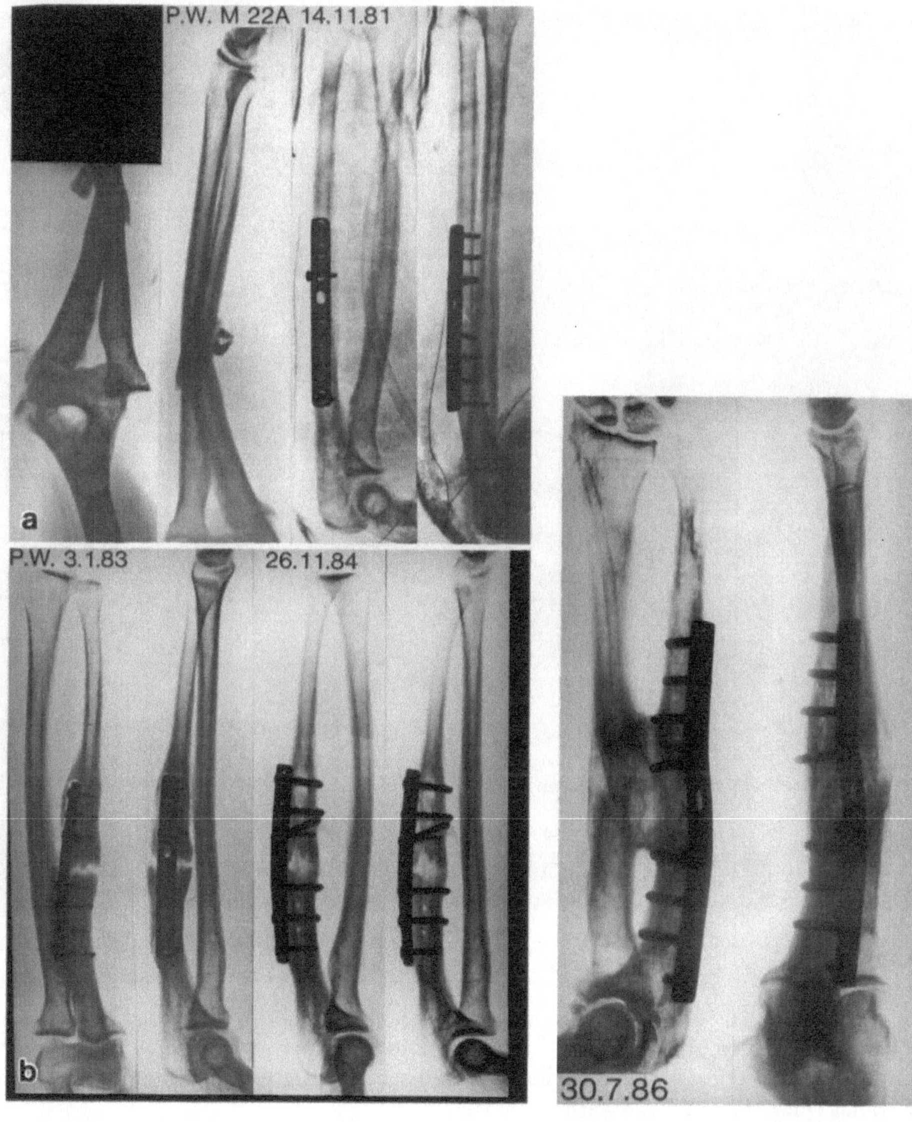

Abb. 3a, b   **Abb. 4**

die Erstoperation mit einer 3,5 DC-Platte stabilisiert und Spongiosa beigelegt. Drei Jahre später war der Schaft knöchern durchgebaut (Abb. 6a, b).

Zusammenfassung

Als Komplikation kam es bei 67 Patienten mit 100 Schaftverplattungen des Unterarmes in zwei Fällen zu definitiven Pseudarthrosen: einmal als Folge eines Schußbruches zur septischen Pseudarthrose beider Unterarmknochen; einmal kam es zu einer isolierten

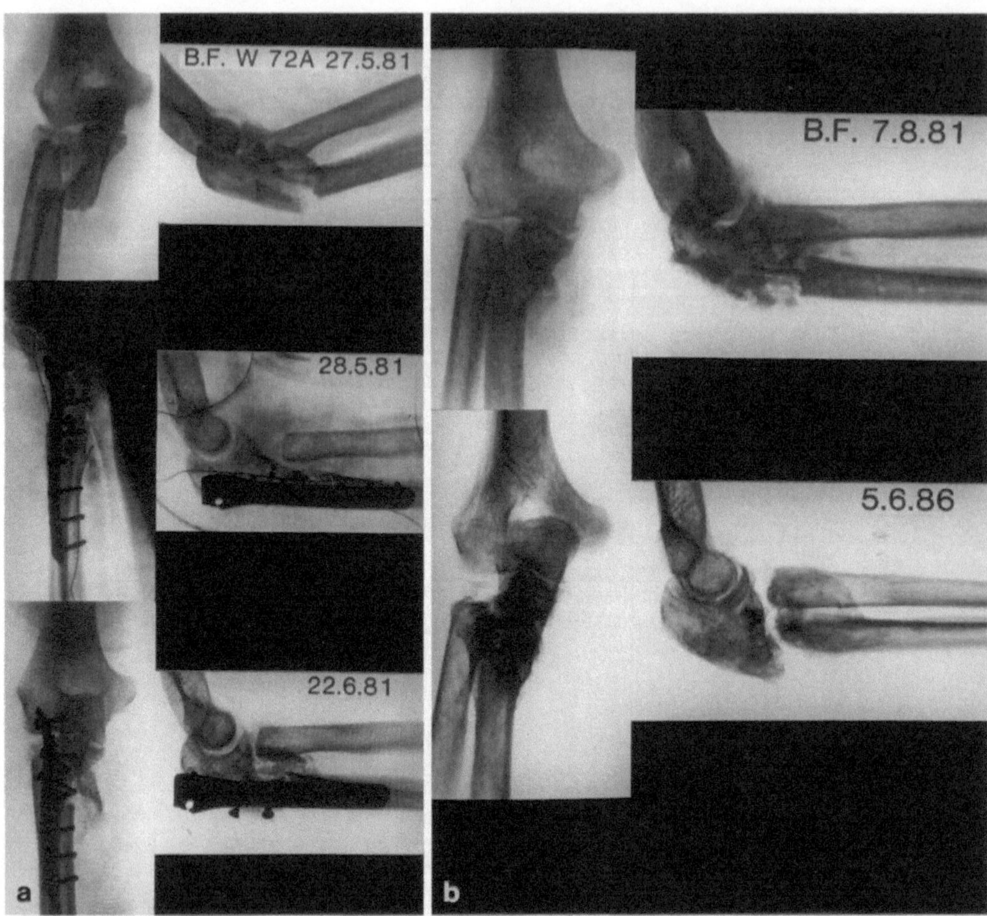

Abb. 5a, b

Ellenpseudarthrose bei einer jetzt 77jährigen Patientin, der wegen Implantatlockerung aufgrund der osteoporotischen Knochenverhältnisse das Osteosynthesematerial zwei Monate nach der Operation entfernt werden mußte.

Außerdem kam es bei 3 Patienten zu einer verzögerten Knochenbruchheilung. Dreimal wegen falscher Implantatwahl, welche zum Plattenbruch führte. Zweimal wegen Osteolyse von devasculierten Knochenkeilen mit liegender DC-Platte. Durch Sekundäreingriffe, Verplattung mit DC-Platte und Spongiosaanlagerung bzw. einmal Phemisterspananlagerung konnten diese zur knöchernen Ausheilung gebracht werden.

Schlußfolgerung

Die geringe Zahl der hier angeführten Komplikationen zeigt, daß die dynamische Kompressionsplattenosteosynthese für Frakturen des Unterarmschaftes beim Erwachsenen ein gutes

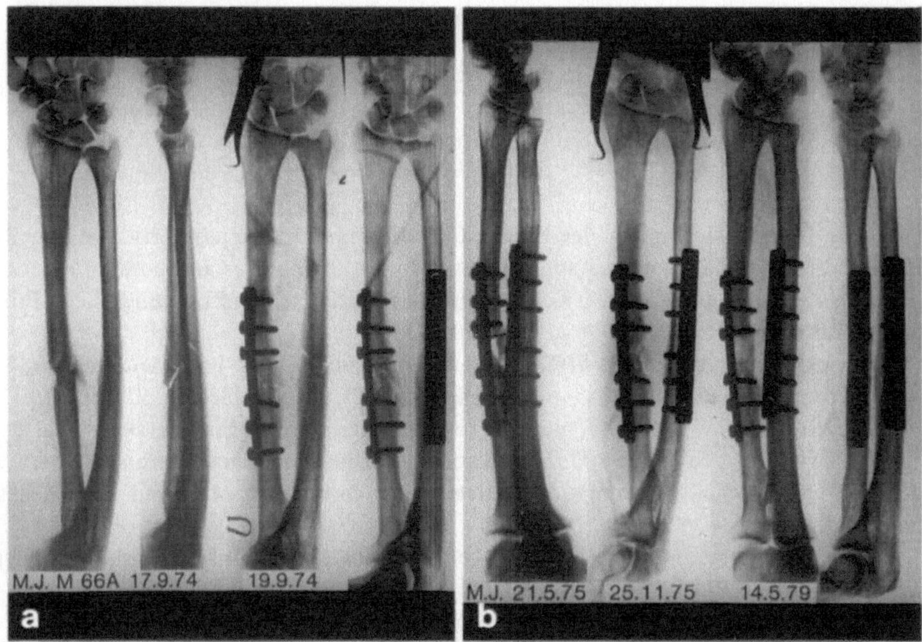

Abb. 6a, b

Behandlungsverfahren darstellt. Wenn keine präexistenten Weichteilschäden vorliegen, die Osteosynthese biomechanisch richtig durchgeführt ist, ist die Zahl der Komplikationen gering. Die richtige Implantatwahl, die stabile Verankerung in jedem Hauptfragment, die interfragmentäre Kompression, falls möglich die Erhöhung der Stabilität mittels Zugschraube, das Einfügen von corticalen Keilen um stabile Verhältnisse zu erzielen, die rechtzeitige Spongiosaplastik und die Möglichkeit der frühfunktionellen Therapie führt zu guten Ausheilungsergebnissen bei Unterarmschaftfrakturen.

Literatur

1. Finkbeiner GF (1980) Pseudarthrosen und verzögerte Heilung nach Unterarmbrüchen. Unfallheilkunde 83:353–359
2. Gross E (1979) Osteosynthese bei Vorderarmschaftfrakturen – Bericht über 311 nachkontrollierte Fälle der AO. AO-Bulletin
3. Moshfegh AR (1973) Konservative und operative Behandlung der Vorderarmschaft-Frakturen. AO-Bulletin
4. Rueff FL, Wilhelm K, Hauer G (1973) Fehlergebnisse nach Osteosynthese von Unterarmschaftfrakturen. Monatsschr Unfallheilkd 76:1
5. Schneider R (1975) Mechanische Fehlleistungen bei der Druckosteosynthese. Zentralbl Chir 100:201
6. Stern PJ, Drury WJ (1983) Complications of plate fixation of forearm fractures. Clin Orthop Relat Res 175:25

Brückencallus nach Plattenosteosynthese bei Unterarmfrakturen

D. Großner, H. Schöttle und K.-H. Jungbluth

Chirurgische Universitätsklinik Hamburg-Eppendorf, Unfallchirurgische Abteilung
(Direktor: Prof. Dr. K.-H. Jungbluth), Martinistraße 52, D-2000 Hamburg 20

Die volle Gebrauchsfähigkeit der Hand setzt ein ungestörtes Zusammenspiel von Radius, Ulna und Membrana interossea am Unterarm voraus. Kommt es angeboren oder erworben zu einer Störung einer dieser Komponenten, resultieren Funktionseinbußen. Pro- und Supination werden blockiert.

Entwicklungsgeschichtlich differenzieren sich Radius, Ulna und Membrana interossea aus einer homogenen Mesenchymplatte. Diese drei Strukturen bleiben im weiteren Verlauf eine Funktionseinheit. Sie garantieren sowohl Drehbewegungen als auch Kraftübertragungen zwischen den beiden Unterarmknochen. Die Membrana interossea bleibt wegen ihrer ontogenetischen Abstammung zeitlebens im besonderen Maße zur Osteogenese befähigt [1].

Nach einer Verletzung des Unterarmskelettes entwickelt sich selten als schwerwiegende Komplikation ein Brückencallus (Synostose) zwischen Radius und Ulna.

In der Ära vor der Kompressionsosteosynthese wurde Brückencallusbildung in 5–10% der Fälle nach operativ behandelten Unterarmfrakturen gesehen. Werden die Unterarmbrüche nach den Regeln der AO versorgt, ist die Komplikationsrate niedrig (2–3% [1], im eigenen Krankengut unter 1%).

Tritt Brückencallus nach stabiler Osteosynthese auf, liegt die Platte meist nicht auf der Zuggurtungsseite, d.h. dorsal, sondern radial oder ulnar. Der Brückencallus entsteht nicht primär in der Membrana interossea. Er wächst von den Bruchstellen aus unter allmählicher Verknöcherung der Membran zur überbrückenden Knochenspange. Hierbei richtet sich das Knochenwachstum nach dem Faserverlauf. So wird auch verständlich, daß die Spangenbildung nicht immer der kürzeste Weg zwischen beiden Unterarmknochen ist, sondern körpernah mehr proximal-ulnar nach distal-radial und körperferner ulnar-distal nach radial-proximal ausgerichtet ist [3].

Wodurch wird möglicherweise die Osteogenese induziert?

Zum einen durch die osteogenetische Potenz der Membrana interossea. Zum anderen durch eine etwaige traumabedingte Verletzung der A. interossea. Hinzu kommt noch die Verschleppung von Bohrer-Knochenmehl auf die Membran bei radialer oder ulnarer Plattenlage.

Klinisch ist die Ossifikation durch Knochenbohrmehl belegt. Erinnert sei an den Callushut am Marknagelkopf und die gelegentlich ausgeprägte Callusspindel nach Marknagelung durch ausgetretenes Bohrmehl.

Wir sind der Frage nachgegangen, wieviel Bohrmehl bei einer AO-Plattenosteosynthese am Unterarm pro Bohrloch anfällt [5]. An menschlichen Unterarmknochenpräparaten nahmen wir 40 Bohrungen mit dem 3,2 mm Bohrer vor, schnitten das Gewinde und fingen

Hefte zur Unfallheilkunde, Heft 201
Zusammengestellt von W. Hager
Springer-Verlag Berlin Heidelberg 1989

das Bohrmehl an der 1. und 2. Corticalis auf. Die durchschnittliche Knochenmehlmenge beträgt pro Bohrloch 60 mg, an der ersten Corticalis fallen 40 mg an, an der zweiten Corticalis 20 mg außerhalb der Markhöhle. Das Bohrmehl der 2. Corticalis verbleibt in oder an der traumatisch geschädigten Membrana interossea mit seiner hohen osteogenetischen Potenz. Hierdurch kann eine Ossifikation induziert werden. Es entsteht ein Brückencallus. Die praktische Konsequenz hieraus ist, die Implantate bei Unterarmfrakturen dorsal auf der Zuggurtungsseite anzubringen. Eine Brückencallusbildung haben wir bei dieser Vorgehensweise nicht mehr beobachtet.

Liegt eine Synostose der Unterarmknochen angeboren oder nach konservativer bzw. operativer Therapie vor, kann die Funktion nur durch operative Intervention verbessert werden [4].

Die einfache Resektion des Brückencallus mit der Membrana interossea ist mit einer hohen Rückfallquote belastet. Umstellungsosteotomien in Gebrauchstellung kommen nur ausnahmsweise bei Lokalisation im Ellbogenbereich in Frage.

Resektion des Brückencallus und Ausschaltung des Rezidivs durch Interponate haben Aussicht die Gebrauchsfähigkeit der Hand bleibend zu verbessern. Als Interponate wurden Dura, Silasticmembranen, Silicon-Dacrongitter und der von uns bevorzugte Cutislappen verwendet [6, 7]. In der von uns angegebenen Methode [3] wird der Cutislappen nach Resektion der Synostose dorso-radial am Periost der Speiche fixiert. Nach flügelförmigen Falten in Mittelstellung zwischen Pro- und Supination wird er beugeseitig und mit einem Falz streckseitig am Periost der Ulna verankert. Postoperativ behandeln wir frühfunktionell. Der interponierte Cutislappen verhindert eine erneute Synostose.

Die fünf von uns in dieser Weise behandelten Patienten haben eine gute bis befriedigende Funktion. Eine erneute Brückencallusbildung trat nicht auf.

Literatur

1. Ferrand J, Chitour S, Zidane Ch, Hamladji O (1967) Les systoses radio-cubitales posttraumatiques. J Chir (Paris) 94:365
2. Müller ME (1966) Die Vorderarmschaftfrakturen. In: Hefte Unfallheilkd, Heft 89. Springer, Berlin Heidelberg New York, S 16
3. Schöntag H, Jungbluth K-H, Schöttle H (1979) Entstehungsvorgänge und Behandlung des Brückenkallus am Unterarm. Unfallchirurgie 5:10—14
4. Schöttle H, Jungbluth K-H, Dölle H (1976) Brückenkallus nach Plattenosteosynthese bei Unterarmfrakturen. In: Hefte Unfallheilkd, Heft 126. Springer, Berlin Heidelberg New York, S 372
5. Schöttle H, Jungbluth K-H, Sauer HD, Schöntag H (1978) Weichteilverknöcherungen nach stabilen Osteosynthesen durch Knochenbohrmehl. Chirurg 49:49
6. Watson FM, Eaton RG (1978) Posttraumatic radioulnar synostosis. J Trauma 18:467—468
7. Zilch H (1979) Ergebnisse der operativen Behandlung des Brückenkallus durch Silastik-Membran-Interposition. Handchirurgie 11:209—211

Brückencallus nach Diaphysenbrüchen des Unterarmes

J. Strmiska und P. Wendsche

Traumatologisches Forschungsinstitut (Direktor: Doz. Dr. Sc. J. Michek), Ponavka 6, CS-66250 Brno

Der Unterarm hat aus anatomischer und funktioneller Sicht etwas Besonderes. Ebenso wie am Unterschenkel bilden dessen Achse zwei mehr oder weniger parallel verlaufende lange Röhrenknochen. Funktionell unterscheidet sich aber diese Anordnung am Unterarm grundsätzlich von der des Unterschenkels.

Am Unterschenkel stellt die Tibia eine weitaus massivere Säule dar, die Fibula gewinnt an Bedeutung nur im distalen Abschnitt. Beide Knochen sind miteinander relativ fest verbunden, eine gegenseitige Beweglichkeit ist nur in sehr beschränktem Maße möglich.

Demgegenüber haben am Unterarm sowohl Radius als auch Ulna ähnlichen Aufbau in Form und Festigkeit. Die gegenseitige Beweglichkeit ist deshalb von so großer Bedeutung, weil sie die Pronation und Supination ermöglicht. Der Radius dreht sich praktisch dabei um die Ulna. Dieser Bewegungsablauf ist funktionell sehr bedeutungsvoll und spielt auch gutachterlich eine große Rolle. Verlust von Pronation und Supination ist deshalb als schlechtes Ergebnis zu bewerten.

Die Entstehung einer Synostose am Unterschenkel erscheint aus den genannten Gründen viel weniger bedeutsam, sie kann sogar manchmal zur Erzielung einer festen Verbindung bei Defektpseudarthrosen erwünscht sein. Demgegenüber stellt die radioulnäre Synostose meist auf Grund eines sich ausbildenden Brückencallus nach Diaphysenbrüchen des Unterarmes einen invalidisierenden Zustand der oberen Extremität dar.

Die Verhütung dieses Brückencallus wird von den Autoren in einer schonenden Operation angegeben. Es muß jedoch darauf hingewiesen werden, daß der Brückencallus auch nach konservativer Behandlung bei Brüchen des proximalen und mittleren Drittels des Unterarms entstehen kann.

Eine wichtige Rolle spielt hierbei das verletzte abgerissene Periost und die verletzte Membrana interossea. Böhler empfiehlt bei der Operation das Periost nicht abzuschieben und nicht früher als nach 6 Wochen zu operieren.

Die Trümmerfraktur sieht er als Prädisposition für den Brückencallus an. Auch eine Pseudarthrose und zwar besonders nach Infekt kann gleichzeitig zur Ausbildung eines Brückencallus führen.

Was die Behandlung betrifft, gibt es keine andere Lösung als die operative. Böhler empfiehlt erst nach einigen Monaten zu operieren. Bei der Operation ist das Periost zu schonen. Bei Brückencallus im distalen Drittel des Unterarmes besteht die Möglichkeit, einen kleinen Zylinder (1–1,5 cm) aus der Ulna zu resezieren und damit die Funktion wiederherzustellen.

Wenn die Fraktur in guter Stellung verheilt ist, genügt es, den Brückencallus zu resezieren. Wenn die Fragmente dazu in schlechter Stellung verheilt sind, muß die Korrektionsosteotomie mit Plattenfixation durchgeführt werden. W. Jones empfiehlt den ulnaren Zugang, damit es während der Operation nicht zur Verletzung des Nervus interosseus

Hefte zur Unfallheilkunde, Heft 201
Zusammengestellt von W. Hager
Springer-Verlag Berlin Heidelberg 1989

posterior kommt. Voraussetzung für den Erfolg der Operation ist die Abdeckung der Resektionsstelle beziehungsweise die Interposition von Muskelgewebe zwischen beide Knochen. Die Rezidivgefahr wächst mit dem Umfang der Operation und bei wenig schonendem Vorgehen.

Nach der Resektion des Brückencallus beginnen wir so früh wie möglich mit der Rehabilitation, intensiv aber erst nach Wundheilung. Sofern es nicht zum Rezidiv kommt, sind die Ergebnisse sehr gut, das heißt für den Patienten, die Verhinderung einer Invalidität.

An unserem Institut wurden von 1980 bis 1985 insgesamt 167 Patienten mit Unterarmschaftfrakturen operiert.

Interessant ist, daß es bei keinem von ihnen zur Brückencallusbildung kam. Wir operierten aber viermal den Brückencallus nach konservativer Behandlung. Bei einem dieser Patienten kam es zur Brückencallusbildung nach geschlossener dislocierter Fraktur beider Unterarmknochen. Die Rehabilitation erneuerte schnell die Flexion und Extension im Ellenbogen und Handgelenk, Rotationsbewegungen gestattete der Callus jedoch nicht.

Drei Monate nach Beendigung der Ruhigstellung resezierten wir den Brückencallus nach ulnarem Zugang, die freien Knochenflächen bedeckten wir mit Muskelgewebe. Es kam zur völligen Funktionserneuerung; der Patient arbeitet heute als Hilfsarbeiter im Tiefbau (Abb. 1, 2).

Einen weiteren interessanten Fall beobachteten wir nach einem Unfall eines 11jährigen Jungen, wo es zur ausgedehnten Synostose im proximalen Bereich nach Ellenbogenluxation mit Abbruch des Radiusköpfchens kam. Extension und Flexion waren voll rehabilitiert, es fehlte die Rotation. Wir operierten ihn nach Wachstumsabschluß mit 17 Jahren. Im Callusmassiv im proximalen Bereich des Unterarmes resezierten wir ein Stück Knochen, das dem Radiusköpfchen und -hals am ehesten entsprach. Das Endergebnis mit Erneuerung der Rotationsbewegung und Funktion des Ellenbogengelenkes war sehr gut und ohne Einschränkung (Abb. 3, 4).

Der Brückencallus stellt zwar eine seltene, dafür aber sehr schwerwiegende Komplikation nach Unterarmschaftbrüchen dar, die das funktionelle Behandlungsergebnis der eigentlichen Fraktur erheblich beeinträchtigt. Während wir bei der konservativen Behandlung keine wirksame Präventivmaßnahme kennen, können wir während der Operation das

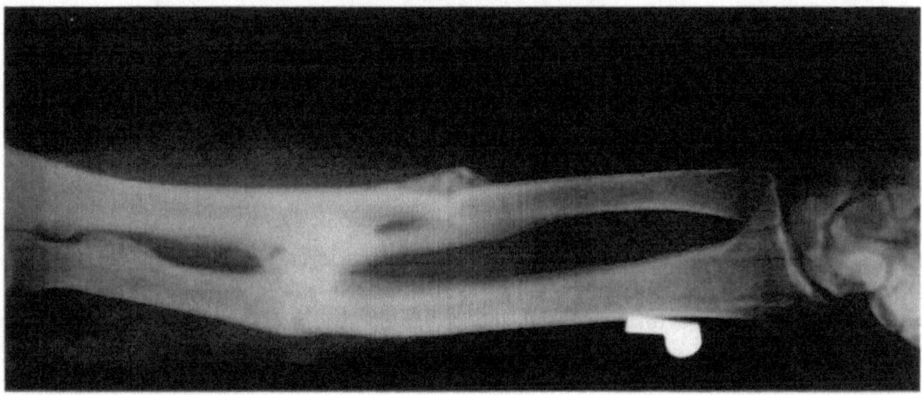

Abb. 1. Brückencallus 6 Monate nach dem Unfall

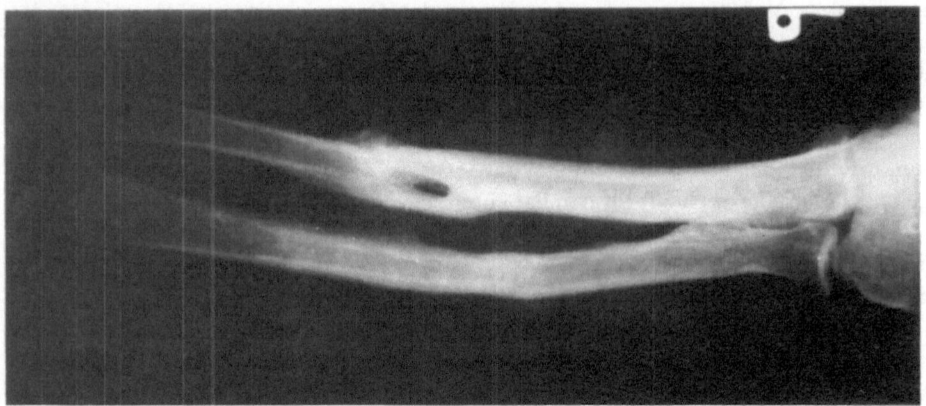

Abb. 2. Zustand nach der Operation

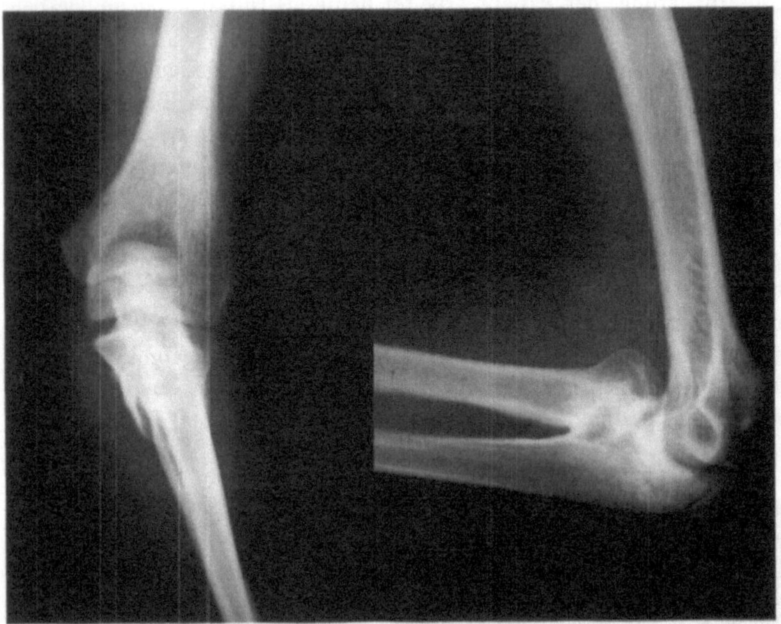

Abb. 3. Radioulnare posttraumatische Synostose

Risiko dieser Komplikation durch schonendes Operieren, Erhaltung des Periostes und eventuelles Abdecken des Bruches mit Muskelgewebe verringern.

Die Entstehung des Brückencallus sehen wir als absolute Operationsindikation an. Wir operieren nach Bruchheilung und nach Beendigung der physiotherapeutischen Behandlung. Die Callusresektion mit Abdeckung der Knochendefekte durch Muskelgewebe führt nach systematischer Übungsbehandlung zur Funktionserneuerung und vollen Rehabilitation des Patienten.

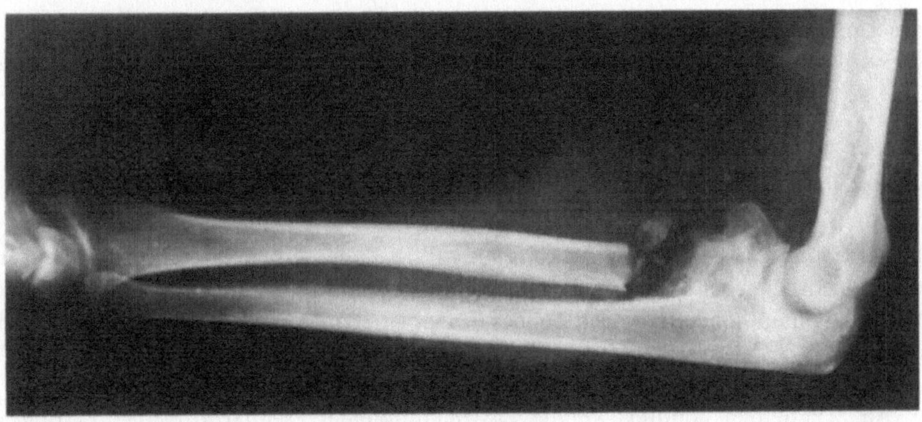

Abb. 4. Zustand nach der Operation

Zusammenfassung

Brückencallus nach Diaphysenbrüchen des Unterarmes führt zu schlechten funktionellen Ergebnissen. Er kann sowohl nach konservativer als auch nach operativer Behandlung entstehen.

Während wir bei konservativer Behandlung der Brüche hinsichtlich seiner Entstehung keine Präventivmaßnahmen kennen, kann eine schonende Operationstechnik mit gegebenenfalls Interposition von Muskelgewebe zwischen beide Knochen zur Verhinderung dieser Komplikation beitragen. Bei Entstehung des Callus ist die operative Behandlung vom ulnaren Zugang mit Muskelinterposition erforderlich. Eine systematische physiotherapeutische Behandlung führt zur vollen Rehabilitation des Patienten.

Refrakturen und Pseudarthrosen der Unterarmschaftknochen

Ch. Rizzi, M. Augeneder und R. Schedl

II. Universitätsklinik für Unfallchirurgie (Vorstand: Prof. Dr. P. Fasol), Spitalgasse 23, A-1090 Wien

Einleitung

Refrakturen und Pseudarthrosen von Elle und Speiche sind Komplikationen, die wir sowohl nach konservativer als auch nach operativer Versorgung an einem oder an beiden Knochen

Hefte zur Unfallheilkunde, Heft 201
Zusammengestellt von W. Hager
Springer-Verlag Berlin Heidelberg 1989

des Unterarmschaftes beobachten können. In Abhängigkeit von der Behandlungsmethode schwanken die Angaben zur Häufigkeit zwischen 1% und 20%, bei manchen Autoren bis 30% [2, 3].

Krankengut und therapeutisches Vorgehen

Im Zeitraum von 1978 bis 1984 konnten wir 16 Patienten nachuntersuchen, bei denen es nach einem Knochenbruch am Unterarm zur Pseudarthrose oder Refraktur gekommen ist. Bei 8 Patienten handelte es sich bei der Primärverletzung um einen Bruch beider Knochen, in weiteren 8 Fällen waren 6mal die Elle und 2mal die distale Speiche betroffen (Tabelle 1a und b).

An 8 Patienten konnten wir die Entwicklung einer Pseudarthrose beobachten, wobei 3mal nach Fractura antebrachii, 4mal nach Fractura ulnae und einmal nach Fractura radii distalis. In anderen 8 Fällen kam es zur Refraktur nach Metallentfernung (5mal nach Fractura antebrachii, 2mal nach Fractura ulnae und einmal nach Fractura radii). Bei den Refrakturen trat in einem Fall ein neuerlicher Bruch an beiden Vorderarmknochen auf, in 3 Fällen frakturierte der Radius, einmal die Ulna (Tabelle 2).

Tabelle 1a

	n
8 Refrakturen nach:	
Fractura antebrachii	5
Fractura ulnae	2
Fractura radii	1
8 Pseudarthrosen nach:	
Fractura antebrachii	3
Fractura ulnae	4
Fractura radii	1

Tabelle 1b. Primärverletzung

	n
Fractura antebrachii	8
Fractura ulnae	6
Fractura radii	2

Tabelle 2. Refraktur nach Fractura antebrachii

Radius und Ulna	1
Ulna	1
Radius	3

In Tabelle 3 wird die Verteilung von Pseudarthrosen den Primärverletzungen und deren Behandlungsart gegenübergestellt. Viermal mußten wir sie nach vorausgegangener Operation beobachten (Tabelle 3).

Tabelle 4a und b zeigen den Behandlungsmodus nach Refraktur bzw. Pseudarthrose.

Ergebnisse: (Tabellen 5a und b)

Nach den Untersuchungskriterien der AO konnten wir nach Operation 6mal ein sehr gutes, 3mal ein gutes und 2mal ein nur mäßiges Ergebnis erzielen. Nach konservativer Behandlung erzielten wir 2mal ein sehr gutes, einmal ein gutes und doch 2mal ein nur mäßiges Ergebnis.

Tabelle 3

Pseudarthrosen (n = 8)	Primärbehandlung	
Fractura antebrachii	konservativ	2
	operativ	1
Fractura ulnae	konservativ	2
	operativ	2
Fractura radii	operativ	1

Tabelle 4a. Behandlungsart nach Refraktur

Plattenosteosynthese mit Spongiosaplastik	4
Plattenosteosynthese	0
Gipsfixation	4

Tabelle 4b. Behandlungsart bei Pseudarthrosen

Plattenosteosynthese mit Spongiosaplastik	5
Plattenosteosynthese mit Palacosplombe	1
Plattenosteosynthese	1
Gipsfixation	1

Tabelle 5a. Behandlungergebnisse nach den Maßstäben der AO

	Sehr gut	Gut	Mäßig	Schlecht
Operierte Refraktur	3	1	0	0
Gipsfixation nach Refraktur	2	1	1	0
Operierte Pseudarthrose	3	2	2	0
Gipsfixation nach Pseudarthrose	0	0	1	0

Tabelle 5b. Behandlungsergebnisse nach den Untersuchungsrichtlinien der AO

	Funktion	Bewegung	Beschwerden
Sehr gut	10	8	12
Gut	6	7	3
Befriedigend	2	1	3
Mäßig	0	2	0

Diskussion

Die Ursachen für die aufgetretenen Pseudarthrosen sind unterschiedlicher Genese und lassen sich nicht in jedem Falle mit Sicherheit angeben.

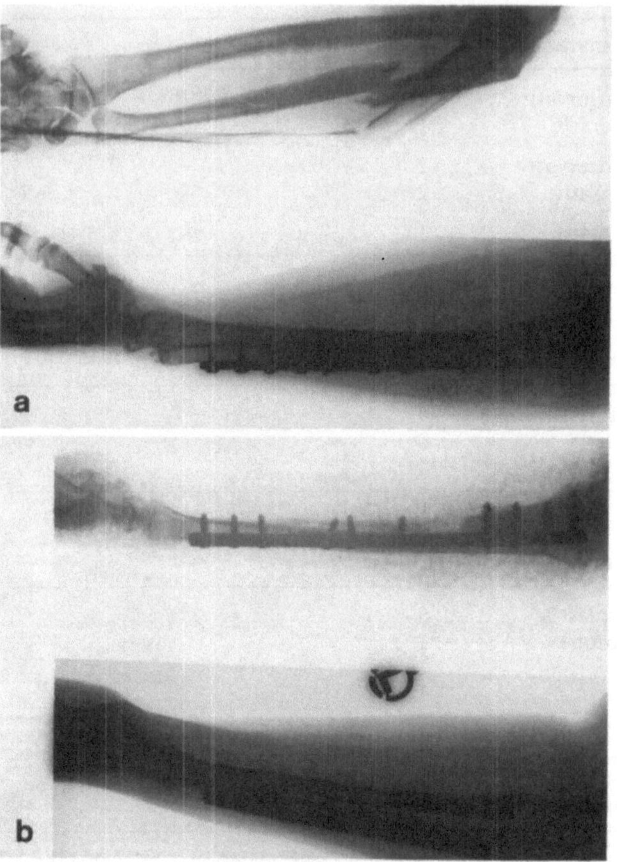

Abb. 1a, b. 58jährige Patientin, Polytrauma; Monteggia-Fraktur Typ III links mit Fraktur der Ulna in zwei Etagen. Wurde primär operiert, 12-Loch-DC-Platte, OAG für 10 Tage. Nach 10 Wochen deutliche Resorption an den proximalen Schraubenlöchern und beginnende Fehlstellung des proximalen Fragmentes. Reoperation nach 13 Wochen − 14-Loch-DC-Platte. Röntgenkontrolle nach weiteren 5 Monaten: in anatomischer Stellung knöchern geheilt

In einem Falle einer Unterarmpseudarthrose nach Versorgung mit Druckplattenosteosynthese an Radius und Ulna lag eine schwere Allgemeininfektion, sowie eine septische Verletzung an einer anderen Gliedmaße vor. Hier kann an allgemein herabgesetzte Resistenz und Regenerationsfähigkeit gedacht werden.

Bei einer Patientin mit Zweietagenfraktur der Ulna (Abb. 1a) kam es nach primär operativer Versorgung mit einer 12 Loch-DC-Platte zur Pseudarthrose im proximalen Frakturbereich (Abb. 1b). Aus der Anamnese wissen wir, daß die Patientin bereits frühzeitig den Arm zum Abstützen auf Krücken verwendet hatte. Dabei wurde die "übungsstabile" Osteosynthese zur frühzeitig belastet.

In einem anderen Falle bestand die Ursache in einer insuffizienten Osteosynthese: Drittelrohrplatte bei distaler Radiusfraktur.

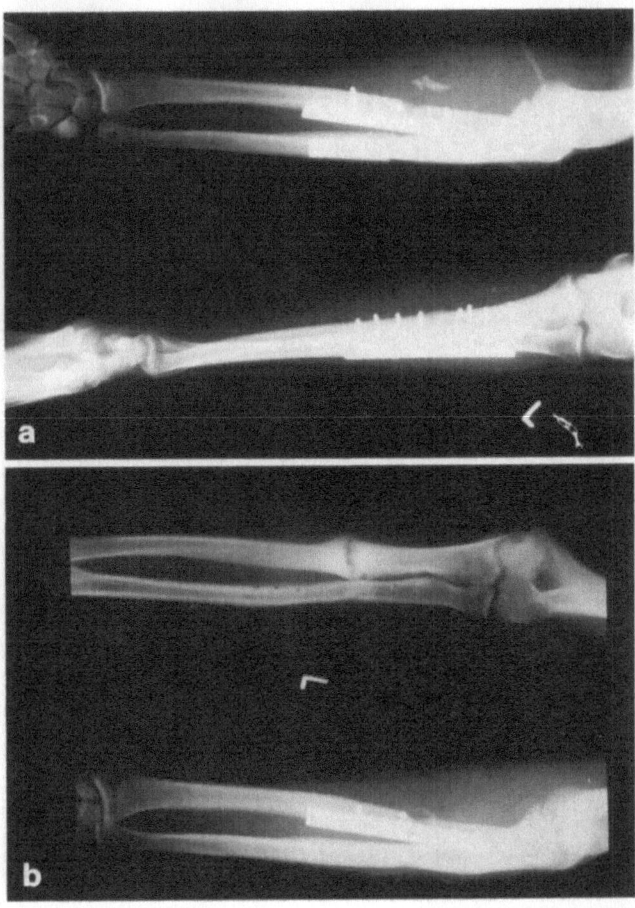

Abb. 2a, b. 19jähriger Patient, Polytrauma; proximale Antebrachii, primär operiert, die Ulnaplatte wird aus technischen Gründen radial appliziert. Nach 3 Monaten zunehmende Rotationsbehinderung, sodaß nach 8 Monaten eine Entfernung der Ulnaplatte bei röntgenologisch gutem Durchbau vorgenommen werden muß. Nach weiteren 8 Monaten bei zunehmenden Schmerzen hypertrophe Pseudarthrose an der Ulna. Im Operationsbefund als abgedeckelte Pseudarthrose beschrieben

Auch die Ursache für Refrakturen sind mitunter schwer zu erfassen. Ein röntegeno-logisch durchbauter und regenerierter Knochen bricht an der Stelle seiner ursprünglichen Verletzung (Abb. 2, Abb. 3a). Bei Zustand nach Plattenosteosynthese ist sicherlich die trajektorielle Struktur des Knochens über einen längeren Zeitraum nach Entfernung des Metalles noch nicht hergestellt. Auch scheint es individuell verschiedene Prädilektions-stellen zu geben. Einen wesentlichen Faktor stellt auch die Verweildauer von Osteosyn-thesematerialien dar. Entsprechende Hinweise geben uns experimentelle Untersuchungen [1]. Insgesamt muß jedoch berücksichtigt werden, daß die röntgenologische Beurteilung des Durchbaues gerade am Unterarm auch für den Erfahrenen nicht selten beträchtliche Schwierigkeiten mit sich bringt. Als Beispiel dafür sei folgender Patient mit proximaler Unterarmschaftfraktur angeführt, bei dem die ulnare Platte aus rehabilitationstechnischen

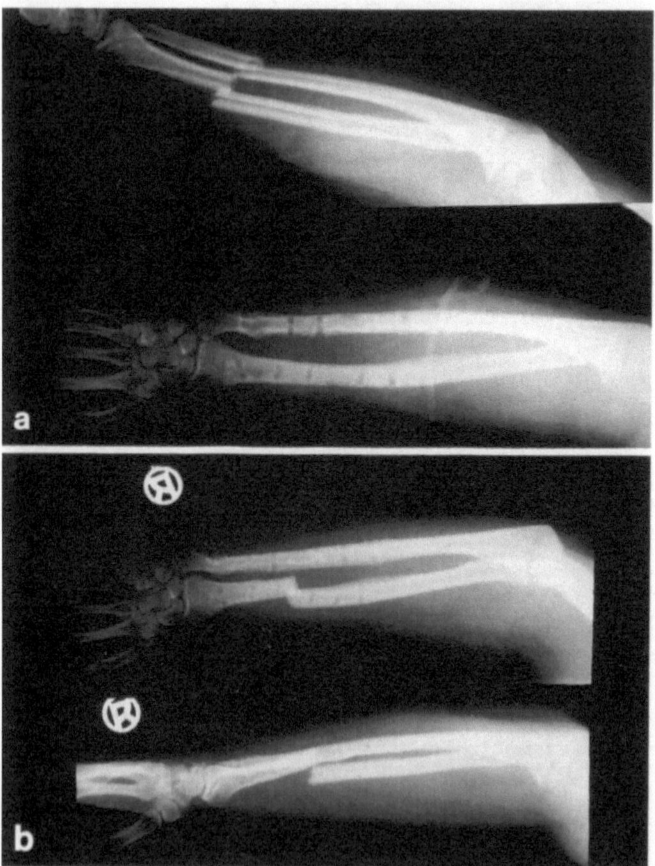

Abb. 3a, b. 50jährige Patientin, erstgradig offene Antebrachii am Übergang zum distalen Drittel. Wurde primär operiert, am distalsten Schraubenloch — Entfernung der distalen Schraube und passager Gips. Nach 18 Monaten Metallentfernung — Röntgen postop. knö-chern geheilt. 10 Wochen nach Metallentfernung Refraktur an ursprünglicher Stelle. Eine neuerliche Operation wird verweigert. Die Fraktur wird konservativ zur Ausheilung gebracht

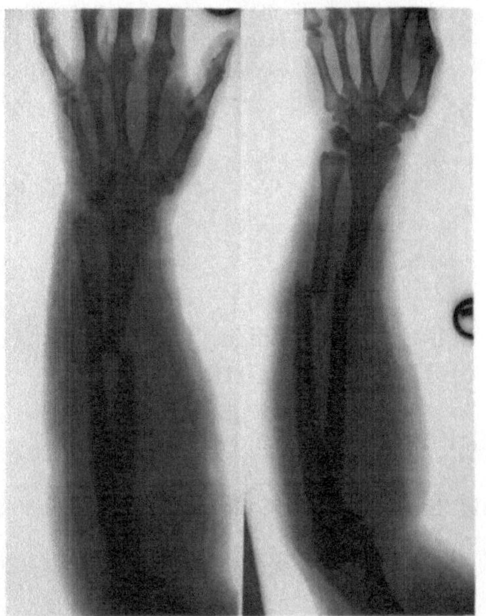

Abb. 4. 45jährige Patientin, Querschnitt L III, Fractura antebrachii im mittleren Drittel mit jeweils volarem Biegungskeil. Operation nach 10 Tagen — 2mal 6-Loch-DC-Platte, keine primäre Spongiosaplastik. Nach 24 Monaten Metallentfernung, 2 Tage darauf nach Minimaltrauma Refraktur des Radius. Konservativ Weiterversorgung mit OAG — nach 6 Wochen fest

Gründen wegen falscher Plattenlage nach 8 Monaten entfernt werden mußte (Abb. 3b, Abb. 4). Die Interpretation des Röntgenbildes vor und nach Plattenentnahme war offensichtlich falsch — es entwickelte sich eine Pseudarthrose ohne neuerliches Trauma.

Bei 5 Patienten mit Refrakturen nach primärer Plattenosteosynthese hätte eine Spongiosaplastik zum Ersteingriff die Komplikation möglicherweise verhindert.

Auffallend in unserem Krankengut scheint uns die Tatsache, daß bei Refrakturen nach distalen Unterarmschaftbrüchen die Speiche, nach proximalen Unterarmschaftbrüchen die Elle betroffen ist.

Schlußfolgerung

Auch wir sind der Auffassung, daß in der Regel eine operative Versorgung nach Refrakturen und bei Pseudarthrosen der Unterarmschaftknochen angestrebt werden soll, da nur so eine frühzeitige funktionelle Behandlung möglich ist. Außerdem ist nur der operative Eingriff geeignet, den zumeist hypo- bis atrophischen Knochenbezirk zu sanieren. Längerfristige Immobilisation im Gipsverband sollte auf Ausnahmefälle beschränkt sein.

Literatur

1. Kinzl L, Perren St, Burri C (1974) Veränderungen mechanischer Qualität der unter Druckplatten liegenden Knochencortikalis. Langenbecks Arch Chir (Suppl) Chir Forum 1974
2. Kuner EH, Braun Ch, Hendrich V (1978) Falschgelenk nach Unterarmbruch. In: Hefte Unfallheilkd, Heft 132. Springer, Berlin Heidelberg New York, S 449–454

3. Oestern WJ, Tscherne H (1983) Ergebnisse der AO-Sammelstudie über Unterarmschaftfrakturen. In: Hefte Unfallheilkd, Heft 142. Springer, Berlin Heidelberg New York Tokyo
4. Pfister U (1978) Operatives Vorgehen und Behandlungsergebnisse bei Unterarmschaftpseudarthrosen. In: Hefte Unfallheilkd, Heft 132. Springer, Berlin Heidelberg New York,
S 455–459

Analyse unbefriedigender Ergebnisse nach konservativer Therapie von Unterarmschaftfrakturen

G. Ittner, E. Petrik und M. Strickner

II. Universitätsklinik für Unfallchirurgie (Vorstand: Univ.-Prof. Dr. P. Fasol), Spitalgasse 23,
A-1090 Wien

Die konservative Therapie bei Unterarmschaftfrakturen hat ihren festen Platz bei Verletzungen im Kindesalter ebenso wie operative Behandlung von Frakturen im Erwachsenenalter.
Lediglich bei stabilen Bruchformen [1] und bei Patienten mit sehr hohem Operationsrisiko
kann eine konservative Therapie zum Zuge kommen, wobei jedoch exakt auf Achsenabweichungen und Verkürzungstendenz wegen zu erwartender Arthrosebildung im Handgelenk
mit entsprechender Funktionseinbuße zu achten ist.

Patientengut und Therapie

An der II. Univ.-Klinik für Unfallchirurgie Wien wurden in den Jahren 1978 bis 1984 313
Frakturen beider Unterarmknochen behandelt (Tabelle 1).

Im Kindes- und Jugendalter wurde fast ausschließlich konservativ behandelt (96% der
Fälle). Bis zum 55. LebensJahr war die Osteosynthese das geeignete Verfahren bei 83%
der Fälle — bei 17% fanden sich stabile Frakturformen, welche eine konservative Therapie
zuliessen. Jenseits des 55. Lebensjahres wurde bei 88% der Patienten (30 Fälle) eine Ruhigstellung im Oberarmgipsverband durchgeführt. In 4 Fällen mußte bei instabilen Frakturen
eine Osteosynthese vorgenommen werden.

Bei der zu diskutierenden Problemgruppe mit u.a. mäßigen Ergebnissen, welche ausschließlich 16 Patienten um und jenseits des 70. Lebensjahres umfaßt, handelt es sich in
allen Fällen um Frakturen vom Typ C1 mit einer Ulnafraktur im distalen Schaftdrittel
und einer gleichzeitigen Radiusfraktur im metàphysären Bereich — das Durchschnittsalter
betrug 74,2 Jahre. In allen Fällen war die rechte Hand die Gebrauchshand, wobei bei einem
Drittel (5 Patienten) diese auch verletzt war.

Hefte zur Unfallheilkunde, Heft 201
Zusammengestellt von W. Hager
Springer-Verlag Berlin Heidelberg 1989

Tabelle 1. Patientengut und Therapie von geschlossenen Unterarmschaftfrakturen (n = 313), 1978–1984

Altersgruppe	Therapie konservativ	operativ
1–12 Jahre	187	3
13–18 Jahre	56	4
19–55 Jahre	5	24
über 55 Jahre	30	4

Ergebnisse

Im Rahmen einer Nachuntersuchung zwischen 1 und 6 Jahren nach der Entlassung aus der Behandlung – im Mittel 3,2 Jahre – konnten 16 Fälle der alten Patienten gemäß dem Bewertungsschema der AO erfaßt werden (Tabelle 2). Die Hälfte von ihnen zeigte ein sehr gutes bis befriedigendes Ergebnis. Acht Fälle wiesen Bewegungseinschränkungen im Handgelenk mit mehr als 35° bei Palmar- und Dorsalflexion und mehr als 10° bzw. 45° bei Ulnar/Radialabduktion bzw. Unterarmdrehbewegungen auf. Die Beweglichkeit im Ellbogengelenk war nicht entscheidend eingeschränkt.

Tabelle 2. Nachuntersuchungsergebnisse von geschlossenen Unterarmschaftfrakturen vom Typ C1 (1–6 Jahre nach Behandlungsende)

Nr.	Alter	Gebrauchshand	Verl. Hand	Arthrose	Obj.	Subj.
1	83	rechts	rechts	0	1	1
2	73	rechts	links	0	1	1
3	79	rechts	links	0	1	1
4	81	rechts	links	0	2	1
5	68	rechts	links	0	2	2
6	75	rechts	links	+	2	2
7	69	rechts	links	+	3	3
8	76	rechts	links	+	3	2
9	69	rechts	links	+	4	2
10	70	rechts	rechts	+	4	2
11	83	rechts	rechts	+	4	2
12	73	rechts	links	0	4	1
13	79	rechts	links	+	4	2
14	70	rechts	links	+	4	3
15	75	rechts	rechts	+	4	2
16	71	rechts	rechts	+	4	2

Arthrose: Arthrosebildung zur Zeit der Verletzung; *Obj.:* Objektives Ergebnis nach dem AO-Bewertungsschema; *Subj.:* Subjektive Beurteilung des Patienten in gut, befriedigend und unzufrieden

Diskussion

Betrachtet man das Frakturverhalten im Röntgenbild vor, während und nach der Behandlung, bemerkt man, daß allein der Achsenknick des Radius nach dorsal mit den objektiv schlechten Ergebnissen in Beziehung zu setzen ist, wobei bemerkt werden muß, daß der Radius im ap-Strahlengang keine nennenswerte Deviation aufwies und die Stellung der Ulna annähernd achsengerecht blieb. Eine wichtige Tatsache ist die Notwendigkeit der physicotherapeutischen Betreuung nach Gipsabnahme, da diese eine geringe Stellungskorrektur der Radiusdeviation im seitlichen Strahlengang nach palmar bewirkte bzw. im umgekehrten Fall bei den Patienten, die den Übungen nicht nachkommen konnten, ein nochmaliges Absinken an der ehemaligen Fraktur zwischen Gipsabnahme und Nachuntersuchung nach dorsal auszumessen war.

Vor allem die Achsenabweichung [1, 2, 4] und die isolierte Längendifferenz zwischen Radius und Ulna ist eine wichtige Ursache für die Drehbewegungseinschränkung. Es ist vor allem mit Störungen der Handgelenksfunktion zu rechnen. Diese Störungen beruhen entweder auf Instabilität oder posttraumatischer Arthrose. Da jedoch meistens bei alten Patienten bereits arthrotische Veränderungen vorliegen — bei den 16 Patienten in 10 Fällen —, ist eine strenge objektive Beurteilung nur bedingt verwertbar, vor allem wenn die subjektive Bewertung gegenübergestellt wird

Zusammenfassung

Frakturen im distalen Unterarmdrittel können wie andere Nachuntersuchungen [5] und experimentelle Arbeiten [3] zeigen, wegen der relativ geringen Komplikationsrate konservativ behandelt werden. Dies gilt vor allem für den alten Patienten. Augenmerk ist in allen Fällen auf eine gezielte und konsequente heilgymnastische Übungsphase nach Gipsentnahme zu richten.

Literatur

1. Jahna H et al. (1985) Konservative Methoden in der Frakturbehandlung. Urban & Schwarzenberg, München
2. Klems H (1976) Nachreposition oder Osteosynthese bei Sekundärverschiebungen von Unterarmschaftfrakturen. Z Orthop 114:663—666
3. Küsswetter W (1977) Morphologie und Biomechanik der Membrana interossea antebrachii. Habilitationsschrift München
4. Schweiberer L et al. (1978) Unterarmschaftfrakturen im Kindesalter. Hefte Unfallheilkd, Heft 132. Springer, Berlin Heidelberg New York, S 381—386
5. Trojan E (1953) Die Behandlungsergebnisse von 277 frischen geschlossenen Schaftbrüchen beider Vorderarmknochen. Hefte Unfallheilkunde 46:140—209

Diskussion

Vecsei, Wien: Ich würde vorschlagen, daß wir zunächst spezielle Punkte zu den einzelnen Vorträgen diskutieren und dann geschlossen die Thematik durchgehen. Liegen Fragen zum Vortrag von Herrn Heim vor?

Kuderna, Wien: Ich meine, wir müssen alle Herrn Heim sehr dankbar sein für die Feststellung der Bedeutung dieser Feinadaptation und auch der Wertigkeit, die die primäre Spongiosaplastik hat. Das deckt sich ganz mit unseren Ansichten. Man müßte das bei den Verplattungen der Unterarmschaftbrüche wesentlich öfter machen. Wir können bei der Analyse unserer Fälle auch sagen, wir hätten es bei etlichen Fällen machen sollen, dann hätten wir uns die Komplikationen erspart. Ich möchte nur eine kleine Kritik anbringen, was die Ruhigstellung durch den Gipsverband anlangt. Wir haben es gestern bei Herrn Buchinger und besonders eindrucksvoll bei Herrn Pachuki gesehen, wie häufig primär eine Verletzung des peripheren Speichen-Ellengelenkes übersehen wird. Auch wenn man sich die Bilder, gleich im nächsten Vortrag von Herrn Krüger in Erinnerung ruft, dieser eine Fall, der nicht geheilt ist oder eine sogenannte Refraktur gehabt hat, hat gleichzeitig eine Zerreißung des Speichen-Ellengelenkes mit einer bestehenden Verrenkung des Ellenköpfchens gehabt. Das ist eine Verletzung, die sehr, sehr vernachlässigt wird. Wenn das distale Speichen-Ellengelenk verletzt ist, muß man, so wie bei jeder anderen Verrenkung, ruhigstellen. Nicht für sehr lange, aber doch für mindestens 3 Wochen.

Vecsei, Wien: Zur ersten Bemerkung: Man sollte bei den Unterarmverplattungen nicht jene Fälle aussuchen, die eine Spongiosaplastik brauchen, sondern jene, die keine brauchen. Das heißt, man sollte bei den meisten Plattenosteosynthesen zunächst einmal immer so abdecken, daß man Spongiosa holen kann.

Heim, Muri-Bern: Ich kann Ihnen sagen, daß bei einem Drittel aller Patienten aus dieser Statistik eine Schienenbehandlung bei Spitalaustritt durchgeführt wurde. Ich kann Ihnen nicht genau sagen, ob dabei die Mini-Galeazzi dabei waren — gewissermaßen. Das geht einfach aus diesen Zahlen nicht hervor. Die werden ja recht oft übersehen, weil sehr oft haben wir sogar Röntgenbilder, die nicht ganz bis in das Radio-Carpalgelenk gehen, dann übersieht man das und der Nichtgeübte achtet nicht darauf. Ich meine, wenn die Osteosynthese korrekt gemacht ist, haben wir doch in der Regel schon dadurch eine stabile Reposition und die Schienenbehandlung genügt. Einen Zirkulärgipsverband sollte man eigentlich vermeiden, wir riskieren doch dabei eine wesentliche Einschränkung der Funktion nachher. Eine Schienenbehandlung scheint sich nicht stark auszuwirken, doch muß ich Ihnen sagen, sie wirkt sich auch nicht positiv aus. Wir haben praktisch davon keinen Unterschied gesehen in den Zahlen. Aber ich glaube, es ist richtig, was Sie sagen. Selbstverständlich, wenn tatsächlich ein Galeazzi-Typ da ist, dann sollte man das einige Zeit ruhigstellen. Das ist sicher sinnvoll.

Vecsei, Wien: Ich meine, man sollte vor allem daran denken und am Ende einer Plattenosteosynthese prüfen, ob das Gelenk stabil ist oder nicht.

Hefte zur Unfallheilkunde, Heft 201
Zusammengestellt von W. Hager
Springer-Verlag Berlin Heidelberg 1989

Poigenfürst, Wien: Das ist eben der springende Punkt. Die Reposition gelingt natürlich mit der richtigen Osteosynthese, aber diese Luxation ist eine unstabile Luxation. Das heißt, man muß sie entweder mit einem Bohrdraht fixieren, wie das gestern gezeigt wurde, oder einen Oberarmgipsverband anlegen. Ein Oberarmgipsverband, der von einem Patienten durch 3 oder auch 4 Wochen hindruch getragen wird, verursacht keine Bewegungseinschränkung.

Vecsei, Wien: Überraschenderweise waren gestern aber bei Herrn Börner die Ergebnisse der Bohrdrahtfixierten, was die röntgenologischen Ergebnisse anlangte, besser, aber funktionell waren jene besser, die nicht fixiert worden waren. Man soll also daran denken, prüfen und handeln.

Provacz, Wels: Ich möchte zwei Sachen sagen. Einmal wurde ich von Herrn Heim angesprochen. Das war, daß ich den Vorschlag gemacht habe, man sollte bei der Beurteilung der Plattenosteosynthesen nicht alle Nebenverletzungen mit einbringen. Ich meine selbstverständlich nicht, daß man die Nebenverletzungen unter den Tisch fallen läßt, besonders in bezug auf den Patienten. Natürlich sind sie in bezug auf den Patienten wichtig, aber überspitzt formuliert: man kann eine Nervenverletzung nicht mit einer Platte behandeln, und man kann dann auch ein schlechtes Ergebnis, das durch die Nervenverletzung bedingt ist, nicht der Platte in die Schuhe schieben, obwohl es in der Statistik dann so aussieht. Das ist das Manko. Aber daß man darauf hinweist, wie Sie es getan haben, daß man sozusagen nicht den Arm vergessen soll, weil beide Beine gebrochen sind, was immer wieder passiert, war sehr wichtig.

Noch einmal zur Gipsfixation. Ich möchte das noch unterstreichen, was gestern Herr Poigenfürst gesagt hat. Wenn die Gipsfixation per se die Ursache wäre, daß es zu einer Bewegungseinschränkung kommt, müßten ja die konservativ behandelten Patienten alle eine Bewegungseinschränkung haben. Das ist aber nicht der Fall. Die Gipsfixation nach operativer Behandlung ist wieder etwas ganz anderes als ohne operative Behandlung, da ist der Gips sicher schlechter nach operativer Behandlung, als wenn man ihn von vornherein bei konservativer Behandlung verwendet. Zusätzlich möchte ich sagen, daß die Schweizer eine übertriebene Angst vor dem Gips haben. Ich war eine Woche bei Müller um mir dort die Kniechirurgie anzuschauen. Ich habe vorher noch einen Zugang von medial her gemacht, den Müller in seinem Buch verurteilt, weil er sagt, wenn man diesen Zugang macht, dann kommt es zu ausgedehnten Hautnekrosen und das ist sehr gefährlich. Wir fixieren postoperativ nach den Knieverletzungen 6 Wochen und ich habe bei meinem Zugang bei 400 Patienten nie eine Komplikation in bezug auf die Haut gesehen. Müller legt aus Angst vor einem zirkulären Gips nur eine Schale an, legt den Patienten schon vom Anfang an auf die Motorschiene und bewegt ständig. Da habe ich eine totale Hautnekrose über dem Kniegelenk gesehen, die von der Tuberositas tibiae bis zum oberen Schnittende gereicht hat und vom Schnitt bis zur Medialseite der Patella und eine Infektion. In der einen Woche waren 2 solche Patienten dort. Das haben wir überhaupt nie gesehen.

Vecsei, Wien: Dazu muß man aber sagen, daß es auch den überflüssigen Gipsverband gibt. Ich glaube nicht, daß man so harmlos sagen soll, Gips auf alle Fälle. Man soll jene gipsen, die gegips werden müssen und jene, die nicht gegipst werden müssen, soll man eben nicht gipsen.

Heim, Muri-Bern: Einer der Gründe, warum wir so gerne zu Ihnen kommen, ist immer der, daß Sie die Schule der konservativen Behandlung noch beherrschen und dazu gehört auch das Problem dieser Gipsdruckerscheinungen, die bei uns, die wir schon vom Anfang an in der operativen Behandlung aufgezogen wurden, tatsächlich gefürchtet werden. Sie können das, haben das von klein auf gekonnt und werden es weiter können. Sie geben das an Ihre Schüler weiter. Nach den Zahlen, die ich bearbeitet habe, ist es so, daß die primäre Ruhigstellung, und das gilt sicher auch für die konservative Behandlung, keine schlimmen Auswirkungen hat. Aber wenn man dann infolge verzögerter Bruchheilung immobilisieren muß, dann kommt die Einschränkung und das sollte man vermeiden.

Bauer, Zell am See: Wir haben heute von Herrn Heim, und nicht nur von Herrn Heim, gehört, wie schlecht die zusätzliche Gipsfixation zur Operation ist. Es gibt viele Gründe dafür:

1. Die Funktion ist am raschesten ohne äußere, zusätzliche Fixierung hergestellt.
2. Der Bruch heilt unter funktioneller Behandlung viel schneller, wird viel schneller fest.

Wir haben aber nun gehört, daß die Kombination von Gips und Platte vor allem deswegen schlecht ist, weil die Operation ja devascularisiert. Trotzdem ist es ein offenes Geheimnis, daß viele verplatten und trotzdem gipsen. Der Hauptgrund dafür ist eine technisch zwar richtige Osteosynthese, die aber nicht ganz stabil ist. Meine Frage ist jetzt: gibt es nicht auch noch einen anderen Grund, wenn eine Osteosynthese technisch perfekt gemacht wird, mit Feinadaption, mit Kompression, soll man da vielleicht in Ausnahmefällen trotzdem einen Gips machen? Und da komme ich auf ein gestriges Thema zurück, das ist der Schwerarbeiter, Landarbeiter. Wir haben gestern schon gehört, beim operierten Landwirt warten die Kühe nicht bis die Knochenbruchheilung abgeschlossen ist. Meine Frage ist: Sollte man da temporär einen Gips geben? Zum Beispiel nach der Operation die üblichen 3 bis 7 Tage, dann Gips weg, und wenn die Funktion völlig frei ist, lasse ich den Patienten aber wieder mit Gips nach Hause gehen. Das Problem an sich definiert wäre: Was immer ich bei solchen Patienten mache, ist falsch, aber welcher Weg ist am wenigsten falsch? Zum Beispiel der, den ich jetzt angedeutet habe.

Heim, Muri-Bern: Ich glaube, das beste wäre, wenn man nach einer Osteosynthese die Leute bewegen läßt, bis sie gut bewegen, und wenn sie nach Hause gehen, dann den Schutzverband machen. Es ist klar, daß ein Teil der Leute das braucht und es gibt viele Gründe dafür, daß ein äußerer Schutzverband gemacht werden muß. Es ist nicht nur der Bauer oder der Schwerarbeiter, aber wenn der Bauer mit dem Gips doch wieder in den Stall geht, ein bißchem Mobilität wird er haben, dadurch, daß er seine Hand braucht, wird es nicht zu einer Versteifung kommen, die ein anderer bekommt, der nicht diese manuelle Arbeit ausübt. Ich glaube, beim Bauer wird das keine Nachteile haben. Man muß manchmal den Patienten vor sich selbst schützen. Er muß daran erinnert werden, daß er etwas hat. Es gibt Leute, die mit sich selbst so wenig sorgfältig umgehen, daß sie einen zusätzlichen Schutz brauchen, einen mechanischen und eine psychologischen Schutz. Dann gibt es auch Leute, die einen äußeren Verband haben. Auch daran muß man denken. Es gibt Arbeitgeber, die sagen: Sie haben ja gar nichts, kommen sie zur Arbeit. Es gibt viele Gründe für einen äußeren Fixationsverband. Bitte nicht primär, sondern erst nach Wundheilung, dann passiert nichts mehr.

Vecsei, Wien: Gibt es Anfragen zum Vortrag von Herrn Krueger?

Szyszkowitz, Graz: Es ist die Frage dieser vorgeschlagenen strikten Metallentfernung, die ich nochmals stellen möchte. Man operiert dann dreimal, wenn man in 2 Phasen die Platten aus Radius und Ulna herausnimmt. Ich würde sagen, da soll man dann nicht nach 1 1/2 Jahren die erste und nach 2 Jahren die zweite herausnehmen, sondern 2 Jahre warten, und dann beide Platten auf einmal herausnehmen, wenn sie tatsächlich Beschwerden machen.

Krueger, München. Da sind wir eben ganz anderer Meinung. Wir meinen, daß die Ausheilung eines Knochens fortschreiten sollte und dann erst der zweite Knochen. Es mag sein, daß das übertrieben ist, aber wir wollen auch keine Refrakturen haben.

Kuderna, Wien: Die sogenannte Refraktur und der Bruch durch das Schraubenloch wird zuwenig exakt auseinandergehalten. Was wir zumeist sehen, ist ja stets eine Refraktur in der alten Bruchstelle und die Ursache ist, daß in einem wesentlich höheren Prozentsatz, als wir es wahr haben wollen, die Osteosynthese nicht stabil genug war und daß der Bruch deswegen nicht ordentlich geheilt ist. Vielleicht auch deswegen, weil der Unterarm großen Drehkräften ausgesetzt ist und natürlich die Platte gerade gegen die Rotation nicht immer ausreichend Stabilität gewährleisten kann. Die Lösung ist, so meine ich, die Spongiosaplastik. Wenn wir das nämlich machen, und die Fraktur ist dort wirklich callös geheilt, dann können wir die Platte auch schon viel früher entfernen, dann brauchen wir keine Angst vor der Refraktur haben.

Vecsei, Wien: Anfragen zum Vortrag Großner?

Schabus, Wien: Ich möchte Herrn Großner nur sagen, daß es am Unterarmschaft keine Zuggurtungsseite gibt. Nach den Ausführungen vom Donnerstag und unseren Untersuchungen gibt es das nicht.

Vecsei, Wien: Man müßte auch ergänzend dazu sagen, daß es Brückencallus ohne Plattenosteosynthese natürlich auch gibt und daß nicht nur das Bohrmehl daran Schuld sein kann. Es müssen wohl andere Faktoren sein, die einen Brückencallus entstehen lassen.

Trojan, Wien: Bei der Operation von extraarticulären Verknöcherungen nach Hüftplastiken wird die Reoperation unter Schutz von Diphosphonaten empfohlen um Rezidive zu vermeiden. Hat jemand Erfahrungen bei Operationen von Brückencallus? Ich habe vor 1 oder 2 Jahren bei einer schweren Trümmerfraktur des Ellbogengelenkes mit ausgedehnten Exostosen unter Diphosphonatschutz operiert und es kam zu keinem Rezidiv.

Vecsei, Wien: Ich kann auch nur von einer Ellbogenplastik wegen Totalversteifung berichten. Es war ein hemiparetischer Patient, wo Diphosphonat mit Erfolg eingesetzt wurde.

Heim, Muri-Bern: Ich habe noch ein Anliegen an das Auditorium. Niemand hat sehr viele Fälle von Brückencallus. Ich wäre sehr dankbar, wenn Sie in Ihren Unterlagen nachsehen würden, ob das nicht alles Fälle sind, die nicht primär operiert wurden. Ich habe immer den Eindruck, wenn man sofort, notfallmäßig operiert, dann gibt es das nicht oder fast nicht. In der Regel sind es Sekundäroperationen.

Krueger, München: Oestern hat 1983 in seiner Statistik nachgewiesen, daß diese Brückencallus alle bei Operationen waren, die nach 11 Tagen operiert wurden. Aus der Statistik geht das ganz klar hervor.

Poigenfürst, Wien: Ich weiß jetzt nicht mehr, zu welchem Vortrag das gehört, aber ich möchte Ihr Augenmerk auf eine Verletzung richten und Herrn Heim besonders darüber fragen. Es sind das die ganz proximalen Ellenfrakturen mit Fraktur oder Luxationsfraktur des Speichenköpfchens. Man sieht immer wieder, wenn dann das Speichenköpfchen reseziert wurde, daß die Ellenosteosynthese unter so große Beanspruchung kommt, daß die Pseudarthrose unvermeidlich ist. Herr Heim wird wahrscheinlich etwas über die Osteosynthese des Speichenköpfchens oder über die Vermeidung der Speichenköpfchenresektion sagen.

Heim, Muri-Bern: Das wäre eigentliche die Monteggia-Fraktur Typ II, wie gestern gesagt wurde. Es gibt sehr wenig Statistiken darüber. Es gibt eine französische Statistik, die gewiß nicht von AO-Anhängern stammt, sondern von absolut, im Grunde genommen "eisernen" Gegner unserer lieben AO, und die haben mit Müh' und Not 30 Fälle zusammengebracht. Es gibt nicht sehr viele. Ich habe auch in diesem Kreis einige gesehen. Doch es wäre sinnvoll, das einmal zusammenzustellen. Und die behaupten also, daß die Ergebnisse ganz wesentlich besser sind, wenn man das Radiusköpfchen konserviert, weil dann, wenn man nur die Ulna versorgt und das Radiusköpfchen reseziert, kommt es zu massenhaft Komplikationen aller Art, unter anderem zu Verkalkungen, und die sind ganz unabhängig von uns zum Schluß gekommen, daß man das Köpfchen auf jeden Fall erhalten sollte. Das ist in der Regel auch möglich. Es sind ja meistens Abscherungen oder dann nicht devitalisierte Trümmerfrakturen am proximalen Radiusende. Der Eingriff ist sehr einfach. Bei der Luxation des Radiusköpfchens nach hinten liegt es beim hinteren Zugang unter der Haut. Man kann es zuerst versorgen. Es ist wirklich technisch einfacher zu machen, als eine gewöhnliche Radiusköpfchenfraktur. Dann, wenn das Radiusköpfchen stabilisiert ist, wenn die Osteosynthese gemacht ist, dann reponieren und dann die Ulna versorgen. Das ist eine sehr wichtige Sache. Wenn man das nicht macht — ich hatte selbst ein paar solcher Fälle und habe am Anfang das Radiusköpfchen reseziert — das gibt dann prompt Refrakturen wegen des Valgusdruckes auf die Ulna. Ich hatte eine Patientin, die interkurrent verstorben ist, die ich nie zur Ausheilung bringen konnte. Ich glaube, das Radiusköpfchen ist ein sehr wichtiger Stabilisator.

Vecsei, Wien: Bei Ihrem Vortrag, Herr Rizzi, hat mich gewundert, daß alle Frakturen konservativ behandelt wurden und die scheinen offensichtlich auch alle gut ausgegangen zu sein.

Rizzi, Wien: Die Refrakturen wurden nicht alle konservativ ausbehandelt. Sollte das so herausgekommen sein, bedaure ich das. Es wurden insgesamt 3 Refrakturen konservativ behandelt. Zwei Fälle waren alte Damen, einer querschnittsgelähmt und einer war ein Kind. Alle anderen 5 Fälle wurden operativ behandelt. Der operationsmorphologische Befund hat viermal von einer Pseudarthrose gesprochen. Die sogenannte Refraktur war in 4 Fällen eine Pseudarthrose.

Hertz, Wien: Spricht irgend etwas dagegen, eine stabile Platte für immer implantiert zu lassen?

Vecsei, Wien: Ich glaube nicht.

Heim, Muri-Bern: Wir haben zu wenig zeitlichen Rückstand, um diese Frage mit Sicherheit zu beantworten. Einstweilen geht die Tendenz zur Belassung des Implantates. In 5 oder 10 Jahren kann man das dann korrekt beantworten.

Vecsei, Wien: Es wäre aber schon zu erwarten, daß an den Plattenenden eventuell später Komplikationen eintreten könnten.

Heim, Muri-Bern: Mit der 3,5 DCP ist das Problem entschärft. Mit der dickeren Platte ist das nicht so einfach.

Mißerfolge und Komplikationen II

Die Interpositionsplastik bei aseptischen Unterarm-Pseudarthrosen

M. Börner und J. Mockwitz

Berufsgenossenschaftliche Unfallklinik Frankfurt/Main (Ärztlicher Direktor: Prof. Dr. med. H. Contzen), Friedberger Landstraße 430, D-6000 Frankfurt/M. 60

Pseudarthrosen am Unterarmschaft sind wegen der komplexen topographischen Beziehung zwischen Radius, Ulna und Membrana interossea durch eine schwer gestörte Funktion der oberen Extremität gekennzeichnet. Witt u. Mitarb. haben besonders bei Radiusdefektpseudarthrosen auf die schwere Gebrauchsbehinderung, bedingt durch die radiale Abweichung und damit schlechte Greiffähigkeit der Hand, hingewiesen.

Die Pseudarthrose hat ihre Ursache meist in einer biomechanischen Fehlleistung wie ungenügender Ruhigstellung im Gipsverband bei konservativer Behandlung, mangelhafter Ruhigstellung durch ungeeignete Osteosynthesemittel bzw. technisch ungenügende Osteosynthesen.

Das Ziel der Behandlung der Unterarmschaftpseudarthrose ist daher eine exakte Wiederherstellung der Achse und der Länge beider Unterarmknochen. Um eine sofortige Übungsstabilität zu gewähren, ist eine offene Reposition und Fixierung mit einer Plattenosteosynthese erforderlich.

Zur Wiederherstellung der ursprünglichen Länge des Radius bzw. Ulnaschaftes verwenden wir vor allem bei einer aseptischen Defektpseudarthrose einen corticospongiösen Span als Interponat.

In der Berufsgenossenschaftlichen Unfallklinik Frankfurt am Main haben wir seit 1975 insgesamt 37 Patienten wegen einer aseptischen Defektpseudarthrose am Unterarm nach dieser Methode operativ versorgt, wobei dieser Korrektureingriff im Durchschnitt 18 Monate nach Primärversorgung erfolgte.

Bei 8 Patienten war primär eine konservative und bei 29 Patienten eine operative Versorgung vorausgegangen, wobei es sich 22mal um eine ungenügende Stabilisierung durch eine Plattenosteosynthese (zu kurze Platte, falsche Implantatwahl, fehlende interfragmentäre Kompression bzw. Spongiosaplastik) gehandelt hat (Tabelle 1).

Bei 11 Patienten war die Interpositionsplastik nur im Bereich der Ulna, bei 21 Patienten an der Speiche und bei 5 Patienten an beiden Unterarmknochen erforderlich (Tabelle 2).

Hefte zur Unfallheilkunde, Heft 201
Zusammengestellt von W. Hager
Springer-Verlag Berlin Heidelberg 1989

Tabelle 1. Primärbehandlung

Konservativ		8
Operativ		29
— Rushpin	4	
— K-Drähte	3	
— 1/2—1/3-Rohr-Platte	14	
— schmale Platte	8	
		37

Tabelle 2. Lokalisation der Interpositionsplastik

Ulna	11
Radius	21
Ulna + Radius	5
	37

Technik

In Blutleere erfolgt der Eingriff mit Freilegen der Defektpseudarthrose, Entfernen des eventuell noch einliegenden Implantates sowie Resektion der Pseudarthrose, um dadurch ein gut vascularisiertes Transplantatlager zur Einheilung des cortico-spongiösen Spanes zu gewährleisten.

Der cortico-spongiöse Knochenspan wird aus dem Beckenkamm unter Erhaltung der Spina entnommen. Auf einen ausreichend dimensionierten Span, der etwa 0,5 cm länger sein sollte als die aufzufüllende Defektstrecke, ist dabei zu achten.

Die Stabilisierung des proximalen und distalen Ulna- bzw. Radiusschaftes sowie des Interponates erfolgt mit einer der Form des jeweiligen Knochens angepaßten und vor allen Dingen ausreichend langen schmalen AO-Platte. Dabei ist zu beachten, daß die Corticalisfläche des Spanes parallel zur Platte zu liegen kommt, um nach der interfragmentären Kompression eine weitere Fixation mittels einer Schraube zu ermöglichen.

Da sich der Radius bei der Pro- und Supination des Unterarmes 160° um die Ulna bewegt, verordnen wir hier nach durchgeführter Interpositionsplastik einen Unterarm-Schienenhülsenapparat.

Dieser schränkt die Drehbewegung des Unterarmes, jedoch nicht die Beugung und Steckung ein und sollte daher bis zur gesicherten Einheilung des Spanes für etwa 10—12 Wochen getragen werden.

Komplikationen

Bei einem Patienten mußte ein Infekt an der Entnahmestelle des Interponates behandelt werden. Eine Osteomyelitis im Bereich Ulna bzw. Radius trat nicht auf, eine postoperative passagere Radialisparese jedoch bei einem Patienten mit proximaler Radiusschaftdefektpseudarthrose (Tabelle 3).

Tabelle 3. Frühkomplikationen

Infekt	
– Ulna/Radius	0
– Beckenkamm	1
Hämatom	
– Beckenkamm	1
Nervenschaden	1

Ein Brückencallus wurde bei 2 Patienten beobachtet; ebenfalls bei 2 Patienten mußte nochmals wegen einer Teilresorption des Interponates eine autologe Spongiosaanlagerung erfolgen, die dann zur Ausheilung führte (Tabelle 4).

Tabelle 4. Spätkomplikationen

Brückencallus	2
aseptische Pseudarthrose	2
Refraktur (nach ME)	3

Bei 3 Patienten trat eine Refraktur nach Metallentfernung an einem der Übergänge Unterarmknochen/Interponat auf, die durch Ruhigstellung in einem Oberarmgipsverband innerhalb von 3 Monaten knöchern konsolidierte.

Als Konsequenz dieser Refrakturen nach der Metallentfernung als Folge einer Gelegenheitsursache sind wir dazu übergegangen, bei radiologisch eingeheilter Interpositionsplastik nach der Metallentfernung – sowohl an der Ulna als auch am Radius – einen Unterarmschienenhülsenapparat noch für 3 Monate anzupassen.

Zusammenfassung

Das Ziel, eine korrekte Wiederherstellung der Achse und der Länge beim Vorliegen einer aseptischen Pseudarthrose am Unterarm, läßt sich anhand unserer Ergebnisse mit einer Interpositionsplastik aus dem Beckenkamm erfolgreich erreichen. In allen Fällen ist es zu einer Ausheilung der Pseudarthrose gekommen, wobei folgendes taktisches Vorgehen Anwendung fand:

1. Ausräumung der Pseudarthrose und ausgedehnte Sequestrektomie.
2. Entnahme eines ausreichend dimensionierten corticospongiösen Beckenkammspanes.
3. Corticalisfläche des Spanes parallel zur Platte.
4. Individuell spannbare schmale AO-Platte.
5. Unterarm-Schienenhülsenapparat mit Einschluß der Oberarmcondylen nach Interpositionsplastik am Radius.
6. Metallentfernung nicht vor 2 Jahren und anschließend nochmals Schienenhülsenapparat für 3 Monate, sowohl nach einer Ulna- als auch nach Radius-Interpositionsplastik.

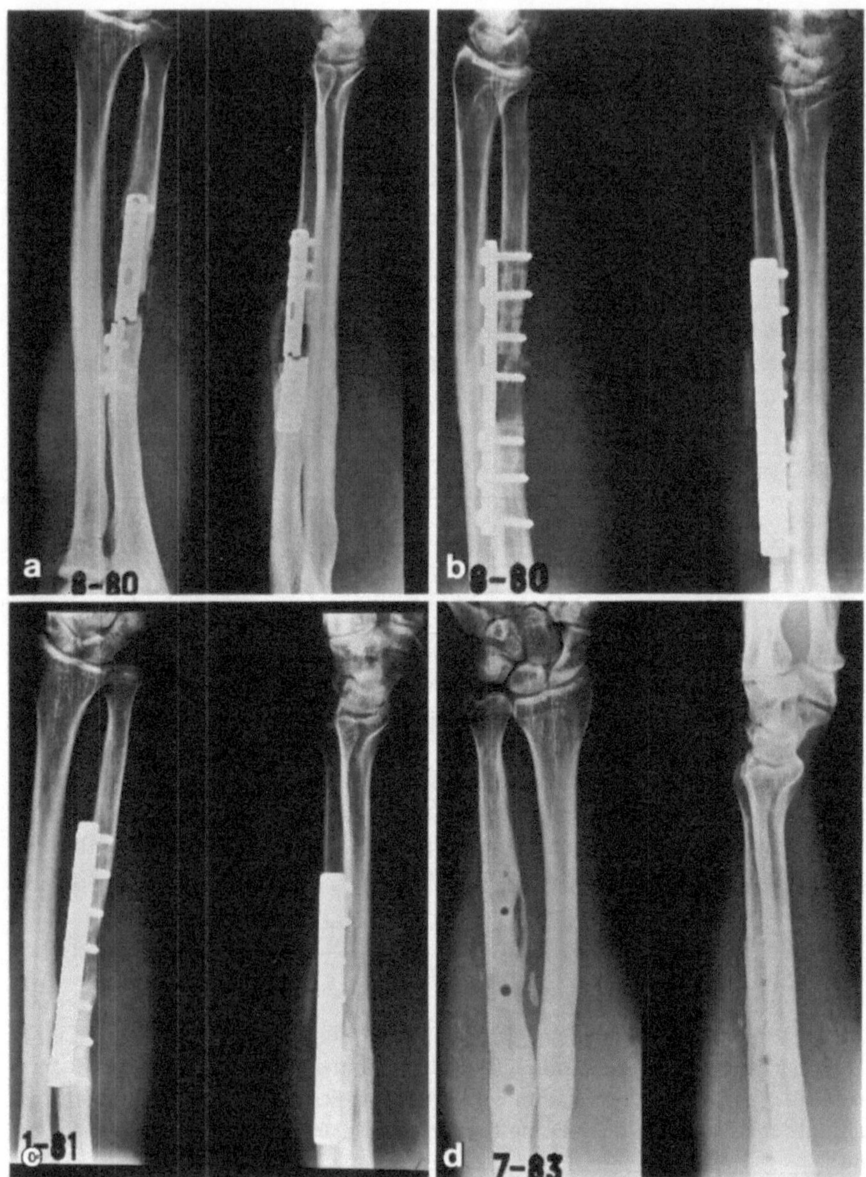

Abb. 1. a Aseptische Pseudarthrose Ulna mit Plattenbruch, **b** Zustand nach Interpositionsplastik und Reosteosynthese, **c** Röntgenologische Verlaufskontrolle, **d** Röntgenkontrolle
nach Metallentfernung

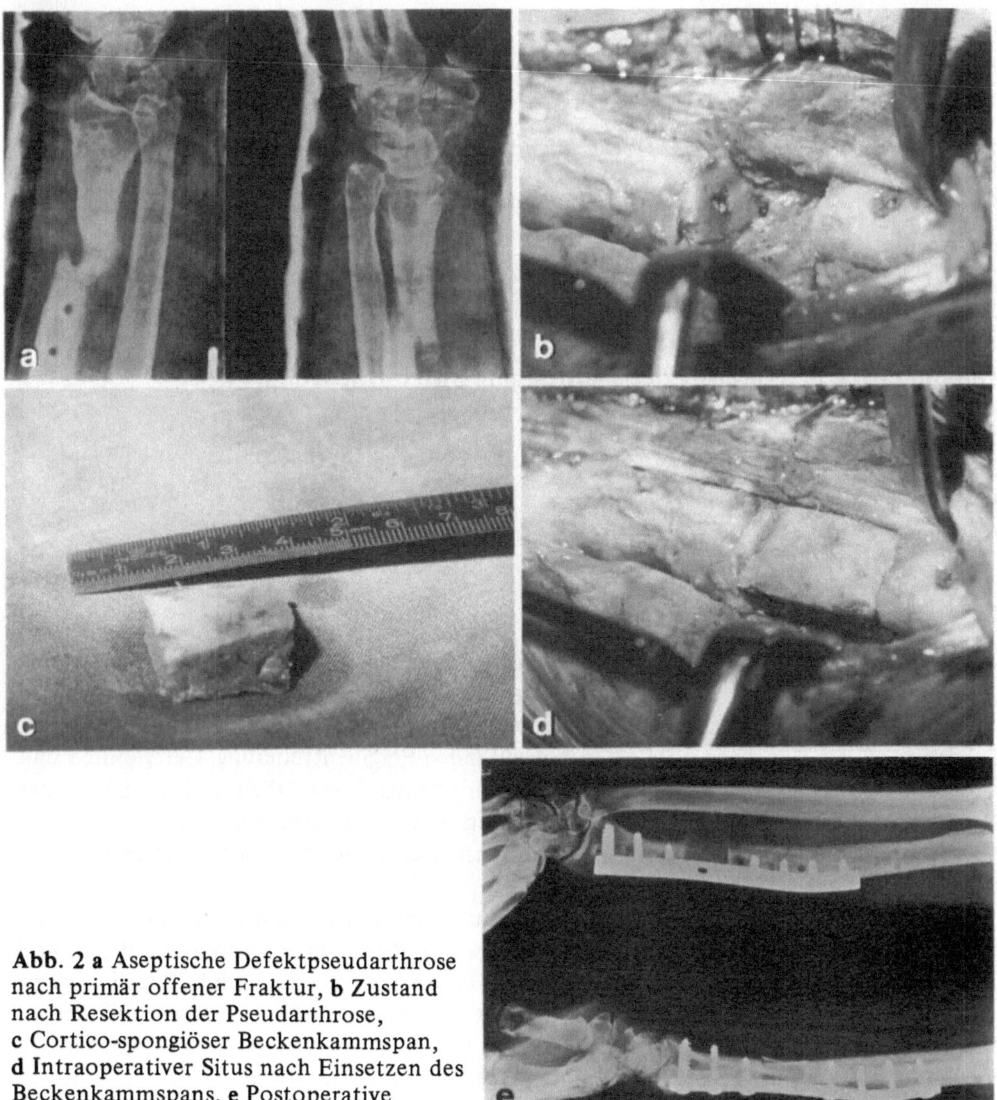

Abb. 2 a Aseptische Defektpseudarthrose nach primär offener Fraktur, **b** Zustand nach Resektion der Pseudarthrose, **c** Cortico-spongiöser Beckenkammspan, **d** Intraoperativer Situs nach Einsetzen des Beckenkammspans, **e** Postoperative Röntgenkontrolle

Literatur

Böhler L (1968) Die Verhütung der Pseudarthrosen. Hefte Unfallheilkunde 94:77
Kuner EH, Weyand S, Domres B (1972) Zur Leistungsfähigkeit autologer Spongiosa bei der Behandlung knöcherner Defekte. Monatsschr Unfallheilkd 75:189
Kuner EH, Braun Ch, Hendrich V (1977) Falschgelenk nach Unterarmbruch. In: Hefte Unfallheilkd, Heft 132. Springer, Berlin Heidelberg New York, S 449
Pfister U, Meinhardt U, Eck Th (1974) Operative Behandlung und Ergebnisse bei Unterarmschaftpseudarthrosen. Arch Orthop Unfallchir 79:13

Pfister U (1981) Ursachen und Behandlung der nicht infizierten Pseudarthrosen an der oberen Extremität. BG-Schriftenreihe 46:115

Mockwitz J, Contzen H (1981) Korrekturosteotomien bei postraumatischen Längendefekten der Unterarmknochen im proximalen und mittleren Drittel. Akt Probl Chir Orthop 20:109–116

Tscherne H, Oestern HJ (1973) Die Pseudarthrosen und Fehlstellungen. BG-Schriftenreihe 17:81

Weller S (1968) Zur Behandlung von Pseudarthrosen im Bereich des Unterarmes. Hefte Unfallheilkd 94:54

Die operative Behandlung der aseptischen Unterarmpseudarthrose

M. Hansis

Berufsgenossenschaftliche Unfallklinik Tübingen (Ärztl. Direktor: Prof. Dr. S. Weller), Rosenauer Weg 95, D-7400 Tübingen

Aseptische Pseudarthrosen des Unterarmschaftes können nach konservativer Behandlung (in Zusammenhang mit einer ungenügenden oder zu kurzen Gipsruhigstellung) auftreten ebenso nach operativer Behandlung, insbesondere in Zusammenhang mit zu ausgedehnter Devastierung des Knochens oder einer ungenügenden Fragmentfixierung. Gelegentlich sind Unterarmpseudarthrosen zudem mit einer Fehlstellung hinsichtlich Achse, Länge der Rotation vergesellschaftet. Ziel der Behandlung einer Unterarmpseudarthrose ist somit häufig nicht nur das Erreichen eines knöchernen Durchbaus, sondern gleichzeitig die Korrektur der Achse, Länge und Rotation.

An der Berufsgenossenschaftlichen Unfallklinik Tübingen wurden in den Jahren 1971–1985 131 aseptische Unterarmpseudarthrosen an 111 Patienten operativ behandelt. Rund 2/3 der Frakturen waren reine Querfrakturen. Lokalisiert war die Pseudarthrose etwa zu gleichen Teilen an der Ulna alleine, am Radius alleine und an beiden Unterarmknochen. Die Vorbehandlung war bei über der Hälfte der Patienten operativ gewesen. Als operatives Verfahren hatte bei der Hälfte der Patienten eine Plattenosteosynthese gedient, sonst Rush-Pins, Bündel-Nägel, Cerclagen und andere Methoden .

Unsere operative Behandlung bestand regelmäßig in einer Metallentfernung, einer Decortikation, einer korrekten Plattenosteosynthese und gegebenenfalls einer autologen Spongiosa-Plastik. Postoperativ wurde jeweils unmittelbar mit einer Krankengymnastik begonnen.

Zum Abschluß der Behandlung fand sich bei 84 der 111 Patienten eine sehr gute und gute Handgelenkbeweglichkeit und bei 58 der 111 Patienten eine sehr gute oder gute Unterarmdrehbeweglichkeit. Die Handgelenkbeweglichkeit hatte sich bei 39 der 111 Patienten gegenüber dem präoperativen Zustand gebessert, die Unterarmdrehbeweglichkeit bei 30 der 111 Patienten. Röntgenologisch waren sämtliche Frakturen knöchern durchbaut.

Hefte zur Unfallheilkunde, Heft 201
Zusammengestellt von W. Hager
Springer-Verlag Berlin Heidelberg 1989

Im 1. klinischen Beispiel zeige ich Ihnen die Röntgenverlaufsserie eines 45jährigen Patienten mit einer konservativ behandelten isolierten Ulna-Schaftfraktur. Hier wurde lediglich eine Decortikation und Plattenosteosynthese durchgeführt. Mechanisch wichtig war die Anlage der Platte auf der Zuggurtungsseite der Ulna.

Im 2. Beispiel sehen Sie eine isolierte Ulna-Schaftfraktur die durch einen Rush-Pin versorgt worden war. Es war, wie Sie sehen, nicht nur zur Pseudarthrose, sondern gleichzeitig zur Verkürzung der Ulna gekommen. Die Operation bestand in einer Plattenosteosynthese mit gleichzeitiger Interposition eines autologen knöchernen Blocks. Auf diese Weise wurde nicht nur der knöcherne Durchbau erzielt, sondern gleichzeitig Achse und Länge der Ulna wieder hergestellt.

Der 3. Fall zeigt die Röntgenbilder eines 48jährigen Patienten. Es hatte sich um eine drittgradig offene komplette Unterarmfraktur gehandelt, die primär durch Platten und an der Ulna durch eine Spongiosaplastik versorgt worden war. Hier wurde anläßlich der Reoperation 6 Monate nach dem Unfall die Ulna-Pseudarthrose durch eine Reosteosynthese mit Achsenkorrektur und Spongiosaplastik angegangen.

Präoperativ hatte eine Unterarmdrehbeweglichkeit von nur 20–0–10 Grad bestanden; bei der Nachuntersuchung hatte sich diese auf 40–0–30 Grad verbessert.

Ich fasse zusammen: Das Ziel der operativen Behandlung einer Unterarmpseudarthrose ist die Stabilisierung der Fraktur und — sofern erforderlich — gleichzeitig die Stellungskorrektur. Insbesondere präoperativ bestehende Rotationsfehler müssen unbedingt korrigiert werden. Keinesfalls darf der knöcherne Durchbau mit einem Funktionsverlust erkauft werden. Eine stabile Osteosynthese und eine sofortige funktionelle Behandlung unter Verzicht auf jede postoperative Ruhigstellung sind unverzichtbarer Anteil dieser Therapie. Ein Großteil der aseptischen Unterarmpseudarthrosen wäre durch eine korrekte Erstbehandlung im Sinne einer stabilen Plattenosteosynthese unter bestmöglicher Schonung der Weichteildeckung des Knochens vermeidbar gewesen.

Sind Pseudarthrosen Folgen der Autoaggression? Beobachtungen am Modell von Unterarmbrüchen

J. Andrasina †[1], A. Stachy[2], I. Andrasina[3] und J. Bauer[4]

[1] Klinik für Kinderchirurgie, Med. Fakultät der Universität P.J. Safarik, Rastislavona 53, CS-04190 Kosice
[2] IMUNA, VEB, Sarisske Michal'any, CSSR
[3] Klinik für Radiologie und Radiotherapie, Med. Fakultät der Universität P.J. Safarik, CS-04190 Kosice
[4] Abteilung für Unfallchirurgie, Fakultätskrankenhaus, CS-04190 Kosice

Über Pseudarthrosen liegen klinische, experimentelle und pathophysiologische Grundlagen und Erkenntnisse in schier schon unübersichtlicher Fülle vor. Im Laufe der Zeit, unserer Erkennungsmöglichkeiten gemäß, wurden als Ursache ihrer Entstehung

— schlechte oder ungenügende Reposition oder Immobilisation, später
— metabolische, zirkulatorisch-metabolische Abweichungen bzw. Entgleisungen und schließlich
— immunologische Unzulänglichkeiten, im humoralen Bereiche, als maßgebend oder zumindest als eine der möglichen Ursachen zur Verantwortung gezogen.

Diesen Themenkreis diskutieren wir, dem gerade erwähnten Forschungsgrad und den Erkenntnissen gemäß, auch in unserem Arbeitskreise und berichten über unsere Erfahrungen auf den vorangegangenen Erfahrungen dieser Gesellschaft [1, 2, 3].

In letzter Zeit wurden wir durch immunologische Studien im chirurgischen Krankengut und in der Unfallchirurgie insbesondere zu Betrachtungen gedrängt, die Pseudarthrosen in den Formenkreis der Autoaggression, der Autoimmunkrankheit zu erwägen.

Wir erwogen theoretisch und zum Teil auch vom biochemischen und immunologischen Standpunkt aus, folgende Grundkenntnisse (Abb. 1).

Bei dem Beinbruch entstehende Beschädigung betrifft Knochen, Mark, Gefäße und Fibrocyten (Periost, Weichteile, Haverssche Kanäle u.a.m.). Beim Abräumen und Zurechtstellen jener begleitenden Bruchschäden entstehen unter gewissen Umständen Abbauprodukte, die im metabolischen Sinne im Reparationsvorgang zuerst lokal, dann ubiquitär als Antigen wirken. Als Haptene wirken hier höchstwahrscheinlich Abbauprodukte der Erythrocyten oder/und Thrombocyten im Hämatom des Bruchbereiches. Bei Mitwirkung von Komplement- und Properdinsystem formen sich dann Autointikörper, die sich hauptsächlich gegen Bindegewebe, chondroide und osteoide Strukturen richten.

Handelt es sich um einen apriori infizierten Bruch, schalten sich in diesen Vorgang, der grundsätzlich als Abwehr betrachtet werden muß, das komplexe humorale und celluläre Abwehrsystem ein [4]. Es schleppt mit sich dann viel häufiger den autoimmunisierenden Prozeß in des Krankheitsbild [5] (Abb. 2).

Auch darum sind Pseudarthrosen bei infizierten Brüchen häufiger, als bei jenen, die keine evidente Infektion erkennen läßt [6].

Hefte zur Unfallheilkunde, Heft 201
Zusammengestellt von W. Hager
Springer-Verlag Berlin Heidelberg 1989

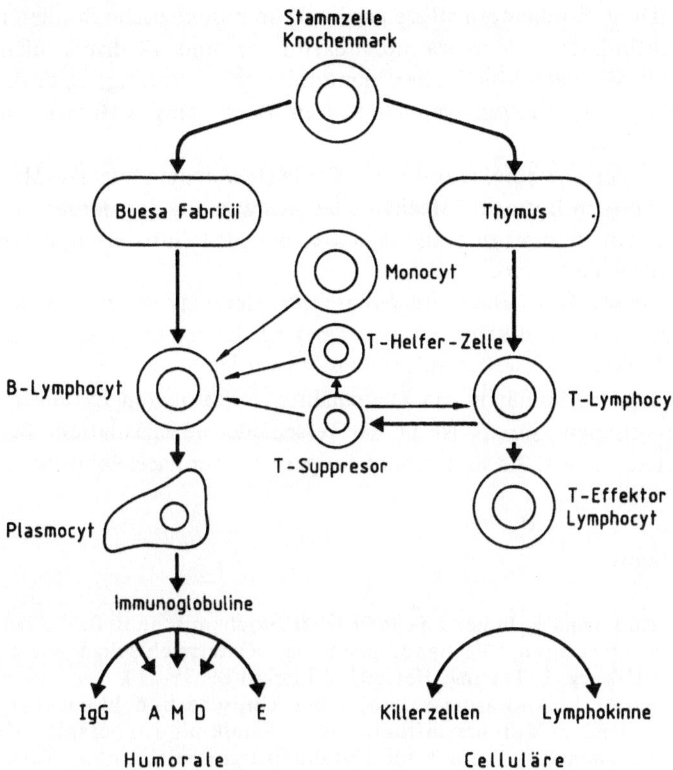

Abb. 1. Das Abwehrsystem

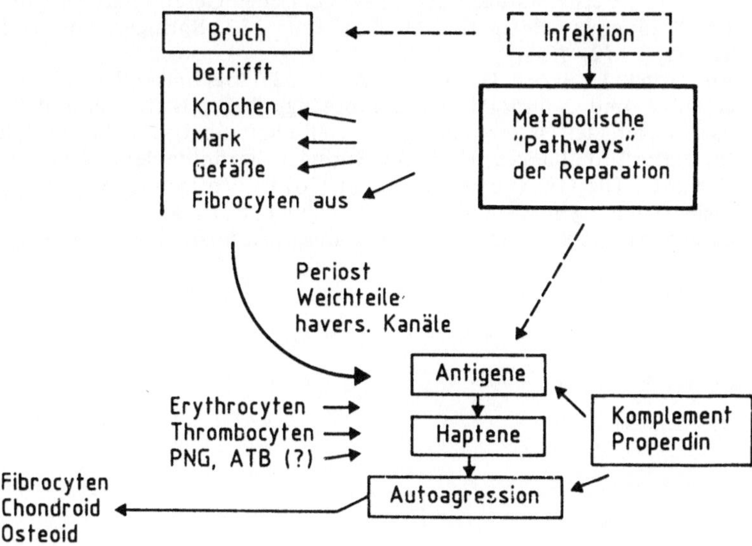

Abb. 2

Diese Erwägungen stützen sich auf immunologische Studien nach insgesamt 11 betreuten nichtinfizierten Vorderarmpseudarthrosen und 32 divers lokalisierten infizierten Pseudoarthrosen nach gründlicher immunologischer Verfolgung in der Zeitspanne von über zwei Jahren. In der vorliegenden kurzen Darstellung erläutern sie nur den Rahmen des Geschehens.

In der Therapie, laut diesem Kontext, kommen folgende Maßnahmen – in der genannten Reihe – in Betracht: Mechanische Ausräumung des Herdes, Immobilisation, bei infizierten Brüchen Immunoglobulinpräparate, bei nicht infizierten Prednison im sogenannten alternativen Verfahren.

Dieses Geschehen, unerwünschter Heilungsverlauf des Knochenbruches nämlich, ist glücklicherweise keine Regel. Immer hat es doch eine konkrete Ursache. Das Ausmaß ihrer Gültigkeit muß weiter aufgeschlüsselt werden.

Das Vorkommen von Pseudarthrosen der oberen Extremität im Vergleich zu Knochen des distalen Gürtels ist in der verschiedenen Zirkulation, Belastungsbeanspruchung und -art zu suchen. Sie sind daher häufiger bei oder nach Beinbrüchen am distalen Ende.

Literatur

1. Andrasina J, Bauer J (1966) Über biochemische Befunde bei schlecht heilenden Vorderarmfrakturen. Verhandlungen der Österreichischen Gesellschaft für Unfallchirurgie Salzburg, 1. Tagung. Hefte Unfallheikd 89:75–77
2. Bauer J, Andrasina (1966) Über klinische und biomechanische Befunde bei schlecht heilenden Vorderarmfrakturen – Klinik und Therapie. Verhandlungen der Österreichischen Gesellschaft für Unfallchirurgie Salzburg, 1. Tagung. Hefte Unfallheilkd 89: 73–75
3. Bauer J, Andrasina J, Jurik J (1982) Über die Versorgung von 121 infizierten Pseudoarthrosen. Verhandlungen der Österreichischen Gesellschaft für Unfallchirurgie Salzburg, 18. Tagung. In: Hefte Unfallheilkd, Heft 157. Springer, Berlin Heidelberg New York Tokyo, S 172–178
4. Andrasina J, Bauer H, Stachy A (1982) Ergebnisse langjähriger Beobachtung über celluläre und humorale Abwehrvorgänge bei posttraumatischer Osteomyelitis. Verhandlungen der Österreichischen Gesellschaft für Unfallchirurgie Salzburg. 18. Tagung. In: Hefte Unfallheilkd, Heft 157. Springer, Berlin Heidelberg New York Tokyo, S 72–73
5. Krech U, Tilz GP, Vorlaender KO (1976) In: Vorlaender KO (Hrsg) Praxis der Immunologie. Grundlagen-Methoden-Klinik. Thieme, Stuttgart
6. Grieco MH (1980) Infections in the abnormal host. New York Medical books

Infizierte Pseudarthrosen am Unterarm und Behandlungsergebnisse

G. Hierholzer und P.-M. Hax

Berufsgenossenschaftliche Unfallklinik Duisburg-Buchholz (Dir.: Prof. Dr. G. Hierholzer), Großenbaumer Allee 250, D-4100 Duisburg 28

Auf die allgemein bekannten Prinzipien der Behandlung infizierter Pseudarthrosen soll in dem vorliegenden Referat nicht mehr eingegangen werden. Es sollen lediglich einige besondere Merkmale der an unserer Klinik üblichen Behandlung infizierter Unterarmschaftpseudarthrosen herausgestellt werden.

Die großzügige Resektion einer infizierten Schaftpseudarthrose unter Inkaufnahme des dabei entstehenden Defektes verbietet sich am Oberarm, Oberschenkel und Unterschenkel wegen der Schwierigkeiten, einen solchen Defekt wieder aufzufüllen und wegen der damit verbundenen Instabilität. Die beiden Unterarmknochen lassen aufgrund ihrer Dimension sowie der in diesem Bereich sowohl mit internen als auch mit externen Stabilisierungsverfahren selbst bei Defekten und bei Betroffensein beider Unterarmknochen relativ einfach zu erreichenden Übungsstabilität ein solches Vorgehen zu. Durch die großzügige Resektion des infizierten Knochens werden weitgehend blande Verhältnisse herbeigeführt, die häufig eine primäre interne Stabilisierung und eine primäre autologe Knochenplastik ermöglichen. Besonders bewährt hat sich an unserer Klinik das Einpassen eines corticospongiösen Beckenkammspanes, der so dimensioniert wird, daß die ursprüngliche Länge des Knochens wiederhergestellt ist. Die übungsstabile Plattenosteosynthese ermöglicht eine frühfunktionelle Nachbehandlung. Wird das Risiko einer internen Stabilisierung für zu hoch erachtet, bietet sich alternativ die Stabilisierung mit einem Wagner-Apparat an, bei dem man durch Verdrehen der Gewindespindel den Beckenkammspan zwischen den Enden der beiden Hauptfragmente einklemmen kann.

An der Berufsgenossenschaftlichen Unfallklinik Duisburg-Buchholz wurden zwischen 1978 und 1983 am Unterarmschaft 63 Ellenpseudarthrosen, 46 Speichenpseudarthrosen und 16 kombinierte Ellen- und Speichenpseudarthrosen behandelt, darunter 10 infizierte Ellen- und Speichenpseudarthrosen. Insgesamt wurden in diesem Zeitraum 69 posttraumatische Osteomyelitiden am Unterarm behandelt. Für die folgende Zusammenstellung wurden nicht berücksichtigt:

— metaphysäre infizierte Pseudarthrosen,
— posttraumatische Osteomylitiden mit noch erhaltener Stabilität des Knochens sowie,
— bei Behandlungsbeginn aseptische Pseudarthrosen mit Infektvorgeschichte.

Es bleiben also 32 infizierte Pseudarthrosen am Unterarmschaft bei 27 Patienten, davon 26 Männer und eine Frau.

Das Durchschnittsalter des Patientenkollektivs lag bei 31 Jahren (minimal 7, maximal 50). Es waren 16 offene und 16 geschlossene Frakturen vorausgegangen. In der weit überwiegenden Zahl der Fälle, nämlich 29mal, wurde primär eine Stabilisierung mit einer Platte vorgenommen. Jeweils einmal kamen Rush-Pin, Bohrdrähte und Wagner-Apparat zur Anwendung (Tabelle 1).

Hefte zur Unfallheilkunde, Heft 201
Zusammengestellt von W. Hager
Springer-Verlag Berlin Heidelberg 1989

304

Tabelle 1. Infizierte Unterarmschaftpseudarthrosen 1978—1983 (n = 32)

Erstversorgung	n
Plattenosteosynthese	29
Rush-Pin	1
Bohrdrahtosteosynthese	1
Wagner-Apparat	1

Bei Behandlungsbeginn wegen einer infizierten Pseudarthrose war bei 19 Patienten eine Osteosynthese vorausgegangen, bei sieben Patienten zwei Osteosynthesen, davon in fünf Fällen zum zweiten Mal eine Platte. Bei einem Patienten waren drei Osteosynthesen vorausgegangen, wobei es dann nach dem dritten stabilisierenden Eingriff zum Infekt gekommen war.

Die Mehrzahl der Patienten wurde ursprünglich in anderen Kliniken behandelt und erst nach Auftreten des Infektes zur weiteren Behandlung in unsere Klinik verlegt. In vielen Fällen waren demnach bereits operative Maßnahmen zur Beherrschung des Infektgeschehens vorausgegangen (Tabelle 2).

Tabelle 2. Infizierte Unterarmschaftpseudarthrosen 1978—1983 (n = 32)

Art der Voroperationen nach Diagnosestellung	n-auswärts	n-BGU Dbg.
Weichteil-Revision	2	9
Sequestrotomie	4	1
PMMA-Kette	6	
Metallentfernung	12	
Fixateur externe	4	
Spongiosaplastik	3	
Saug/Spül-Drainage	2	

Die durchschnittliche Vorbehandlungsdauer lag bei 8 Monaten. In neun Fällen wurde in unserer Klinik zunächst nur eine Weichteilrevision durchgeführt, um ein florides Infektgeschehen zu mildern, einmal eine Sequestrotomie (Tabelle 2). Die sich daran anschliessenden eigentlichen Behandlungsmaßnahmen waren insofern gleich, als ein gründliches Debridement der Weichteile und des Knochens vorgenommen wurde, in den meisten Fällen mit Kontinuitätsresektion des infizierten Knochens. Bei 18 infizierten Pseudarthrosen erfolgte dann eine Plattenosteosynthese, davon 17mal mit primärer Interposition eines corticospongiösen Beckenkammspanes (Abb. 1). Sieben infizierte Pseudarthrosen wurden mit einem Wagner-Apparat stabilisiert, davon wurde wiederum viermal primär ein corticospongiöser Beckenspan interponiert und durch das Verdrehen der Gewindespindel festgeklemmt. Siebenmal wurde lediglich eine Stabilisierung mit einem Fixateur externe vorgenommen (Abb. 2). Insgesamt wurde in 21 Fällen primär ein corticospongiöser Beckenkammspan implantiert, eine primäre Spongiosaplastik erfolgte zweimal (Tabelle 3).

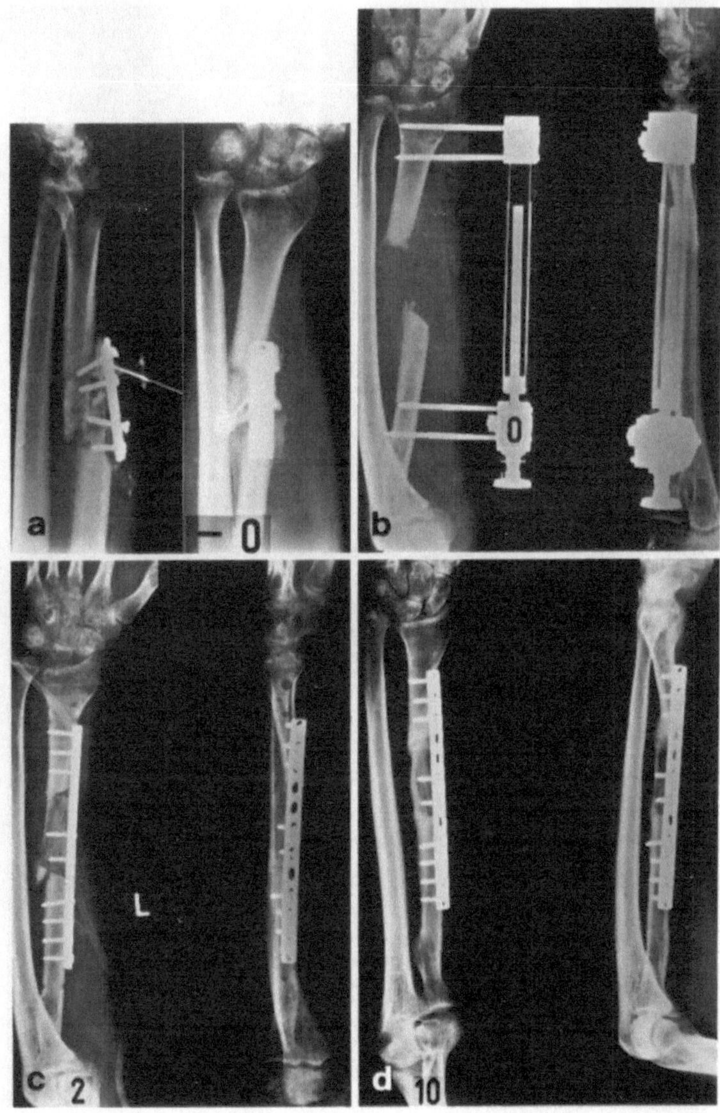

Abb. 1a—d. M.W., 48 J., männlich. **a** Infizierte Speichenpseudarthrose mit Plattenlockerung, **b** Resektion des Falschgelenkbereiches und Stabilisierung mit Wagner-Apparat 4 Monate nach Erstversorgung, **c** nach 2 Monaten Entfernung des Wagner-Apparates, Interposition eines corticospongiösen Beckenkammspanes und Osteosynthese mit KF-DC-Platte, **d** Knochenspan eingeheilt bei fehlenden Infektionszeichen 10 Monate postoperativ

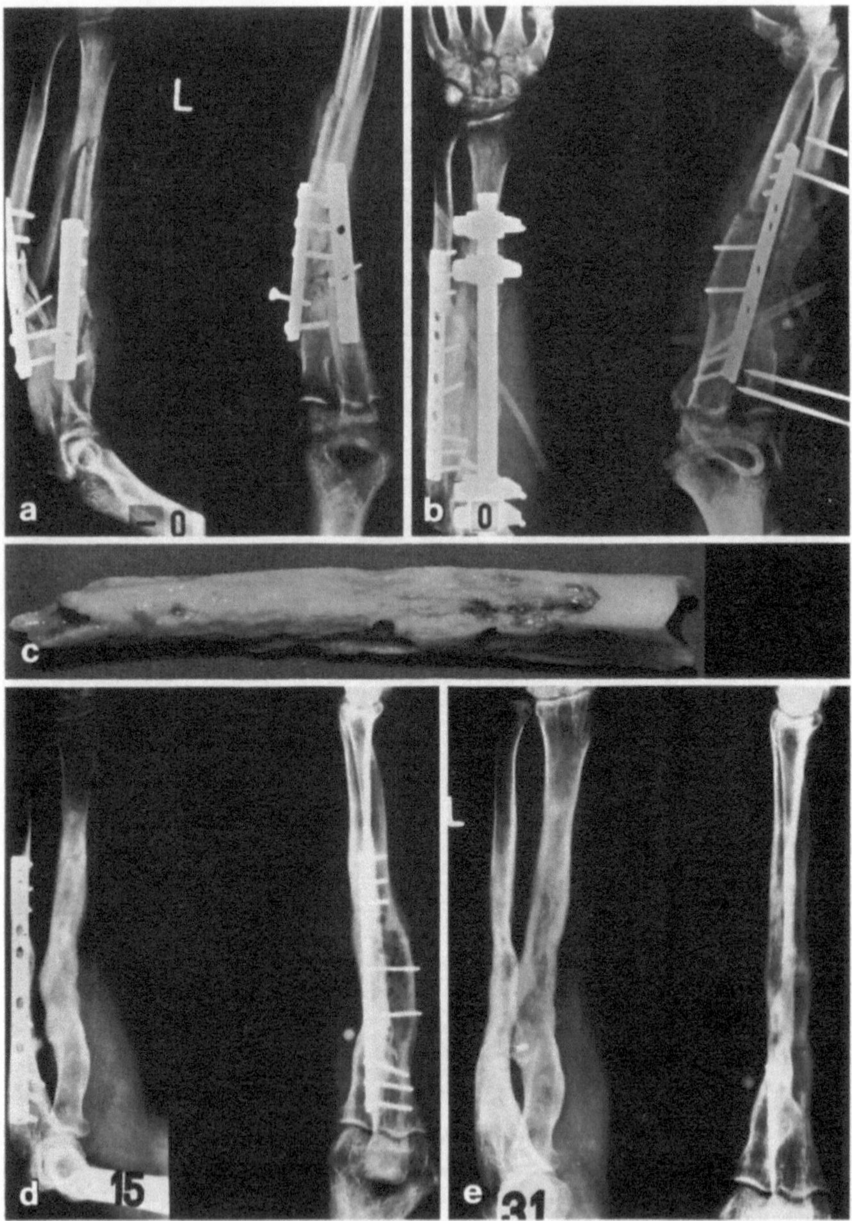

Abb. 2a–g. W.K., 25 J., männlich. **a** Infizierte Unterarmpseudarthrose nach Plattenosteo-synthese von Elle und Speiche, **b** Resektion des Ellenfalschgelenkes, primäre corticospon-giöse Spanplastik und DC-Plattenosteosynthese; Resektion des Speichenfalschgelenkes und Stabilisierung mit Fixateur externe, **c** großer Speichensequester, **d** Zustand nach sekundärer Auffüllung des Speichendefektes mit Spongiosa und Entfernung des Fixateur externe, 15 Monate postoperativ, **e** knöcherne Durchbauung von Elle und Speiche nach 31 Monaten bei fehlenden Infektzeichen; Zustand nach Metallentfernung an der Elle

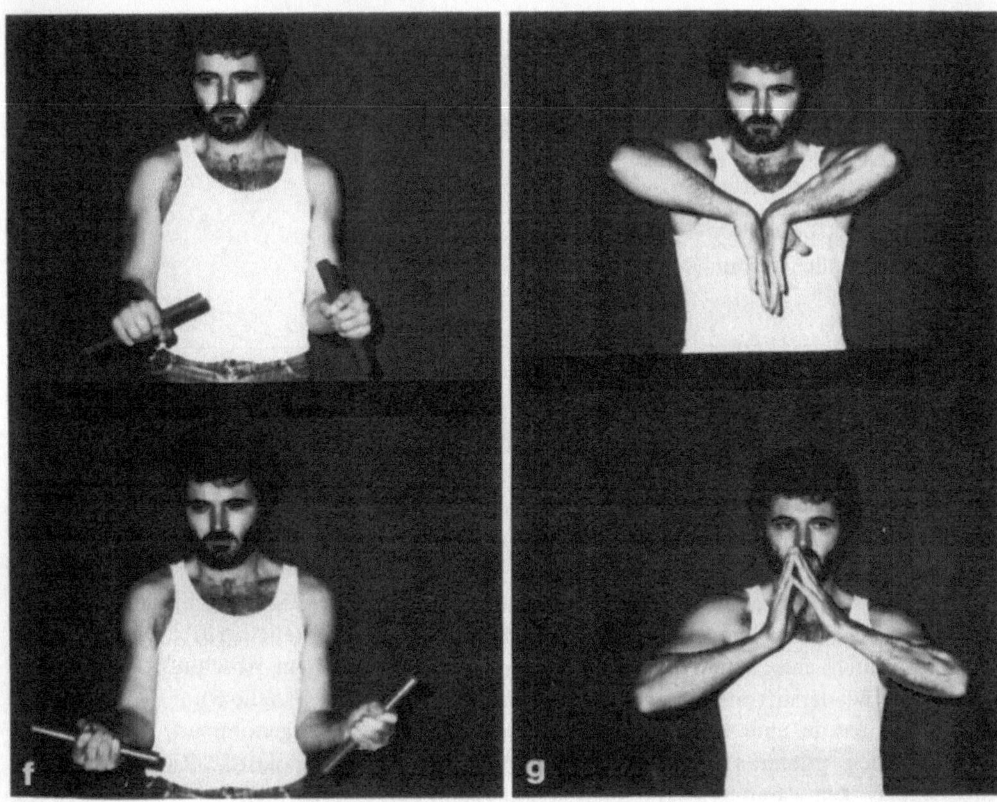

Abb. 2. f Unterarmdrehung bei Nachuntersuchung, 37 Monate nach Behandlungsbeginn, **g** Handgelenksfunktion bei Nachuntersuchung

Tabelle 3. Infizierte Unterarmschaftpseudarthrosen 1978—1983 (n = 32)

Therapie nach Debridement	n
Platte	18
— davon primär mit Knochenspan	17
Fixateur externe	7
Wagner-Apparat	7
— davon primär mit Knochenspan	4

Als sekundäre Maßnahmen nach den 17 Plattenosteosynthesen mit Interposition eines autologen corticospongiösen Beckenkammspanes war zweimal eine erneute Plattenosteosynthese mit erneuter Spaninterposition erforderlich; einmal eine erneute Plattenosteosynthese mit Spongiosaanlagerung und einmal wegen einer verbliebenen aseptischen Pseudarthrose mit Fehlstellung eine erneute Plattenosteosynthese. In einem Fall mußte die Platte nachgespannt werden. Eine frühzeitige Metallentfernung war nach diesem Vorgehen in sechs Fällen notwendig, Weichteilrevisionen siebenmal, einmal wurde sekundär eine Spongiosaplastik vorgenommen (Tabelle 4).

Tabelle 4. Infizierte Unterarmschaftpseudarthrosen 1978–1983. Sekundäre
Maßnahmen nach Plattenosteosynthese mit Span (n = 17)

	n
erneute Plattenosteosynthese + Span	2
erneute Plattenosteosynthese + Spongiosa	1
erneute Plattenosteosynthese	1
Nachspannen der Platte	1
Frühzeitige Metallentfernung	6
Weichteil-Revision	7
Spongiosaplastik	1

Nach primärer Stabilisierung mit Wagner-Apparat und Interposition eines Beckenkammspanes (4 Fälle) wurde einmal wegen Instabilität auf einen räumlichen Fixateur
externe umgestiegen, einmal war später wegen einer verbliebenen aseptischen Pseudarthrose
eine Plattenosteosynthese erforderlich. Einmal wurde nach diesem Vorgehen eine Weichteilrevision durchgeführt.

Ein sekundärer Weichteileingriff war in sieben Fällen notwendig, zwei Eingriffe in drei
Fällen und in jeweils einem Fall drei bzw. vier sekundäre Weichteileingriffe. Diese Zahlen
beinhalten auch eine Fistelrevision, die nach zwischenzeitlichem Abschluß des Heilverfahrens und Wiederauftreten einer Fistelung erforderlich wurde (Tabelle 5).

Achtmal wurde eine sekundäre autologe Knochenplastik vorgenommen, davon allein
sechsmal nach primärer externer Stabilisierung ohne Knochenplastik. Zwei sekundäre
Knochenplastiken waren in zwei Fällen, drei in einem Fall erforderlich.

Im Folgenden sollen kurz einige besonders problematische, durch Rückschläge gekenn-
zeichnete Heilungsverläufe geschildert werden.

Bei einem 23jährigen Mann mit infizierter Ellen- und Speichenpseudarthrose wurden
beide Unterarmknochen primär mit einem Wagner-Apparat stabilisiert, wobei an der Speiche
Spongiosa angelagert wurde. Die Osteosynthese erwies sich als nicht ausreichend stabil, das
Infektgeschehen kam nicht zur Ruhe. Die beiden Wagner-Apparate wurden daher entfernt
und durch einen räumlichen Fixateur externe, der nunmehr keine Umwendbewegungen
des Unterarmes mehr erlaubte, ersetzt. Bei dem Verfahrenswechsel wurde noch einmal
an Elle und Speiche Spongiosa angelagert. Es verblieb schließlich eine infizierte Pseudarthrose der Speiche, die nach Debridement, Interposition eines Beckenkammspanes und
Plattenosteosynthese ebenfalls zur Ausheilung kam.

Tabelle 5. Infizierte Unterarmschaftpseudarthrosen 1978–1983
(n = 27). Sekundäre Weichteileingriffe

n-Operationen	n-Patienten
1	7
2	3
3	1
4	1

Bei einem 33jährigen Patienten mit einer infizierten Ellenpseudarthrose wurde nach Debridement eine primäre Plattenosteosynthese mit Interposition eines Beckenkammspanes vorgenommen. Die Platte mußte in einem weiteren Eingriff nachgespannt werden und wurde schließlich in der Annahme, die Pseudarthrose sei verheilt, frühzeitig entfernt. Persistierende Beschwerden und nachfolgende Röntgenkontrollen zeigten jedoch, daß noch eine Instabilität bestand. Auch diese Pseudarthrose wurde nach erneuter Plattenosteosynthese mit Interposition eines corticospongiösen Beckenkammspanes und zusätzlicher Spongiosaanlagerung zur Ausheilung gebracht.

Bei einem 50jährigen Mann mit infiziertem Ellen- und Speichenschaftgelenk wurden primär zwei Wagner-Apparate, jeweils mit Interposition eines corticospongiösen Beckenkammspanes, eingebracht. Nach zunächst komplikationslosem Verlauf und Entfernen der Wagner-Apparate trat kurze Zeit später eine Refraktur der Elle auf, die unter Gipsruhigstellung verheilte.

Bei einem weiteren Patienten mit infizierter Ellen- und Speichenpseudarthrose, bei dem an der Elle eine Plattenosteosynthese mit Interposition eines Beckenkammspanes durchgeführt worden war, trat nach Metallentfernung ebenfalls eine Refraktur auf, die eine Reosteosynthese mit Platte und erneuter Interposition eines Beckenkammspanes erforderlich machte.

Ein Patient kam in unsere Behandlung mit infizierten Pseudarthrosen der Elle und Speiche nach Plattenosteosynthese und mit septischen Allgemeinsymptomen. Bei der Revision fanden sich langstreckige Sequestrierungen des Ellen- und Speichenschaftes, die einen Erhaltungsversuch des Unterarmes als nicht mehr sinnvoll erscheinen ließen. Beide Armknochen wurden provisorisch mit je einem Fixateur externe stabilisiert. Wenige Tage später erfolgte nach Aufklärung des Patienten und entsprechender Einwilligung die Unterarmamputation.

Die durchschnittliche Gesamtdauer des Heilverfahrens betrug 19 Monate, die durchschnittliche Behandlungsdauer elf Monate. Von den 27 Patienten wurde ein Patient mit Ellen- und Speichenpseudarthrose wegen der vorgenommenen Amputation nicht nachuntersucht, ein weiterer Patient mit infizierter Speichenpseudarthrose konnte nicht mehr erreicht werden. Demnach würden 25 Patienten mit insgesamt 29 Pseudarthrosen in einem durchschnittlichen zeitlichen Abstand nach Behandlungsbeginn von 27 Monaten nachuntersucht. Alle 29 Pseudarthrosen waren verheilt. Das Infektgeschehen war ebenfalls in allen Fällen zur Ruhe gekommen. Die weiteren Nachuntersuchungsergebnisse gehen, ausgeschlüsselt nach dem AO-Beurteilungsschema, aus den folgenden Tabellen hervor (Tabellen 6—8).

Zusammenfassung

Es wird über die Behandlung von 32 infizierten Pseudarthrosen am Unterarmschaft bei 27 Patienten berichtet. 25 Patienten mit ursprünglich 29 infizierten Pseudarthrosen konnten in einem durchschnittlichen zeitlichen Abstand von 27 Monaten nach Beginn der Behandlung nachuntersucht werden. Alle Pseudarthrosen waren ausgeheilt. Auch das Infektgeschehen war in allen Fällen zur Ruhe gekommen. Das Gesamtergebnis war unter Zugrundelegung des AO-Beurteilungsschemas in vier Fällen sehr gut, achtmal gut, zehnmal befriedigend und dreimal mäßig.

Tabelle 6. Infizierte Unterarmschaftpseudarthrosen 1978–1983.
(n = 25) – Nachuntersuchung

	n
Keine Schmerzen	11
zeitweise geringe Schmerzen	6
zeitweise mäßige Schmerzen	5
dauernd mäßige Schmerzen	2
dauernd starke Schmerzen	1
Kraft normal	6
Kraft gering gemindert	12
Kraft stark gemindert	7
Trophik normal	17
Trophik gering gestört	7
Trophik deutlich gestört	1
Keine Umfangsminderung	2
bis 0,5 cm	2
bis 1 cm	6
bis 1,5 cm	4
bis 2 cm	4
über 2 cm	7

Tabelle 7. Infizierte Unterarmschaftpseudarthrosen 1978–1983.
(n = 25) – Nachuntersuchung

		n
Keine Verkürzung		17
Verkürzung		8
Kein Achsenknick		17
Achsenknick in 1 Ebene	$< 10^\circ$	5
Achsenknick in 2 Ebenen	$< 10^\circ$	2
Achsenknick in 1 Ebene	$> 10^\circ$	1
Inkongruenz im distalen Radioulnargelenk		4
Brückencallus		3

Die primäre großzügige Resektion des infizierten Knochens hat sich am Unterarm aus unserer Sicht bewährt. Dieses Vorgehen ermöglicht häufig eine interne Stabilisierung mit primärer Interposition eines corticospongiösen Beckenkammspanes, wodurch wiederum eine frühfunktionelle Nachbehandlung möglich ist. Diese Art des Vorgehens führte zu einer deutlichen Abkürzung des Heilverfahrens. Die durchschnittliche Behandlungsdauer liegt mit elf Monaten weit unter der von infizierten Pseudarthrosen an anderen langen Röhrenknochen. Die funktionellen Ergebnisse können unseres Erachtens unter Berücksichtigung der häufig problematischen Ausgangssituation als gut angesehen werden.

Tabelle 8. Infizierte Unterarmschaftpseudarthrosen 1978–1983.
(n = 25) – Nachuntersuchung

	n
Ellenbogengelenksfunktion	
sehr gut	17
gut	4
befriedigend	2
mäßig	2
Unterarmdrehung	
sehr gut	3
gut	9
befriedigend	6
mäßig	7
Handgelenkfunktion	
sehr gut	8
gut	5
befriedigend	11
mäßig	1
Gesamtergebnis	
sehr gut	4
gut	8
befriedigend	10
mäßig	3

Behandlung und Ergebnisse infizierter Unterarmpseudarthrosen der Jahre 1979 bis 1986 der Berufsgenossenschaftlichen Unfallklinik in Tübingen

H. Röhner, A. Wentzensen und S. Weller

Berufsgenossenschaftliche Unfallklinik Tübingen (Direktor: Prof. Dr. S. Weller), Rosenauer Weg 95, D-7400 Tübingen

Bei Vorliegen einer Infektpseudarthrose am Unterarm ist das in der operativen Knochenbruchbehandlung angestrebte Ziel der vollständigen funktionellen Wiederherstellung der verletzten Extremität in besonders hohem Maße gefährdet. Die differenzierten Bewegungsabläufe von Unterarm und Hand sind abhängig vom Zusammenspiel zweier sich umeinander drehender Knochen, den unversehrten Gelenkverbindungen sowie den empfindlichen Verschiebungen von Muskeln, Sehnen und Gleitgewebe. Im klinischen Alltag zeigt sich immer wieder, daß der Unterarm eine sehr begrenzte Weichteilreserve besitzt, welche unter

Infektion, mehrfachen Operationen und mangelndem Gebrauch der Extremität rasch verbraucht ist.

Es interessierte uns daher das erreichte Resultat in der Behandlung der Unterarminfektpseudarthrose; unter Infektpseudarthrose verstanden wir hierbei alle innerhalb von 8 Monaten nicht knöchern fest verheilten Brüche bei vorliegendem Infekt mit positivem Bakteriennachweis.

Ergebnisse

Im Zeitraum von 1975 bis 1985 behandelten wir insgesamt 160 Pseudarthrosen, wobei in 30 Fällen eine Infektpseudarthrose vorlag. Von diesen 30 Infektpseudarthrosen ließen sich nach obiger Definition 12 Unterarminfektpseudarthrosen abtrennen. Die Lokalisation fand sich zweimal an der Ulna, zweimal am Radius und 8mal im Bereich beider Unterarmknochen. In 8 Fällen war die Fraktur primär offen gewesen. Für die Infektpseudarthrosen ursächlich verantwortlich konnten wir retrospektiv in 9 Fällen eine biomechanische Fehlleistung, die im wesentlichen auf die falsche Implantatverwendung zurückzuführen war, feststellen. In 2 Fällen waren die richtigen Implantate zu gering dimensioniert. Die restliche Osteosynthese war technisch korrekt, die Pseudarthrose hier wohl dem Weichteilschaden mit begleitendem Infekt bei vorausgegangener offener Fraktur zuzuschreiben.

Das operative Vorgehen entsprach dem bisher bekannten Vorgehen mit:

1. Stabilitätserzeugung bzw. Wiederherstellung.
2. Radikale Sequestrektomie.
3. Osteoplastische/weichteilrekonstruktive Maßnahmen.

Die notwendige Stabilisierung bis zur knöchernen Konsolidierung erfolgte zweimal mit dem Fixateur externe. Von der Anwendung des Fixateur externe bis zur knöchernen Konsolidierung sind wir inzwischen weitgehend abgekommen, da der Fixateur externe bei längerer Verweildauer insbesondere am Radius problematisch ist da Torsionsbewegungen häufig zur Lockerung der Schrauben mit nachfolgender Infektion der Schraubenlöcher und narbiger Beeinträchtigung der Weichteile führen. Aus diesen Gründen haben wir in den letzten Jahren eine innere Osteosynthese angewandt. Fünfmal kam die schmale DC-Platte zur Anwendung, fünfmal die 3,5 mm DC-Platte, sowie einmal Miniplatten.

Insbesondere hat sich 3,5 mm DC-Platte bewährt, da sie sich durch ihre kleinere Dimensionierung bestens an den Knochen anpassen läßt und bei genügender Stabilität weniger Weichteilprobleme aufwirft. Zwei Miniplatten kamen zur Anwendung bei Rekonstruktion eines knöchernen Defektes mittels eines mikrovasculär angeschlossenen Beckenkammtransplantates.

Die Sequestrektomie erfolgte grundsätzlich radikal, alle nekrotischen Knochen- und Weichteilgewebe müssen entfernt werden, auch unter Inkaufnahme einer knöchernen Defektzone. Sofern es die lokale Situation erlaubt, folgte in gleicher Sitzung die Osteoplastik. In einigen Fällen kam eine PMMA-Kugelkette zur Transplantatlagervorbereitung, eine Saug-Spüldrainage in keinem Fall zur Anwendung.

Zur Rekonstruktion des Knochens erfolgte zehnmal eine autologe Spongiosaplastik vom Beckenkamm, dreimal die Interposition eines cortico-spongiösen Blocks zur Defektüberbrückung, einmal jeweils eine nicht vasculär angeschlossene Rippe und Fibula, sowie ein mikrovasculär transplantierter Beckenkamm.

Die knöcherne Rekonstruktion gelang bei den meisten Fällen durch einfache osteoplastische Spongiosatransplantation, wobei vier Patienten mehrmals eine Spongiosatransplantation benötigten. Bei drei Patienten interponierten wir einen cortico-spongiösen Block zur Defektüberbrückung ohne Gefäßanschluß bei zufriedenstellenden Weichteilen. Bei einem Interponat blieb die knöcherne Einheilung aus. Weiterhin interponierten wir jeweils ohne Gefäßanschluß eine Rippe und eine Fibula, die beide Opfer des Infektes wurden und keine knöcherne Einheilung zeigten. Bei diesen Patienten führten wir letztendlich bei schlechten Weichteilen und bestehender Defektzone eine mikrovasculäre osteomyocutane Beckenkammtransplantation mit Erfolg durch.

Bei allen Patienten beließen wir die Redon-Drainage im Plattenlager bis zur Metallentfernung. Eine knöcherne Konsolidierung konnte bei allen Patienten letztendlich erzielt werden.

Trotz weitestgehender Optimierung des bisher geübten Vorgehens in der Behandlung der Infektpseudarthrose am Unterarm zeigt es sich, daß alle Patienten mehrfach operiert werden mußten, und daß die Hospitalisierung sowie der Gesamtbehandlungszeitraum erschreckend langdauernd war.

Die Nachuntersuchungen zeigten, was die Bewegungseinschränkung am Unterarm anging, meist ein befriedigendes bis mäßiges Resultat. Eindeutig war ein Zusammenhang mit der Zahl der durchgeführten Operationen festzustellen. Das heißt, je öfter der Patient operiert werden mußte, um so größer war letztendlich die Bewegungseinschränkung. Was die Funktion und die Beschwerden betrifft, handelte es sich um befriedigende bis gute Ergebnisse. Die erheblichen Bewegungseinschränkungen sind letztendlich auch der Grund für den nicht unerheblichen Prozentsatz der verbleibenden MdE.

Die Ergebnisse in der Behandlung nach der eingangs gegebenen Definition der infizierten Unterarmschaftpseudarthrose können nicht zufriedenstellen. Das grundsätzliche Problem liegt in der nachhaltigen Schädigung der Weichteile durch mehrfache Eingriffe, sowie dem bestehenden Infekt. Für uns hat sich daher folgendes Therapieschema bewährt.

1. Interne Stabilisierung mit der DC-Platte 3,5 mm.
2. Radikale Sequestrektomie.
3. Weichteil-/Knochenrekonstruktion einzeitig (evtl. mikrovasculäre Transplantate).
4. Dauerdrainage bis zur Metallentfernung.

Um die angestrebte Weichteil-/Knochensanierung rasch in einem Schritt zu errreichen, bieten sich heute mikrovasculäre Transplantate an, welche beiden Forderungen gerecht werden. Hierzu ein klinisches Beispiel (Abb. 1–7):

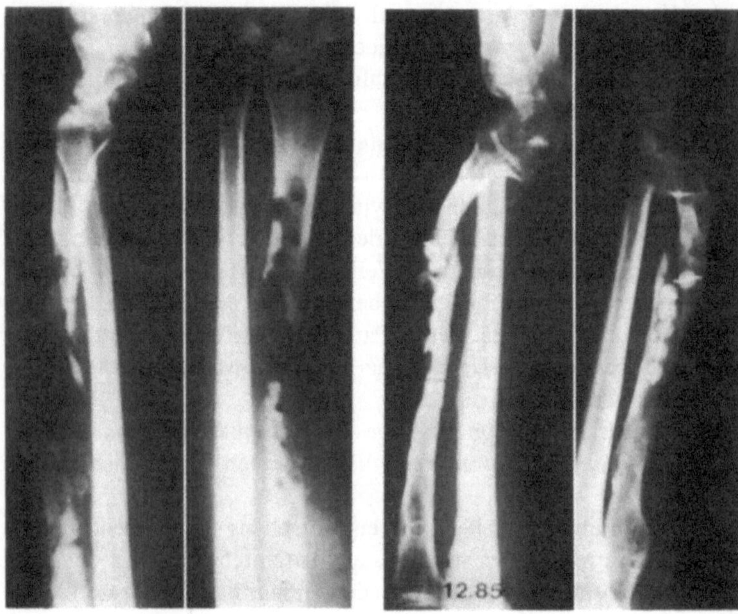

Abb. 1. Infekt-Defekt-Pseudarthrose li. Radius, erfolglose Transplantation von Rippen und Fibula ohne Gefäßanschluß

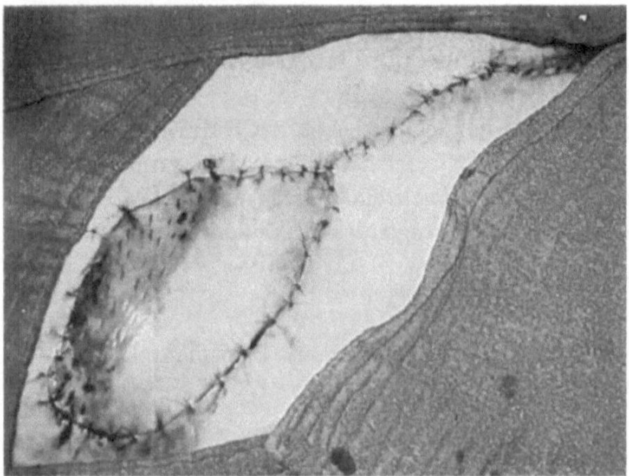

Abb. 2. Umschneidung des Beckenkammlappens, es trat eine venöse Zirkulationsstörung oberhalb der durch eine frühere Spongiosaentnahme entstandenen Narbe auf

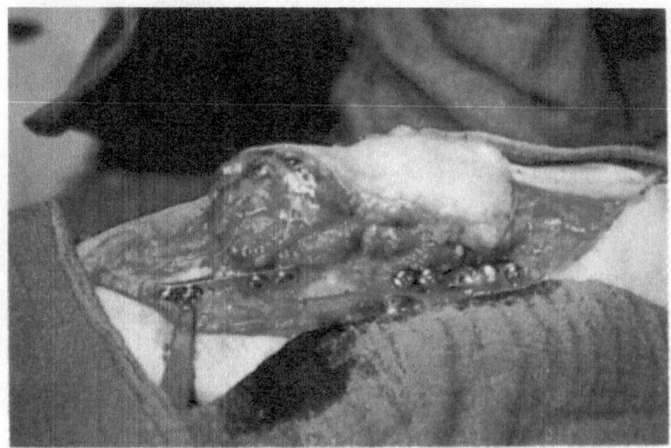

Abb. 3. Einbringen des Lappens in den Defekt und Fixation mittels zweier Miniplatten

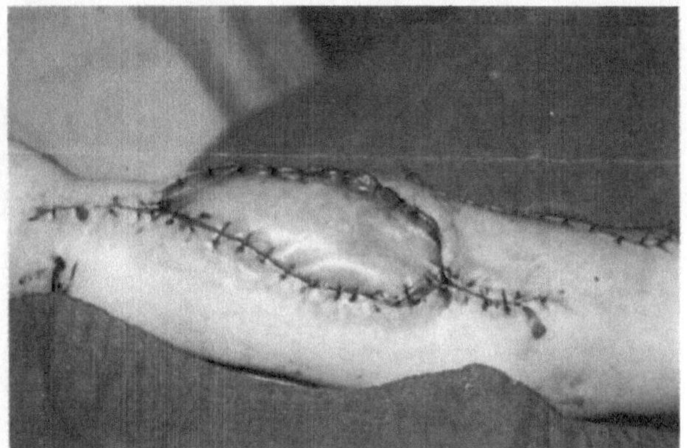

Abb. 4. Postoperatives Bild, ungestörte Zirkulation des Lappens

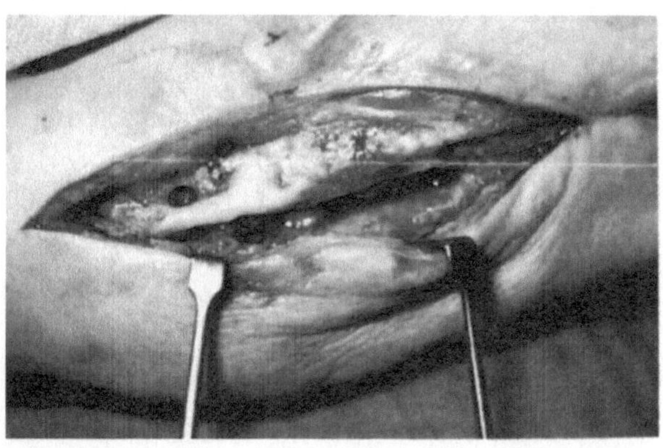

Abb. 5. Intraop. Befund bei Metallentfernung; Lappen vollständig eingeheilt, Pseudarthrose knöchern überbrückt

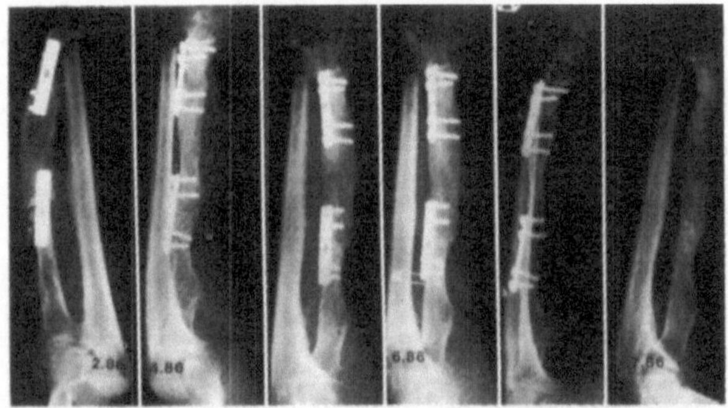

Abb. 6. Verlauf und knöchernes Ausheilungsergebnis nach 5 Monaten

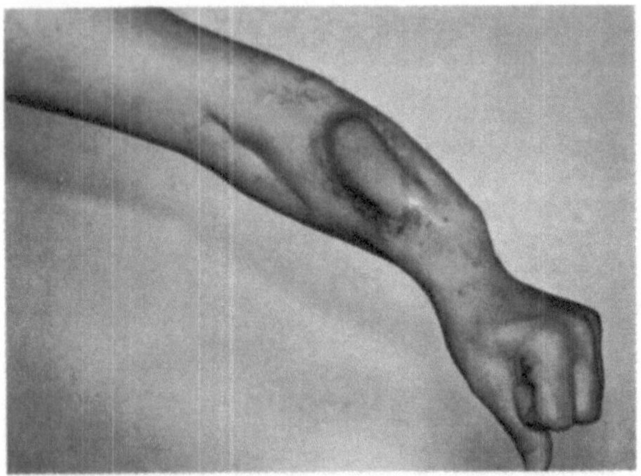

Abb. 7. Lokale Verhältnisse 14 Monate nach Lappenübertragung

Behandlung und Ergebnisse infizierter Pseudarthrosen am Unterarm

M. Börner und K. Klemm

Berufsgenossenschaftliche Unfallklinik Frankfurt am Main (Ärztl. Direktor: Prof. Dr.
med. H. Contzen), Friedberger Landstraße 430, D-6000 Frankfurt/M. 60

Das Auftreten einer infizierten Pseudarthrose stellt zweifelsfrei die schwerwiegendste
Komplikation dar, wobei ursächlich in einem hohen Prozentsatz der infizierten Pseudarthrosen eine mangelhafte Osteosynthese der oft geschlossenen Fraktur vorausgeht.

So ist nach Weber und Cech die infizierte Pseudarthrose das Schreckgespenst der Frakturheilung, denn "in Gegenwart eines Infektes heilt die Fraktur nicht und in Gegenwart einer Fraktur heilt der Infekt nicht aus".

Ziel jeder Behandlung ist es, durch eine geeignete Re-Osteosynthese die Pseudarthrose zu stabilisieren, durch lokale Herdsanierung den Infekt zu beherrschen und als letzten Schritt durch Anlagerung von Spongiosa die knöcherne Defektstrecke aufzufüllen und somit eine Konsolidierung zu erreichen. Zur Stabilisierung der infizierten Fraktur hat sich in den letzten Jahren die Osteotaxis mit dem Fixateur externe als Methode der Wahl bewährt, wobei in der Berufsgenossenschaftlichen Unfallklinik Frankfurt am Main der Fixateur nach Raoul Hoffmann Anwendung findet.

Der wichtigste Schritt bei der Behandlung einer infizierten Unterarm-Pseudarthrose ist das radikale Debridement der Weichteilnekrosen und Sequester und damit die Beseitigung von nicht durchblutetem Gewebe. Häufig führen wir die Nekrektomie in Vitalfärbung mit Disulphine-blue durch, da alle Sequester vor jeglicher antibiotischer Behandlung entfernt werden müssen, da das Antibioticum weder bei systemischer noch bei lokaler Behandlung in das Zentrum des Sequesters eindringen kann.

Nach Entfernung der Sequester und des alloplastischen Implantates kommt zur lokalen Infektsanierung entweder die Spül-Saug-Drainage oder die von Klemm inaugurierte lokale Behandlung mit Gentamycin-PMMA-Ketten zur Anwendung. Nach Ausräumung der osteomyelitischen Höhle füllen wir diese mit Septopal-Kugelketten aus. Bei erforderlicher späterer Spongiosaplastik sollten die implantierten Gentamycin-PMMA-Ketten im Pseudarthrosespalt als sog. "Platzhalter" belassen und erst zum Zeitpunkt der Spongiosaplastik entfernt werden.

Das Einbringen von Spongiosa im akuten Infekt bzw. bei liegender Spül-Saug-Drainage ist wegen der gestörten biologischen Einheilungsvorgänge nicht indiziert.

Nach ausreichend knöcherner Konsolidierung der Pseudarthrose wird der Fixateur externe entfernt, wobei jedoch wegen der Gefahr einer Refraktur infolge mangelnder Strukturierung des Knochens oder Skleorisierung noch für mehrere Monate ein Unterarm-Schienenhülsenapparat verordnet werden sollte.

In der Berufsgenossenschaftlichen Unfallklinik Frankfurt am Main wurde dieses kombinierte Behandlungsverfahren im Zeitraum von 1980 bis 1985 in 37 Fällen von septischen Pseudarthrosen am Unterarm angewandt.

Bei 16 Patienten (= 43,2%) hat es sich primär um eine geschlossene und bei 21 Patienten (= 56,8%) um eine erst- bzw. drittgradig offene Fraktur gehandelt (Tabelle 1).

Tabelle 1. Zustand der Fraktur: geschlossen/offen

geschlossen	15
1° offen	4
2° offen	7
3° offen	11
	37

Die Erstversorgung erfolgte bei 23 Patienten (= 62,1%) mit einer Plattenosteosynthese und 8mal (= 21,6%) mit einem Fixateur externe (Tabelle 2).

318

Tabelle 2. Art der Primärversorgung

Plattenosteosynthese	21
Rush-Pin, K-Drähte	7
Schrauben	1
Fixateur externe	8
	37

Mit der Behandlung der infizierten Pseudarthrose wurde im Durchschnitt 7 Monate nach der Primärversorgung begonnen.

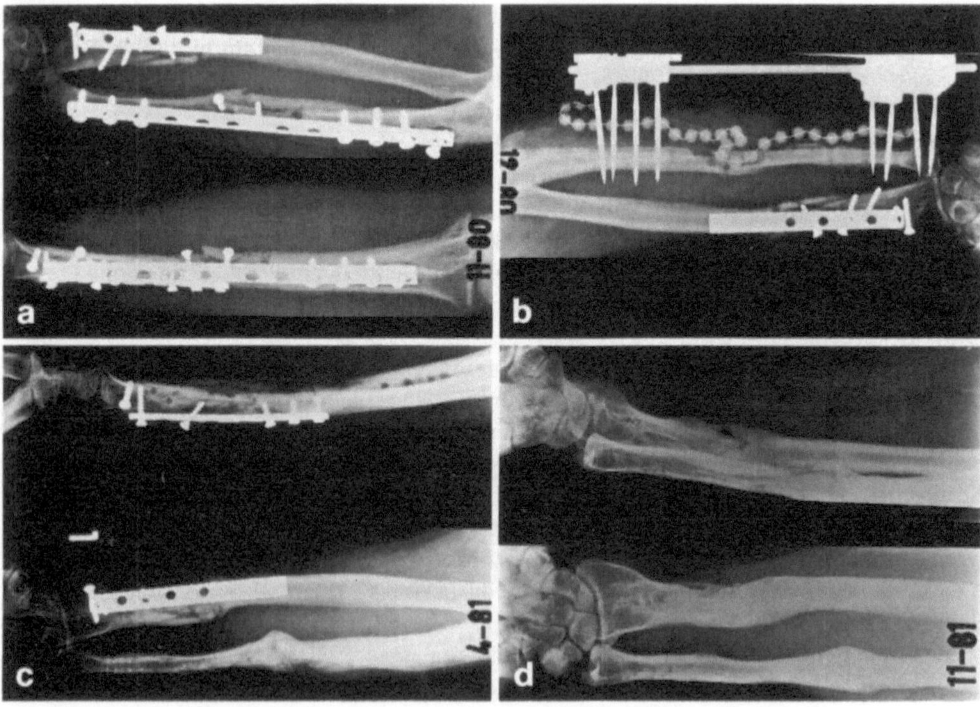

Abb. 1

Ergebnisse

Durch die Metallentfernung, radikale Sequestrektomie, Implantation von Septopal-Ketten, Montage eines Fixateur externe und autologe Spongiosaplastik konnte bei 27 Patienten, dies sind 72,9% der Fälle, sowohl knöcherne Konsolidierung als auch völlige Beruhigung der chronischen Osteomyelitis erzielt werden. Bei 7 Patienten (= 18,9%) wurde zwar Fistelfreiheit erreicht, wegen fortbestehender Pseudarthrose mußten die Patienten jedoch mit einem Unterarm-Schienenhülsenapparat versorgt werden (Tabelle 3).

Tabelle 3. Ergebnisse

Pseudarthrose geheilt —		
Infekt beruhigt	27	(72,9%)
Pseudarthrose bestehend —		
Infekt beruhigt	7	(18,9%)
Pseudarthrose geheilt —		
Infekt bestehend	2	(5,4%)
Pseudarthrose bestehend —		
Infekt bestehend	1	(2,8%)

Komplikationen

Wegen verzögerter Knochenbruchheilung bzw. Teilresoption der Spongiosaplastik mußten bei 21 Patienten weitere Knochentransplantationen vorgenommen werden. In einem Fall haben wir nach Sanierung des Infektes die vorübergehend mit Septopal-Kugeln ausgefüllte Defektstrecke nach 8 Wochen mit einem cortico-spongiösen Beckenkammspan als Interponat überbrückt und zur Stabilisierung eine schmale AO-Platte mit interfragmentärer Kompression verwendet.

Eine Refraktur nach einem harmlosen Unfallereignis trat bei 9 Patienten (= 24,3%) auf und wurde entweder konservativ mittels Gipsruhigstellung oder mit einem linearen Fixateur externe stabilisiert.

Eine Ulna-Resektion bei vorliegender Verkürzung des Radiusschaftes mußte in 5 Fällen (= 13,5%) durchgeführt werden (Tabelle 4).

Tabelle 4

Pseudarthrose	
— autologe Spongiosa	21
— cortico-spongiöser Span	1
Ulnavorschub/-resektion	5
Brückencallus	3
Refraktur	9
Nervenschaden	1

Zusammenfassung

Die Behandlung der infizierten Pseudarthrose am Unterarm hat die Verknöcherung der Pseudarthrose und die Sanierung des Infektes zum Ziel. Das operative Vorgehen sollte daher unter Berücksichtigung nachstehender Schritte erfolgen:

1. Ausgedehnte Nekrektomie.
2. Entfernung des gelockerten Implantates.
3. Lokale Infektsanierung mit Septopal-Ketten.
4. Stabilisierung mit Fixateur externe.
5. Sekundäre Spongiosaplastik.

320

Literatur

Börner M, Vecsei V, Klemm K (1982) Zur Frage der Frühintervention bei infizierten Osteo-
synthesen unter Verwendung von Gentamycin-PMMA-Ketten. In: Hefte Unfallheilkd,
Heft 157. Springer, Berlin Heidelberg New York Tokyo, S 128–133
Klemm K (1982) Indikation, Technik und Ergebnisse bei Anwendung des Fixateur externe
bei infizierten Frakturen und infizierten Pseudarthrosen. Langenbecks Arch Chir 358:
119–124
Klemm K, Börner M (1986) Behandlung der chronischen Osteomyelitis mit Gentamycin-
PMMA-Ketten. Unfallchirurg 12:128–131
Tscherne H, Oestern HJ (1973) Die Pseudarthrosen und Fehlstellungen. BG-Schriftenreihe
17:81–90

Diskussion

Heim, Muri-Bern: Zum Vortrag von Herrn Börner. Der cortico-spongiöse Span als ideales
Mittel, um die aseptische Pseudarthrose zu behandeln, scheint allgemein akzeptiert und ein
Standardverfahren zu sein, mit der entsprechenden Stabilisierung und Kompression.

Zum Vortrag von Herrn Hansis. Ich glaube, bei der aseptischen Unterarmpseudarthrose
sind sich alle einig, wie man vorgehen soll. Es gibt keine anderen Meinungen.

Vecsei, Wien: Zum Vortrag Andrasina würde ich gerne die Bemerkung machen, daß dieser
Mechanismus tatsächlich eine gewisse Rolle spielt. Das weiß man vor allem von den septischen Pseudarthrosen. Frau Klemm hat da sehr schöne Untersuchungen gemacht und
nachweisen könne, daß Patienten — ich simplifiziere das Ganze etwas — dann eitrig werden,
dann zu sezernieren beginnen, wenn sie wollen. Das heißt, sind ihre Lebensumstände
plötzlich zum Schlechteren gewandt, bekommen sie Temperatur, die Fistelsekretion nimmt
zu und sie kommen wieder ins Spital und sind untergebracht. Dort geht es ihnen dann
gut und der Mechanismus ist durchbrochen. Irgend etwas derartiges, wie hier angesprochen,
ist im Spiel. Welchen Stellenwert es hat, daß das tatsächlich möglich ist, von vornherein
Pseudarthrosen zu erzeugen, würde ich einmal grundlegend bezweifeln, aber es hat einen
Stellenwert.

Poigenfürst, Wien: Wir haben einmal an der Klinik die psychosoziale Situation der Patienten mit Osteomyelitis studiert. Es hat sich gezeigt, daß natürlich bei diesen Patienten
die Tatsache der Knocheninfektion einen enormen Einfluß auf ihre Psyche hat. Der Immun-
mechanismus ist natürlich psychisch beeinflußbar, das weiß man auch, und diese Zusam-
menhänge kann man bestimmt nicht leugnen.

Heim, Muri-Bern: Herr Stachy, es freut mich sehr, daß Sie im Auditorium etwas Zustim-
mung gefunden haben. Ich glaube, das ist etwas, wo wir als Unfallchirurgen vielleicht

weniger aufmerksam sind und es wäre sicher sehr sinnvoll, hie und da auch einmal einen Psychologen beizuziehen.

Buch, Wien: Fragen zum Vortrag von Herrn Hierholzer und Herrn Hax. Erfolgt der Wechsel vom Fixateur externe zur Platte einzeitig? Machen Sie dann hiebei prinzipiell antibiotische Prophylaxe? Ist diese kurz- oder langzeitig?

Hax, Duisburg: Eine Prophylaxe mit Antibiotica betreiben wir eigentlich nicht. Wenn eine manifeste Infektion vorliegt, dann geben wir perioperativ für kurze Zeit nach Austestung ein Antibioticum. Wir steigen nicht sofort einzeitig vom Fixateur auf Platte um. In der Regel mit einem kurzen Intervall von wenigen Tagen bis die Eintrittstellen den Schanzschrauben abgeheilt sind.

Börner, Frankfurt: Herr Hax, es fiel mir auf, daß Sie in 21 Fällen primär cortico-spongiöse Späne angewandt haben. Ich kann mir nicht vorstellen, daß die Infektionen in Duisburg anders sind als bei uns. Wir würden uns das nicht getrauen. Die Ergebnisse scheinen ja dafür zu sprechen. Welche Infektsanierung machen Sie denn?

Hax, Duisburg: Die übliche Infektsanierung, wie ich das beschrieben habe. Die radikale Entfernung des infizierten Knochens bis man auf gesunde, gut durchblutete Fragmentenden stößt, dann entsprechende Weichteilsanierung und wenn dann das Lager eine primäre, interne Stabilisierung und primäre Spanplastik vertretbar erscheinen läßt, dann führen wir diese durch. Wir haben in einigen Fällen Komplikationen danach gehabt. Wir haben 17 primäre Plattenosteosynthesen mit Spaninterposition durchgeführt. Die Komplikationen, die ich gezeigt habe, konzentrieren sich allerdings auf wenige Fälle, bei denen man im nachhinein vielleicht sagen müßte, daß das Vorgehen nicht indiziert gewesen wäre, allerdings haben wir einen sehr großen Teil der Fälle gehabt, wo nach diesem Vorgehen ein völlig komplikationsloser Verlauf zu beobachten war.

Börner, Frankfurt: Geben Sie Antibiotica?

Hax, Duisburg: Nach Austestung perioperativ für kurze Zeit.

Vecsei, Wien: Herr Hax, schließen Sie die Wunde jeweils, wenn Sie primär die Transplantation des Knochens vornehmen, oder lassen Sie offen granulieren?

Hax, Duisburg: Nein, die Wunde wird verschlossen.

Vecsei, Wien: Wird sie auch verschlossen, wenn Sie nicht transplantieren? Geben Sie einen Platzhalter? Haben Sie keine Probleme, dann wieder Knochen hinzubringen?

Hax, Duisburg: Nein, wir sind, wenn wir einmal primär extern stabilisiert haben, ohne den Defekt aufzufüllen, eigentlich immer relativ rasch auf ein internes Stabilisierungsverfahren umgestiegen, haben dann auch primär die Wunde offengelassen. Wenn primär keine autologe Knochenplastik vorgenommen wird, wird die Wunde in der Regel offengelassen und spätestens nach 6 bis 8 Wochen dann auf ein internes Stabilisierungsverfahren gewechselt.

Herzberg, Graz: Ich sehe eine gewisse Diskrepanz zwischen den Vorträgen von gestern und dem Vortrag von Herrn Hax, wenn er nach 5 Monaten die Platte entfernt, nach dieser sanierten Pseudarthrose. Ich frage mich, ob das so fest ist, daß wir nichts befürchten müssen oder gelten die Regeln, die wir besprochen haben, daß man eine Platte möglichst lange belassen soll, wenn sie nicht gelockert ist?

Hax, Duisburg: Wenn es möglich ist, versuchen wir ein Implantat längere Zeit zu belassen und erst nach der üblichen Zeit von ungefähr 1 1/2 Jahren zu entfernen. Wenn allerdings nach einer Plattenosteosynthese ein Infekt auftritt oder ein Infektrezidiv in diesen Fällen, dann haben wir häufig durch eine frühzeitige Revision und durch eine Metallentfernung, soweit die knöchernen Verhältnisse es zugelassen haben, das Infektgeschehen auch beherrschen können.

Vecsei, Wien: Das ist auch darin begründet, daß die Gruppe in Tübingen zum Beispiel für die ganze Liegedauer des Implantates eine Fistelung durch Drainage unterhält. Das Problem ist es, den Infekt zu sanieren. Das heißt, sobald man knöcherne Konsolidierung sieht und die Fistelung besteht, versucht man die Platte zu entfernen. Natürlich läuft man Gefahr, daß man eine Fraktur bekommt. Das ist kein Widerspruch gegen gestern, nur unter anderem Zwang.

Heim, Muri-Bern: Wie sieht diese Dauerdrainage bis zur Metallentfernung aus?

Röhner, Tübingen: Das ist eine ganz normale Redon-Saugdrainage, die wir belassen, bis wir die Platte entfernen. Wir betrachten diese Drainage als kontrollierte Fistel und versuchen dann eine frühzeitige Metallentfernung.

Heim, Muri-Bern: Das scheint mir sehr originell.

Vecsei, Wien: Wieso? Das hat Klemm lange vertreten, eine Zügeldrainage bei liegenden Platten zu machen, sogar mit Sicherheitsnadel zu armieren, um es ununterbrochen freizubekommen. Das ist eine approbate Sache.

Szyszkowitz, Graz: Ich wollte fragen, ob Sie einen Wechsel der Keime in Richtung Pseudomonas bei den längeren Spülungen gesehen haben? Machten Sie eine Kontrolle der verursachenden Keime?

Hax, Duisburg: Zur Behandlung der Infektpseudarthrose möchte ich noch sagen, daß wir nie eine Saug-Spüldrainage verwendeten. Bezüglich des Keimwechsels haben wir in der Regel Staphylococcus aureus gefunden und zweimal einen Wechsel auf Enterococcus. Zwei Patienten waren mit Staphylococcus epidermidis infiziert, aber Pseudomonas haben wir nicht gefunden.

Hansis, Tübingen: Wir beobachten tatsächlich einen Keimwechsel. Dieser besteht zumeist darin, daß mit zunehmendem Durchbau, das heißt, mit zunehmender klinischer Infektsanierung, die Keim, die man in der Wunde findet, immer harmloser werden. Im floriden Infekt finden wir Pseudomonaden, direkt nach der Sanierung unter Umständen Staphylococcus aureus und vor der Metallentfernung Staphylococcus epidermidis. Das ist ein spontaner Keimwechsel, ohne Antibioticum, als Signum für die fortschreitende Heilung, die durch die Redon-Drainage überhaupt nicht negativ beeinflußt wird.

Vecsei, Wien: Wobei man natürlich auch die Relevanz dieser Keimbefunde immer etwas in Zweifel ziehen muß. Es ist eine Frage, wie oft man Abstriche macht, um verschiedene Keime nachweisen zu können.

Galle, Wien: Wir haben mit dem osteomyocutanen Lappen bei der Unterschenkelpseudarthrose einige Erfahrungen gesammelt. Ich möchte nur davor warnen, das bei etwas älteren Patienten zu machen. Das geht nur bei ganz jungen, höchstens 25 Jahre alten Patienten gut. Bei älteren Patienten kommt es leicht, auch bei einwandfreier Lagerung der Anastomose, vor allem zu venösen Thrombosen und das Implantat muß dann wieder entfernt werden. Das gibt große Schwierigkeiten.

Röhner, Tübingen: Ich verstehe nicht, wieso Sie Probleme mit der venösen Seite bekommen und wieso das altersabhängig ist. Das verstehe ich nicht ganz.

Vecsei, Wien: Die Altersabhängigkeit ist darin begründet, daß bei arteriosklerotischen Patienten generell die Myocutanlappen nicht so gut gehen.

Röhner, Tübingen: Ich würde die Grenze nicht so sehr in die jüngeren Generationen verlegen, sondern ich glaube, daß Sie im Alter eher mit der arteriellen Seite Probleme bekommen, das ist eigentlich das Problem, oder Sie bekommen mit der venösen Seite Probleme, wenn Sie längere Zeit einen Infekt haben, so daß die Venen durch die Fibrosierung verändert sind. Ich glaube, das liegt nicht generell an der Transplantation des Beckenkammes, sondern generell am mikrovaskulären Transfer.

Galle, Wien: Aber nach unserer Erfahrung waren das Leute, die sicher gefäßmäßig nicht ganz ideal waren, wobei auch Alkohol usw. eine Rolle spielt. Das Alter war, so um 40 Jahre. Es war dann in zwei Fällen eine venöse Thrombose, mit dem hat es begonnen. Die waren nicht mehr wiederherzustellen.

Röhner, Tübingen: Wir sehen bei der Rekonstruktion im Bereich des Unterschenkels mittels mikrovasculärer Transplantate die Probleme eigentlich in der Fibrosierung. Wenn Sie längere Zeit einen Infekt haben, haben Sie eine Fibrosierung der Gefäßbahnen und wenn Sie dann in Höhe der Verletzungsstelle den Anschluß machen, bekommen Sie in der Tat Probleme mit den Gefäßen. Deswegen gehen wir dazu über, daß wir die Anschlüsse weit entfernt der Verletzungsstelle machen, unter Umständen mit Interponaten.

Galle, Wien. Die Anastomosen waren nicht in Höhe der Verletzung, aber der Unterschenkel ist sicher durchblutungsmäßig etwas anderes als der Unterarm.

Röhner, Tübingen: Das ist keine Frage.

Vecsei, Wien: Ich glaube, das ist ein Problem der Erfahrung. Mit zunehmender Erfahrung werden die technischen Probleme geringer und es ist eine Sache mit der wir uns beschäftigen müssen, weil es gar keine Frage ist, daß Infektsanierungen dauerhafter Art durch die mikro-vasculären Lappen, sei es mit oder ohne musculäre oder ossäre Komponente, in einer bestimmten Art und Weise zukunftweisend sind.

Poigenfürst, Wien: Man müßte vielleicht zu dem einen, sehr schönen Fall von Ihnen eines sagen: Sie haben vorher mit einem Fibulatransplantat einen Mißerfolg und dann mit dem mikrovasculär gestielten, zusammengesetzten Darmbeinspan ein gutes Ergebnis gehabt. Man kann natürlich die Fibula nicht mit dem Darmbein vergleichen. Die Fibula ist ein bekannt schlechtes Transplantat, auch wenn sie mikrovasculär gestielt ist. Darf ich noch etwas nicht-unfallchirurgisches sagen?

Heim, Muri-Bern: Immer!

Poigenfürst, Wien: Ich habe bei Ihnen den Ausdruck biomechanische Fehlleistung gelesen. Ich möchte nicht, daß Sie das persönlich nehmen, denn Sie sind das Opfer einer sprach-lichen Modeerscheinung geworden, aber das Wort "Fehlleistung" ist ein ganz genau um-schriebener, psychoanalytischer Begriff. Wenn man zum Beispiel mit einer Frau spricht und Sie sagen statt Liebe — Hiebe, dann haben Sie sich etwas geleistet und das ist eine Fehlleistung. Wenn man aber eine Osteosynthese schlecht macht, hat man nichts geleistet, da sie daneben gegangen ist. Ich glaube, man sollte dieses Wort wenigstens in Mediziner-kreisen so verwenden, wie es ursprünglich erfunden wurde, für einen psychoanalytischen Begriff, nicht einfach für Behandlungsfehler. Es genügt, daß es in der Politik immer wieder für Fehler herangezogen wird, die letzten Endes keine Leistungen darstellen.

Heim, Muri-Bern: Vielen Dank für diese Klarstellung. Ich glaube, dieser Begriff ist noch nicht so alt und er wird massiv mißbraucht.

Vecsei, Wien: Wenn wir schon bei den Bezeichnungen sind, ich denke, daß sich in Öster-reich der Begriff "Unterarm" nach wie vor gehalten hat, und es tut mir sprachlich auch weh, wenn man vom Vorderarm spricht. Ich würde wenigstens für österreichische Verhältnisse vorschlagen, daß wir unsere Sprache beibehalten und vom Unterarm, und nicht vom Vorder-arm sprechen. Wir sind doch keine Tiere!

Heim, Muri-Bern: Wenn Ihnen das wichtig ist, möchte ich Sie bitten, sehr aktiv in Ihr Nachbarland hineinzuwirken. Bei uns ist das viel schwieriger.
Es wurde die Frage aufgeworfen, ob das Bewertungsschema, nach dem Sie einen großen Teil Ihrer Vorträge vorbereitet haben, nicht verbessert werden sollte. Man war etwas unzu-frieden.

Kuderna, Wien: Ich meine, daß vor allem die Unterarmdrehung in die Bewertung mehr Eingang finden sollte. Ich würde vorschlagen, daß wir uns Gedanken über eine Verbesse-rung des Bewertungsschemas machen sollten.

Vecsei, Wien: Ich bin der Ansicht, daß wir uns überhaupt darüber Gedanken machen sollten, auf verschiedenen Gebieten Bewertungsschemata zu entwickeln. Es ist sehr schwer möglich, die drei Begriffe Funktion, Schmerz und Leistungsfähigkeit der wiederhergestellten Extremität in einem einzigen Topf, wie es hier geschehen mußte, zu bewerten. Ich glaube, daß, so wie es Merle d'Aubigné für die Hüfte vorgeschlagen hat, dieses System, 6 Punkte zu vergeben und 3 Zahlen hintereinander, viel günstiger ist. Da weiß man auch, wo das Manko ist, denn man kann eine sehr gute Bewegungsfunktion haben und eine schlechte Kraftleistung oder umgekehrt, und es bleibt alles dann irgendwie gleich, aber es ist nicht das gleich schlechte Ergebnis.

Poigenfürst, Wien: Besteht eigentlich die Absicht, diese Bewertungsschemata in das neue Manual zu geben? Wenn das nämlich geplant ist, dann müßten wir uns wirklich sehr bald zusammensetzen.

Heim, Muri-Bern: So eine Idee braucht eine gewisse Zeit. Vielleicht sollten Sie eine kleine Gruppe bilden, die sich das überlegt. Ich denke, das wäre es schon wert. Das ist mir bei der Bearbeitung des Themas aufgefallen. Es ist so schwierig, das darzustellen und entscheidend ist tatsächlich für den Unterarm die spezifische Bewegung, die Drehbewegung. Das beherrscht eigentlich alles und auf dem aufzubauen, wäre bei dieser Lokalisation sicher sehr sinnvoll.

Beck, Insbruck: Bei einem solchen Bewertungsschema sollte man objektive Befunde wie Einschränkung der Beweglichkeit nicht vermischen mit subjektiven Befunden, denn die Schmerzangabe ist etwas, was wir nicht kontrollieren können. Wenn jemand eine vollkommen freie Beweglichkeit hat und behauptet, Schmerzen zu haben, können wir keinen entsprechenden Befund dazu erheben, dann haben wir ein nicht so gutes Ergebnis. Wenn wir das aber vollkommen trennen, freie Beweglichkeit und Angabe von Schmerzen, dann sagt das meiner Meinung nach viel mehr aus.

Vecsei, Wien: Dann gehen wir ja konform. Wie ich es gemeint habe — 3 Zahlen, Punkte, Gruppe, wie auch immer.

Beck, Innsbruck: Aber nicht im Bewertungsschema zusammenmischen.

Vecsei, Wien: Nein.

Heim, Muri-Bern: Der Schmerz hat mich sehr beschäftigt. Ich habe es absichtlich heute nicht vorgetragen. Es gab in diesem Kollektiv ungefähr 16 Patienten, die über Schmerzen geklagt haben und bei vieren konnte ich objektive Gründe dafür finden. Es gibt schon Objektivierungsmöglichkeiten. Wenn eine verzögerte Bruchheilung besteht oder eine Fehlstellung, die radiologisch klar ist, dann ist ein objektiver Grund da, aber bei den anderen konnte ich keine Ursache finden, und dabei waren merkwürdig viele ältere Damen. Ich weiß nicht warum.

Kuderna, Wien: Darf ich vielleicht zu einem konstruktiven Abschluß einen Vorschlag machen. Ich möchte alle Herren bitten, die Gedanken und Ideen zu diesem Bewertungsschema haben, diese schriftlich zu äußern. Ich bin gern bereit, diese zu sammeln und dann im Rahmen der Gesellschaft für Unfallchirurgie eine Gruppe damit zu beschäftigen, in der ein neues Bewertungsschema als Vorschlag ausgearbeitet wird.

Spezielles, Auswertung, Nachbehandlung

Bruch eines Unterarmknochens mit Verbiegung des anderen ohne Fraktur

F. Povacz

Unfallabteilung des Allgemeinen Krankenhauses (Leiter: Prim. Dr. F. Povacz), A-4600 Wels

1974 hat Borden Spencer erstmals die traumatische Verbiegung eines gesunden kindlichen Unterarmknochens als eigenes klinisches Krankheitsbild beschrieben. Das Krankheitsbild chrakterisiert durch eine bleibende Verbiegung eines langen Röhrenknochens nach einmaliger Krafteinwirkung wobei röntgenologisch eine Fraktur nicht erkennbar ist. Im Heilverlauf kann es zu einer geringen Verdickung der Corticalis an der Konkavseite kommen, die unter 5% des Durchmessers bleibt. Eine periostale Reaktion fehlt.

Tschantz und Rutishauser (1967) sowie Chamay (1970) konnten in Experimenten an der Hundeulna gleiche Verbiegungen produzieren. Wie schon vorher bekannt, reagiert der Knochen auf Biegebelastung je nach Größe der Last unterschiedlich. Bei geringer Last kehrt der Knochen nach Aufhören der Belastung in die Ausgangslage zurück — sogenannte *elastische Verformung.*

Bei großer Last kommt es zum Bruch des Knochens. Dazwischen gibt es einen Bereich, wo nach Aufhören der Belastung die Verformung bleibt ohne daß es zum Bruch gekommen ist. Man nennt dies die *plastische Verformung.* Histologisch und elektronenmikroskopisch sieht man in diesen Fällen Mikrofrakturen an der Konkavseite des Krümmungsscheitels, die ca. 30° zur Längsachse des Knochens geneigt verlaufen und von der periostalen Seite bis zur Medulla durchziehen können. Eine subperiostale Blutung fehlt und es findet sich auch im weiteren Verlauf keine periostale Reaktion.

Im Hundeexperiment konnten routinemäßig Verbiegungen zwischen 15° und 30° erzeugt werden.

Borden Spencer beschreibt in seiner Arbeit 8 Kinder mit solchen Verbiegungen am Unterarm wobei zweimal beide Knochen, sechsmal nur einer gebogen waren. Eine Besonderheit dieser Verbiegung ist die Schwierigkeit sie zu korrigieren. Ein persistierender Knick führt zur Einschränkung der Unterarmdrehbewegung (in 5 von 8 Fällen), und zur Heilung des gebrochenen Knochens in Fehlstellung. Bei Kindern unter 10 Jahren kann es zur Spontankorrektur kommen, über diesem Alter ist nicht mehr damit zu rechnen. Es ist daher bei Verletzten über 10 Jahren eine Reposition und anschließende Gipsfixation zu fordern. Die Reposition erfordert in der Regel eine Allgemeinnarkose.

Borden Spencer hat die Verletzung nur bei Kindern angetroffen, er äußert jedoch die Meinung, es müsse sie auch beim Erwachsenen geben.

An unserer Abteilung konnten wir 1985 einen derartigen Fall beobachten.

Hefte zur Unfallheilkunde, Heft 201
Zusammengestellt von W. Hager
Springer-Verlag Berlin Heidelberg 1989

Fallbericht: Ein 19jähriger sonst gesunder Mann geriet mit dem li. Arm in eine Gewindeschneidmaschine. Er erlitt einen Bruch der Elle in Schaftmitte und eine Verbiegung des Speichenschaftes in gleicher Höhe, zusätzlich eine teilweise Radialislähmung. Der Patient kam eine Stunde nach Unfall an die Abteilung und erhielt einen OAG. Der Gips wurde nach 7 Wochen entfernt. Der Ellenbruch war callös geheilt. An der Speiche war auch bei Gipsabnahme außer der Verbiegung keinerlei Veränderung erkennbar. Speiche und Elle zeigten einen Knick nach volar von etwa 15°. Die Arbeit hat er nach 9 Wochen wieder aufgenommen. Es verblieb eine Einschränkung der Pronation um 30°.

Nach unserem Wissen ist dies die erste Beschreibung einer plastischen Verbiegung beim Erwachsenen. Auch der Ausgang zeigt, daß die Fehlstellung korrigiert werden sollte. Wegen des fehlenden Bruchhämatoms am verbogenen Knochen ist dazu eine Allgemeinnarkose erforderlich.

Literatur

Borden S IV (1974) Traumatic Bowing of the forearm in Children. J Bone Joint Surg (Am) 56:611–616 (April 1974)

Das Schicksal des Discus triangularis bei der Unterarmfraktur

H. Geisl und A. Pühringer

Allg. öffentliches Landeskrankenhaus Mödling, Unfallabteilung (Vorstand: Prim. Dr. A. Pühringer), Weyprechtgasse 12, D-2340 Mödling

Ziel jeder ärztlichen Tätigkeit ist das Erreichen einer Restitutio ad integrum. Es kann dies nur dann gelingen, wenn man versucht, das ganze Umfeld einer Erkrankung oder Verletzung in das Behandlungsschema zu integrieren — wie z.B. bei Frakturen auch an Begleitverletzungen des nicht knöchernen Bewegungsapparates zu denken und diese entsprechend mitzubehandeln.

Im gegenständlichen Fall der Vorderarmfraktur ist es das distale Radio-Ulnargelenk mit dem Discus trangularis, welches bei zu Frakturen führenden Traumen mitverletzt werden, und nach radiologischer Heilung der Verletzung Ursache für anhaltende Beschwerden geben kann. Hauptverantwortlich dafür zeichnet meist eine Verletzung des Discus triangularis. Dieser ist eine dreieckige faserknorpelige und bikonkave Scheibe, welche breit an der vorderen Begrenzung der Incisura radii inseriert und zum Processus styloideus ulnae zieht. Der Discus trennt das distale Radio-Ulnargelenk vom Radio-Carpalgelenk, seine Hauptaufgabe ist es, eine stufenlose Gelenkfläche am distalen Unterarmende — unabhängig von der Länge der Elle — zu garantieren und als Stoßdämpfer für jene Kräfte zu wirken, die

Hefte zur Unfallheilkunde, Heft 201
Zusammengestellt von W. Hager
Springer-Verlag Berlin Heidelberg 1989

entlang der Unterarmachse auf das Handgelenk wirken. Durch die feste Verbindung der beiden Vorderarmknochen über die Membrana interossea werden Kräfte, die bei Sturz auf die dorsal flektierte Hand primär über die Elle wirken, auf die Speiche übertragen und neben den dadurch entstehenden Brüchen der Speiche an typischer Stelle auch nur zu isolierten Discus-Verletzungen Anlaß geben bzw. sekundär zu Schaftfrakturen des Vorderarms, meistens im distalen Drittel führen.

Die drei Hauptmechanismen für eine Discusverletzung sind also:

a) Das Kompressionstrauma, wobei eine Stoßwirkung in der Längsachse des Unterarms — wie es dem Sturz auf die abstützende Hand der Fall ist — zu einer Druckübertragung von der proximalen Handwurzelreihe auf den Discus und das distale Unterarmende führt. Der Discus kommt dabei zwischen Os lunatum und Capitulum ulnae zu liegen und ist dadurch gerade an seiner schwächsten Stelle einer hohen Druckbelastung ausgesetzt, welche Anlaß zu einer Schädigung des Discus oder zur Erweiterung eines degenerativen Prozesses geben kann.

b) Die zweite Möglichkeit einer Discusschädigung ist gegeben durch eine unphysiologische Zug- oder Druckbelastung des Discus bei Fehlstellungen am distalen Unterarmende, wie es speziell nach knöchern geheilten Frakturen mit Längendifferenzen der beiden Vorderarmknochen zu beobachten ist.

c) Bei allen Frakturen im Handgelenksbereich, die mit einer Verschiebung der knöchernen Ansatzpunkte des Discus einhergehen, ist eine besondere Zugbeanspruchung des Discus gegeben, die zur zentralen Rißbildung oder zum Ausriß am radialen oder ulnaren Ansatz des Knorpels führen kann.

Die typischen Symptome der Discusruptur sind:

1. Druckschmerz streckseitig über dem distalen Radio-Ulnargelenk,
2. Schmerzen bei Pro- und Supination, entsprechend der Spannung der dorsalen oder palmaren Anteile des gerissenen Discus.
3. Die forcierte Dorsalflexion im Handgelenk verursacht Schmerzen durch Einklemmen des gerissenen Knorpels zwischen Mondbein und Elle.
4. Schmerzen bei Ulnarabduktionen im Handgelenk durch Kompression des Discus zwischen Ellenköpfchen und Mondbein bzw. Dreieckbein.

Subjektiv klagen die Patienten über Kraftlosigkeit im Handgelenk, besonders beim Faustschluß, über Schmerzen bei der Vorderarmdrehung und über stechende Schmerzen, manchmal auch Einklemmungserscheinungen beim Aufstützen auf die Hand.

Die Sicherung der klinisch vermuteten Diagnose Discusriß ist neben der Darstellung des distalen Radio-Ulnargelenkes in der Computertomographie nur durch die Kontrastmittelfüllung möglich. Bei richtiger Lage der Punktionsnadel stellt sich das Radio-Carpalgelenk als schmaler, sichelförmiger Kontrastmittelstreifen dar, wobei der Discus nur indirekt durch Benetzung seiner distalen Oberfläche zur Darstellung kommt (Abb. 1). Bei einer perforierenden Verletzung des Discus oder beim Ausriß einer seiner knöchernen Ansatzpunkte kommt es zu einer Füllung des Recessus sacciformis des distalen Radio-Ulnargelenkes, wobei man jedoch bedenken muß, daß es auch physiologische Spaltbildungen im Discus gibt. In Zweifelsfällen empfiehlt sich die Vergleichsarthrographie der Gegenseite. Um die Häufigkeit der Mitverletzung des distalen Radio-Ulnargelenkes bzw. des Discus triangularis

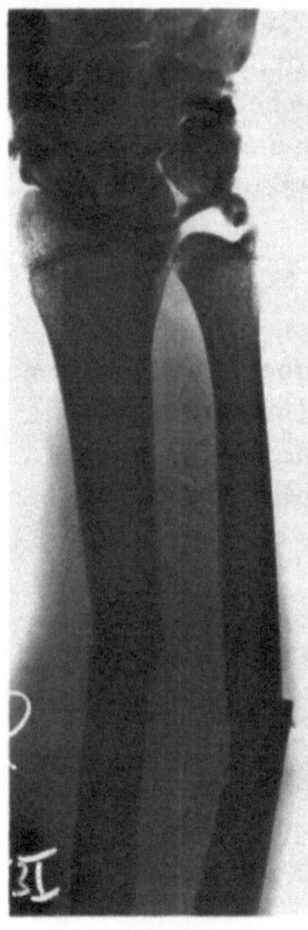

Abb. 1. "Normales" Arthrogramm bei Vorderarmfraktur bei
18jährigem Patienten

bei den Schaftfrakturen des Vorderarms zu überprüfen, haben wir rund 360 an unserer Abteilung, sowohl operativ als auch konservativ versorgte Vorderarmfrakturen, nachkontrolliert, wobei wir

1. auf die klinische Symptomatik im Bereiche des distalen Radio-Ulnargelenkes,
2. auf radiologische Veränderungen in diesem Gelenk und
3. auf den Unfallmechanismus das Hauptaugenmerk gelegt haben.

Zusätzlich haben wir an oberen Extremitäten von Leichen Versuche durchgeführt.

Es zeigte sich, daß es bei der Fraktur des Vorderarms nur 3 Möglichkeiten gibt. Es sind dies:

1. bei Sturz auf die dorsalflektierte Hand, wobei es primär zum Riß des Discus und sekundär, durch Gewichtsverlagerung des Verunfallten bedingte Achsenabweichung, zur Fraktur des Vorderarmknochen kommt.
2. Die zweite Möglichkeit der Mitverletzung des Discus geschieht sekundär durch eine in Fehlstellung verheilte Fraktur des Vorderarms mit Längendifferenz der beiden Vorderarmknochen, wobei hier relativ häufig Kinder mit subperiostalen Vorderarmfrakturen im distalen Drittel betroffen sind und
3. immer bei der isolierten Schaftfraktur der Speiche mit Luxation der Elle am distalen Ende, der sogenannten Galeazzi-Fraktur (Abb. 2a–c).

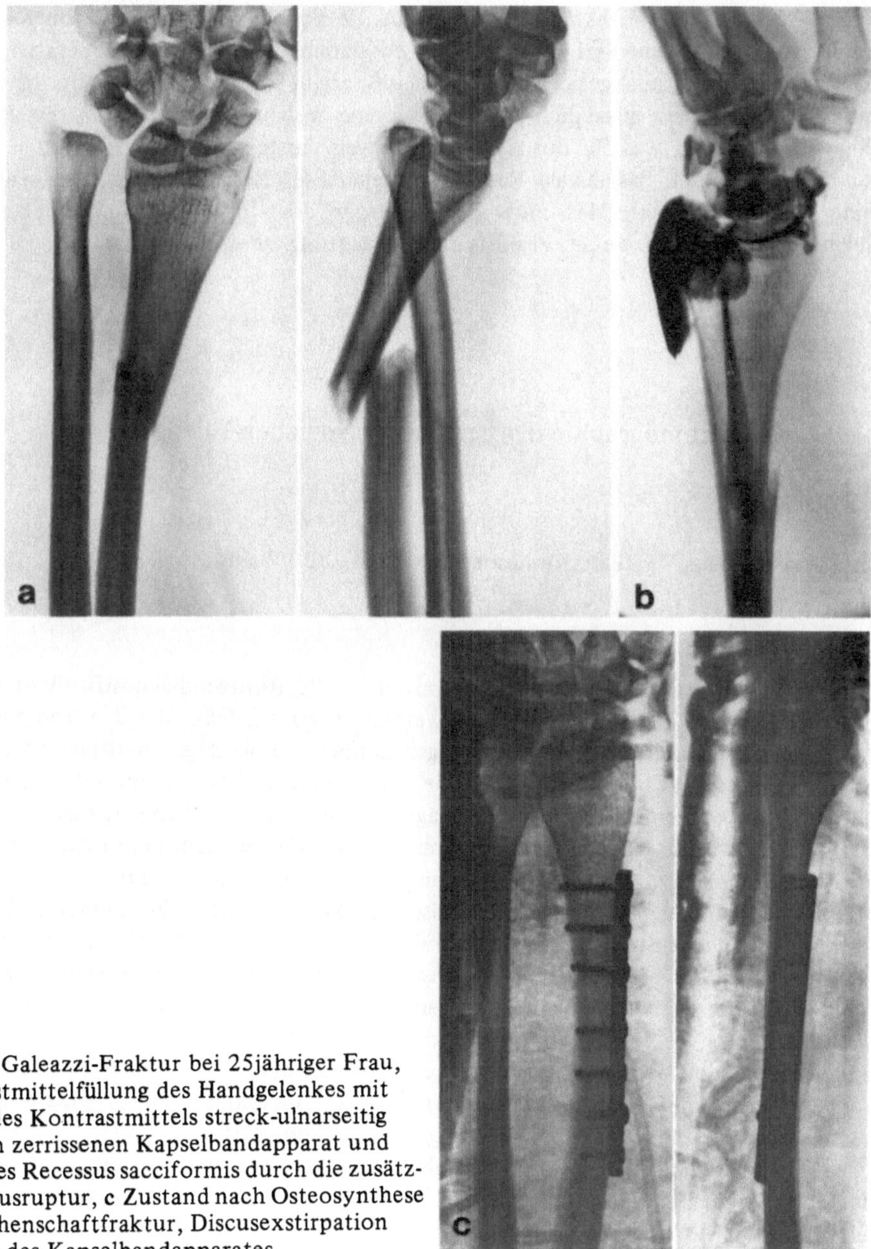

Abb. 2. a Galeazzi-Fraktur bei 25jähriger Frau,
b Kontrastmittelfüllung des Handgelenkes mit
Austritt des Kontrastmittels streck-ulnarseitig
durch den zerrissenen Kapselbandapparat und
Füllung des Recessus sacciformis durch die zusätzliche Discusruptur, **c** Zustand nach Osteosynthese
der Speichenschaftfraktur, Discusexstirpation
und Naht des Kapselbandapparates

Es ist natürlich relativ schwierig bei einer Nachuntersuchung Patienten, welche nur mäßige
Beschwerden haben, einer Arthrographie zuzuführen, sodaß die vorgelegten Zahlen nicht
als absolut genommen werden können, da zum Teil der klinische Beweis dafür fehlt.

Bei 360 Vorderarmfrakturen bestehen in 12 Fällen klinische und röntgenologische Verdachtsmerkmale auf eine Discusruptur. Zusätzlich zu den 7 bei uns operativ versorgten Galeazzi-Frakturen mit gesichertem Discusriß ergibt dies einen Prozentsatz von 5,3% Patienten, bei denen zusätzlich zur Fraktur eine Weichteilverletzung im distalen Radio-Ulnargelenk vorlag, was für uns schon den Beweis darstellt, daß der Ausspruch von Lang vor über 40 Jahren, das distale Radio-Ulnargelenk sei das sogenannte vergessene Gelenk, seine Berechtigung hat. Man muß also deswegen doch die Forderung erheben, diesem Gelenk auch im Rahmen einer Fraktur mehr Beachtung zu schenken.

Die Computertomographie des peripheren Speichen-Ellengelenkes

E. Tipold

Unfallkrankenhaus Meidling, Kundratstraße 37, A-1120 Wien

Knochenbrüche lassen sich durch die konventionelle Röntgendiagnostik meist eindeutig klären. Besonders die Röhrenknochen werden adäquat erfaßt. Bei den komplexen anatomischen Strukturen der Gelenke hingegen können die überlagerungsfreien Querschnittsbilder der Röntgen-Computertomographie die räumliche Orientierung erleichtern und so die vorrangige konventionelle Röntgen-Diagnostik in wertvoller Weise ergänzen.

Dies gilt auch für das Handgelenk. Schon 1981 wies Sclafani [1] in einem Fallbericht auf die Möglichkeit hin, mit Hilfe der Computertomographie die traumatische Dislokation des distalen Radioulnargelenkes nachzuweisen. Zucker-Pinchoff [2] konnte für die Diagnostik des Carpaltunnelsyndroms die wertvolle Bereicherung durch die Computertomographie nachweisen. Die CT erlaubt ja eine gleichseitige Abbildung des Retinaculum flexorum, der Beugesehnen, des Nervus medianus und der ossären Komponenten des Carpaltunnels.

Die Erfassung des Bruchspaltes im axialen Schichtbild und besonders die Darstellung radiär auseinanderweichender Bruchstücke kann die Entscheidung über das therapeutische Vorgehen erheblich erleichtern. Dabei verursachen allenfalls schon angelegte Gips- oder Plastikverbände keine störenden Überlagerungen. Somit ist auch unter diesen gewiß erschwerten Bedingungen eine orientierende Beurteilung der Frakturstellung möglich. Nur Metalle (Fixateur, Implantate) können eine CT-Untersuchung sehr erschweren oder unmöglich machen.

Die Beurteilbarkeit von CT-Bildern hängt von deren Qualität ab. Dies trifft besonders computertomographische Bilder der Schädelbasis, der Wirbel und der Gelenke. Nur durch Dünnschichten mit Hochauflösungsmodus können brauchbare Bilder gewonnen werden. Sogenannte Real-Time-Bilder sind völlig unbrauchbar.

Hefte zur Unfallheilkunde, Heft 201
Zusammengestellt von W. Hager
Springer-Verlag Berlin Heidelberg 1989

Das Gerät muß ein möglichst hohes räumliches Auflösungsvermögen besitzen. Dieses ist bei manchen Geräten der dritten Generation im High-Resolution-Modus bis 0,35 mm möglich. Außerdem ist eine "Rohdatenbank" erforderlich, um für den Patienten die oft unbequeme Lagerung auf dem Untersuchungstisch so kurz wie möglich zu machen. Mit Hilfe der Rohdatenbank werden die Bilder zu einem späteren Zeitpunkt rekonstruiert.

Der befundende Arzt sollte die Untersuchung immer selbst durchführen. Nur so kann gezielt geschichtet werden. Damit wird dem Patienten eine unnötige Strahlenbelastung erspart und die Zeitdauer seines Aufenthaltes in der Gantry verkürzt sich erheblich. Außerdem muß der Arzt schon die einlaufenden Real-Time-Bilder auf dem Monitor soweit beurteilen können, um den Fortgang der Untersuchung unter sinnvoller Kontrolle zu haben. Der Patient muß über die Notwendigkeit der zeitaufwendigen Schichtuntersuchung aufgeklärt werden. Nur so wird er die erforderliche Geduld haben und sich ruhig und entspannt verhalten.

In der Röntgen-Computertomographie dominiert die axiale Schichtung. Aber ähnlich der Möglichkeit einer coronaren Schichtung im Schädelbereich ist auch bei den peripheren Gelenken die Untersuchung in einer zweiten Bezugsebene zur Maximierung des Aussagewertes zu erwägen.

Für das distale Radioulnargelenk ist die axiale Computertomographie wesentlich. Eine zweite Bezugsebene bietet sich dorso-palmar an, da damit ein "anatomischer Flachschnitt" möglich wird. Bei der Wahl einer zweiten Schichtungsebene wird man sich von der räumlichen Lagebeziehung der zu untersuchenden Region zur möglichen Untersuchungsebene des Gerätes leiten lassen müssen.

Zum Vergleich: Für das Handkahnbein wird man neben der axialen auch noch eine radioulnare Schichtung vornehmen.

Das distale Radioulnargelenk und der Discus triangularis stellen mit dem Kapsel-Bandapparat eine Einheit dar. Die Computertomographie dieses Gelenkes soll nun an Hand von Bildern illustriert werden.

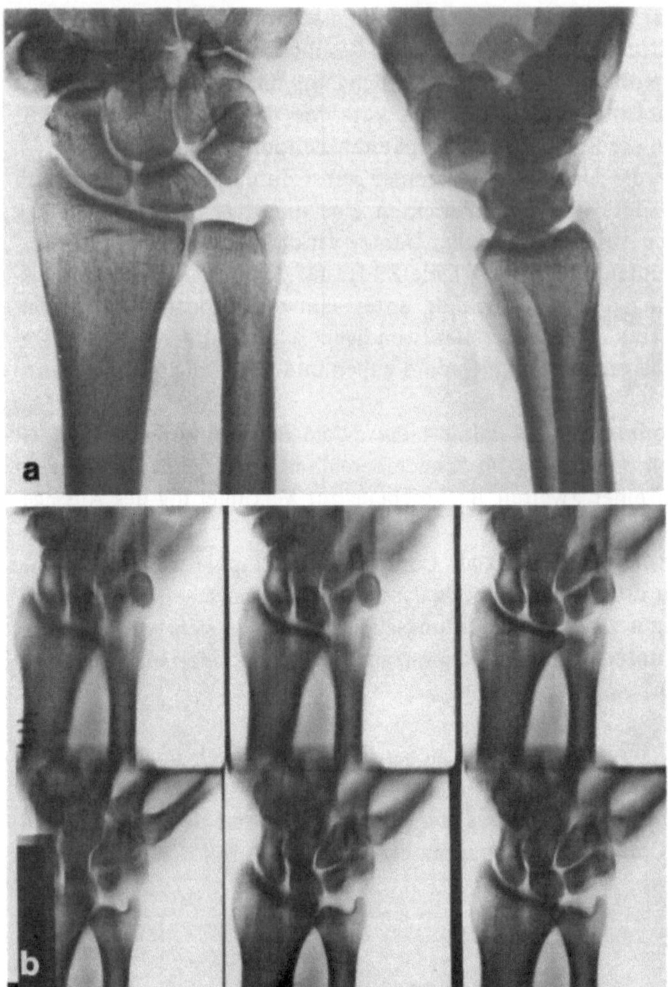

Abb. 1a, b. Hier ein unverletztes rechtes Handgelenk in der üblichen Darstellung einschließlich der dorso-volaren Röntgen-Tomographie

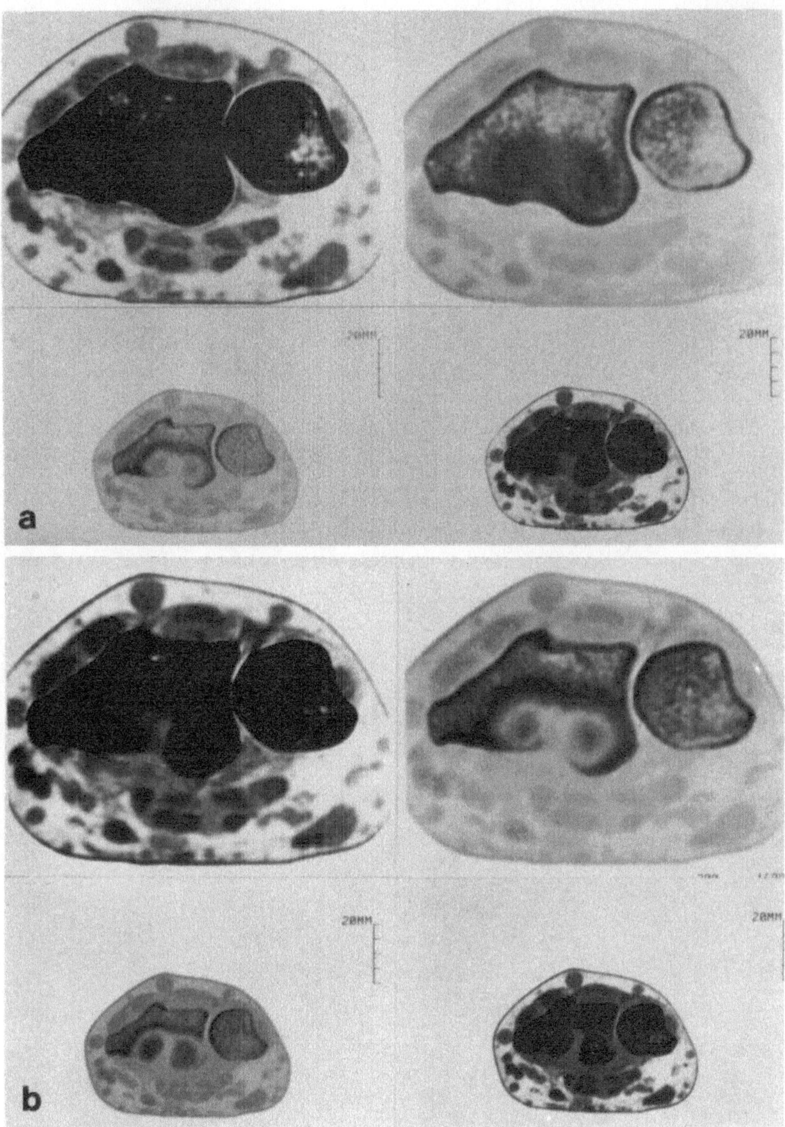

Abb. 2a, b. Links und rechts axiale Bilder dieses Handgelenkes. Hochauflösung. Knochen- und Weichteilfenster. Gute Erkennbarkeit von Sehnen, Nerven und Gefäßen

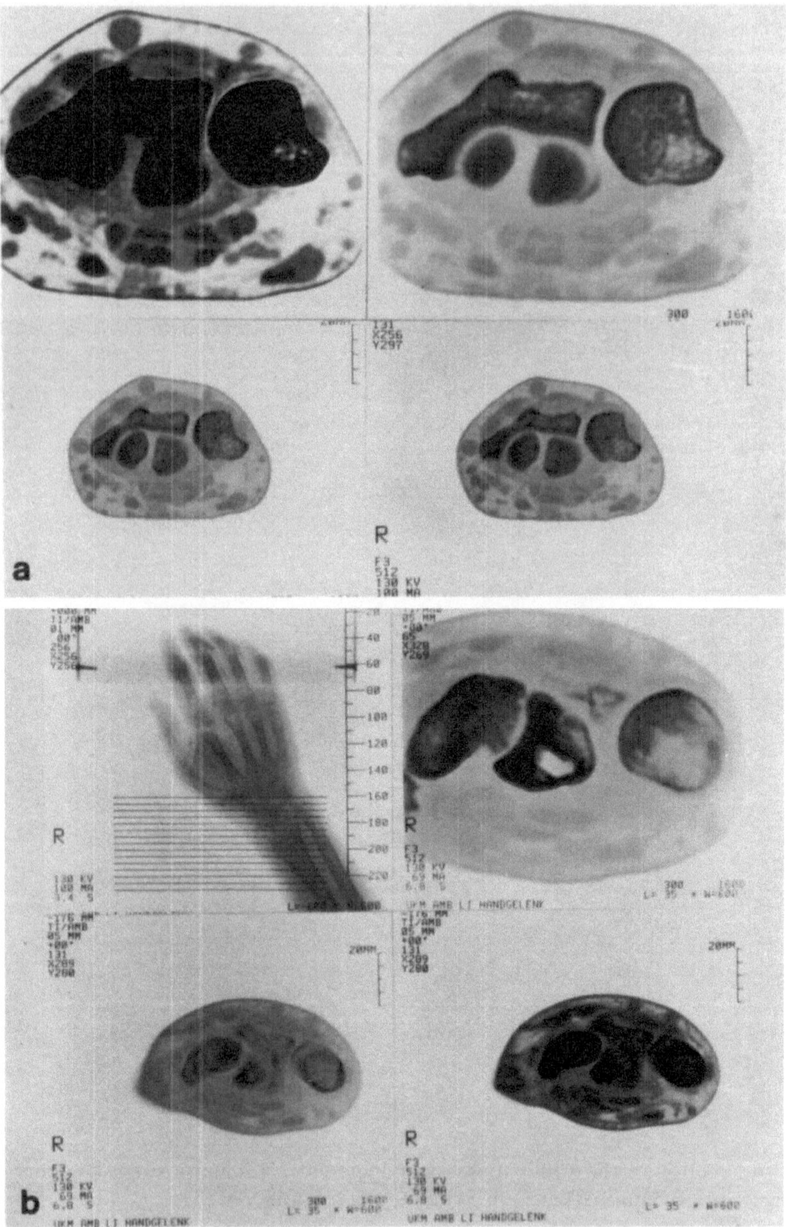

Abb. 3. a Nochmals dieses Handgelenk mit Darstellung des Discus triangularis mit der hyperdensen bandartigen Begrenzung, **b** Ein traumatisiertes Handgelenk

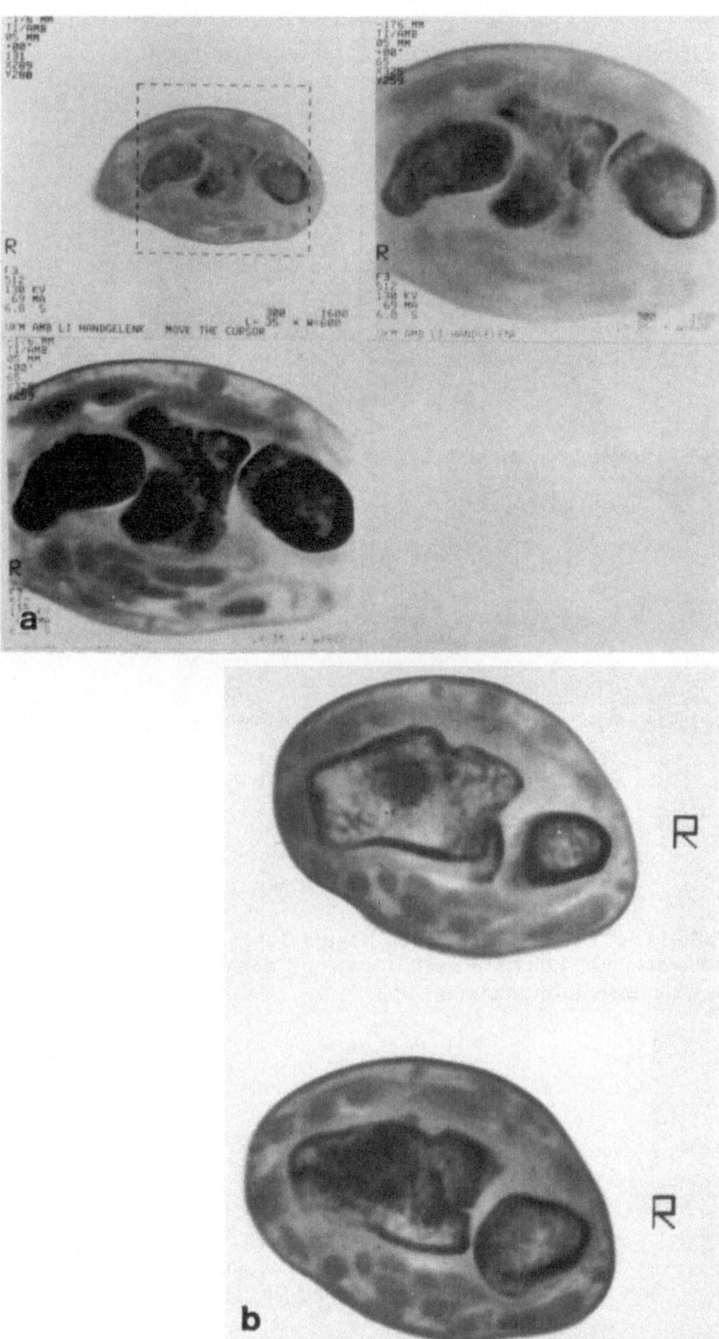

Abb. 4. a Dieses Gelenk nun im nächsten Schnitt und Vergrößerung. Subluxation im RUG nach dorsal und ein wie "eingeringelt" wirkender Discus aber an richtiger Stelle, **b** Bei einem anderen Patienten eine palmar ulnar lokalisierte Fraktur. Subluxation im RUG nach palmar. Bindegewebsstrukturen dorsal

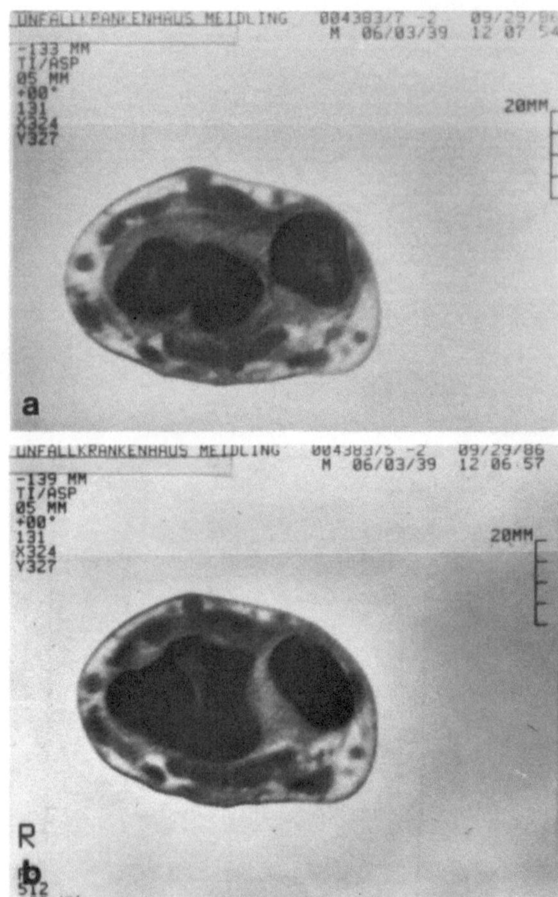

Abb. 5a, b. Ein Patient aus den letzten Tagen. Daher nur Kopien der CT-Bilder gerahmt. Ellenvorschub, Luxation nach dorsal und der verletzte Discus als hyperdense Streifen, lose im Gelenksspalt und palmar

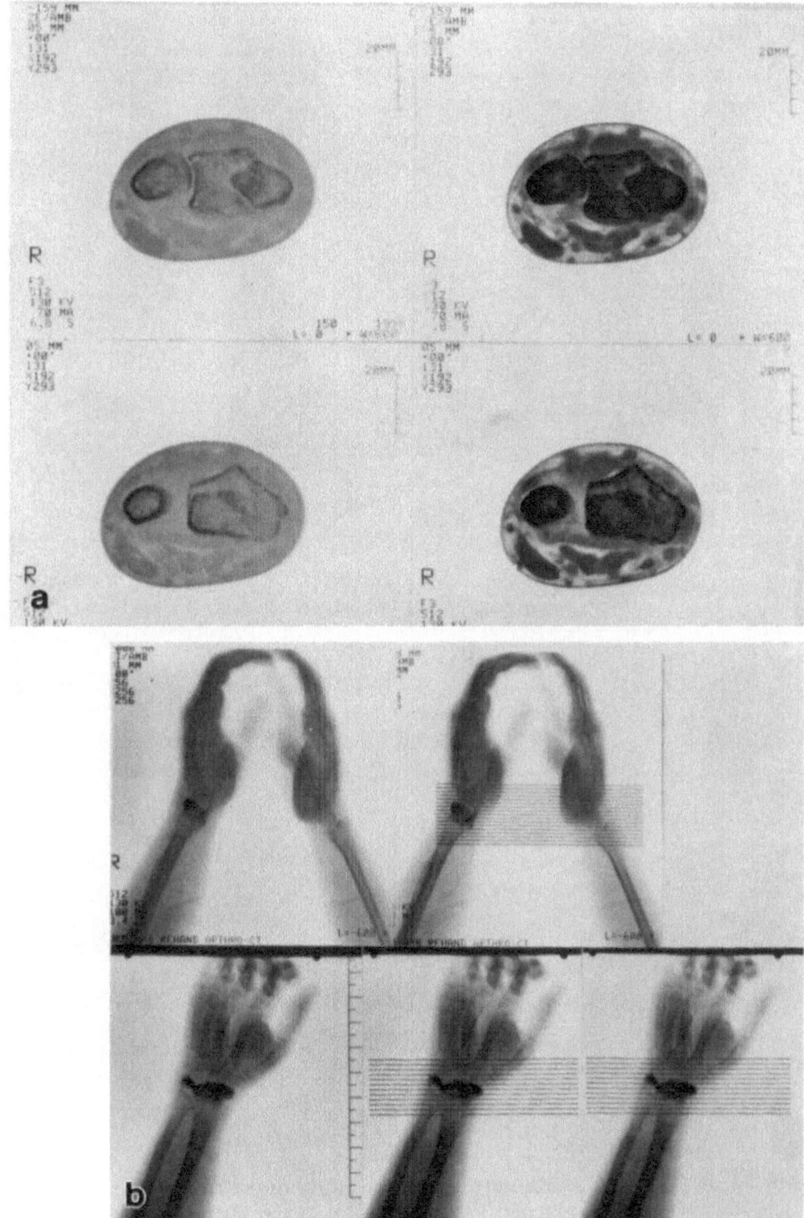

Abb. 6. a Speichenfraktur, dorsal subluxiertes Ellenköpfchen und inhomogener Discusanteil volar (*geringelt*), **b** CT-Tomogramm zur Vorbereitung einer Arthro-CT. Kein Hinweis für Discusverletzung

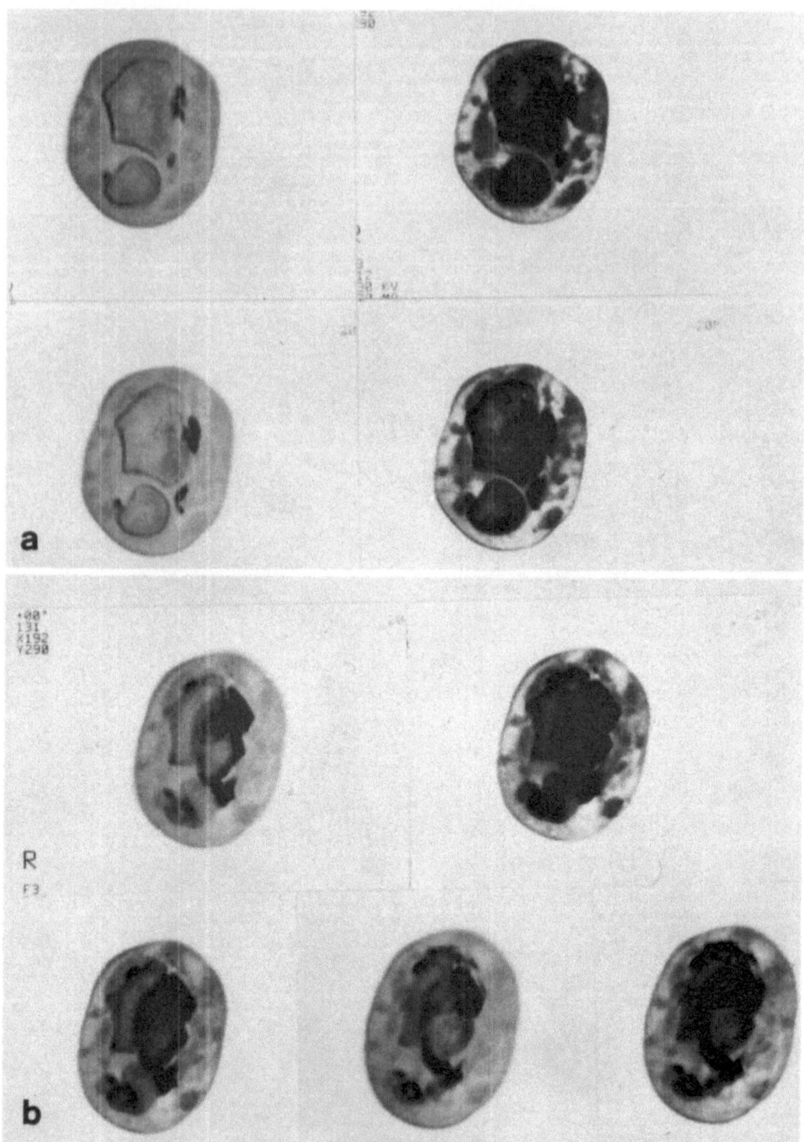

Abb. 7a, b. Arthro-CT. Mehrere Schnitte. RUG und distal davon. **a** *Rechts oben:* vermutlicher Recessus ulnaris. Wegen Unruhe des Patienten kürzeste Scanzeit. Zu wenig verdünntes KM. Daher schlechtere Bildqualität

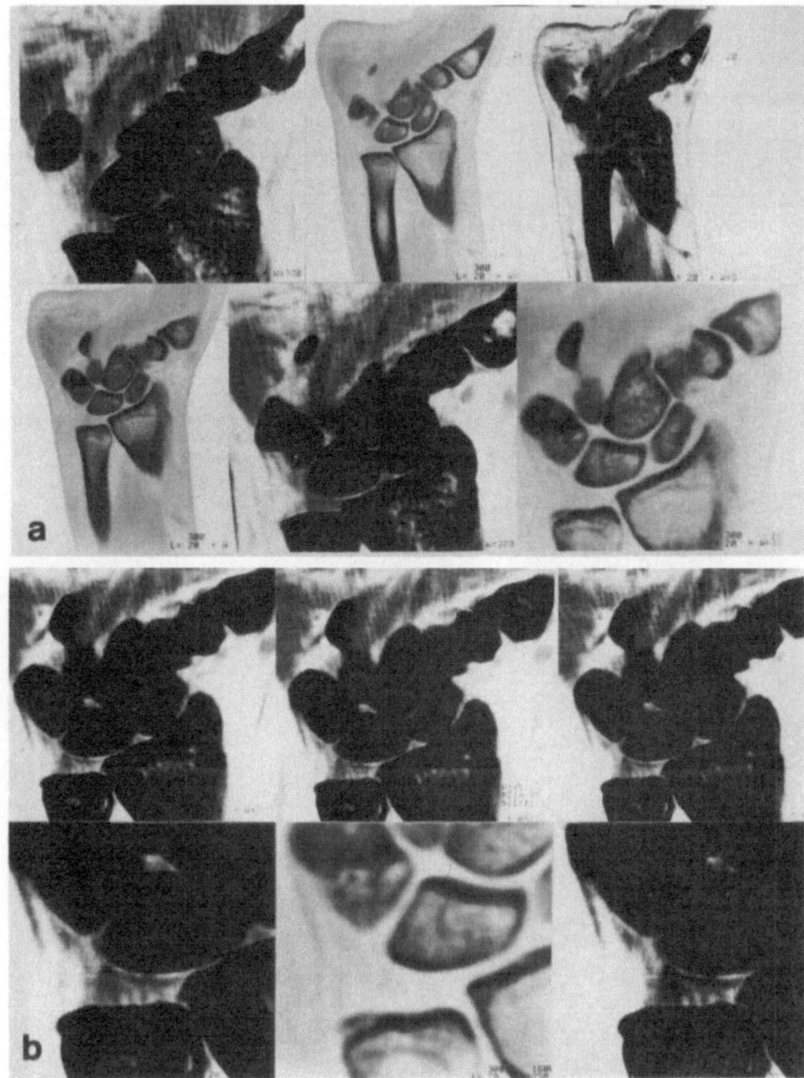

Abb. 8a, b. Unverletztes Handgelenk nicht axial sondern *palmar-dorsal* geschichtet. Gute Darstellbarkeit des Discus triangularis

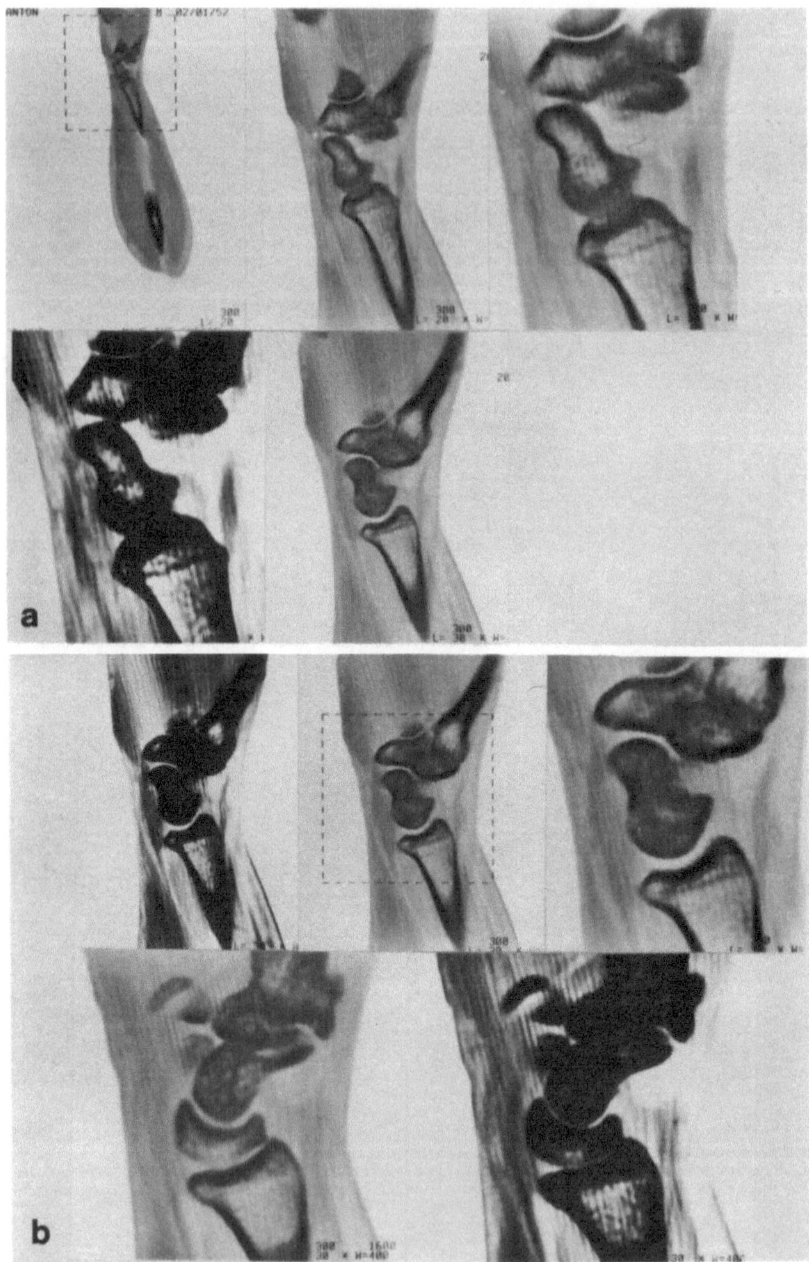

Abb. 9a, b. Zum Vergleich dasselbe Handgelenk radio-ulnar geschichtet

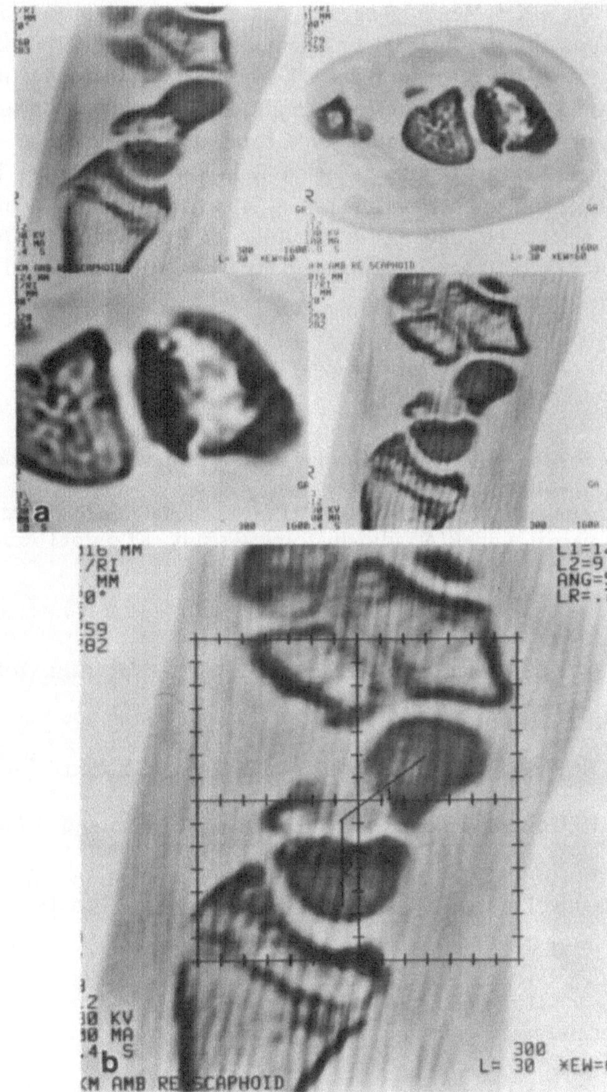

Abb. 10a, b. Auf diese Weise kann z.B. eine solche Scaphoidpseudarthrose sehr gut dargestellt werden

344

Im UKH Meidling begann das CT-Zeitalter Mitte Jänner 1985. Zuerst zögernd und später mit wachsendem Engagement haben wir die Gelenke der oberen und unteren Extremität in das Spektrum der CT-Diagnostik einbezogen. Bis zum 30. 9. 1986 wurden 120 Handgelenke computertomographisch untersucht. Wir sind dabei immer noch Lernende, da uns jede Untersuchung neue Erfahrungen vermittelt. Es ist ein weiter Weg zur bestmöglichen Lagerung, zur optimalen Relation Schichtdicke, Tischvorschub und Zeitwahl und schließlich von der anatomischen Orientierung bis zur richtigen Interpretation.

Ich glaube, daß die Integration der Röntgen-Computertomographie in die Diagnostik der Extremitätenverletzungen richtig und wichtig ist und unseren diagnostischen Horizont erheblich erweitern wird.

Literatur

1. Sclafani SJA (1981) Disclocation of the distal radioulnar joint. J Comput Assist Tomogr 5:450
2. Zucker-Pinchoff BG, Hermann R (1981) Scrinivasan: Computed tomography of the carpal tunnel: A radio-anatomical study. J Comput Assist Tomogr 5:525—528

Methodik der computergestützten Auswertung von konservativ behandelten Unterarmbrüchen

M. Strickner[1], A. Chrysopoulos[1], W. Dorda[2], E. Petrik[1] und Ch. Reichetzeder[2]

[1] II. Universitätsklinik für Unfallchirurgie (Vorstand: Univ. Prof. Dr. P. Fasol), Spitalgasse 23, A-1090 Wien
[2] Institut für Medizinische Computerwissenschaften (IMC) der Universität Wien (Vorstand: Univ. Prof. Dr. G. Grabner), Garnisonsgasse 13, A-1090 Wien

Einleitung

Im Gegensatz zu den meisten anderen medizinischen Fachdisziplinen wird in der Unfallchirurgie, abgesehen von der Patientendokumentation, auf ein Computereinsatz noch weitgehend verzichtet. Hier soll anhand der Methodik der Auswertung von Unterarmfrakturen an der II. Univ. Klinik für Unfallchirurgie, Wien, eine Möglichkeit des Computereinsatzes dargestellt werden.

Methodik

Die Durchführung vieler Studien erfolgt mit kleinen Patientenkollektiven (weniger als 100 Patienten), wobei meist auch nur wenige interessierende Parameter untersucht und

Hefte zur Unfallheilkunde, Heft 201
Zusammengestellt von W. Hager
Springer-Verlag Berlin Heidelberg 1989

ausgewertet werden. Da der Überblick über das Gesamtobjekt, bedingt durch die relativ geringe Datenzahl, erhalten bleibt, kann in diesen Fällen häufig auf einen EDC-Einsatz zur Dokumentation und Auswertung verzichtet werden.

Für die Untersuchung von routinemäßig erhobenen Daten erscheint dies allerdings nicht mehr zweckmäßig. Größere Patientenkollektive und eine Vielzahl von Variablen machen eine umfassende, genaue und sinnvolle Auswertung und Beurteilung ohne EDV-Einsatz praktisch unmöglich. Da andererseits wichtige Erkenntnisse oft nur bei Betrachtung einer Vielzahl von Einflußgrößen gewonnen werden können, ist der Einsatz des Computers immer mehr Vorbedingung nicht nur zur Erforschung auf neuen Gebieten sondern auch zur kritischen Bewertung der eigenen Arbeitsweise und gängiger Behandlungsmethoden.

Methodik

Die Durchführung vieler Studien erfolgt mit kleinen Patientenkollektiven (weniger als 100 Patienten), wobei meist auch nur wenige interessierende Parameter untersucht und ausgewertet werden. Da der Überblick über das Gesamtprojekt, bedingt durch die relativ geringe Datenzahl, erhalten bleibt, kann in diesen Fällen häufig auf einen EDV-Einsatz zur Dokumentation und Auswertung verzichtet werden.

Für die Untersuchung von routinemäßig erhobenen Daten erscheint dies allerdings nicht mehr zweckmäßig. Größere Patientenkollektive und eine Vielzahl von Variablen machen eine umfassende, genaue und sinnvolle Auswertung und Beurteilung ohne EDV-Einsatz praktisch unmöglich. Da andererseits wichtige Erkenntnisse oft nur bei Betrachtung einer Vielzahl von Einflußgrößen gewonnen werden können, ist der Einsatz des Computers immer mehr Vorbedingung nicht nur zur Erforschung auf neuen Gebieten sondern auch zur kritischen Bewertung der eigenen Arbeitsweisen und gängier Behandlungsmethoden.

Da Unterarmfrakturen häufige Verletzungen im Bereich der Unfallchirurgie darstellen, erschien uns eine Überprüfung der Spätergebnisse nach diesen Brüchen sinnvoll. An unserer Klinik wurden in den Jahren 1978 bis 1984 insgesamt 313 Patienten mit Unterarmfrakturen konservativ behandelt. Bekanntlich wird einem unkorrigierten Achsenknick der Unterarmknochen, sobald ein bestimmter Deviationsgrad überschritten wird, ein ausgeprägt negativer Einfluß auf das funktionelle Spätergebnisse zugeschrieben [2]. Eine graphische Darstellung der Beziehung zwischen Achsenknick und objektiver Funktion erschien uns daher besonders wesentlich. Neben zahlreichen weiteren Auswertungskriterien war eine eventuelle Revision des derzeitigen konservativen Behandlungsregimes ein zusätzlicher Aspekt unserer Arbeit. Da zu diesem Zweck eine Vielzahl von Parametern (bis zu 318 pro Patient) zu erheben und miteinander in Beziehung zu setzen waren, entschieden wir uns für eine computergestützte Auswertung. Dazu bietet das IMC mit dem WAMASTAT/SAS-Programmpaket die entsprechende Möglichkeiten. SAS [3] ist eine Sammlung von Programmen zur Dateneingabe, Datenspeicherung, statistischen Auswertung und Ergebnisdarstellung. WAMASTAT [1] ist eine Entwicklung des IMC und ermöglicht den Anwendern (Ärzten) die Verwendung wichtiger SAS-Funktionen ohne spezielle Vorkenntnisse der Informatik.

Dieses Programmpaket erfüllt alle von uns gestellten Forderungen:

1. Speicherung sämtlicher relevanter Parameter
2. Einfache Eingabe und Kontrolle, problemlose Erweiterbarkeit
3. Möglichkeit der Auswertung nach verschiedensten Kriterien, einschließlich der Beziehungen verschiedenster Parameter (Korrelation)
4. Graphische Darstellung von Ergebnissen
5. Automatisierte Einberufung der Patienten zur Nachuntersuchung

Vorarbeiten

Am Beginn mußte festgelegt werden, welche Daten für die Studie erforderlich sind. Diese Anzahl wurde im Verlauf der Studie noch erweitert. Hier zeigt sich bereits der Vorteil moderner Systeme, die eine solche Erweiterung, während einer laufenden Studie, auf einfachste Art ermöglichen.

Die ausgewählten Parameter wurden nun als für den Computer verwertbare Variable definiert und in einer Datei abgespeichert (Abb. 1, 2). Als relativ zeitaufwendig zeigte sich dabei die formal richtige Definition von objektiver Funktion nach dem AO-Bewertungsschema, subjektiven Beschwerden und der Ergebnisse der Röntgenuntersuchungen, wobei schließlich zahlreiche Vermessungszeitpunkte vom Unfallstag (primäres Röntgen) bis zur Nachuntersuchung berücksichtigt wurden. Nach Eingabe der bereits infolge der primären Behandlung zur Verfügung stehenden Datenwerte wurden die Patienten zur Nachuntersuchung einberufen.

Die Einberufung erfolgte bereits mit Computerunterstützung. Einen kurzen Ausschnitt aus einem standardisiert definierten Einberufungsbrief (Letter) zeigt Abb. 3. Abbildung 4 zeigt den gleichen Briefausschnitt fertig erstellt, wobei für den jeweiligen Empfänger spe-

```
              Edit SAS data set: WAMASTAT.FRACTUA              Screen   1
Command ===>                                                  Obs      9

NOBS:     9              ROENR:  3204/80            JAHR: 1980
FAMNAME: N.N.                    VORNAME: N.N.              GESCHLECHT: M
GEBDAT: 20/02/69        ALTER: 11
ALTERSGRUPPE: 1   (1= -12 J., 2= 13-18 J., 3= 19-55 J., 4= >55 J.)
STRASSE: XXXXXXGASSE 10/2/6                         PLZ: A-1190
ORT: WIEN 19                                        LAND: WIEN
FRAKTUR: FR. ANTEBRACHII        FRAKTUR/CODE: 100   SEITE: LI
   (100= FR. ANTEBRACHII, 200= RADIUSFR., 300= ULNAFR., 400= GALEAZZIFR.,
    5oo= MONTEGGIAFRAKTUR)
UNFALLANAMNESE: 200    DETAIL. UNFALLANAMNESE: 210
VERKEHRSUNF. = 100   SPIEL/SPORT = 200   STURZ ZU FUSS = 300   KRIMINELL    = 500
   PKW         = 110   TURNEN      = 210   ST./STIEGEN   = 310    RAUFHANDEL   = 510
   LKW         = 120   SKIFAHREN   = 220   ST./GLATTEIS  = 320    SCHUSSVER.   = 520
   MOTORRAD    = 130   EISLAUFEN   = 230   ST./RANDST.   = 330    ANDERE       = 530
   MOPED       = 140   ROLLSCHUHF.= 240    ST./RAUSCH    = 340   ST./ZU HAUSE = 600
   FAHRRAD     = 150   BALLSPIEL   = 250   ANDERE        = 350   FENSTERSTURZ   700
   STRABA      = 160   ST./BAUM    = 260   ARBEITSUNFALL = 400   ANDERE         800
   FUSSGÄNGER  = 170   ANDERE      = 270
UNFALLDATUM: 12/03/80
BEHANDLUNGSBEGINN NACH .0 TAGEN
ERSTBEHANDLUNG: 1  (1= EIG. KLINIK, 2= EISENSTADT, 3= AND. SPITAL, 4= HAUSARZT)
BEGLEITVERLETZUNGEN: 0  (0= KEINE, 1= LEICHTE, 2= SCHWERE, 3= POLYTRAUMA)
```

Abb. 1. Beispiel eines Eingabescreens (Stammdaten etc.)

```
                      Edit SAS data set: WAMASTAT.UA3              Screen   6
Command ===>                                                      Obs      9

                   PRIMAERES ROENTGEN AP :
                   ***********************  .

RADIUS : .0 GRAD        DEVIATION RADIAL  IN GRAD        ULNA : .0 GRAD
         30 GRAD        DEVIATION ULNAR   IN GRAD               30 GRAD
         .0 MM          VERKUERZUNG IN MM                       .0 MM
          1             VERSCHIEBUNG ( 0 = KEINE,1 =            0
                        CORTICALISBREIT, 2 = HALB-
                        SCHAFTBREIT, 3 = SCHAFTBREIT,
                        4 = MEHR ALS SCHAFTBREIT )



                   PRIMAERES ROENTGEN SEITLICH :
                   *****************************

RADIUS : .0 GRAD        DEVIATION VOLAR   IN GRAD        ULNA : .0 GRAD
         50 GRAD        DEVIATION DORSAL  IN GRAD               40 GRAD
         .0 MM          VERKUERZUNG IN MM                       .0 MM
          0             VERSCHIEBUNG ( WIE OBEN )                0
```

Abb. 2. Eingabescreen für Röntgenvermessungen

zifische Daten (Stammdaten, Unfalldatum, Seite der Verletzung, etc.) vom Programm
aus der Datei in den Brief übernommen wurden. Der Einladung zur Nachuntersuchung
leisteten ca. 45% der Patienten Folge. Im Rahmen der Nachuntersuchung wurde Messungen
der Beweglichkeit in Hand- und Ellbogengelenk nach der Neutral-Null-Methode zur Objek-
tierung der Funktion und eine weitere Röntgenuntersuchung durchgeführt. Außerdem
wurden Angaben der Patienten bzw. der Begleitpersonen über subjektive Beschwerden
erhoben. Die bei der Nachuntersuchung erhaltenen Daten wurden ebenfalls gespeichert.
Im nächsten Arbeitsschritt erfolgte die Erstellung eines Graphikprogrammes, welches die
Beziehung der gemessenen Deviation zu den verschiedenen Untersuchungszeitpunkten und
der endgültigen objektiven Funktion kurvenmäßig zu dokumentieren in der Lage ist. Einen
wesentlichen Teil der Arbeit bildete die Aufstellung der Bewertungskriterien und der für
uns sinnvoll erscheinende Auswertungsmethoden. Dieser Schritt ist entscheidend für die
Qualität einer Untersuchung, da systematische Fehler zu unbrauchbaren Ergebnissen
führen.

Vor Beginn der Auswertung mußten 8 Patienten wegen unvollständiger Daten ausge-
schieden werden, um eine Verfälschung der Ergebnisse zu vermeiden.

Auswertung

Wir entschieden uns, die Auswertung getrennt nach Alter der Patienten (1–12, 13–18,
19–55 und älter als 55 Jahre) und Lokalisation der Fraktur (mittleres oder distales Drittel)
durchzuführen. Damit konnten Vergleiche über die durchschnittliche Dauer von Gipsfixation, Reconvalescenz- und Nachuntersuchungszeit angestellt werden. Diese Ergebnisse
können bei Vorhandensein der Daten mit Hilfe der genannten Systeme innerhalb weniger
Sekunden (!) erhalten werden, wobei bei der Dateneingabe die Gruppierung nicht erforderlich ist; diese wird unmittelbar bei der Auswertung vorgenommen.

```
             Please enter Letter description and Form          Letter LETB
Command ===>                                                   Form   DEMO

 !                                                                          !
 !                                                                          !
 !                                                                          !
 !        FRAU/HERR                         GEB.DAT.: &GEBDAT___            !
 !                                          ROE.: &ROE_________             !
 !        &NAME______________               OBS: &OBSNR                     !
 !                                          SEITE: &SEITE                    !
 !                                          UNFDAT.: &UNFDAT___              !
 !        &STRASSE____________________________________                      !
 !        &PLZ_______  &ORT_______________________________                  !
 !        &LAND______________                                               !
 !                                                                          !
 !                                                                          !
 !                                          WIEN : &&DATE______________     !
 !                                                                          !
 !                                                                          !
 ! SEHR GEEHRTE(R) FRAU/HERR &NAME________________  !                       !
 !                                                                          !
 !                                                                          !
 ! SIE WURDEN IN DEN LETZTEN JAHREN AN DER II. UNIV.KLINIK F. UNFALL-        !
 ! CHIRURGIE WEGEN EINES UNTERARMBRUCHES BEHANDELT. DA SIE AUF UNSERE ERSTE  !
 ! EINLADUNG ZU EINER KOSTENLOSEN NACHUNTERSUCHUNG NICHT REAGIERT HABEN,     !
 ! ERSUCHEN WIR SIE IN IHREM EIGENEN INTERESSE NEUERLICH, AM 12/09/86 UM     !
 ! 15.00 UHR UNTER MITNAHME DIESES SCHREIBENS, ZU EINER FUNKTIONSKONTROLLE   !
 !                                                                          !
```

Abb. 3. Standardisiert definierter Einberufungsbrief (Ausschnitt)

```
        FRAU/HERR                         GEB.DAT.: 20/02/69
                                          ROE.: 3204/80
        N. N.                             OBS:  9
                                          SEITE: LI
                                          UNFDAT.: 12/03/80
        XXXXXXGASSE 10/2/6
        A-1190        WIEN 19
        WIEN



                                          WIEN : OCTOBER 2, 1986


SEHR GEEHRTE(R) FRAU/HERR N. N.                        !


SIE WURDEN IN DEN LETZTEN JAHREN AN DER II. UNIV.KLINIK F. UNFALL-
CHIRURGIE WEGEN EINES UNTERARMBRUCHES BEHANDELT. DA SIE AUF UNSERE ERSTE
EINLADUNG ZU EINER KOSTENLOSEN NACHUNTERSUCHUNG NICHT REAGIERT HABEN,
ERSUCHEN WIR SIE IN IHREM EIGENEN INTERESSE NEUERLICH, AM 12/09/86 UM
15.00 UHR UNTER MITNAHME DIESES SCHREIBENS, ZU EINER FUNKTIONSKONTROLLE
```

Abb. 4. Fertig erstellter Einberufungsbrief mit aus der Datei übernommenen Daten (Ausschnitt)

Die Röntgenergebnisse und die subjektiven Beschwerden wurden in 3 Gruppen klassifiziert, die Klassifikation der Bewegungsfunktionen erfolgte nach dem AO-Bewertungsschema in 4 Gruppen. Mit diesen Einteilungen war es u.a. möglich, die röntgenologisch gemessene Stellung der Frakturfragmente — in Winkelgraden angegeben — während der Behandlung, nach dem Abschluß und bei der Nachuntersuchung, bezogen auf die endgültige objektive Funktion der verletzten Extremität zu korrelieren.

Die dazu notwendigen programmtechnischen Schritte sind relativ einfach:

Die Auswahl der Altersgruppe erfolgt durch eine einfache logische Abfrage (Abb. 4).
Für die AO-Bewertung werden in einer formalisierten, aber einfach zu erlernenden Sprache die notwedigen Vergleiche definiert. Als Ergebnis erhält man eine Zwischenvariable, der je nach erfüllten Bedingungen ein Wert von 1—4 entsprechend den 4 Bewertungsgruppen zugeordnet wird.
Analog erfolgt die Bewertung der Röntgenergebnisse, wobei eine zweite Zwischenvariable generiert wird. Als letzter Schritt erfolgt die graphische Darstellung, wobei das Graphikprogramm angewiesen wird, auf der horizontalen Achse den Zeitpunkt der Röntgenuntersuchung, auf der vertikalen die gemessene Deviation einzutragen. Je nach Gruppenzugehörigkeit werden unterschiedliche Symbole bzw. Farben verwendet (Abb. 6). Zusätzlich soll zu jedem Zeitpunkt der Mittelwert errechnet werden. Diese Punkte werden mit geraden Linien verbunden.
Somit erhält man eine graphische Darstellung der Beziehung zwischen der gemessenen Deviation zu den verschiedenen Untersuchungszeitpunkten und endgültiger objektiver Funktion (Abb. 7).

```
 OBFU       SAS       A1   F 80   TRUNC=80 SIZE=200 LINE=0 COL=1 ALT=0
 ====>
           !...+....1....+....2....+....3....+....4....+....5....+....6....+....7..
 00000 * * * TOP OF FILE * * *
 00001 DATA WAMASTAT.OBFU3 (PROTECT=DLR);
 00002
 00003 SET WAMASTAT.UA3;
 00004    IF ALTER >= 1    & ALTER < 13 ;
 00005 /* IF ALTER >  12   & ALTER < 19 ; */
 00006 /* IF ALTER  > 18   & ALTER < 56 ; */
 00007 /* IF ALTER  > 55   & ALTER < 99 ; */
 00008
 00009 /*__________________________________________________________*/
 00010
 00011 /* IF BEHART 1;*/
 00012
 00013    IF NE='J';
 00014
 00015 /*__________________________________________________________*/
 00016
 00017
 00018    IF (RADIUS=2!RADIUS=3!RADIUS=4) & (ULNA=4!ULNA=5!ULNA=6);
 00019 /* IF (RADIUS=1 ! RADIUS=7) & (ULNA=1 ! ULNA=2 ! ULNA=3);*/
 00020
 00021 /*__________________________________________________________*/
 00022
```

Abb. 5. Ausschnitt aus dem Auswertungsprogramm

```
  EMIL3     SAS       A1  F 80  TRUNC=80 SIZE=64 LINE=0 COL=1 ALT=0
  ====>
  ------------------- * E  S  A  S * - Programmerstellung *--------------------
        !...+....1....+....2....+....3....+....4....+....5....+....6....+....7..
  00000 * * * TOP OF FILE * * *
  00001
  00002 PROC FORMAT;
  00003  VALUE ERGF
  00004    1 = 'SEHR GUT'
  00005    2 = 'GUT'
  00006    3 = 'BEFRIEDIGEND'
  00007    4 = 'MAESSIG';
  00008
  00009 GOPTIONS DEVICE=IBM3279;
  00010
  00011 PROC GPLOT DATA=X123.G3D  ; PLOT DEVRADI*ZEITPUNK=ERGXO /
  00012
  00013 HAXIS = 0 TO 9 BY 1 VAXIS = -20 TO 50 BY 10 VMINOR =   1
  00014 CAXIS = CYAN CTEXT = WHITE;
  00015
  00016 SYMBOL3  I=HILOJ  H=2  C=YELLOW   V=X       ;
  00017 SYMBOL1  I=HILOJ  H=2  C=GREEN    V=STAR    ;
  00018 SYMBOL2  I=HILOJ  H=2  C=RED      V=DIAMOND ;
  00019 SYMBOL4  I=HILOJ  H=2  C=RED      V=TRIANGLE;
  00020
```

Abb. 6. Ausschnitt aus der Anweisung an das Graphikprogramm zur Definition der Kurven

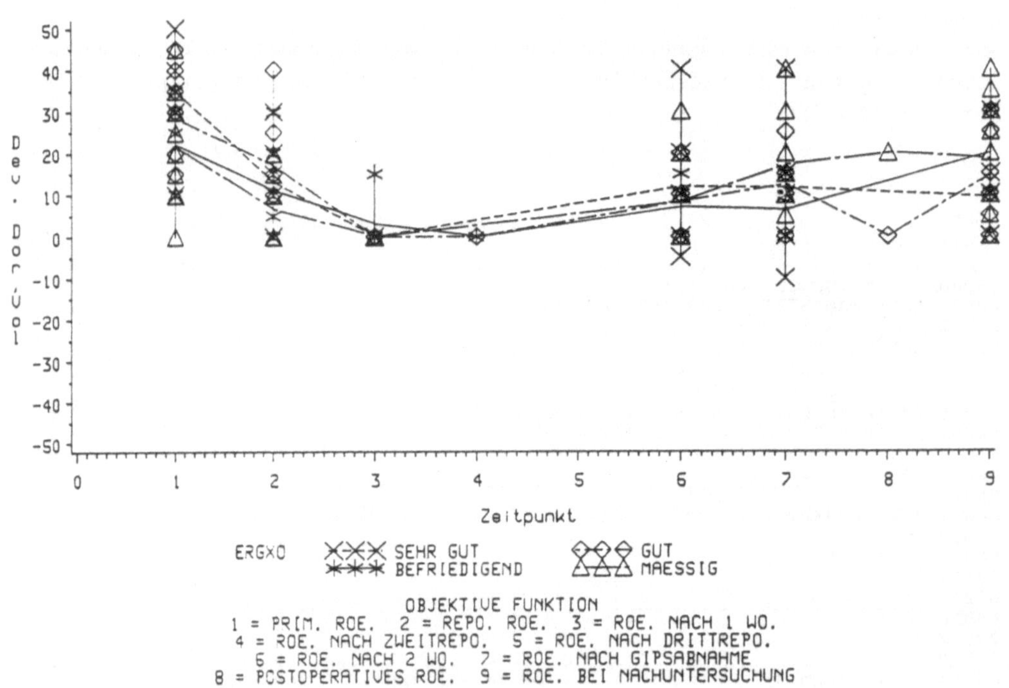

Abb. 7. Unterarm-Schaft-Frakturen Radius (Vom Computer erstellte Graphik)

Zusammenfassung

Es würde den vorgegebenen Rahmen bei weitem sprengen, wollten wir sämtliche vorgenommenen Auswertungen hier erwähnen [4]. Neben den umfassenden statistischen Möglichkeiten waren besonders graphische Darstellungen von großer Bedeutung. Diese lassen wesentliche Ergebnisse um ein Vielfaches leichter erkennen, als statische Parameter und lange Zahlenkolonnen. Da diese Graphiken in wenigen Minuten erstellt, auf dem Bildschirm ausgegeben und auch gedruckt bzw. geplottet werden können, sind sie ein wichtiges Hilfsmittel bei der Festlegung der weiteren Vorgangsweise einer Auswertung. Versprechende Ansätze können dadurch rasch weiterverfolgt, wenig aussagekräftige ausgeschlossen werden.

Bei der Untersuchung des Zusammenhanges zwischen röntgenologischem Verlauf und endgültiger objektiver Funktion wäre ohne graphische Darstellung eine Bewertung der Ergebnisse äußerst schwierig gewesen. Diese Ergebnisse waren allerdings ein wesentlicher Teil unserer Arbeit und würden allein bereits den Computereinsatz rechtfertigen.

Literatur

1. Dorda W, Laminger B, Reichetzeder Ch, Sachs P (1985) Computereinsatz zur Analyse medizinischer Daten: Die Auswertungssystme WAMAS und WAMASTAT. In: Koller G, Reichertz PL, Überla K (Hrsg) Medizinische Informatik und Statistik, Bd 59. Springer, Berlin Heidelberg New York Tokyo, S 251
2. Kuderna H (1980) Zusammenhang zwischen Achsenfehlern und Funktionseinschränkungen nach Vorderarmfrakturen. Unfallchirurgie 6:7
3. SAS Institute Inc. (1985): SAS User's Guide: Basics, Version 5. Edition Cary NC, USA
4. Strickner M et al. (1986) Zur konservativen Therapie der Unterarmfraktur im Wachstumsalter mit besonderer Berücksichtigung der Korrelation von röntgenologischem Verlauf, objektivem und subjektivem Gesamtergebnis. Unfallchir 12:176

Computergraphische Analyse von Unterarmschaftfrakturen im Wachstumsalter

E. Petrik, A. Chrysopoulos, G. Ittner und M. Strickner

II. Universitätsklinik für Unfallchirurgie (Vorstand: Univ. Prof. Dr. P. Fasol), Spitalgasse 23, A-1090 Wien

Einleitung

Unterarmfrakturen sind die mit Abstand häufigste Knochenverletzung im Kindes- und Jugendalter [5, 8]. Wir dokumentieren 250 Patienten im Alter von 1−18 Jahren mit Unterarmschaftfrakturen im distalen und mittleren Drittel, die in den Jahren 1978−1984 an der

Hefte zur Unfallheilkunde, Heft 201
Zusammengestellt von W. Hager
Springer-Verlag Berlin Heidelberg 1989

II. Universitätsklinik für Unfallchirurgie in Wien behandelt wurden. Auf Grund der großen Datenanzahl bedienten wir uns, wie im vorigen Vortrag genau erörtert wurde, der Möglichkeit der computergestützten Auswertung durch das WAMASTAT/SAS-Programmpaket des Institutes für Medizinische Computerwissenschaften (IMC) der Universität Wien [6].

Patientengut und Methodik

Es handelt sich um 250 Patienten, 190 davon im Alter von 1–12 Jahren, 60 im Alter von 13–18 Jahren. Sechsmal bestanden erstgradig offene Frakturen, wovon nur eine sekundär operativ versorgt werden mußte. Aus jeder Altersgruppe hatte jeweils nur 1 Patient einen Stück- oder Trümmerbruch eines der beiden Unterarmknochen. In den restlichen Fällen handelt es sich jeweils nur um eine unkomplizierte Fraktur von Radius und Ulna, wobei 48% Grünholz- oder Wulstbrüche waren. Kein Patient konnte nach seiner Frakturform der Gruppe C3 nach dem AO-Bewertungsschema zugeordnet werden. Durchschnittlich setzte die Behandlung 17 h nach dem Unfall ein, wobei 15 der Patienten primär auswärts anversorgt wurden und daher erst nach 14 Tagen an unserer Klinik weiterbehandelt werden konnten. Bei den 1–12jährigen bestanden 8mal leichte, 4mal schwere Begleitverletzungen. Unter den 13–18jährigen Patienten fanden sich 1 leichte und 3 schwere Zusatztraumen im Sinne eines Polytraumas.

Eine Aufschlüsselung nach Altersgruppen, Geschlecht, Frakturhöhe (distales und mittleres Drittel), Durchschnittsalter, Dauer der Gipsfixation und Reconvalescenz bis zur endgültigen Wiedergebrauchsfähigkeit der verletzten Extremität, sowie durchschnittliches Nachuntersuchungsinterval zeigt Tabelle 1. Bei der Nachuntersuchung, zu der 147 der ehemaligen Patienten (= 58,8%) erschienen, wurden Röntgenbilder angefertigt, und diese wie alle anderen Daten computermäßig erfaßt (Tabelle 2). Es folgten Messungen des Bewegungsumfanges nach der Neutral-Null-Methode zur Objektivierung der Funktion. Außerdem wurden die Patienten bzw. Begleitpersonen nach aufgetretenen Spätkomplikationen und subjektiven Beschwerden befragt (Tabelle 3).

Nach Einteilung in Altersgruppen und Frakturhöhe erfolgte die Erstellung der Röntgenverlaufskurve von Erstbehandlung bis Nachuntersuchung, sowie die Korrelation der Kurven mit den objektiven und subjektiven Bewertungsschemata.

Ergebnisse

Bei Schaftfrakturen im mittleren Drittel der 1–12jährigen ergibt sich eine Toleranzbreite für ein objektiv sehr gutes Nachuntersuchungsresultat bis 15° dorsale Deviation bei Radius und Ulna (Abb. 1), sowie radialem Achsenknick bis 15° röntgenologisch gemessen (Abb. 2). Die stärkste Redislokation erfolgt zwischen Primärreposition und Röntgenkontrolle nach einer Woche, sowie zwischen Röntgenkontrolle nach 2 Wochen und Gipsabnahme. Von Entlassungsröntgenbefund und Röntgenkontrolle bei der Nachuntersuchung ergibt sich eine deutliche Korrektur der Restfehlstellung durch das Knochenwachstum.

Schlechte objektive Funktionen haben die Patienten, deren Radiusfraktur primär einen volaren oder aber einen 10grädigen ulnaren Achsenknick aufweisen.

Tabelle 1. Unterarmschaftfrakturen

	Mittleres Drittel Alter = 1−12 Jahre	Alter = 13−18 Jahre	Distales Drittel Alter = 1−12 Jahre	Alter = 13−18 Jahre
Weiblich	$n = 30; \phi = 7{,}7$ Jahre	$n = 4; \phi = 15$ Jahre	$n = 21; \phi = 7{,}7$ Jahre	$n = 1; \phi = 14$ Jahre
Männlich	$n = 44; \phi = 9$ Jahre	$n = 18; \phi = 15{,}9$ Jahre	$n = 23; \phi = 8{,}8$ Jahre	$n = 6; \phi = 15$ Jahre
ϕ − Gipsfixation	3,9 Wochen	4,6 Wochen	3,6 Wochen	4,4 Wochen
ϕ − Reconvalescenz	1,2 Wochen	2,7 Wochen	1,4 Wochen	2,5 Wochen
ϕ − Nachunter- suchungszeit	46,9 Monate	42,3 Monate	50,8 Monate	41,1 Monate

Tabelle 2. Bewertung der Röntgenergebnisse

	1 Sehr gut	2 Gut	3 Schlecht
Achsenfehler (Deviation) radio/ulnar oder volar/dorsal	$< 5^{\circ}$	$5-10^{\circ}$	$> 10^{\circ}$
Verschiebung	0	corticalisbreit	über corticalisbreit
Verkürzung	0	≤ 5 mm	> 5 mm

Tabelle 3. Klassifikation der subjektiven Beschwerden

1 Sehr gut	Wetterfühligkeit	neg.	Kraftverlust	neg.
	Belastungsschmerz	neg.	Schwellungsneigung	neg.
	Dauerschmerz	neg.	Kosmetisch störend	neg.
	Sensibilitätsstörung	neg.		

2 Gut	Wetterfühligkeit und/oder Belastungsschmerz sind positiv, sonst alle anderen negativ.

3 Schlecht	Wetterfühligkeit	pos.
	Belastungsschmerz	pos.
	und eine/oder übrigen Parameter positiv.	

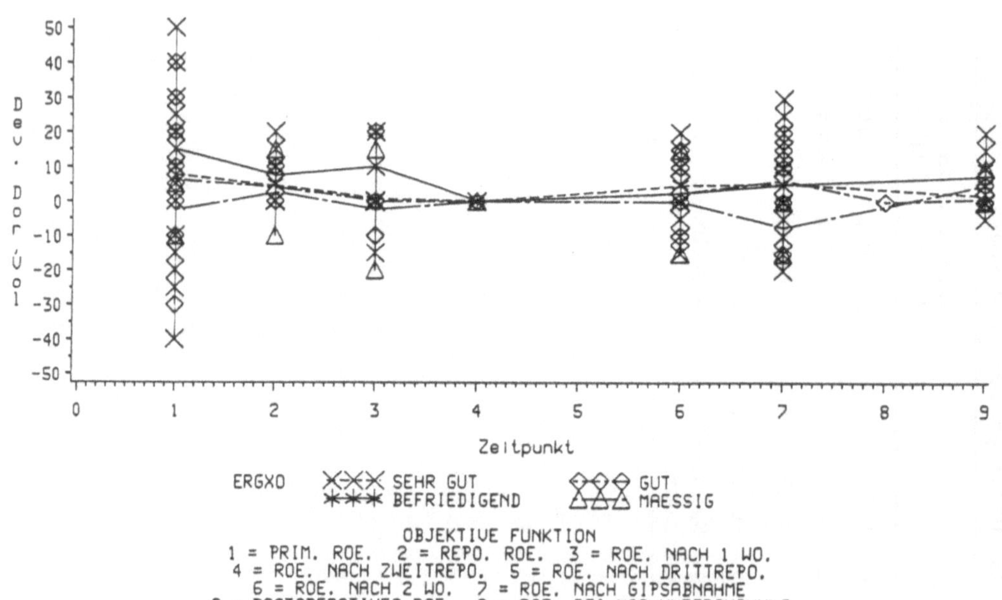

Abb. 1. Unterarm-Schaft-Frakturen im mittleren Drittel Radius. Alter = 1–12. (n = 74)

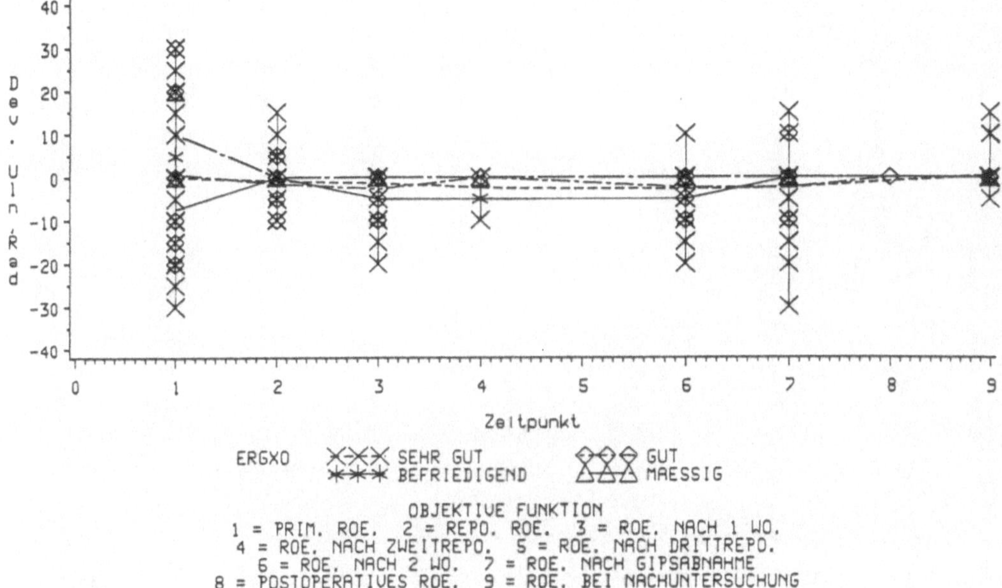

Abb. 2. Unterarm-Schaft-Frakturen im mittleren Drittel Radius. Alter = 1–12. (n = 74)

Die Schaftgruppe der 13–18jährigen ergibt objektiv gemessen ein sehr gutes Ergebnis bei einer radialien Deviation beider Unterarmknochen bis 10°, ulnare Achsenfehlstellung gehen mit Funktionseinbuße einher. Überwiegend besteht eine rein dorsale Abweichung, die ebenso bis 10° folgenlos mit sehr guter Beweglichkeit ausheilt (Abb. 3). Der Radius zeigt auch in diesem Alter noch eine geringe Verbesserung der Stellung durch das Wachstum, die Ulna hingegen erleidet dadurch eine Verschlechterung der Fehlstellung.

Bei den Patienten mit distalen Unterarmfrakturen beider Altersgruppen konnten wir keine Relevanz im Kurvenverlauf der Ulna demonstrieren, da es bei den Nachuntersuchungsröntgen praktisch immer zu einem nahezu anatomischen Ausheilungsergebnis gekommen war.

In der Gruppe der 1–12jährigen sehen wir am Radius, daß bei der Gipsabnahme ein dorsaler Knick bis 25° zum Nachuntersuchungszeitpunkt durch das Wachstum auf 15° korrigiert und ein sehr guter Bewegungsumfang erreicht werden kann (Abb. 4).

Ein volarer Knick hingegen bis zu 10° bei Gipsabnahme wird durch das Knochenwachstum auf anatomische Werte korrigiert, ergibt jedoch nur mäßig gute Bewegungsverhältnisse, die aber nur geringe subjektive Beschwerden (Wetterfühligkeit, Belastungsschmerz) verursachen. Radiale Achsenfehlstellungen werden bis 30° toleriert (Abb. 5). Repositionen und Nachrepositionen, die eine annähernd anatomische Stellung ergeben hatten, deviieren bis zur Gipsabnahme bis zum ursprünglichen Ausmaß des Achsenknickes, zeigen jedoch bei der Nachuntersuchung ein anatomisches Röntgenergebnis.

Die juvenile Gruppe der 13–18jährigen zeigt dorsale Fehlstellungen bei der Gipsabnahme im Ausmaß der primären, trotz erfolgreicher mehrmaliger Reposition. Bis zu 30° Deviation wird ein sehr guter Bewegungsumfang erreicht (Abb. 6).

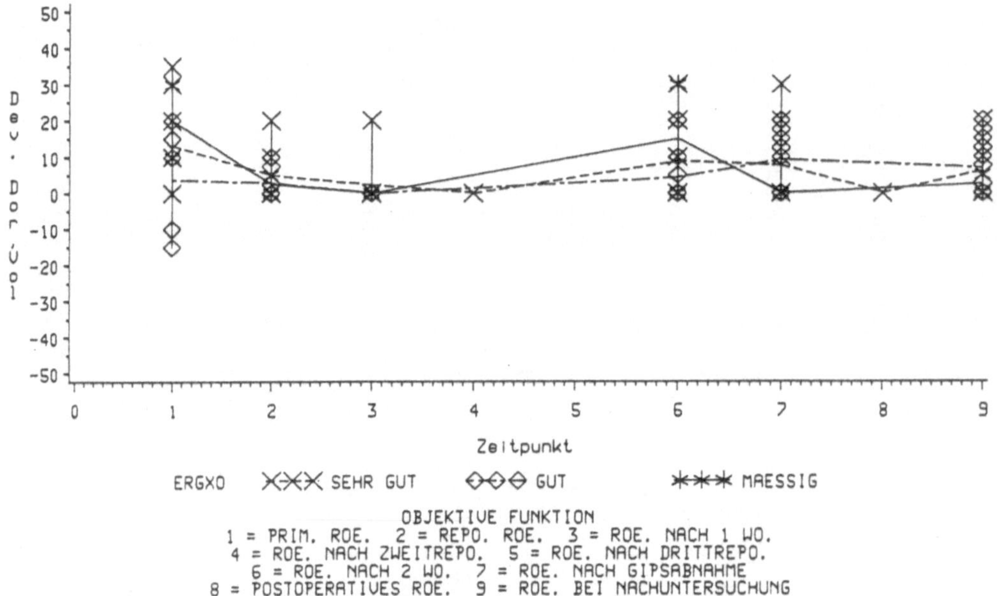

Abb. 3. Unterarm-Schaft-Frakturen im mittleren Drittel Radius. Alter = 13–18. (n = 22)

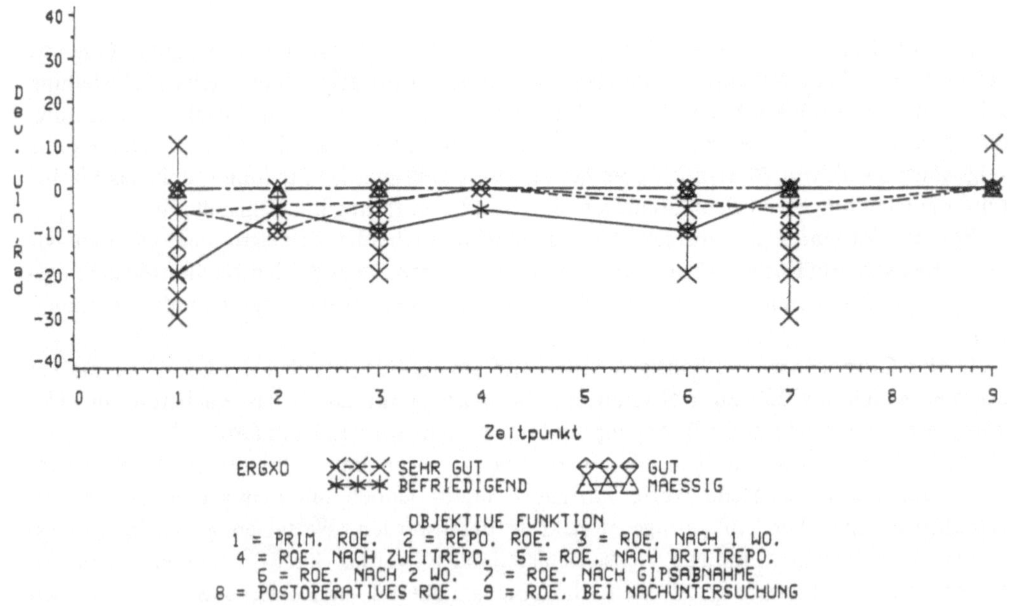

Abb. 4. Unterarm-Schaft-Frakturen im distalen Drittel Radius. Alter = 1–12. (n = 44)

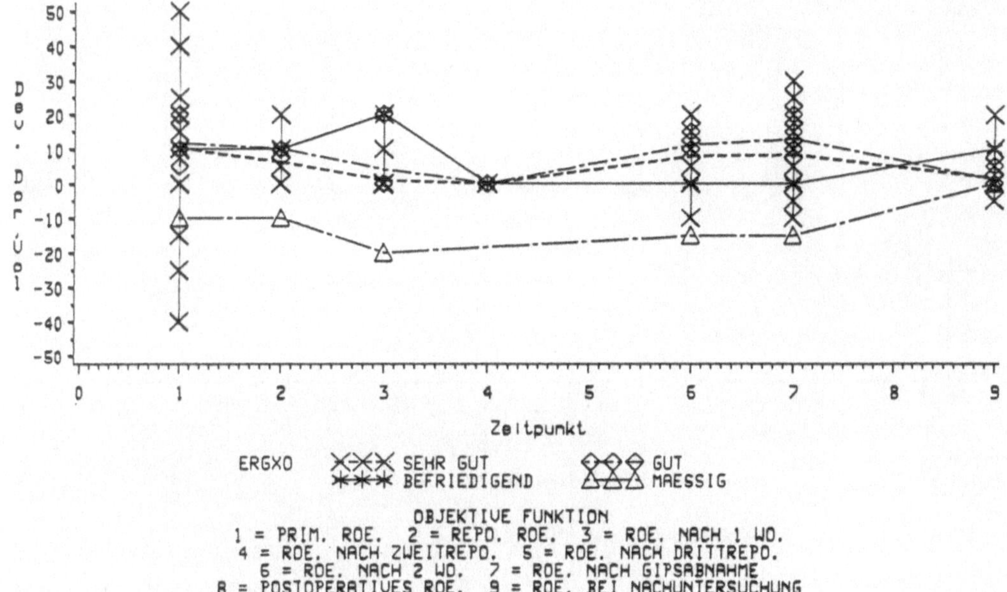

Abb. 5. Unterarm-Schaft-Frakturen im distalen Drittel Radius. Alter = 1–12. (n = 44)

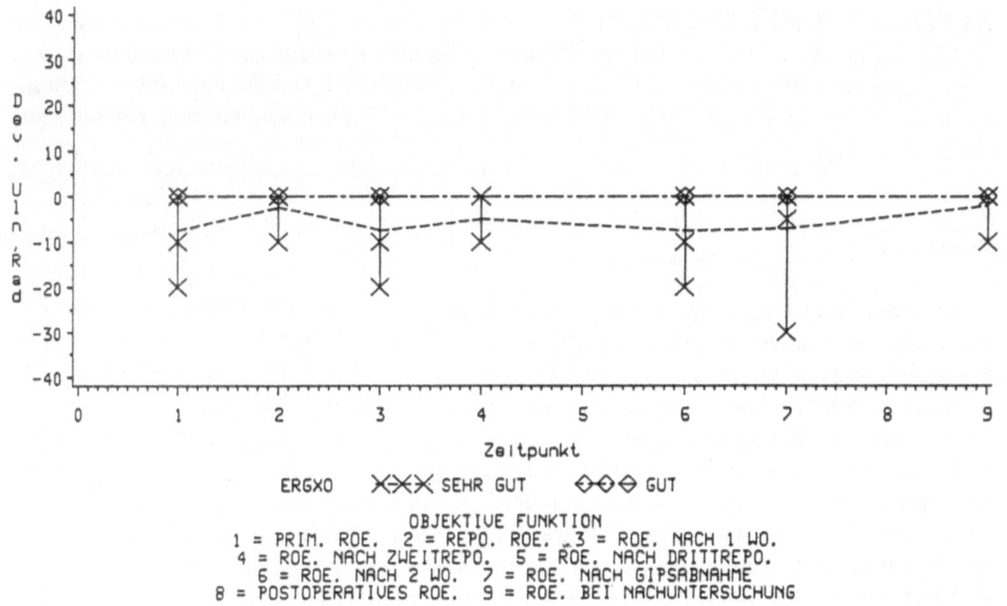

Abb. 6. Unterarm-Schaft-Frakturen im distalen Drittel Radius. Alter = 13–18. (n = 7)

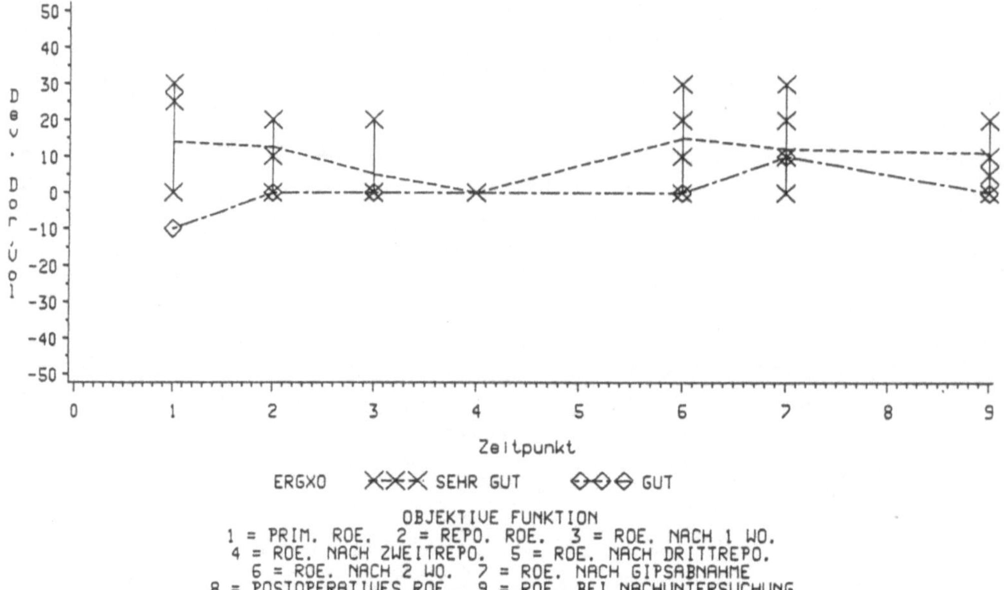

Abb. 7. Unterarm-Schaft-Frakturen im distalen Drittel Radius. Alter = 13−18. (n = 7)

Ein dorsaler und radialer Knick kann auch bei den Jugendlichen um 10° durch das Wachstum gebessert werden (Abb. 7).

Acht Patienten (= 6%) zeigen ein objektiv schlechtes Bewegungsergebnis, ohne jedoch selbst dieses Gesamtresultat als subjektiv schlecht zu beurteilen. Das Röntgenuntersuchungsergebnis konnte auch dafür keine Erklärung geben, da auch dieses als sehr gut oder gut einzustufen war.

Diskussion

Geschlossene und erstgradig offene Unterarmfrakturen im Wachstumsalter sind eine Domäne der konservativen Knochenbruchbehandlung [1, 8, 12]. Nur in seltenen Fällen scheint eine offene Reposition und Stabilisierung gerechtfertigt [12, 13]. An unserer Klinik wurden in den letzten Jahren nur 7 kindliche Unterarmfrakturen operativ versorgt.

Das sehr gute Repositionsergebnis der Fraktur, die im Oberarmgips immobilisiert wird, ist um so wichtiger, je weiter proximal die Fraktur gelegen ist [4, 5, 7]. Eine Nachreposition in Allgemeinnarkose sollte bei Kindern über 10° Deviation, bei Jugendlichen über 5° nach einer Woche erfolgen. Eine Zweitreposition nach 2 Wochen wäre ebenfalls zu erwägen. Um massive Fehlstellungen wegen Gipslockerung durch Muskelatrophie zu vermeiden sind laufende Röntgenkontrollen in wöchentlichen Abständen mit eventuellen Gipswechsel empfehlenswert. Nach neuesten Erkenntnissen sind zur Verkürzung der Reconvalescenzdauer heilgymnastische Übungen nicht erst nach Gipsabnahme, sondern bereits im Gips vom Unfallzeitpunkt an zweckmäßig. Dadurch ergibt sich ein nahezu voller Bewegungsumfang der anliegenden Gelenke bereits bei Gipsabnahme [2, 3].

Bedauerlicherweise mußten wir feststellen, daß unsere Patienten die heilgymnastischen Übungen nur in geringem Ausmaß frequentieren. Besonderes Augenmerk ist nach wie vor auf die Altersgruppe der 13–18jährigen zu legen, wo es bei Schaftbrüchen des Unterarmes im mittleren Drittel mit ulnarer Deviation im Ausheilungsstadium zu massiven Funktionseinschränkungen kommt. Frakturen im distalen Drittel mit volarem Achsenknick führen in dieser Altersgruppe ebenfalls zu schlechten Spätergebnissen.

Literatur

1. Blount WP (1955) Fractures in children. Williams & Wilkins, Baltimore
2. Böhler L (1951) Vorderarmschaftbrüche bei Kindern und Jugendlichen. In: Die Technik der Knochenbruchbehandlung, Bd. 1. Maudrich, Wien
3. Dau W (1966) Behandlung von Unterarmbrüchen im Kindesalter. Chir Prax 10:299
4. Digby KH (1915) The measurement of diaphyseal growth in the proximal and distal directions. J Anat Physiol 50:187
5. Döhler RAL, Al-Arfaj, Löffler W (1983) Komplette Unterarmfrakturen bei Kindern – Möglichkeiten und Grenzen der konservativen Therapie. Unfallheilkunde 86:22
6. Dorda W, Laminger B, Reichetzeder Ch, Sachs P (1985) Computereinsatz zur Analyse medizinischer Daten: Die Auswertsysteme WAMAS und WAMASTAT. In: Koller G, Reichertz PL, Überla K (Hrsg) Medizinische Informatik und Statistik, Bd. 59. Springer, Berlin Heidelberg New York Tokyo, S 251
7. Fernandez DL (1980) Conservative treatment of forearm fractures in children. In: Chapal G (ed) 9th international symposium on topical problems in orthopedic surgery. Lucerne, Switzerland, p 158
8. Galle P, Spängler H (1985) Kompendium der Unfallchirurgie. Enke, Stuttgart
9. Kuderna H (1980) Zusammenhang zwischen Achsenfehlern und Funktionseinschränkung nach Vorderarmfrakturen. Unfallchirurgie 6:429
10. Küsswetter W, Wirth CJ (1978) Ist die Membrana interossea antebrachii ein wesentlicher Störfaktor für die Heilung von Unterarmschaftfrakturen? (Experimentelle und klinische Untersuchungen). In: Hefte Unfallheilkd, Heft 132. Springer, Berlin Heidelberg New York, S 429
11. Trojan E (1963) Behandlungsergebnisse von 277 frischen geschlossenen Schaftbrüchen beider Unterarmknochen. Hefte Unfallheilkunde 46:140
12. Weber BG, Brunner C, Freuler F (1978) Die Frakturenbehandlung bei Kindern und Jugendlichen. Springer, Berlin Heidelberg New York
13. Witt AN, Cotta H, Mittelmeier H (1966) Komplette Unterarmbrüche. In: Bürkle de la Camp H, Schwaiger M (Hrsg) Handbuch der gesamten Unfallheilkunde, Bd 3. Enke, Stuttgart

360

Rehabilitationsbehandlung bei Unterarm-Schaftbrüchen —
Stationäre Therapie im Rehabilitationszentrum

H. Tischler und H.P. Jonas

Rehabilitationszentrum Häring der AUVA, Schönau 150, A-6323 Bad Häring

Unter den 2 056 Patienten, die in den Jahren 1984 und 1985 im Rehabilitationszentrum Häring behandelt wurden, hatten wir 57mal (2,8%) die Diagnose eines Unterarm-Schaftbruches (UASB).

Betroffen waren 44 Männer und 13 Frauen, das durchschnittliche Alter betrug 35 Jahre (17—64 Jahre). In 37 Fällen handelte es sich um Arbeitsunfälle.

Bei 17 Patienten erfolgte die Aufnahme nicht wegen des UASB, sondern wegen anderer Verletzungen. Bei den verbleibenden 40 Patienten erfolgte 16mal die Aufnahme nur wegen des UASB, 24mal wegen eines UASB im Rahmen von zusätzlichen Verletzungen.

Die Aufnahme dieser 40 Patienten erfolgte im Durchschnitt erst nach 6,2 Monaten (1—13 Monate) nach Unfallgeschehen. Zweimal handelte es sich um Wiederaufnahmen, wo der Unfall bereits über 2 Jahre zurücklag.

Die Versorgung des UASB erfolgte:

Konservativ bei 5 Patienten (Gruppe 1).
Anfangs konservativ, dann operativ bei 4 Patienten (Gruppe 2).
Primär operativ bei 29 Patienten (Gruppe 3).

Die stationäre Behandlung im Rehabilitationszentrum erfolgt täglich und beträgt mehrere Stunden, wobei zur Behandlung der eingeschränkten Beweglichkeit, der Kontrakturen und der Muskelschwäche der Schwerpunkt vor allem bei der Einzelgymnastik liegt; unterstützend dabei werden je nach Bedarf die manuelle Lymphdrainage, die Kryotherapie und Elektrotherapie eingesetzt (Abb. 1).

Zur besseren Koordination der verletzten und daher geschonten Extremität dienen die Gruppenübungen, das Schwimmen, Spiele und Sport.

Paraffinkneten, Packungen und Bäder können noch die physikalische Behandlung abrunden.

Ein weiterer Schwerpunkt liegt bei der Ergotherapie, wo durch gezielten Einsatz der Extremität die geschädigte Funktion behandelt werden kann, z.B. die Pro- und Supination beim Weben oder Knüpfen (Abb. 2).

Angeschlossen an die Ergotherapie sind weiters die Arbeitstherapien, wo die Funktion und die Kraft der oberen Extremität je nach Bedarf dosiert eingesetzt werden kann, z.B. die feine Fingerfunktion bei der Arbeitstherapie Elektrotechnik oder die grobe Kraft bei der Arbeitstherapie Holz, Metall oder Gartenbau.

Last not least muß unbedingt auch die Tätigkeit des Psychologen und des Sozialberaters hervorgehoben werden, die wesentliches zum Therapieerfolg bzw. zur Reintegration beitragen können.

Hefte zur Unfallheilkunde, Heft 201
Zusammengestellt von W. Hager
Springer-Verlag Berlin Heidelberg 1989

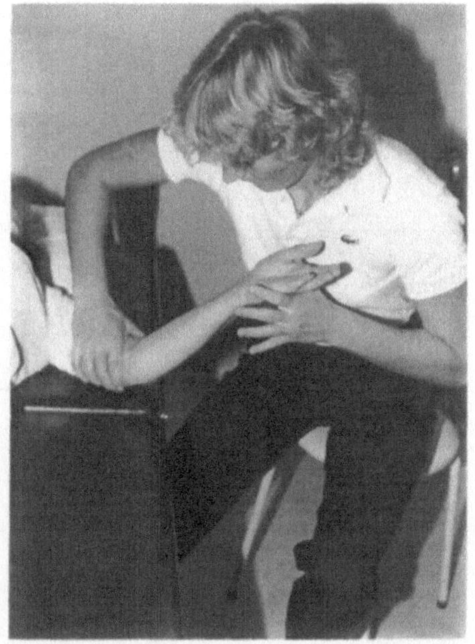

Abb. 1. Einzelgymnastik

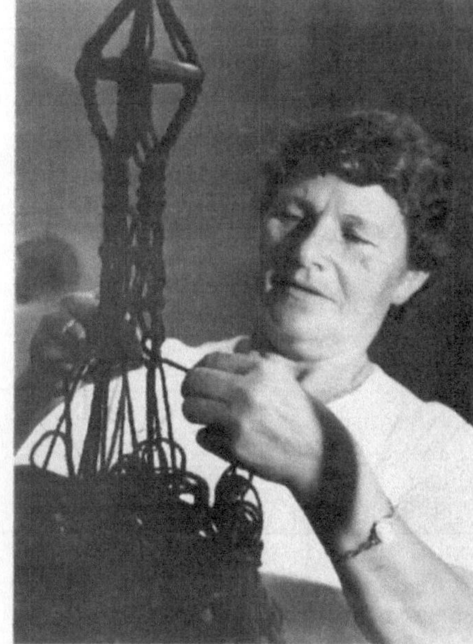

Abb. 2. Ergotherapie

Zusammenfassend unsere Behandlungsergebnisse:

Die Patienten der ersten Gruppe (konservative Behandlung) hatten alle auch zusätzliche Verletzungen, einmal auch eine Sudecksche Dystrophie.

Die Aufenthaltsdauer betrug im Durchschnitt 2 Monate (1–3 Monate). Es handelte sich um zwei offene Radiusfrakturen und um drei Ulnafrakturen. Bei der Aufnahme waren die Brüche knöchern verheilt.

Die Behandlungsergebnisse nach AO-Beurteilungsschema waren bei der Aufnahme dreimal gut und zweimal sehr gut, bei der Entlassung war das Ergebnis zweimal gut und dreimal sehr gut, wobei jedoch in allen Fällen objektiv und subjektiv eine Besserung gegenüber der Aufnahme erreicht werden konnte.

In der zweiten Gruppe wurde vom Erstversorger nach anfänglich konservativer Behandlung zweimal wegen Pseudarthrosenbildung und zweimal wegen non-union-fracture eine Operation durchgeführt, der Eingriff erfolgte zwischen 14 Tagen und 3 Monaten nach dem Unfall. Es handelte sich um drei Vorderarmbrüche im Rahmen eines Polytrauma und um eine Monteggia-Fraktur mit Nervenbeteiligung.

Die Aufenthaltsdauer im Rehabilitationszentrum betrug durchschnittlich 2,5 Monate (1–6 Monate), die Frakturen waren bei der Aufnahme knöchern geheilt.

Das Ergebnis nach AO-Schema war bei der Aufnahme zweimal gut und zweimal mäßig, durch die Behandlung konnte lediglich ein mäßiges Ergebnis auf befriedigend verbessert werden.

Bei zwei Patienten wurde bei Entlassung aus dem Rehabilitationszentrum dem Erstversorger ein operativer Eingriff vorgeschlagen, und zwar die Entfernung des Osteosynthesematerials wegen Lockerung und eine Verkürzungsosteotomie wegen Ellenvorschub.

362

Tabelle 1. Operierte UASB (n = 29)

Bruchformen	
Schaftbrüche	18
Schaftbrüche mit proximaler Verrenkung	8
Schaftbruch mit distaler Verrenkung	1
Subtotale Amputation im Unterarm	2

Tabelle 2. Operierte UASB (n = 29)

Begleitverletzung	
Nerven	8
Weichteile	6
Sehnen	5
Arterien	4

Tabelle 3. Operierte UASB (n = 29)

Operationsmethoden	
Verplattung	21
Zuggurtung des Olecranons	4
Fixateur externe	2
Speichenköpfchenresektion	2
Markdrahtung	2
Transfixation mit Bohrdraht	2
Amputation im Handgelenk	1

Unter den 29 Patienten der dritten Gruppe (operative Versorgung) waren 15 UASB ohne und 14 UASB mit zusätzlichen Verletzungen. Ein Patient wurde wegen totaler Übungsinstabilität dem Erstversorger rücküberwiesen.
Die Aufenthaltsdauer betrug durchschnittlich 1,5 Monate (1/2 bis 3 Monate).

Die Bruchformen, die Mitverletzungen, die operative Versorgung und der röntgenologische Aufnahmestatus ist aus den Tabellen 1–4 zu entnehmen.

In 13 von diesen 29 Fällen konnte durch die Behandlung keinerlei Besserung erzielt werden, 5mal war das Ergebnis bei der Aufnahme sehr gut, in den übrigen Fällen aufgrund der subtotalen Amputation bzw. von schweren Nervenschädigungen keine Besserung zu erzielen.

Bei 16 Patienten konnten sowohl bei der Beweglichkeit als auch bei der Funktion und bei den Beschwerden Verbesserungen erzielt werden, vor allem in der Gruppe der mäßigen Ergebnisse nach AO-Schema (Abb. 3).

Bei drei Patienten wurde während des Aufenthaltes im Rehabilitationszentrum das Osteosynthesematerial entfernt, um eine bessere Beweglichkeit zu erzielen, einmal wurde

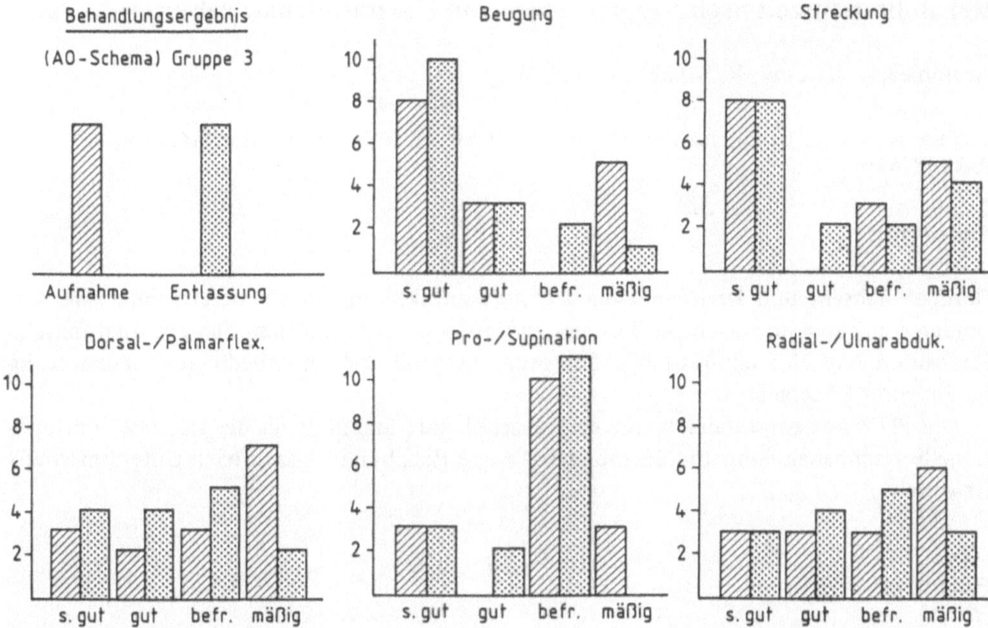

Abb. 3. Behandlungsergebnisse bei operierten UASB

bei der Entlassung die Entfernung der Markdrähte vorgeschlagen. Durch die intensive stationäre Therapie kann in vielen Fällen bald die Beendigung des unfallbedingten Heilverfahrens eingeleitet werden, sodaß bei früherer Aufnahme im Rehabilitationszentrum unseres Erachtens oft auch ein früherer Behandlungserfolg und die volle Arbeitsfähigkeit eintreten würde. Auch die Behandlung der Kontrakturen oder der Fehlfunktionen wäre unserer Ansicht nach einfacher, bzw. könnten diese durch eine frühere Aufnahme der Behandlung im Rehabilitationszentrum vielfach gänzlich vermieden werden.

Insgesamt erscheint uns also die möglichst frühe stationäre Behandlung im Rehabilitationszentrum bei UASB gerechtfertigt.

Rehabilitationszeit nach Verplattungen von Unterarmschaftfrakturen

A. Böhler, O. Kwasny, R. Schabus und M. Wagner

I. Univ.-Klinik für Unfallchirurgie (Vorstand: Prof. Dr. E. Trojan), Alser Straße 4,
A-1097 Wien

Einleitung

Geringe Achsen- und Drehfehler nach Unterarmfrakturen können bereits zu schwerwiegenden Funktionsstörungen im Bewegungsablauf von Arm und Hand führen. Anatomische Reposition und eine übungsstabile Osteosynthese sind deshalb unbedingte Voraussetzung für ein gutes Endergebnis.

Die Plattenosteosynthese bietet eine ausreichende Stabilität für die gipsfreie frühfunktionelle Nachbehandlung und die möglichst kurze Rehabilitationszeit nach Unterarmschaftfrakturen.

Fallanalyse

Bei der Analyse unserer Fälle zeigte sich, daß die Dauer der Rehabilitation von einer Reihe von teils vorgegebenen, teils beeinflußbaren Faktoren abhängt.

Die Frakturform hat naturgemäß einen großen Einfluß auf die Rehabilitationszeit, insbesonders Mehrfragment-, Etagen- und Trümmerbrüche eines oder beider Unterarmknochen bedingten eine verminderte Stabilität der Osteosynthese und zwangen so zu einer zurückhaltenden Übungsbehandlung oder sogar einer zusätzlichen Gipsruhigstellung. Eine primäre Spongiosaplastik muß in diesem Zusammenhang bei den Defekt- oder Trümmerbrüchen unbedingt gefordert werden.

Begleitverletzungen an der gleichen Extremität, wie z.B. Frakturen im Schulter-, Oberarm- oder Handbereich, beeinflussen die Rehabilitationszeit ebenfalls nachteilig. Auch beim Polytraumatisierten, insbesondere bei Patienten mit Schädel-Hirn-Traumen, fand sich eine Verlängerung der Rehabilitationszeit.

Das Ausmaß des primären Weichteiltraumas und insbesondere das Vorliegen einer offenen Fraktur beeinflußte ebenfalls die Dauer der Rehabilitation und das Behandlungsergebnis. In diesem Zusammenhang sei an eine möglichst atraumatische Operationstechnik erinnert, da nur so die Zerstörung der Gleitschichten und das Verwachsen der Haut mit den darunterliegenden Weichteilen möglichst gering gehalten werden kann.

Auch der Operationszeitpunkt beeinflußte die Rehabilitationszeit. Ein verspäteter Operationstermin verlängert auch die nachfolgende Rehabilitation.

Stationäre Behandlungsdauer

Der durchschnittliche Krankenhausaufenthalt betrug 5 Tage bei isolierten Unterarmfrakturen, bei Polytraumatisierten entsprechend den Begleitverletzungen länger.

Hefte zur Unfallheilkunde, Heft 201
Zusammengestellt von W. Hager
Springer-Verlag Berlin Heidelberg 1989

Physicotherapie

Schon während des stationären Aufenthaltes sollte mit einer gezielten Physicotherapie begonnen werden. Es werden dabei drei Behandlungsphasen mit fließenden Übergängen unterschieden, deren Ziel zunächst die Kontrolle der Durchblutung und die Ödemprophylaxe, weiter der Spannungsabbau und die Verbesserung der Beweglichkeit ist. In den späteren Phasen wird vor allem auf Wiedererlangen der Muskelkraft und Rückkehr der freien Funktion geachtet.

Rehabilitationszeit

Bei komplikationslosen Heilungsverlauf und regelmäßiger Physicotherapie beträgt die Dauer der Arbeitsunfähigkeit für Patienten in geistig tätigen Berufen 4–6 Wochen, für manuell Arbeitende muß die knöcherene Konsolidierung der Fraktur abgewartet werden, was 3–6 Monate in Anspruch nehmen kann. Zur Beurteilung des knöchernen Durchbaus sollen unbedingt Röntgenzielaufnahmen in zwei Ebenen, im Zweifelsfall sogar in drei Ebenen, angefertigt werden.

Auch bei röntgenologisch knöchernem Durchbau der Fraktur sollte die Plattenentfernung frühestens nach 2 Jahren durchgeführt werden, um eine Refraktur sicher vermeiden zu können.

Schlußfolgerung

Die übungsstabile Osteosynthese der Unterarmschaftfrakturen und die adäquate physicotherapeutische Behandlung führt zu ausgezeichneten funktionellen Ergebnissen mit kurzer Rehabilitationszeit. Die hohe Komplikationsrate von konservativen Heilverfahren sowie anderen operativen Behandlungsformen kann dadurch vermieden werden.

Literatur

Oestern H-J, Tscherne H (1983) Ergebnisse der AO-Sammelstudie über Unterarmschaftfrakturen. Unfallheilkunde 86:136
Trojan E (1963) Die Behandlungsergebnisse von 277 frischen geschlossenen Schaftbrüchen beider Vorderarmknochen. Hefte Unfallheilkunde 46:141
Tscherne H, Oestern H-J, Sander U 1978) Technik und Ergebnisse der Plattenosteosynthese am Unterarmschaft. Unfallheilkunde 81:332

Diskussion

Rudolph, Rotenburg: Bevor wir den ersten Vortrag diskutieren, möchte ich Herrn Russe bitten, der ein Pedant zu diesem Fall liefern wird, und wir können das dann gemeinsam diskutieren.

Russe, Wien: Es handelte sich um einen 11jährigen Knaben, der eine Verbiegung der Speiche im Sinne eines dorsal offenen Winkels von 20° zeigte und zusätzlich in Schaftmitte eine Querfraktur ohne Verschiebung. Beim Versuch diesen dorsalen Schwung geradezubiegen, kam es zu einer Verschiebung der Querfraktur von über Schaftbreite. Das blieb dann bis zur Gipsabnahme so und bei der Nachuntersuchung bestand dann noch immer eine dorsale Verbiegung von allerdings nur noch 10°. Wie hätte man in diesem Fall besser vorgehen können?

Kuderna, Wien. Ist die Speiche erst beim Korrekturversuch vollständig durchgebrochen?

Russe, Wien: Ja, sie hat allerdings eine verdickte Corticalis gehabt, was bei Ihren Fällen nicht war, und überhaupt keine Anzeichen eines erhaltenen Periostschlauches gezeigt. Sie ist wie bei einer Fraktur eines Erwachsenen quer durchgebrochen.

Kuderna, Wien. Dieser Fall untermauert nämlich genau die Forderung, daß man das korrigieren und durchbrechen soll.

Povacz, Wels: Ich habe das nicht ganz verstanden. Das war ein 10jähriger Patient?

Russe, Wien. Ein 11jähriger, primär mit dorsalem Schwung.

Povacz, Wels: Ohne jede Fraktur?

Russe, Wien: Im mittleren Drittel bestand eine Querfraktur, jedoch ohne Seitenverschiebung und ohne frakturnahen Achsenknick. Es ist dann versucht worden, den gesamten Schwung gerade zu biegen.

Kuderna, Wien: Das heißt, er hat eine Fraktur gehabt, und zwar eine Fissur und zusätzlich eine Verbiegung.

Russe, Wien: Ja, wobei dann versucht wurde, die Verbiegung zu korrigieren. Durch die dabei entstandene Seitverschiebung der Fraktur hat er dann zweimal einen Schwung im Sinne eines dorsal offenen Winkels bekommen. Bei der Nachuntersuchung bestand immer noch so ein dorsaler Schwung, allerdings nur noch von 10°.

Povacz, Wels: Man kann das aber mit dem, was ich berichtet habe, nicht vergleichen. Es bestand anscheinend schon vorher eine Verbiegung. So einen ähnlichen Fall hatte ich auch in meiner Serie, aber den habe ich nicht mit einbezogen, weil das schon vorbestanden hat. Das hat man gesehen und es war wahrscheinlich auf eine Fraktur in der Jugend zurückzu-

Hefte zur Unfallheilkunde, Heft 201
Zusammengestellt von W. Hager
Springer-Verlag Berlin Heidelberg 1989

führen. Distal der Fraktur war der Knochen mit einem dorsalen Schwung gebogen. Wir haben die gebrochene Fraktur osteosynthetisiert, die Verbiegung ist geblieben und er hat eine Bewegungseinschränkung, aber das sind zwei verschiedene Dinge. Man könnte sagen, in diesem Fall müßte man auf alle Fälle eine Röntgenaufnahme der Gegenseite machen, ob der Schwung dort auch besteht. Ist das geschehen?

Russe, Wien: Eine Vergleichsaufnahme wurde nicht gemacht. Kann es nicht sein, daß das ein Zustand nach einer Verbiegungsfraktur war?

Povacz, Wels: Das könnte sein, aber das kann man nicht behaupten, wenn man keine röntgenologischen Kriterien kennt, oder etwa einen histologischen Nachweis hat, ob dort eine Mikrofissur im Knochen bestand. Das kann eine Vermutung sein, man weiß es aber nicht. Man müßte zumindest anmnestisch erheben, ob schon früher eine Verletzung bestand.

Russe, Wien: Das wurde verneint.

Povacz, Wels: Da müßte man schon fast, wenn man das gleichzeitig korrigieren möchte, offen behandeln, den peripheren Teil für sich korrigieren im Sinne einer Umstellungs-osteotomie.

Rudolph, Rotenburg: Darf ich Herrn Prosquill bitten, einen ähnlichen Fall vorzustellen?

Prosquill, Wien: Wir hatten im Unfallkrankenhaus Meidling einen 12jährigen Knaben mit einer Ellenfraktur und einer Verbiegung des Radius. Es wurde nur 4 Wochen im Sarmiento-Verband ruhiggestellt und nach einem Jahr nachuntersucht. Der Patient ist beschwerdefrei und die Fehlstellung hat sich ausgeglichen.

Poigenfürst, Wien: Nochmals zu Herrn Russe: Hat der Patient ein adäquates Trauma er-litten? So wie Sie das beschreiben, kommt mir das eher vor, als ob es eine vorbestehende Verkrümmung gewesen wäre, vielleicht sogar mit einer Umbauzone, die dann durchge-brochen ist.

Russe, Wien: Es war ein adäquates Trauma — Sturz beim Laufen. Es bestanden keine Zeichen für eine Ermüdungsfraktur.

Poigenfürst, Wien: Es ist sehr schwer, ohne Röntgenbilder zu diskutieren, aber ich habe aus diesem Grund, um diese Verletzungsform zu besprechen, gestern die Frage bei der Monteggia-Fraktur gestellt, was macht man mit der verbogenen Elle bei Kindern? Da ist eigentlich auch von allen Diskussionsrednern betont worden, daß man diese Verbiegung durchbrechen muß, um sie zu beseitigen, weil man nur dadurch die Verbiegung korrigieren kann.

Beck, Innsbruck: Wir haben einen ähnlichen Fall gesehen, dessen Ursache wir auch nicht kennen. Wir haben nur die Verbiegung gesehen. Wahrscheinlich hatte er eine Fraktur im Kindesalter. Wir haben bei unserem Patienten, einem Kellnerlehrling, der bei seiner Arbeit sehr stark gestört war, eine Korrekturosteotomie mit einem sehr guten Ergebnisse gemacht. Ich würde die Korrekturosteotomie empfehlen.

Trojan, Wien: Wie erklären Sie sich die Pronationsbehinderung? Ist vielleicht eine Subluxation im distalen Radio-Ulnargelenk vorhanden, die das erklären könnte?

Povacz, Wels: Wir haben auch Röntgenaufnahmen des Ellbogengelenkes gemacht. Wir konnten nichts sehen. Kuderna hat bei seinen experimentellen Untersuchungen nachgewiesen, daß man erwarten würde, daß er nicht supinieren kann. Supinieren kann er aber voll, pronieren kann er nicht. Dasselbe hat Kuderna auch bei den Versuchen gefunden. Ich konnte mir das damals auch nicht erklären, ich hatte das Gegenteil erwartet.

Kuderna, Wien: Es muß die Spannung der Membrana interossea gewesen sein, die die Pronation behindert hat, denn das war bei unseren Untersuchungen auch so. Wenn wir diese dann durchtrennt haben, ist die Pronation plötzlich frei gewesen.

Povacz, Wien: Es kommt die Membran unter eine abnorme Spannung und verhindert interessanterweise dann die Pronation.

Rudolph, Rotenburg: Wir sollten diesen Fällen in Zukunft mehr Augenmerk schenken und darauf achten. Wahrscheinlich sind sie doch gar nicht so selten wie wir bisher meinten.

Trojan, Wien: Herr Geisl, habe ich Sie recht verstanden, daß Sie bei einem Patienten mit Galeazzi-Fraktur den Discus entfernt haben? Was ist die Indikation, bei einer Galeazzi-Fraktur, die anatomisch reponiert ist, den Discus zu entfernen? Bei unseren Fällen haben wir das nie gemacht und haben sehr gute Ergebnisse gehabt. Der Discus hat doch eine Funktion und kann sicherlich, auch wenn er verletzt ist, durch entsprechende Ruhigstellung heilen. Ich glaube, man sollte da etwas vorsichtig sein, einen Discus, der verletzt ist, der aber heilen kann, zu entfernen, zumal, wenn man ihn jetzt radiologisch darstellen kann.

Geisl, Mödling: Die Indikation ist die Incarcarationsgefahr, bzw., wie wir von früheren Operationen wissen, die Tatsache, daß sich der Discus, wenn er gerissen ist, zerreibt. Wir sind, so wie in der Kniegelenkchirurgie den Meniscus, an sich auch bestrebt, den Discus zu erhalten. Wenn er von ulnar her abreißt, was sehr selten geschieht, weil er dort über ein Ligamentum verstärkt ist, dann ist seine Reinsertion sehr leicht. Wenn er radial oder zentral reißt, ist eine direkte Naht aber sehr schwierig, und aus diesem Grund neigen wir dazu in diesen Fällen den Discus zu exstirpieren.

Beck, Innsbruck: Wenn man nach Frakturen des Unterarmes oder auch nach typischen Speichenbrüchen nach Reposition eine sehr starke Verschiebung des Ellengriffels nach radial findet, dann ist damit natürlich auch der Discus nach radial verschoben, und wenn man so etwas aufmacht, dann sieht man, daß dieser Discus ganz gewellt im Handgelenk liegt. Wenn man den Processus styloideus ulnae wieder an Ort und Stelle reinseriert, kann man das vollkommen glätten. Ich glaube, man sollte dem mehr Augenmerk schenken.

Geisl, Mödling: Wir haben auch Fälle von Speichenbrüchen an typischer Stelle arthrographiert und haben gesehen, daß bei Ellenvorschüben von bis zu 1 cm der Discus nicht unbedingt gerissen sein muß. Ich habe Arthrographien, wo ich Ellenvorschübe und ein breites

Klaffen im distalen Radio-Ulnargelenk und einen vollkommen intakten Discus gefunden habe. Das ist allerdings nur bei jüngeren Patienten zu erwarten, wo noch kein degenerativer Vorschaden besteht.

Poigenfürst, Wien: Es gibt auch Luxationen des Discus. Ich hatte vor vielen Jahren einmal einen Patienten mit einer Epiphysenlösung am distalen Speichenende, obwohl er schon 19 Jahre alt war. Es war die Stelle der ehemaligen Epiphyse, und er hatte einen beträchtlichen Ellenvorschub. Er war verspätet zu uns gekommen und da hat man arthrographisch sehr schön gesehen, daß der Discus luxiert, aber unverletzt war.

Kuderna, Wien: Herr Geisl, empfehlen Sie zum Beispiel, bei den Galeazzi-Frakturen den Discus zu entfernen?

Geisl, Mödling: Das empfehle ich im Prinzip nicht. Nur, wenn der Riß durch den dünnen Anteil des Discus geht oder wenn er von radial her komplett ausgerissen ist und eine Refixation technisch nicht möglich wäre, dann würde ich, bevor der Patient sekundär Beschwerden bekommt, primär den Discus entfernen.

Kuderna, Wien: Revidieren Sie den Discus tatsächlich in allen diesen Fällen? Das ist aber doch eine sehr weitgehende Forderung. Darf ich fragen ob das sonst noch jemand macht, daß er den Discus auf alle Fälle revidiert?

Beck, Innsbruck: Nein, wir revidieren ihn nicht in allen Fällen. Es gibt außerordentlich wenig Arbeiten mit Spätergebnissen nach Resektion des Discus triangularis und diese zeigen, daß das meistens schlecht ist. Die Spätergebnisse sind nicht gut!

Kuderna, Wien: Diese Aussage wollte ich mit meiner Frage provozieren.

Trojan, Wien: Ich habe diese Frage ebenfalls deshalb gestellt, weil wir beim letzten Handsymposium in St. Gallen von einem Handchirurgen, der öfters Disci reseziert hat, gehört haben, daß er mit den Spätergebnissen gar nicht sehr glücklich war. Der Discus hat doch eine Funktion und kann heilen.

Geisl, Mödling. Das glaube ich schon, daß er mit den Ergebnissen nicht zufrieden war. Ich habe die Chance, bei der operativen Revision in einem großen Prozentsatz den Discus wieder zu refixieren. Wenn ich das dem Zufall überlasse, ob der Discus anheilt oder nicht, dann habe ich diese Chance vertan und riskiere, daß ein relativ hoher Prozentsatz eine Arthrose im Handgelenk bekommt.

Börner, Frankfurt: Ich bin der Frage der Discusverletzung bei typischen Radiusfrakturen nachgegangen, auch mit Trümmerfrakturen, um zu sehen, ob man hier vielleicht therapeutisch auch primär operativ angehen sollte. Von 1975 an haben wir etwa 170 Fälle nachuntersucht und von denen haben sich leider, wie sie vorhin auch betont haben, nicht alle arthrographieren lassen, sondern nur etwa 70 oder 80 Patienten. Bei denen, wo man einen Anhaltspunkt für eine Schädigung des Discus triangularis fand, waren merkwürdigerweise die Beschwerden nicht so ausgeprägt gewesen wie bei denen, die einen intakten Discus hatten, so daß wir anhand dieser Ergebnisse keinen Grund sehen, den Discus triangularis freizupräparieren oder eben überhaupt bei dieser Frakturform operativ zu behandeln.

Tripold, Wien: Ich habe schon in meinem Vortrag darauf hingewiesen, daß ich das Glück habe, im eigenen Krankenhaus das Feedback vom Operationssaal zu haben und es gibt einige von unseren Fällen, bei denen man bei der axialen und dorso-palmaren CT-Schichtung den Discus sehr gut, auch ohne Anwendung von Kontrastmittel darstellen kann. Ich habe einen dieser Fälle gleich am Anfang gezeigt. Hier hatten wir einen solchen geringelten, etwas nach palmar dislocierten Discus, der aber dann nicht entfernt werden mußte, weil er war an Ort und Stelle, nur beschädigt. Das kann man eigentlich in der CT recht gut zur Darstellung bringen, wobei man bei den axialen Untersuchungen das Glück haben muß, gerade in jene Schicht zu schneiden, um den Discus zu erwischen. Darum auch das Bemühen, in einer zweiten Ebene zu schichten.

Kuderna, Wien: Sie meinen, auch wenn er eingeringelt, beugeseitig liegt, ist das keine Indikation, ihn unbedingt zu entfernen?

Tipold, Wien: Nein.

Kuderna, Wien: Es ist doch wohl so, wenn das distale Radio-Ulnargelenk zu reponieren ist, daß das dann wahrscheinlich keine Operationsindikation darstellt. Wenn es nicht zu reponieren und der Discus interponiert ist, dann könnte ich mir vorstellen, ist das eine Indikation, ihn zu operieren, beziehungsweise operativ zu entfernen. Aber ich möchte Herrn Geisl recht geben. Wir sollten dem mehr Augenmerk zuwenden und den Discus unter Umständen nähen, wenn er abgerissen ist.

Russe, Wien: Ich möchte zum Vortrag von Frau Petrik eine Anmerkung machen. Sie hat die Korrigierbarkeit bei einer Zweitkorrektur angesprochen. Wir haben in 6 Fällen nach der primären Reposition in einer weiteren Reposition noch einmal korrigiert, wobei sich hinsichtlich Seitenverschiebung und Achsenknickung keine Verbesserung mehr erzielen ließ. Man darf sich da keinen Hoffnungen mehr hingeben.

Kuderna, Wien: Wir sollten Herrn Reichetzeder und Frau Petrik dankbar sein für diesen Beitrag einer computergestützten Dokumentation der Ergebnisse. Das ist etwas, was praktisch wirklich in allen Häusern fehlt, Krösl hat vor Jahren einmal gesagt, Nachuntersuchungen der Ergebnisse sind strenggenommen keine wissenschaftliche Arbeit, sondern eine notwendige Qualitätskontrolle, die eigentlich in allen Fällen durchgeführt werden sollte, wie das in der Wirtschaft üblich ist. Ich glaube, daß mit einer solchen Dokumentation der Schlüssel gefunden ist, diese Arbeit so zu rationalisieren, daß man damit nicht so belastet ist wie mit einer Nachuntersuchung, die ganz in "Handarbeit" durchgeführt wird. Die computergestützte Dokumentation wird sicherlich für uns alle ein Weg der Zukunft sein.

Rudolph, Rotenburg: Wobei man nicht vergessen darf, daß der entscheidende Punkt die Verschlüsselung der Daten ist. Die EDV-Ausgabe kann nur so gut sein wie die Daten verschlüsselt werden. Das macht aber oft der jüngste Assistent und das muß kontrolliert werden. Es hat keinen Zweck, sehr komplizierte Systeme zu entwickeln, die von vornherein nicht durchgeführt werden oder zu primitive Systeme, in denen man die Fakten, die man nachher braucht, nicht erfaßt. Ich glaube, wir sollten dem ganz besonderes Augenmerk schenken. Es ist natürlich für jeden, der Monate oder Jahre in Archiven zugebracht hat, eine bestechende Lösung, die sich da anbietet, und dafür danken wir.

Wir kommen jetzt zu einer doch nicht ganz unerheblichen Diskussion, nämlich zur Nachbehandlung nach Unterarmbrüchen. Das hat sich ja eigentlich wie ein roter Faden durch die letzten beiden Vorträge durchgezogen. Ich habe das auch diesmal vermißt, daß eigentlich von allen Vortragenden sehr wenig auf die Nachbehandlung eingegangen wurde. Kuderna gab vorhin schon das Stichwort zur Nachbehandlung und deren Schwierigkeiten, die offentlichtlich hier im organisatorischen Bereich liegen. Wir wissen, daß die berufsgenossenschaftlichen Krankenhäuser in Deutschland außerordentlich glücklich daran sind. Wir haben vorhin beim letzten Vortrag von Herrn Böhler, aber auch von Herrn Tischler gehört, daß man früh beginnen soll und viel arbeiten soll. Ich würde jetzt einmal die wohl personell am besten ausgestatteten Häuser fragen, zum Beispiel Herr Börner, wie wird bei Ihnen eine Unterarmschaftfraktur nachbehandelt? Stationär oder ambulant? Die Kombination? Welcher Zeitaufwand? Wielange?

Börner, Frankfurt: Die guten Erfolge, die wir hier gehört haben, hängen erstens von der Operationstechnik ab, daß man eben eine frühfunktionelle Behandlung durchführen kann. Die muß unseres Erachtens einfach stationär erfolgen. So kurze Aufenthaltszeiten von 5 Tagen überraschen mich, weil wir der Meinung sind, daß die Patienten, wenn man sie so kurz stationär läßt, draußen verloren gehen. Das sehen wir immer wieder, wenn Patienten auswärts operiert wurden, nach 3, 4, 5 Monaten zur stationären Aufnahme in die berufsgenossenschaftlichen Unfallkliniken kommen, um eine intensive Übungsbehandlung durchzuführen. Wenn man diese Patienten fragte, woraus ihre Behandlung nach der Entlassung bestand, dann war das vielleicht dreimal in der Woche bei der Krankengymnastin, 10–15 min maximal, und dann war Schluß gewesen. Es muß gefordert werden, daß die Patienten während der stationären Behandlung, die oft 4 Wochen in Anspruch nehmen kann, intensiv täglich behandelt werden. Das heißt, daß sie vormittags und nachmittags ihre Übungsbehandlung durchführen, krankengymnastische Übungen, die manuelle Therapie, die entsprechende Ergotherapie und nur so wird man auch mit entsprechend guten Ergebnissen rechnen können.

Rudolph, Rotenburg: Wie hoch würden Sie den täglichen Zeitaufwand setzen?

Börner, Frankfurt: Der Zeitaufwand muß am Tag mindestens 30–60 min betragen, denn die Erfahrung zeigt, daß die Patienten, wenn nicht immer jemand den Daumen darauf hält, zu Hause nicht üben. Es gibt nur wenige, die selbständig üben.

Rudolph, Rotenburg: Aber Sie würden dem wohl auch zustimmen können, daß es eigentlich nicht unser primäres Ziel sein soll, Rehabilitationszentren zu füllen, sondern die Rehabilitationszentren sind eigentlich nur für die komplizierten und komplikationsreichen Fälle da. Es sollte vielmehr so sein, daß der behandelnde Unfallchirurg einen direkten Zugriff zur Krankengymnastik hat und daß diese unter seiner Kontrolle so früh als möglich einzusetzen hat.

Börner, Frankfurt: Nur so kann ja auch der Verlauf der Übungsbehandlung beurteilt werden und können auch Verbesserungsverschläge gegeben werden wenn der Operateur im Haus ist. Wenn der Patient 100 km entfernt in einem anderen Zentrum ist, dann macht man immer wieder schlechte Erfahrungen, daß manchmal vielleicht auch über das Ziel hinausgeschossen wird, obwohl der Operateur zum Beispiel wegen einer Spongiosaplastik oder aus anderen Gründen ein etwas langsameres Vorgehen wünscht. Die Krankengymnastik muß unter Aufsicht des Operateurs bleiben, im Hause.

Rudolph, Rotenburg: Das haben wir jetzt in den Raum gestellt. Jetzt bitte ich um Wortmeldungen.

Krösl, Wien: Ist Herr Kristen noch im Saal? Es tut mir leid, daß er mir entwischt ist, weil Herr Kristen, der bei mir dieses Resort leitet, auf den Vorwurf des Bürokratismus antworten hätte sollen. Jetzt muß ich das für ihn tun. Es ist klar, daß man, wenn man den Bürokratismus angreift, jederzeit des Applauses sicher sein kann. Der Grund dafür ist, daß man sehr häufig damit recht hat. Wir haben in Österreich eine etwas andere Struktur wie in der Bundesrepublik Deutschland, wo die berufsgenossenschaftlichen Unfallkrankenhäuser gleichzeitig Rehabilitationszentren sind, während wir aber Akutspitäler und Rehabilitationszentren haben. In unseren Akutspitälern haben wir eine durchschnittliche stationäre Behandlungsdauer von 9–10 Tagen, in den Rehabilitationszentren von 60 Tagen. Es ist selbstverständlich richtig, daß der Patient möglichst nahtlos vom Unfallkrankenhaus in das Rehabilitationszentrum kommen soll. Wo liegt die Schwierigkeit? Auf der einen Seite ist es die, daß die Rehabilitationszentren an und für sich für Arbeitsunfälle errichtet wurden, obwohl wir nur 50% Arbeitsunfälle haben, wobei der Arbeitsunfall immer noch das Privilegium majus bei der Aufnahme hat. Das heißt, wenn ich einen Arbeitsunfall habe, muß ich diesen sofort unterbringen können und das muß auch funktionieren. Wenn das nicht so ist, bitte ich es mir zu sagen. Der Nicht-Arbeitsunfall muß zuerst eine Kostenverpflichtung bekommen, denn der Patient zahlt das ja nicht selbst, sondern es muß eine Krankenkasse für ihn zahlen. Es muß also eine Kostenverpflichtung eingeholt werden und erst wenn die Kostenverpflichtung eingeholt ist, kann er dann eingeteilt werden, daß er nach Maßgabe von freien Betten aufgenommen wird. Das ist sicher ein Nachteil für den Nicht-Arbeitsunfall. Etwas, was ich auch immer wieder bemängle ist, daß der Antrag zu spät gestellt wird. Wenn der Antrag bereits zu einem Zeitpunkt gestellt wird, wo ich weiß, daß der Patient in 2, 3 Wochen so weit sein wird, daß er in ein Rehabilitationszentrum zu verlegen ist, dann geht es rascher und vielleicht sogar nahtlos. Wenn ich aber den Antrag in dem Augenblick stelle, wo ich ihn verlegen möchte, kann ich natürlich bei einem Nicht-Arbeitsunfall nicht erwarten, daß der am nächsten Tag aufgenommen werden kann. Ich weiß, daß das nicht eine Ausräumung sämtlicher Kritik ist. Ich weiß, es funktioniert in vielen Fällen da und dort aus den verschiedensten Gründen nicht, aber wenn wirklich gravierende Mängel sind, bitte ich Sie, mir das zu sagen, damit ich dann mit Doz. Kristen, der bei mir das Ressort leitet, reden kann, um diese Mängel auszugleichen. Auch ich bin der Meinung, der nahtlose Anschluß der Rehabilitationsbehandlung an die primäre Behandlung ist unbedingt notwendig.

Kuderna, Wien: Es ist sicherlich so, daß beim Arbeitsunfall weniger Schwierigkeiten bestehen. Die Schwierigkeit ist aber oft, daß er noch nicht rechtsverbindlich ist. Bis das festgestellt wird, können schon wieder Wochen vergehen. Aber trotzdem, da genügt meist ein Telefonanruf. Es geht aber um die anderen Fälle. Bis dort das Verfahren beendet ist, vergeht sicherlich sehr oft zu viel Zeit, und zwar selbst dann, wenn man den Antrag sofort stellt. Ein ganz wesentlicher Grund für Verzögerungen ist, daß bevor alles schriftlich am Tisch liegt, vom Rehabilitationszentrum prinzipiell eine Übernahme abgelehnt wird. Ich meine, das ist eine Ursache, die man überwinden sollte. Die Kostenübernahme wird von der Gebietskrankenkasse praktisch nie abgelehnt. Warum kann der Patient nicht, wenn er die Rehabilitation braucht, schon vorher in das Rehabilitationszentrum kommen? In einzelnen Fällen, wenn sich die Chefs kurzschließen, gelingt das ohnedies, aber man sollte das doch institutionalisieren.

Jonas, Bad Häring: Ich komme mit den Primarii, die in meinem Einzugsbereich sind, beziehungsweise die direkten Kontakt aufnehmen, sehr leicht zur Übereinstimmung, und wenn es dringend ist, nehmen wir, was wir gar nicht dürfen, gelegentlich einen Patienten über telefonische Zusage des Kostenträgers hin auf. Ich muß allerdings sagen, auch wir müssen darauf achten, daß wir genügend Plätze für die Arbeitsunfälle haben. Wir bekommen aus den Landesstellen Anträge und müssen ein gewisses Maß an Einteilung haben. An sich aber, und das hat Kollege Tischler sehr richtig gesagt, unser Wunsch ist es auch, je früher die Patienten kommen, desto besser sind auch unsere Erfolge. Wir wollen den Patienten auch so früh als möglich und wir sind zur Übernahme gerne bereit. Ich kann das, als noch gar nicht lange aus der aktiven Unfallchirurgie Kommender sagen, daß wir auf Behandlungsvorschläge auswärtiger Kollegen absolut eingehen. Wenn uns einer sagt: Bitte belastet ja nicht zu viel — machen wir das. Dafür kann ich garantieren.

Der Unterarmschaftbruch beim Kind und Jugendlichen

Konservative Therapie von kindlichen Unterarmfrakturen

F. Russe und R. Pichler

Unfallkrankenhaus Wien-Meidling der Allgemeinen Unfallversicherungsanstalt (Ärztl. Leiter: Prim. Doz. Dr. H. Kuderna), Kundratstraße 37, A-1120 Wien

Es wurden in 11 Jahren von 1974–1984 im Unfallkrankenhaus Meidling 985 kindliche Unterarmfrakturen konservativ behandelt. Die Einteilung der Bruchhöhe erfolgte wie üblich in Dritteln, wobei auf das distale Drittel 598 (60%), auf das mittlere 335 (34%) und auf das proximale 52 (6%) entfielen.

Zur Nachuntersuchung wurden alle Patienten mit Frakturen im mittleren und proximalen Drittel vorgeladen, Frakturen im distalen Drittel wurden wegen ihrer eigenen Problematik ausgeklammert. Zur Nachuntersuchung erschienen 84 Patienten mit 87 Frakturen, davon 70 im mittleren und 17 im proximalen Drittel.

Mit dem dabei gewonnenen Zahlenmaterial wurde versucht, auf die folgenden Fragen Antwort zu bekommen:

Soll bei subperiostalen Frakturen der Periostschlauch vollkommen durchgerissen werden? Unter welchen Bruchformen der subperiostal und vollkommen gebrochenen Unterarmfrakturen finden sich die Fälle mit radiologisch und klinisch mäßigen und schlechten Ergebnissen?
Wie oft geht das Ergebnis der primären Reposition verloren?
Wie oft dislociert sich eine primär unverschobene Fraktur?
Wie oft bringt eine Korrektur nach einer Woche eine Verbesserung des Repositionsergebnisses? Sind dann noch weitere Korrekturen sinnvoll?
Besteht ein Zusammenhang zwischen Rotationszeichen am primären Röntgenbild bzw. am Nachuntersuchungsröntgen mit Rotationseinschränkungen?
Wie groß ist die wachstumsbedingte Korrekturtendenz von kindlichen Unterarmfrakturen im Zusammenhang mit dem Lebensalter?

Die Behandlung der kindlichen Unterarmfrakturen im Unfallkrankenhaus Meidling wurde folgendermaßen durchgeführt:

Die primäre Reposition erfolgte außer bei Kleinkindern in Lokalanäthesie, eine Korrektur nach einer Woche in Allgemeinnarkose. Das Repositionsmanöver wurde entweder durch Aufeinanderhebeln der Fraktur nach Vermehren des pathologischen Winkels oder durch Umführen der Fraktur unter Längszug durchgeführt.

Hefte zur Unfallheilkunde, Heft 201
Zusammengestellt von W. Hager
Springer-Verlag Berlin Heidelberg 1989

Die erste Frage:
Soll der Periostschlauch vollkommen durchgerissen werden, wie es die beiden oberen Skizzen aus der Publikation von Blount (Knochenbrüche bei Kindern, Thieme 1957) und die untere Skizze aus dem Atlas über Frakturenbehandlung im Kindesalter von Weber (Springer 1978) darstellen (Abb. 1)?

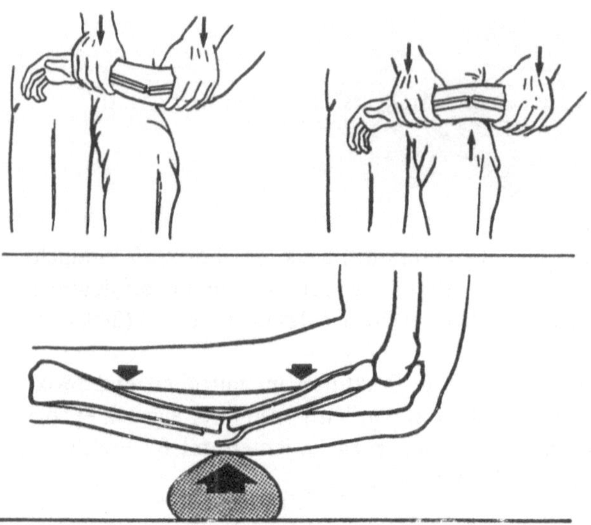

Abb. 1. Unter Durchreißen des Periostschlauches ist die Überkorrektur mit Zerreißen des auf einer Seite noch intakten Periostschlauches gemeint, davon abzugrenzen ist das Korrekturmanöver, bei dem unter Vermehrung des pathologischen Winkels ein nicht vollständig frakturierter Unterarmknochen vollkommen durchgebrochen wird und der auf der konkaven Seite erhalten gebliebene Periostschlauch nicht durchgerissen wird

Die insgesamt 61 subperiostalen Frakturen wurden eingeteilt in solche, bei denen Speiche und Elle subperiostal gebrochen war (n = 36) und in solche bei denen nur ein Unterarmknochen subperiostal, der zweite vollkommen durchgebrochen war (n = 25).

Die radiologische Beurteilung erfolgte nach dem folgenden Schema:

		Achsenknick	Seitenverschiebung
1	ausgeheilt	0	0
2	gering deform	bis 5°	bis 1/2 Schaftbreite
3	mäßig deform	bis 10°	bis Schaftbreite
4	stark deform	über 10°	über Schaftbreite

Die klinische Beurteilung erfolgte nach dem allgemein bekannten Bewertungsschema von Tscherne, wobei bei Kindern fast ausschließlich nur Einschränkungen der Unterarmdrehung vorkommen (1 = sehr gut, 2 = gut, 3 = befriedigend, 4 = mäßig).

Tabelle 1. Konservativ behandelte Unterarmfrakturen bei Kindern. Beide Knochen subperiostal gebrochen

	Periostschlauch	n	Beurteilung rad.	klin.
Speiche und Elle subperiostal quer gebrochen	nicht durchgerissen	10	1	1
	Speiche durchgerissen	1	1	1
	Speiche und Elle durchgerissen	1	1	1

Noch einmal die Fragestellung: soll der Periostschlauch vollkommen durchgerissen werden?

Zuerst die Frakturen, bei denen an Speiche und Elle eine subperiostale *quere* Fraktur vorliegt (Tabelle 1):

Es finden sich sowohl bei den Frakturen mit nicht als auch bei denen mit durchgerissenem Periostschlauch auf Grund stabiler Verhältnisse gute radiologische und klinische Resultate.

In der Tabelle 2 sind die Frakturen angeführt, bei denen ein Unterarmknochen subperiostal quer und der andere subperiostal schräg gebrochen ist.

Bei den Frakturen mit durchgerissenem Periostschlauch finden sich deutlich vermehrt Fälle mit radiologisch schlechteren Ergebnissen und ein Fall mit klinisch nur befriedigendem Ergebnis, der später noch besprochen wird.

Bei den Bruchformen, bei denen ein Unterarmknochen subperiostal und der zweite vollkommen durchgebrochen ist, besteht nicht so ausgeprägt, die gleiche Tendenz, bei den Fällen mit durchgerissenem Periostschlauch findet sich auch hier ein Fall mit klinisch befriedigendem Ergebnis (Tabelle 3a, b).

Bei diesen beiden Fällen mit klinisch befriedigendem Ergebnis bestehen auffallende Gemeinsamkeiten (Abb. 2, 3).

In beiden Fällen besteht an der Speiche eine Quer- und an der Elle eine Schrägfraktur, bei beiden ist die Speiche proximal, die Elle distal der Speiche gebrochen, bei beiden wurde der Periostschlauch vollkommen durchgerissen.

Tabelle 2

	Periostschlauch	n	Beurteilung rad.	klin.
1 Unterarmknochen quer, 1 Unterarmknochen schräg gebrochen	nicht durchgerissen	11	1	1
	1 Unterarmknochen durchgerissen	2	2	1
		3	3	1
	Beide Unterarm knochen durchgerissen	2	1	1
		1	2	1
		2	3	1
		1	3	3

Tabelle 3a

	Periostschlauch	n	Beurteilung rad.	klin.
Beide Unterarmknochen quer gebrochen	nicht durchgerissen	8	1	1
		1	3	1
		1	3	2
	durchgerissen	1	2	1

Tabelle 3b

	Periostschlauch	n	Beurteilung rad.	klin.
1 Unterarmknochen quer, 1 Unterarmknochen schräg gebrochen	nicht durchgerissen	5	1	1
		1	2	1
		2	1	2
	durchgerissen	1	1	1
		1	2	1
		1	3	1
		1	2	3

Die nächste Frage in diesem Zusammenhang:

Führt ein nicht durchgerissener Periostschlauch zum Verlust des Repositionsergebnisses in Richtung des ursprünglichen Achsenknickes (Tabelle 4)?

Bei 5 der 22 Fälle mit nicht durchgerissenem Periostschlauch kam es zu einem Nachsinken der Fraktur nach einer Woche, 4mal um 5°, alle mit sehr gutem oder gutem radiologischen und klinischen Ergebnis, 1mal um 10°, mit sehr gutem radiologischen und klinischen Ergebnis.

Daraus kann der Schluß gezogen werden, daß das Durchreißen des Periostschlauches bei subperiostalen Querfrakturen keinen Nachteil bringt, bei subperiostalen Schrägfrakturen die stabilisierende Wirkung des Periostschlauches verloren geht und Dislokationen eintreten.

Die nächste Bruchform:
Speiche und Elle vollkommen durchgebrochen. Das Durchschnittsalter bei dieser Bruchform beträgt 10,3 Jahre (bei den subperiostalen Frakturen 9,2 Jahre). Die Frakturen wur-

---

▶

Abb. 3. B.R. 13jähriger Schüler, beim Laufen auf die Hand gestürzt. Speiche quer vollkommen durchgebrochen, Elle subperiostal schräg gebrochen, Speichen proximal, Elle distal gebrochen, Verschiebung der Speiche um über Schaftbreite. Periostschlauch an der Elle bei der Reposition vollkommen durchgerissen. Reposition und Fixation in halber Supination, nach 10 Wochen Gipsfixation seitenverschoben geheilt. Bei der Nachuntersuchung nach 9 Jahren 5° Achsenfehler an Speiche und Elle, 40° Pronationseinschränkung. Patient ist subjektiv beschwerdefrei (spielt Tennis)

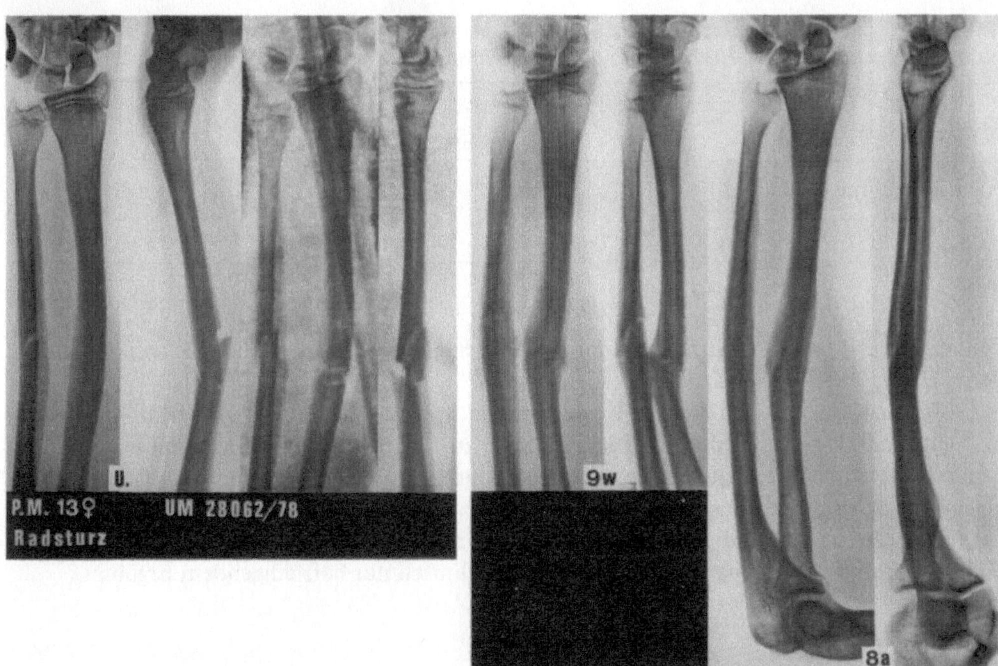

Abb. 2. P.M. 13jährige Schülerin, beim Fahrradfahren gestürzt. Subperiostaler Querbruch an der Speiche, subperiostaler Schrägbruch an der Elle, Speiche proximal, Elle distal gebrochen, Periostschlauch an Elle und Speiche bei der Reposition vollkommen durchgerissen; in Dislokation mit Zeichen der Rotationsfehlstellung geheilt. Bei der Nachuntersuchung nach 8 Jahren Achsenfehler an Elle und Speiche von 10°, Seitenverschiebung, 45° Supinationsbehinderung, das Essen mit der Gabel nur mühsam möglich

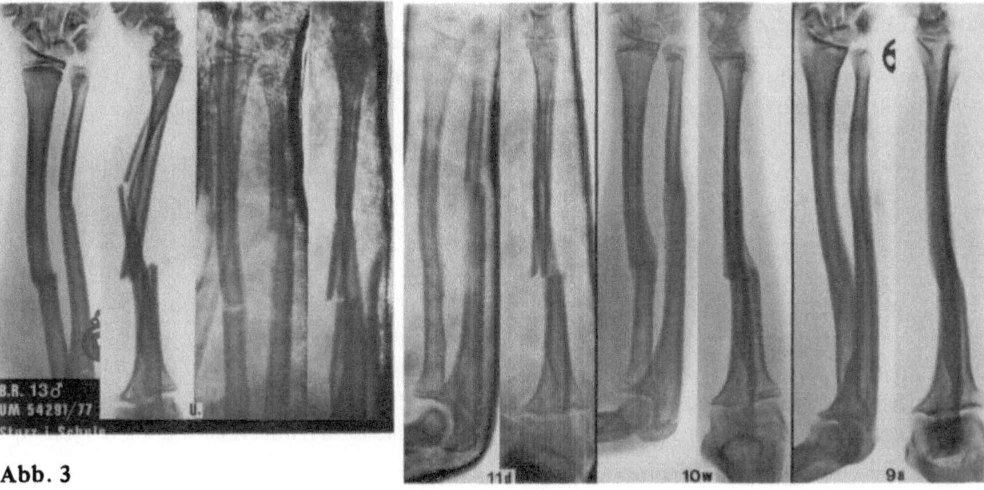

Abb. 3

Tabelle 4. Bruchform: Speiche und Elle subperiostal (n = 36). Periostschlauch nicht durchgerissen (n = 22). Verlust des Repositionsergebnisses (n = 5)

		n	Beurteilung rad.	klin.
Nachsinken um	5°	3	1	1
		1	2	1
	10°	1	1	1

den aufgeteilt in solche mit Fraktur der Elle und Speiche in gleicher und solche in verschiedener Höhe (Tabelle 5a, b).

Auffallend ist, daß bei Frakturen von Speiche und Elle in gleicher Höhe nur sehr gute und gute radiologische und klinische Ergebnisse zu finden sind, bei Frakturen in verschiedener Höhe sowohl bei Querfrakturen beider Unterarmknochen als auch bei Querfraktur eines und Schrägbruch des anderen befriedigende und mäßige radiologische und klinische Ergebnisse zu finden sind. Bei den Fällen mit Frakturen in verschiedener Höhe sind die beiden weiteren der insgesamt vier Patienten mit klinisch nur befriedigendem Ergebnis.

Tabelle 5a

		n	Beurteilung rad.	klin.
Speiche und Elle quer gebrochen	In gleicher Höhe gebrochen	1	1	1
	In verschiedener Höhe gebrochen	1	4	1
		1	3	2
		1	3	3

Tabelle 5b

		n	Beurteilung rad.	klin.
1 Unterarmknochen quer, 1 Unterarmknochen schräg gebrochen	In gleicher Höhe gebrochen	3	1	1
		2	2	1
	In verschiedener Höhe gebrochen	6	1	1
		2	4	1
		1	2	2
		1	3	2
		1	2	3

Die nächste Frage:
Wie oft geht das primäre Repositionsergebnis verloren (Tabelle 6)?

Neunmal bezüglich der Achse und 8mal bezüglich der Seitenverschiebung bei insgesamt 77 durchgeführten Repositionen.

Tabelle 6

	Achse	Seitenverschiebung	
	9mal	Von unverschoben auf Verschiebung bis Schaftbreite	3mal
		Von Verschiebung bis auf Verschiebung über Schaftbreite	5mal
Davon schlechter als vorher	2mal		2mal

Die nächste Frage:
Wie oft dislociert sich eine primär unverschobene Fraktur?

	Seitenverschiebung
primär Speiche und Elle verschoben (n = 28)	5mal Speiche oder Elle 2mal Speiche und Elle
primär 1 Unterarmknochen unverschoben, 1 Unterarmknochen bis auf Schaftbreite verschoben (n = 17)	2mal Verschiebung des primär unverschobenen Knochens

Es ist daher bei allen kindlichen Unterarmbrüchen im proximalen und mittleren Drittel eine Röntgenkontrolle nach einer Woche notwendig.

Die nächste Frage:
Wie oft bringt eine Korrektur nach 1–2 Wochen eine Verbesserung der Frakturstellung (Tabelle 7)?

Die Aufteilung nach dem Zeitpunkt der Korrektur ergab, daß nach 12–20 Tagen keine Korrektur von Achse oder Seitenverschiebung mehr möglich war, es waren nur noch 6 Teilkorrekturen von Achsenfehlern möglich. Alle Seitenverschiebungen blieben unverändert bestehen. In 6 Fällen wurde nach einer weiteren Woche nochmals eine Korrektur durchgeführt, das Ergebnis dieser 2. Korrektur blieb in allen 6 Fällen bezüglich Achse und Seitenverschiebung unverändert (Tabelle 8).

Mit dieser Tabelle soll weniger der Wert eines Korrekturversuches gemindert, sondern die Bedeutung einer primär gut durchgeführten Reposition für die gesamte weitere Behandlung hervorgehoben werden.

Tabelle 7. Korrektur nach 7–20 Tagen (n = 45)

	Achse	Seitenverschiebung
Korrigiert	8	0
Teilweise korrigiert	15	5
Schlecht korrigiert	22	39
Schlechter als vorher	0	1

Tabelle 8

		Achse	Seitenverschiebung
Korrektur nach 7–11 Tagen (n = 33)	Korrigiert	8	0
	Teilweise korrigiert	9	5
	Nicht korrigiert	16	27
	Schlechter als vorher	0	1
Korrektur nach 12–20 Tagen (n = 12)	Korrigiert	0	0
	Teilweise korrigiert	6	0
	Nicht korrigiert	6	12

Nochmalige Korrektur (n = 6). Alle 6 unverändert

Die nächste Frage:
Besteht ein Zusammenhang zwischen Rotationszeichen am primären Röntgenbild oder am Nachuntersuchungsröntgen mit Einschränkungen der Unterarmrotation?

Gezählt wurden die vier von Trojan 1953 angegebenen Rotationszeichen, wie sie in der Tabelle 9 angeführt sind.

Tabelle 9. Rotationszeichen am Primärröntgen (n = 29)

	Am Primärröntgen	Am NU-Röntgen
Kalibersprung	3 (40°)	
Bruchflächen	2 (45°)	
Seitenverschiebung	15 (2 x 40°, 45°)	2 (40°)
Achsenknick	9 (20°, 25°, 40°, 45°)	8 (20°, 25°, 40°, 45°)

Alle bei der Nachuntersuchung festgestellten Rotationsbehinderungen von über 20° (in Klammern das Ausmaß der Rotationsbehinderung) fanden eine Korrelation mit einem der vier Rotationszeichen am primären Röntgenbild.

Wie viele dieser am primären Röntgenbild festgestellten Rotationszeichen ließen sich bei der Nachuntersuchung nicht mehr nachweisen (Tabelle 10)?

Tabelle 10. Rotationszeichen am Primärröntgen, am NU-Röntgen kein Rotationszeichen (n = 19)

	Am Primärröntgen	Reponiert	Am NU-Röntgen Kein Rot.-Zeichen
Kalibersprung	2	0	2
Bruchflächen	2	0	2 (45°)
Seitenverschiebung	10	3	7
Achsenknick	5	4 (20°, 25°)	1

Die unter Kalibersprung und Bruchflächen angeführten Rotationszeichen waren durch modellierendes Wachstum bei der Nachuntersuchung nicht mehr feststellbar, die unter Seitenverschiebung und Achsenknick angeführten Rotationszeichen sind, soferne sie nicht korrigiert wurden, durch wachstumsbedingte Korrektur nicht mehr festzustellen, wobei zu diskutieren wäre, ob nicht diese Fälle diejenigen sind, die eine wachstumsbedingte Korrektur der Rotationsfehlstellung zeigen.

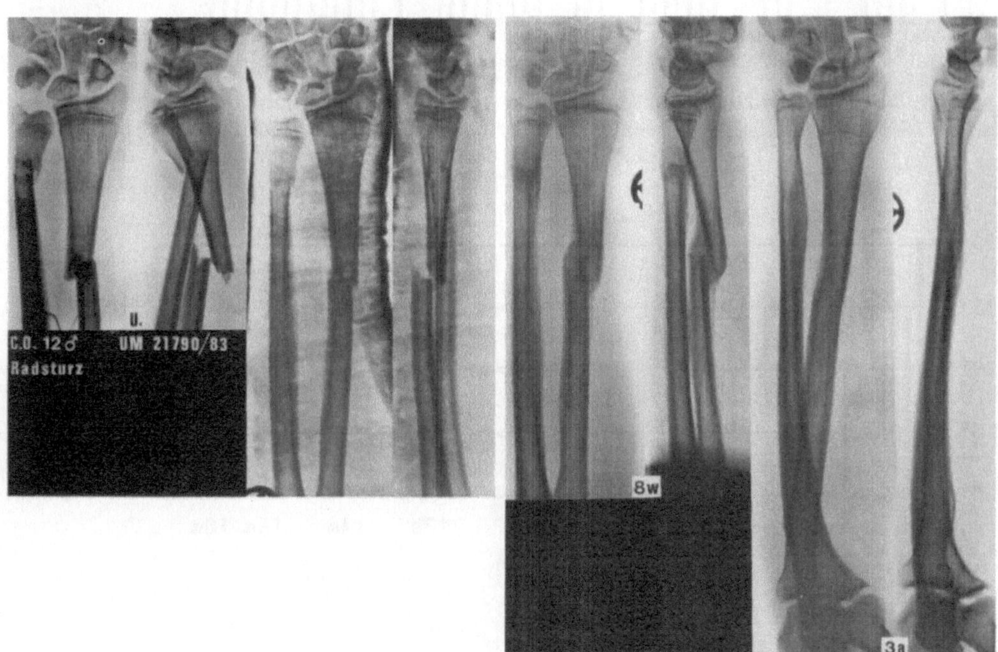

Abb. 4. C.O. 12jähriger Schüler, vom Rad gestürzt, primär Seitenverschiebung an Speiche und Elle von über Schaftbreite, Reposition auf eine Seitenverschiebung von unter Schaftbreite, bei der Gipsabnahme die Speiche wieder um über Schaftbreite verschoben, bei der Nachuntersuchung die Seitenverschiebung durch wachstumsbedingte Korrektur weitgehend ausgeglichen

Die letzte Frage:
Wie groß ist die wachstumsbedingte Korrekturtendenz vom Unterarmknochen im Zusammenhang mit dem Lebensalter (Abb. 5)?

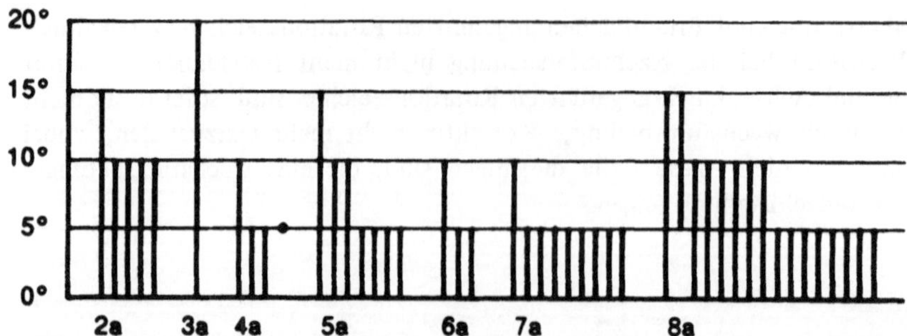

Abb. 5. Wachstumsbedingte Achsenkorrektur vom 2.–8. Lebensjahr haben sich bei Buben und Mädchen sämtliche Achsenfehler bis auf einen fünfgrädigen — als Punkt symbolisiert — auf 0° (von max. 20°) auskorrigiert, in einem weiteren Fall von 15° auf nur 5° verbessert

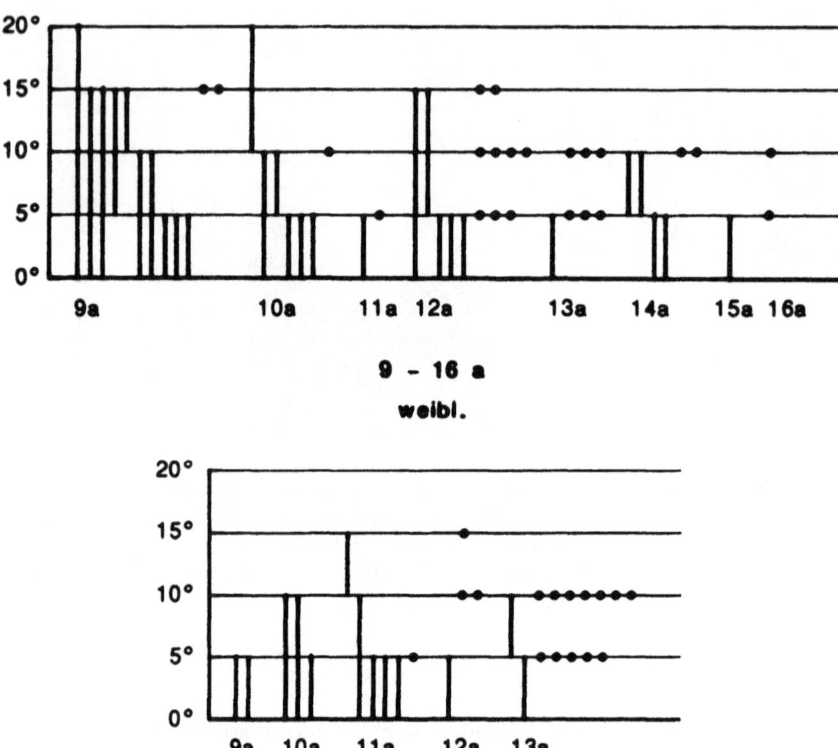

Abb. 6. Wachstumsbedingte Achsenkorrektur. Bei den 9–16jährigen Buben besteht die Korrekturtendenz bis zum 12. und bei den Mädchen bis zum 11. Lebensjahr. Ab diesem Lebensalter nehmen die nicht mehr auskorrigierten Achsenfehlstellungen — als Punkte symbolisiert — deutlich zu

Tabelle 11. Klinische Beurteilung (n = 84); (+ 3 Refrakturen)

1	74x		
2	6x	3x	Kraftverlust bzw. Schmerzen
		2x	Rotationseinschränkung
		1x	Kraftverlust/Schmerzen und Rotationseinschränkung
3	4x	2x	Rotationseinschränkung
		2x	Kraftverlust/Schmerzen und Rotationseinschränkung
4	0x		

Abschließend die Zusammenstellung der klinischen Beurteilung (Tabelle 11):

80 Fälle zeigten sehr gute und gute klinische Ergebnisse, bei den 4 befriedigenden Ergebnissen sind die zwei anfangs gezeigten Fälle mit durchgerissenem Periostschlauch, außerdem zwei Fälle aus der Gruppe mit vollkommen gebrochenen Unterarmknochen.

Mäßige Ergebnisse fanden sich bei den kindlichen Unterarmfrakturen keine.

Der Unterarmschaftbruch beim Kind und Jugendlichen

H. Rudolph und V. Studtmann

II. Chirurgische Klinik für Unfall-, Wiederherstellungs-, Gefäß- und Plastische Chirurgie (Chefarzt: Dr. H. Rudolph), Diakoniekrankenhaus, Elise-Averdieck-Straße 17, D-2130 Rotenburg/Wümme

Der Unterarmschaftbruch im Kindesalter ist grundsätzlich eine Domäne der konservativen Behandlung. Im Kindesalter werden Achsenfehlstellungen bis zu 20° und Verschiebungen bis nahezu Schaftbreite spontan ausgeglichen (Hendrich, Jaschke, Nielsen). Zudem ist bei den Grünholz-Frakturen die Kontinuität von Knochen oder Periost nicht vollständig unterbrochen.

Negative Folgen längerer Ruhigstellung von Gelenken im Gipsverband sind bei Kindern kaum zu erwarten. Zahlenangaben über die sehr seltene Sudecksche Dystrophie bei Kindern sind in der Literatur nicht zu finden.

Die Reposition der Unterarmschaftfraktur im Kindesalter sollte in Narkose erfolgen (Freuler, Morger). Mangelnde Kooperation der Kinder sowie ein erhebliches psychisches Trauma lassen eine Reposition in lokaler oder regionaler Anästhesie ungeeignet erscheinen.

Die Fixierung des Repositionsergebnisses erfolgt primär in einer Oberarmgipsschiene oder, wie Lorenz Böhler immer wieder betonte, in einem bis zum letzten Faden gespaltenen, zirkulären Oberarmgipsverband.

Hefte zur Unfallheilkunde, Heft 201
Zusammengestellt von W. Hager
Springer-Verlag Berlin Heidelberg 1989

Abrutschgefährdete Frakturen müssen selbst bei gut sitzendem Gips regelmäßig radiologisch kontrolliert werden. In unserem Hause erfolgt dies am 0., 3., 7. und 14. Tag nach der Reposition. Wegen der Gefahr postrepositioneller Druckschäden verbleiben die Patienten ein bis fünf Tage in stationärer Behandlung, der Arm wird konsequent hochgelagert bzw. aufgehängt.

Tabelle 1. Indikationen zur operativen Therapie beim Unterarmschaftbruch im Kindesalter

- Gefäß-Nervenschaden
- primär nicht retinierbare Fraktur
- sekundär dislocierte Schräg- oder Mischfraktur

Neben den Allgemeinen OP-Indikationen sollte lediglich bei den primär nicht retinierbaren Frakturen, zumeist Schräg- oder Trümmerfrakturen, sowie bei sekundär dislocierten Frakturen, die bei der Nachreposition nicht sicher stehen, operativ vorgegangen werden.

Die anzustrebende übungsstabile Osteosynthese ist nur bei einer Plattenosteosynthese gewährleistet. Es werden Halbrohrplatten, bei Kleinkindern auch Drittelrohrplatten, verwendet. Das Kleinfragmentinstrumentarium ist auch bei Kleinkindern nicht geeignet. Eine Stabilisierung durch isolierte Schrauben bringt keinen wesentlichen Stabilitätsgewinn und kompliziert lediglich die spätere Metallentfernung.

Bei Unterarmschaftfrakturen im proximalen und mittleren Drittel ist die Plattenosteosynthese das Verfahren der Wahl. Bei Frakturen im distalen Drittel des Unterarmes bei Kindern sollte möglichst keine Plattenosteosynthese durchgeführt werden wegen der Gefahr einer Epiphysenfugenverletzung. Ca. 75–80% des Längenwachstums gehen von diesem Bereich aus (Jaschke). Jede Manipulation an dem distalen Epiphysenfugenbereich kann daher zu erheblichen Wachstumsstörungen führen.

Hier erfolgt Retention des Bruches mittels Bohrdrähten mit anschließender Gipsruhigstellung, da keine Übungsstabilität erreicht wird.

Tabelle 2. Prinzipien der Bohrdrahtosteosynthese bei Frakturen des distalen Unterarmes

- Radius 2 Drähte, Ulna 1 Draht
- parallel, steil durch die Epiphysenfuge verlaufend
- keine Kreuzung im Frakturbereich
- Fassen der Gegencorticalis
- im Zweifel Drahtenden umbiegen

Tabelle 3. Indikationen zur Bohrdrahtosteosynthese bei Frakturen im mittleren und proximalen Unterarmdrittel

- offene Fraktur mit schwerer Weichteilschädigung
- großer Weichteildefekt (Platte nicht bedeckt)
- Infektionsgefahr bei schlechten Hautverhältnissen
  wie Ulcerationen, Akne etc.

In Ausnahmefällen (s. Tabelle 3) kann eine modifizierte Bohrdrahtosteosynthese auch weiter proximal erfolgen. Es handelt sich dann um eine ebenfalls nicht übungsstabile Markraumschienung mit Bohrdrähten.

Ergebnisse

Von Oktober 1975 bis Februar 1986 wurden in unserer Klinik 160 Unterarmschaftfrakturen bei 159 Kindern im Alter von 1—14 Jahren behandelt.

Betroffen war in der Mehrzahl der Fälle der li. Arm (59,1%). In über 59% handelte es sich um komplette Unterarmschaftfrakturen, in jeweils 2% war isoliert nur die Ulna oder nur der Radius frakturiert.

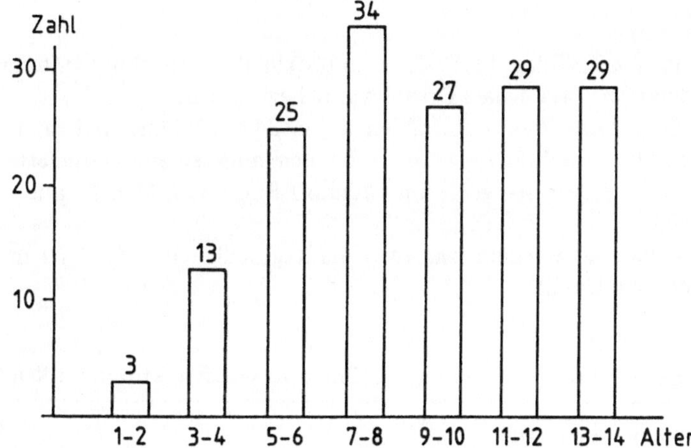

Abb. 1. Altersverteilung beim Unterarmschaftbruch im Kindesalter (n = 160)

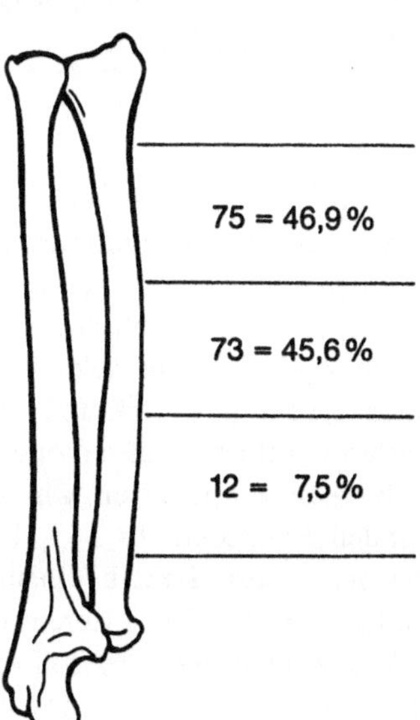

Abb. 2. Frakturlokalisation beim Unterarmschaftbruch im Kindesalter (n = 160)

Tabelle 4. Einteilung der Bruchformen und Bruchlokalisation nach Klassifizierung der AO (n = 160)

$A_1/1$	:	0	$A_2/1$	:	0	$A_3/3$	:	0
$A_1/2$	:	1	$A_2/2$	:	0	$A_3/2$	:	0
$A_1/3$	:	3	$A_2/3$	:	0	$A_3/3$	:	0
$B_1/1$	:	1	$B_2/1$	:	0	$B_3/1$	:	0
$B_1/2$	:	2	$B_2/2$	:	0	$B_3/2$	:	0
$B_1/3$	:	0	$B_2/3$	:	0	$B_3/3$	:	0
$C_1/1$	:	8	$C_2/1$	:	0	$C_3/1$	:	0
$C_1/2$	:	70	$C_2/2$	:	2	$C_3/2$	:	0
$C_1/3$	:	71	$C_2/3$	:	2	$C_3/3$	:	0

In nur 7,5% lag die Fraktur im proximalen Drittel des Unterarmschaftes, Verteilung auf das mittlere und distale Drittel war nahezu gleich.

Dislocierte Frakturen fanden wir in 34% der Fälle. Bei ca. 11% lag bei dem einen Knochen eine Grünholz-Fraktur vor, bei dem anderen eine dislocierte Fraktur. In 52% der Fälle handelte es sich lediglich um Grünholz-Frakturen, Mehrfragmentfrakturen waren mit 2,5% selten.

Behandlungsbeginn war um Unfalltag, lediglich 2 Kinder kamen erst am 1. bzw. 2. Tag nach dem Unfall.

Tabelle 5. Primärversorgung bei Unterarmschaftfrakturen im Kindesalter

Alleinige Gipsanlage	2	=	1,25%
Reposition in LA und Gipsanlage	2	=	1,25%
Reposition in Narkose und Gipsanlage	131	=	81,8%
Bohrdrahtosteosynthese und Gipsanlage	20	=	12,5%
Plattenosteosynthese	5	=	3,2%

Primär erfolgte bei 83% Reposition und Fixation im Gipsverband. Bei 15% war eine primär operative Behandlung erforderlich. Bei 5 dieser Patienten wurde eine Plattenosteosynthese durchgeführt, bei weiteren 20 eine Bohrdrahtosteosynthese.

Bei 1/5 (28 Patienten) der primär nicht operierten Patienten kam es innerhalb der ersten 2 Wochen zur sekundären Dislokation. Ein Patient hatte nach 4 Wochen im Gips einen erneuten Unfall und mußte nachreponiert werden. Neun von 28 sekundär dislocierten Frakturen mußten operiert werden, viermal mit Bohrdrähten, fünfmal mit Platten.

Insgesamt operierten wir gut 1/5 der Kindern (34 = 21,25%). Dabei überwogen die distalen Frakturen. In 24 Fällen (15%) wurde eine Bohrdrahtosteosynthese durchgeführt. Die schlechten Hebelbedingungen bei kurzem distalen Fragment verhindern besonders häufig eine dauerhafte Retention.

Die Metallentfernung sollte bei Bohrdrahtosteosynthese nach 3–6 Wochen, bei Plattenosteosynthese nach 3–6 Monaten erfolgen, je nach Alter des Kindes (Tabelle 6).

Tabelle 6. Durchschnittlicher Zeitraum bis zur Metallentfernung

Alter	Bohrdrähte (Wochen)	Platten (Monate)
1– 2	–	–
3– 4	–	–
5– 6	4	3
7– 8	5	4
9–10	4,6	5
11–12	6,3	5,5
13–14	5,7	9
Insgesamt	5,4	5,8

Tabelle 7. Komplikationen

28	sekundäre Dislokationen
3	primäre, spontan rückläufige Nervendruckschädigungen
1	Hämatombildung nach Reposition, konservativ beherrschbar
1	Kompartmentsyndrom, Fascienspaltung
1	Bohrdrahtauswanderung, vorzeitig entfernt

An Komplikationen sahen wir neben den 28 Dislokationen 3 primäre Nervendruckschädigungen durch das Trauma, die sich allesamt spontan zurückbildeten.

Ein Hämatom nach Reposition wurde durch konsequente Hochlagerung konservativ beherrscht. Ein Kompartmentsyndrom nach Reposition zwang zur Fascienspaltung am 1. Tag nach Reposition sowie Sekundärnaht nach 3 Wochen. Einmal kam es zur Bohrdrahtauswanderung aus der Ulna nach Bohrdrahtosteosynthese. Dieser Draht wurde vorzeitig entfernt. Auf die Frakturheilung hatte dies keinen Einfluß. In drei Fällen beobachteten wir eine Refraktur innerhalb von 6 Monaten nach den ersten Unfall.

In allen Fällen handelte es sich primär um Grünholz-Frakturen im mittleren Schaftdrittel, die konservativ behandelt worden waren. Dies steht im Einklang mit den Angaben in der Literatur, wonach gerade Grünholz-Frakturen zur Refraktur neigen (Troyler).

Von den 160 Frakturen konnten 135, also 84,4%, nach dem Schema der AO nachkontrolliert werden. Schlechte Ergebnisse wurden nicht gefunden.

Bei einem 12jährigen Patienten kam es zur Frakturheilung bei einer Fehlstellung von 30°. Eine weitere Korrektur wurde damals von den Eltern abgelehnt. Das Ausheilungsergebnis 6 Jahre später zeigte eine nur um knapp 5° gebesserte Achsfehlstellung. Aufgrund der Einschränkung der Unterarmdrehung wurde das Ergebnis mit befriedigend eingestuft.

Tabelle 8. Ergebnisse nach Unterarmschaftbruch (n = 125)

Sehr gut	116	=	92,8%
Gut	8	=	6,4%
Befriedigend	1	=	0,8%
Schlecht	0	=	0%

In über 90% der Fälle war es jedoch zu einer folgendlosen und beschwerdefreien Ausheilung der Unterarmschaftfraktur gekommen.

Zusammenfassend kann folgendes festgehalten werden:

1. Die Therapie der Wahl bei der Unterarmschaftfraktur im Kindesalter ist konservativ.
2. Nicht sicher retinierbare Brüche sollten primär operiert werden.
3. Bei den distalen Unterarmschaftfrakturen ist häufiger eine operative Stabilisierung erforderlich als bei den proximalen Frakturen.
4. Grünholz-Frakturen neigen gehäuft zur Refraktur. Daher muß auch die nur gering dislocierte Grünholz-Fraktur ausreichend lang im Gipsverband ruhiggestellt werden.
5. Abrutschgefährdete Frakturen sollten primär operiert werden.
6. Die Ausheilungsergebnisse sind in der Regel gut bis sehr gut.
7. Komplikationen sind die Ausnahme.

Literatur

Freuler F, Weber BG, Brunner CH (1978) Vorderarmschaftfrakturen. In: Weber BG, Brunner Ch, Freuler F (Hrsg) Die Frakturbehandlung bei Kindern und Jugendlichen. Springer, Berlin Heidelberg New York, S 182ff
Hendrich V (1984) Unterarmschaftfrakturen, konservative und operative Therapie. Therapiewoche 34:848–856
Jaschke W (1984) Kindliche Unterarmfrakturen. Fixation mit Kirschner-Drähten? Unfallheilkunde 87:262–266
Morger R, Brunner CH: Vorderarmfrakturen. Therapeutische Rundschau, Bd 40, S 183. Heft 11:951ff
Nielsen AB, Simonsen O (1984) Displaced fore arm fractures in children treated with AO plates. Injury 15:393–396

Ergebnisse von Unterarmschaftbrüchen bei Kindern bei besonderer Berücksichtigung primär bestandener Achsenabweichungen

J. Rütt, E. Beck und W. Küsswetter

Orthopädische Univ.-Klinik Köln, Joseph-Stelzmann-Straße 9, D-5000 Köln 41

Einleitung

Öhme (1949) weist in seiner Arbeit daraufhin, daß im distalen Unterarmdrittel dorsale Abwinkelungen von 20–25° toleriert bzw. ausgeglichen werden. Auch im mittleren und proximalen Drittel komme es bis 20° zu Spontankorrekturen nach Unterarmfraktur unter konservativer Behandlung.

Hefte zur Unfallheilkunde, Heft 201
Zusammengestellt von W. Hager
Springer-Verlag Berlin Heidelberg 1989

Ehalt (1961) toleriert nur eine Achsenknickung bis 10° und führt weiter aus, daß je jünger das Kind und/oder je distaler die Fraktur um so eher die Achsabweichung ausgeglichen wird.

Gruber (1981) hingegen toleriert wiederum Achsabknickungen bis 30–35°, wobei auch er auf einen ausreichenden Abstand bis zur vollständigen Skelettreife hinweist.

Wir überprüften am eigenen Krankengut diese Frage und beschäftigen uns weiterhin mit der Häufigkeit der Re-Fraktur im eigenen Krankengut, die in der Literatur als Komplikation in 2–20% der Fälle angegeben wird.

Material und Methode

Aus den Jahren 194–1976 wurden 121 Unterarmbrüche bei Kindern und Jugendlichen erfaßt, die in der Abteilung für Unfallchirurgie des Landeskrankenhauses Feldkirch behandelt wurden.

Zum Unfallzeitpunkt betrug das Durchschnittsalter 9,15 Jahre. Bei den 42 Mädchen und 79 Jungen erfolgte die Erstbehandlung in 95% der Fälle innerhalb einer 6-Stunden-Frist. 113mal wurde nach Reposition in Lokalanästhesie, 6mal nach Reposition in Allgemeinanästhesie und 2mal ohne Reposition eine Gipsfixation im Oberarmgips durchgeführt. Die Gipsdauer lag bei 84% der Fälle zwischen 4 und 6 Wochen. 116mal waren beide Unterarmknochen betroffen. Davon 77mal das distale Drittel, 26mal das mittlere Drittel und 9mal das proximale Drittel. Viermal war der Radius alleine betroffen und einmal war die Ulna allein betroffen.

Während der Gipsphase mußte in 10 Fällen nach unzureichender primärer Korrektur eine Nachreposition durchgeführt werden. Einmal mußte nach unzureichender konservativer Behandlung eine operative Stellungskorrektur mit intramedullärem Rush-Pin durchgeführt werden. Re-Frakturen traten in 4 Fällen auf, wobei der Zeitpunkt zwischen 4 und 6 Monaten nach dem ersten Unfallereignis lag.

Als zusätzliche Komplikation trat in einem Fall eine Beugesehnenverklebung und vorübergehende Schädigung des Nervus ulnaris auf. Durch operative Revision konnte diese Komplikation behoben werden.

Im Durchschnitt 5 Jahre nach dem Unfall konnten 60 Patienten in einer persönlichen Nachuntersuchung erfaßt werden. Dabei wurden die subjektiven Einschätzungen, der klinische und röntgenologische Befund erhoben und mit dem Zustand nach Gipsabnahme verglichen.

Von den Nachuntersuchten klagten 10% über subjektive Beschwerden. Fünf Patienten gaben Schmerzen im Handgelenk bei längerer Anstrengung an, darunter 1 Patient besonders beim Handstand. Ein weiterer Patient klagte über Schmerzen bei Wetterwechsel.

Bei der klinischen Untersuchung fanden wir in 7 Fällen eine Einschränkung der Unterarmdrehung im Sinne der Pro- und Supination. Diese betrug in 5 Fällen zwischen 5 und 10°, in 2 Fällen 10° und darüber. Eine Einschränkung der groben Kraft fanden wir nicht. Eine Minderung der Handgelenksbeweglichkeit im Sinne der Dorsal-Volarflexion bzw. Radial-Ulnarabduktion fanden wir nicht. Beim Vergleich zwischen Einschränkung der Unterarmdrehfähigkeit und den subjektiven Angaben oder den radiologisch gefundenen Ergebnissen konnte kein Korrelat erhoben werden.

Die röntgenologische Auswertung unserer Fälle zeigte zum Zeitpunkt des Behandlungsabschlusses nach Gipsabnahme in 28 Fällen einen achsengerechten Zustand in beiden Ebenen. In diesen Fällen fand sich bei der Nachuntersuchung selbstverständlich keine Achsabweichung.

Bei den restlichen 32 Patienten, entsprechend 53,3% fanden wir zum Zeitpunkt der Gipsabnahme eine Achsenfehlstellung. In 6 Fällen zeigte das periphere Fragment eine Kippung nach radial, 16mal nach dorsal und 7mal fand sich eine kombinierte Kippung nach radial und dorsal. Eine Abkippung nach volar fanden wir zweimal. In einem Fall fanden wir eine kombinierte Abkippung nach ulnar und volar. Die Ausmessung der jeweiligen Kippwinkel ergab in 9 Fällen 20° und mehr. Dreimal lag der Kippwinkel zwischen 15 und 20° und 20mal zwischen 10 und 15°.

Die durchschnittlich 5 Jahre nach Unfallereignis durchgeführten Röntgenkontrollen ergaben, daß sich sämtliche Achsenfehlstellungen über den Beobachtungszeitraum bis zu einem Winkel von unter 5° selbständig auskorrigiert hatten.

Diskussion

Bei einer Wertung des Gesamt-Ergebnisses der in der Nachuntersuchung erfaßten Fälle zeigt sich, daß zu 100% ein sehr gutes radiologisches Ergebnis vorlag, zu 88% ein sehr gutes klinisches Ergebnis und zu 90% ein sehr gutes subjektives Ergebnis vorlag.

Ein Korrelat zwischen den subjektiv nur befriedigenden und klinisch befriedigenden Fälle konnte nicht festgestellt werden. Insbesondere konnte keine Beziehung zu einem negativen Röntgenergebnis erhoben werden.

Ausgehend von der anfangs gestellten Frage, welche Achsabknickungen, die nach Behandlungsende radiologisch bestanden mit weiterem Wachstum ausgeglichen werden, können wir nach Auswertung unseres Krankengutes die Meinung der anfangs zitierten Autoren stützen. Danach konnte auch die von anderen Autoren erwähnte anatomische Besonderheit, daß je distaler die Fraktur, um so günstiger der Ausgleich der Achsabweichung, genauso ohne Berücksichtigung bleiben, wie die Frage des Alters zum Zeitpunkt des Unfalles und damit die Frage welche Zeit bis zur endgültigen Skelettreife zur Verfügung stand.

Die geringe Zahl von Re-Frakturen im Gesamtkrankengut, 4 Fälle von 121 entsprechen (3,3%) führen wir auf die von uns konsequent durchgeführte Gipsfixierung im Oberarmgips über einen Mindestzeitraum von 4 bis zu 6 Wochen zurück.

Zusammenfassung

Von 60 nachuntersuchten Unterarmbrüchen zeigten 53,3% nach der Gipsabnahme eine verbliebene Achsenfehlstellung von bis zu 28°. Unabhängig von dem Altersdurchschnitt des erfaßten Krankengutes, 9,15 Jahre, fanden wir durchschnittlich 5 Jahre nach dem Unfallereignis eine weitgehende Korrektur der ehemaligen Achsenfehlstellung entsprechend einem Wert unter 5°. Re-Frakturen waren mit einem Prozentsatz von 3,3% im Krankengut selten. In Würdigung des subjektiven, klinischen und radiologischen Befundes bezeichnen wir das Gesamtergebnis der Nachuntersuchung als sehr gut, womit wir unverändert den Böhlerschen Grundsatz gestützt sehen, daß eine Unterarmfraktur bei Kindern und Jugendlichen einer konservativen Therapie zuzuführen ist.

Literatur

Blount WP (1957) Knochenbrüche bei Kindern. Thieme, Stuttgart
Bremer B (1938) Über Re-Frakturen bei Vorderarmbrüchen Jugendlicher. Zentralbl Chir 18:1069
Büttner A (1948) Über Re-Frakturen im Kindesalter. Chirurg 19:347–357
Frinta A (1957) Re-Frakturen im Kindesalter. Zentralbl Chir 82, 30:1241–1249
Gruber R (1981) The problem of the relapse-fracture of the forearm in children. In: Chapchall G (ed) Fractures in children. Thieme, Stuttgart
Koncz M (1973) Spätergebnisse bei Unterarmfrakturen im Kindesalter. Arch Orthop Unfall-chir 1986:300–315
Weber BG (1979) Die Frakturenbehandlung bei Kindern und Jugendlichen. Springer, Berlin Heidelberg New York

Versorgungsart und Betreuung von Unterarmschaftbrüchen bei Kindern

J. Bauer jun., J. Andrasina †, J. Bauer sen. und M. Hyza

Abteilung für Unfallchirurgie, Fakultätskrankenhaus (Leiter: Prim. Dr. J. Bauer), Rastislavova 53, CSSR-04190 Kosice

Unterarmschaftbrüche bei Kindern stellen eine sehr häufige Verletzung dar, was durch die natürliche Spiellust und auch durch einen beträchtlichen Anteil von Unvorsichtigkeit bei Kindern gegeben ist. Die Behandlung dieser Frakturen ist größtenteils erfolgreich, was wir der erstaunlichen Heilkraft und der großen Fähigkeit zum Remodelling verdanken. Doch kommen auch Fälle vor, wo die Heilung problematisch und die Prognose unsicher ist, und die Ergebnisse der Heilung verursachen dann dem Betroffenen lebenslängliche Probleme.

Mit Rücksicht auf diese bedeutsamen Tatsachen haben wir den Entschluß gefaßt eine möglichst umfangreiche Zusammenstellung von Patienten zu sammeln und auf diese Art verantwortungsvoll die Erfolgsrate unserer Behandlung zu beurteilen. Wir haben auf diese Weise 1 273 Kinder von der Gesamtzahl 2 004 hospitalisierter Patienten mit Unterarmschaft-brüchen in den Jahren 1955–1985 ausgewertet. Hospitalisiert waren Kinder mit bedrohtem Kreislauf oder mit bedrohter Innervation der Peripherie, wie auch Kinder mit unreponibeln und unretinibeln Frakturen. Der Rest der Patienten, ungefähr die vierfache Zahl, wurde ambulant behandelt und figuriert nicht in unserer Zusammenstellung.

Schriftlicher Vorladung haben 621 gewesene Kinder Folge geleistet, was 48,8% der Zusammenstellung vorstellt. Die Ergebnisse haben wir nach dem AO Beurteilungsschema gewertet.

Hefte zur Unfallheilkunde, Heft 201
Zusammengestellt von W. Hager
Springer-Verlag Berlin Heidelberg 1989

Konservativ haben wir 1 239 Kinder, d.h. 97,3%, operativ 34, d.h. 2,7%, der Kinder versorgt.

Bei den konservativ behandelten war die Elle 15mal isoliert gebrochen, darunter waren 11 Monteggia-Frakturen. Isolierte Frakturen der Speiche kamen in 40 Fällen vor, wir haben 12mal Galeazzi-Frakturen beobachtet. Frakturen beider Unterarmknochen haben wir in 544 Fällen behandelt.

78% waren Querbrüche, 12% Schrägbrüche, 8% Stückbrüche und 2% Trümmerbrüche. In 22 Fällen haben wir erstgradig offene Frakturen konservativ behandelt. In 70% handelte es sich um unverschobene Frakturen, in 20% der Fälle um weniger und in 10% der Fälle um mehr als Schaftbreite verschobene Brüche.

Sehr gute Ergebnisse hatten wir in 576, d.h. in 96,2% der Fälle, gute Ergebnisse in 20, d.h. 3,3% der Fälle, befriedigende Ergebnisse hatten wir in 3, d.h. in 0,5% der Fälle.

Von den operativ behandelten Frakturen war die Elle 5mal isoliert gebrochen, es handelte sich um 4 schräge Monteggia-Frakturen und um einen Stückbruch, darunter waren 2 zweitgradig offene Frakturen und eine Pseudarthrose. Frakturen beider Knochen haben wir 17mal operiert, 3mal handelte es sich um Schrägbrüche, 4mal um Querbrüche, 3mal um Stückbrüche, 4mal um Trümmerbrüche und 3 Pseudarthrosen, die wir von anderen Arbeitsstätten übernahmen. In zwei der erwähnten Fälle handelte es sich gleichzeitig auch um eine Osteomyelitis. In 5 Fällen waren es drittgradig offene Frakturen, in 9 Fällen war die Verschiebung mehr als Schaftbreitet.

Von den chirurgischen Methoden haben wir 6mal eine Osteodese durchgeführt, 6mal eine Markdrahtung, 2mal eine Marknagelung nach Küntscher, 5mal haben wir eine Platte mit Spongiosaplastik verwendet. Zweimal haben wir osteosynthetisches Material, das auf einem fremden Arbeitsplatz angewandt wurde entfernt, eine Spongiosaplastik durchgeführt und einen Gipsverband angelegt. Einmal haben wir einen Fixateur externe bei einer Pseudarthrose verwendet.

14mal haben wir ein sehr gutes, 3mal ein gutes, 2mal ein befriedigendes und 3mal ein mäßiges Ergebnis erreicht.

Zusammenfassung

In unserer Arbeit stellen wir 1 273 hospitalisierte Kinder mit einer Unterarmschaftfraktur vor, 97% der Kinder haben wir konservativ und 3% operativ versorgt. Wir raten zu Operationen, wenn die konservative Behandlung nicht erfolgreich war, resp. in Fällen, wenn die konservative Therapie a priori keinen Erfolg gebracht hatte. Bei uns hat sich die Osteodese, die Markdrahtung und die Plattenosteosynthese bewährt. Den Fixateur externe haben wir bei einem Ausnahmefall verwendet.

Unterarmschaftbrüche im Kindesalter

R. Brutscher und A. Rüter

Klinik für Unfall- und Wiederherstellungschirurgie, Zentralklinikum Augsburg, Stenglin-straße 2, D-8900 Augsburg

Die Unterarmschaftfraktur des Erwachsenen stellt eine Operationsindikation dar. Es interessiert die Frage, inwieweit die kindliche Unterarmschaftfraktur andere therapeutische Richtlinien erlaubt. Um eine kindliche Unterarmschaftfraktur richtig beurteilen und den entsprechenden Behandlungsplan aufstellen zu können, sind mehrere, für das Kindesalter typische Gegebenheiten, zu berücksichtigen. Darunter fällt vor allen Dingen die schnelle Frakturheilung, spontane Korrektur von Achsenfehlern, abgesehen von Rotationsfehlern, keine Nachteile durch lange Ruhigstellung und Immobilisation, erhöhte Infektionsgefahr bei offenen Frakturen.

Im Zentralklinikum Augsburg wurden in den Jahren 1979 bis 1984 insgesamt 103 kindliche Unterarmfrakturen stationär behandelt. Dabei handelte es sich um 6 distale Radiusfrakturen, 54 distale Unterarmfrakturen, 39 Unterarmschaftfrakturen, eine Galeazzi-Fraktur und 3 Monteggia-Frakturen. Entsprechend dem Thema soll hier auf die 39 kindlichen Unterarmschaftbrüche eingegangen werden. Diese teilen sich wiederum in 6 Grünholzfrakturen, 30 geschlossene Frakturen und 3 offene Frakturen auf. 34 dieser Frakturen wurden konservativ behandelt, 5 mußten operativ angegangen werden. Bei der konservativen Therapie war bei 2 Kindern keine Reposition erforderlich. 32 Unterarmschaftfrakturen mußten in Vollnarkose primär reponiert werden. Daraufhin erfolgte die stationäre Aufnahme und die Verlaufskontrolle. Von den 32 reponierten Unterarmen kam es bei 2 Verletzten zum Abrutschen der Fraktur und zur deutlichen Fehlstellung, so daß sekundär ein operativer Eingriff notwendig wurde. Die Indikation zur primären Osteosynthese wurde nur bei den 3 offenen Frakturen gestellt. Von den insgesamt 39 kindlichen Unterarmschaftfrakturen konnten 22 nachuntersucht werden.

Die Nachuntersuchung erfolgte frühestens nach einem, spätestens nach 3 Jahren. 17 Kinder waren wegen Wohnortwechsels nicht kontrollierbar. Die Ellenbogenbeweglichkeit fand sich bei allen 22 Kindern im Normbereich. Am Handgelenk bestand ebenfalls bei allen 22 Untersuchten eine normale Dorsal- und Volarflexion sowie eine physiologische Radial- und Ulnarabduktion (Tabelle 1). Die Supination war bei allen 22 Kindern bis zu 90° ohne Beschwerden möglich. Bei der Pronation erreichten nur 19 Patienten 90°. Bei einem Kind war die Pronation nur bis zu 80° möglich. Dieses war mit einer Plattenosteosynthese versorgt worden. Bei einem Kind war die Pronation 70° und bei einem weiteren nur bis 60° möglich (Tabelle 2).

Tabelle 1. Nachuntersuchung kindlicher Unterarmschaftfrakturen (n = 22)

Beweglichkeit Ellenbogengelenk	10 − 0 − 140	n = 22
Beweglichkeit Handgelenk d-v	70 − 0 − 80	n = 22
Beweglichkeit Handgelenk r-u	30 − 0 − 40	n = 22

Hefte zur Unfallheilkunde, Heft 201
Zusammengestellt von W. Hager
Springer-Verlag Berlin Heidelberg 1989

Tabelle 2. Nachuntersuchung kindlicher Unterarmschaftfrakturen (n = 22)

Beweglichkeit Supination	90°	n = 22	
Beweglichkeit Pronation	90°	n = 19	
	80°	n = 1	Osteosynthese
	70°	n = 1	konservativ
	60°	n = 1	

Die Pronationseinschränkung war subjektiv unbekannt, da der Bewegungsverlust durch Abduktion im Schultergelenk kompensiert wird.

Verbleibende Achsenfehler bei der Reposition werden im Kindesalter im Gegensatz zum Erwachsenen spontan ausgeglichen, wobei zu beachten ist, daß der Achsenfehler natürlich in altersabhängigen Grenzen korrigierbar ist. Das 2jährige Kleinkind toleriert Achsenfehlstellungen bis zu 30°, der 12jährige Schüler dagegen keine Fehlstellung von mehr als 10°. Nicht ausgleichbar sind die Rotationsfehlstellungen.

Diskussion und Schlußfolgerungen

Die Ergebnisse belegen unseres Erachtens, daß die kindliche Unterarmschaftfraktur bis auf wenige einzeln begründete Ausnahmen eine Domäne der konservativen Therapie ist. Eine längere Ruhigstellung hinterläßt beim Kind im Gegensatz zum Erwachsenen keine Funktionseinschränkung. Ein primär verbleibender Achsenfehler in altersabhängigen Grenzen kann spontan korrigiert werden und hinterläßt ebenfalls keine Funktionseinschränkung. Die Operationsindikation muß daher kritisch überprüft werden. Es bleibt nur ein kleines Patientengut für die operative Therapie übrig, wobei es sich im wesentlichen um offene Frakturen und um Brüche handelt, die sich nicht in einem tolerierbaren Achsenstand halten lassen.

Unterarmschaftbrüche bei Kindern und Jugendlichen
Behandlung und Ergebnisse

A. Karlbauer, R. Helmberger, F. Gasperschitz und F. Genelin

Unfallkrankenhaus Salzburg (Ärztl. Leiter: Prim. Prof. Dr. H. Möseneder), Dr.-Franz-Rehrl-Platz 5, A-5010 Salzburg

Epidemiologie

Im Zeitraum zwischen den Jahren 1971 bis 1985 wurden im Unfallkrankenhaus Salzburg 529 Unterarmschaftfrakturen bei Kindern und Jugendlichen unter vierzehn Jahren behandelt. Das männliche Geschlecht überwiegt mit siebzig Prozent, gegenüber dreißig Prozent bei weiblichen Patienten. In unserem Krankengut findet sich diese Verletzung bei Knaben gehäuft im zehnten und im dreizehnten Lebensjahr, bei den Mädchen wird der Häufigkeitsgipfel bei den Zehn- und Elfjährigen beobachtet. Unter den Unfallursachen dominiert eindeutig der Sturz und Fall vor dem Verkehrsunfall und dem Skiunfall. Bei mehr als einem Drittel aller Patienten handelte es sich um Schul- oder Schulwegunfälle (Tabelle 1).

Tabelle 1. Unfallursachen

Sturz und Fall	81%
Straßenunfall	10%
Skiunfall	9%
Schule, Schulweg	37%

Lokalisation und Verletzungstypen

In der überwiegenden Zahl der Fälle handelt es sich um Brüche im distalen (54%) und mittleren Schaftdrittel (43%), der Bruch im proximalen Schaftdrittel stellt die Ausnahme dar (3%). In mehr als zwei Drittel der Fälle lagen Querbrüche vor (vielfach mit noch teilweise erhaltenem Periostschlauch). Es folgen Schräg- und Drehbrüche und schließlich subperiostale Brüche ohne wesentlichen Achsenknick. Stück- oder Trümmerbrüche haben wir nicht beobachtet (Tabelle 2). Bei 6% handelte es sich um unverschobene Brüche, in allen übrigen Fällen lag ein Achsenknick vor (Dorsalknick : Volarknick = 19 : 1). Zusätzlich zum Achsenknick lag bei 20% eine Verschiebung bis um Schaftbreite, bei 29% eine Verschiebung über Schaftbreite (mit Verkürzung) vor (Tabelle 3 und 4).

Der offene Bruch (2,5% Grad I bis II) stellt ebenso eine Ausnahme dar, wie der Unterarmbruch im Rahmen eines Polytraumas (3% ernsthafte zusätzliche Verletzungen bzw. Polytrauma). In den weitaus meisten Fällen handelte es sich um isolierte Verletzungen.

Hefte zur Unfallheilkunde, Heft 201
Zusammengestellt von W. Hager
Springer-Verlag Berlin Heidelberg 1989

Tabelle 2. Bruchformen

Querbruch (subperiostal)	10%
Querbruch	74%
Dreh-/Schrägbruch	16%
Stück-/Trümmerbruch	0%

Tabelle 3. Achsenknick

Keiner	6%
Achsenknick	94%

Tabelle 4. Verschiebung

Bis Schaftbreite	20%
Über Schaftbreite	29%

Behandlung

Die Behandlung erfolgte nahezu ausschließlich konservativ. Die unblutige Einrichtung wird unter horizontalem Zug und Gegenzug durchgeführt. Gegebenenfalls werden die Bruchstücke nach der von Lorenz Böhler beschriebenen Technik vorerst zur Streckseite abgeknickt, um sie unter Zug nach distal aufeinanderzustellen. Nach erfolgter Reposition wird der Oberarmspaltgips bei aufgehängtem Arm angelegt. Die Einrichtung wurde bei 82% der Patienten in örtlicher Betäubung durchgeführt, in den übrigen Fällen erfolgte sie in Allgemeinnarkose.

Hier zwei Beispiele für die beschriebene Vorgangsweise. Ein zwölfjähriger Knabe erleidet beim Sturz von einer Schaukel diese Fraktur mit stärkerem Achsenknick. Reposition in Allgemeinnarkose, Oberarmgips für sechs Wochen, einmaliges Umgipsen, nach neun Wochen ist der Bruch geheilt, die Gelenke sind frei beweglich. Bei einem zwölfjährigen Mädchen erfolgt die Einrichtung in Lokalanästhesie, auch hier sechswöchige Ruhigstellung im Oberarmgips, und frei bewegliche Gelenke innerhalb von drei Wochen nach Gipsabnahme. Bei beiden ist nach drei, bzw. vier Jahren die geheilte Fraktur im Röntgen nicht mehr erkennbar.

Die Ruhigstellungsdauer im Oberarmgipsverband betrug durchschnittlich sechs Wochen (kürzeste Dauer 4, längste 11 Wochen). Bei 55% aller Patienten wurde im Verlauf der Behandlung der Gips einmal gewechselt, in 8% war ein zweimaliges Umgipsen erforderlich. Die durchschnittliche Behandlungsdauer betrug achtundfünfzig Tage.

Nur in 1,5% aller Fälle wurde primär oder sekundär eine blutige Reposition erforderlich, wobei hier vielfach eine innere Schienung mit Markstiften erfolgte. Hier zwei Beispiele für diese Behandlungsart. Abgesehen von einem kurzzeitigen stationären Aufenthalt und der notwendigen Implantatentfernung, unterscheidet sie sich im Verlauf und Ergebnis kaum von der rein konservativen Behandlung.

Abschließend noch ein Beispiel für eine atypische Verlaufsform der Ausheilung eines zweitgradig offenen Unterarmschaftbruches. Ein zehnjähriger Knabe stürzt beim Herumklettern im felsigen Gelände ab und erleidet einen offenen Unterarmbruch links, der durch einen Abriß des ulnaren Humerusepicondyls und Teilverrenkung des Speichenköpfchens kompliziert ist. Außerdem liegt eine motorische und sensible Störung des Nervus ulnaris vor. Daneben besteht noch ein stumpfes Bauchtrauma, ein Eminantiaausriß am rechten Kniegelenk und eine Lösung der rechten distalen Speichenwachstumsfuge. Am Aufnahmetag wird die Laparotomie durchgeführt (Blutungen am Pankreaskopf und an der rechten Colonflexur), der offene Unterarmbruch wird nach Wundversorgung reponiert und mit Oberarmgips ruhiggestellt. Auch die übrigen Frakturen werden reponiert und mit Gips ruhiggestellt. Es kommt zur primären Wundheilung, während der sechswöchigen Gipsruhigstellung wurde der Gips einmal gewechselt. Nach der Gipsabnahme ist der linke Unterarm verdickt, druckempfindlich, Ellbogen-Handgelenk sind in der Beweglichkeit hochgradig eingeschränkt. Durch einen schleichenden Infekt war es zu einer Sequestrierung des distalen Speichenschaftes gekommen. Da während des folgenden stationären Aufenthalts keine massive Inflammation vorlag (BSRG 6/19), wurde vorerst mit der geplanten Sequesterentfernung noch zugewartet. Diese hat sich dann völlig erübrigt. Innerhalb von drei Monaten kam es zur spontanen Ausheilung, bei Behandlungsende war der Patient schmerzfrei, die Ulnarisstörung hatte sich rückgebildet und der Bruch war klinisch fest. Außer einer endlagigen Beuge- und Streckbehinderung im Ellbogen waren die Gelenke frei beweglich.

Zusammenfassung

Bei neunundsechzig Patienten wurde eine Nachuntersuchung (zwei bis sechs Jahre nach dem Unfall) durchgeführt. Nach dem Bewertungsschema der AO wurde in 92% der Fälle ein sehr gutes Ergebnis erzielt. Bei den Patienten mit gutem Ergebnis (8%) lagen fallweise stärkere Wetterfühligkeit und eine geringgradige Bewegungseinschränkung (nahezu immer der Supination) vor.

Durch die Auswertung der Nachuntersuchung wurden wir in unserer Auffassung bestätigt, wonach bei Unterarmschaftbrüchen des Kindes und Jugendlichen mittels richtiger konservativer Behandlung nahezu immer sehr gute Ergebnisse zu erreichen sind.

Literatur

Böhler L (1943) Die Technik der Knochenbruchbehandlung, I. Wilhelm Maudrich, Wien
Weber BG, Brunner Ch, Freuler F (1978) Die Frakturenbehandlung bei Kindern und Jugendlichen. Springer, Berlin Heidelberg New York
Chapchal G (1981) Fractures in children. Thieme, Stuttgart New York

Analyse und Ergebnisse von 100 kindlichen Unterarmschaftbrüchen

G. Brandesky und D. Eberhard

Kinderchirurgische Abteilung des Landeskrankenhauses Klagenfurt (Vorstand: Univ. Prof. Dr. G. Brandesky), A-9026 Klagenfurt

In den Jahren 1978 bis 1985 wurden 220 Unterarmfrakturen bei Kindern bis 14 Jahren konservativ behandelt. Daraus konnte ein Kollektiv von 100 Kindern nachuntersucht werden. In 96 Fällen hatte es sich um geschlossene Frakturen und in 4 um erst- oder zweitgradig offene gehandelt. Vier drittgradig offene Unterarmfrakturen wurden mittels DC-Platten versorgt und sind in der Studie nicht berücksichtigt. Die Altersverteilung zeigte ein Überwiegen der Altersgruppe bis 6 bzw. bis 10 Jahre, was in der Struktur unserer Abteilung begründet erscheint (Tabelle 1). Überwiegend hatte es sich um Frakturen im distalen Drittel, seltener im mittleren und ganz selten im proximalen Drittel gehandelt. In 70% fanden sich Grünholz- oder Wulstfrakturen, die restlichen Fälle verteilten sich auf Schräg- oder Querfrakturen, zweimal wurden Stückbrüche beobachtet. In diesen Fällen lag häufig eine halbschaftbreite oder schaftbreite Dislokation vor (Tabelle 2).

In 16 Fällen war eine Reposition nicht notwendig, 12mal konnte in Kurzanästhesie über einen Keil reponiert werden. 26 Brüche wurden in Lokalanästhesie, und 46 in Allgemeinnarkose reponiert. In 10 Fällen waren Nachrepositionen notwendig, davon die Hälfte in Allgemeinnarkose. Bei 2 Patienten war eine zweimalige Nachreposition erforderlich.

Die Behandlung erfolgte in üblicher Weise im gespaltenen Oberarmgipsverband, mit wöchentlichen Röntgenkontrollen und Gipswechsel nach einer Woche. Die Ruhigstellungsdauer betrug im Durchschnitt 4 Wochen.

Bei der retrospektiven Auswertung der abschließenden Röntgenkontrollen fand sich in 45 Fällen ein mehr oder minder deutlicher Achsenfehler an Radius und Ulna. In mehr als der Hälfte der Fälle hatte es sich dabei um Kinder der Altersgruppe bis 6 Jahre gehandelt. Am Radius fand sich 11mal ein Achsenfehler in der frontalen Ebene, der jedoch nur in 4 Fällen stärker als 10° war und niemals 20° überschritt. In der Sagittalebene fand sich ein Achsenfehler 33mal, davon 16mal zwischen 10 und 20°. In einem Fall fand sich ein deutlicher Achsenfehler in der Frontal- und Sagittalebene zwischen 10 und 20°. An der Ulna

Tabelle 1

Alter	−6 J.	−10 J.	−14 J.	Summe
distal./3	34	33	11	78
mittl./3	8	7	3	18
prox./3	3	1	0	4
Grünholz	27	23	7	57
Wulst	9	3	1	13
Quer/Schräg	9	15	6	30
n	45	41	14	100

Hefte zur Unfallheilkunde, Heft 201
Zusammengestellt von W. Hager
Springer-Verlag Berlin Heidelberg 1989

Tabelle 2. Unterarmfrakturen bei Kindern (n = 100)

Grünholzfrakturen	57
Wulstfrakturen	13
Schrägfrakturen	21
Querfrakturen	7
Stückbrüche	2
Radius quer/schräg – Ulna Grünholz	17
Radius Grünholz – Ulna quer/schräg	3
Dislokation minimal	6
Dislokation halbschaftbreit	15
Dislokation schaftbreit	9
Gesamt	100

fanden sich Achsenfehler insgesamt in 19 Fällen, davon 10mal in der Frontalebene, wobei der Achsenfehler bei 3 Patienten zwischen 10 und 20° lag und 9mal in der Sagittalebene mit 4 Achsenfehlern zwischen 10 und 20°.

Die Nachuntersuchung erfolgte ein bis acht, im Mittel 3 3/4 Jahre nach dem Unfall (Tabelle 3). Die klinische Bewertung nach dem AO-Schema unter Berücksichtigung von Bewegungseinschränkung, Funktion und Beschwerden ergab in 96 Fällen ein sehr gutes Ergebnis und in 4 Fällen ein lediglich gutes Ergebnis. Diese 4 Patienten (Tabelle 4) wiesen keine Achsenfehler auf, 2 Patienten gaben lediglich Wetterfühligkeit an, bei 2 weiteren Patienten, einem – zum Zeitpunkt des Unfalls 13jährigen und einem 14jährigen Jungen, wurden jedoch Schmerzen bei stärkerer Belastung angegeben, wovon ein Fall auch eine Einschränkung der Rotation und einen mäßigen Kraftverlust aufwies. Unabhängig von dieser klinischen Bewertung fanden sich bei 7 Fällen Achsenfehler über 5°, die jedoch am Radius 12° in der Frontalebene und an der Ulna 16° in der Frontalebene nie überschritten (Tabelle 5). Diese Achsenfehler waren klinisch nicht relevant.

Bei Vergleich der Röntgenbilder bei Behandlungsende und bei der Nachuntersuchung fanden sich bis auf die angegebenen 7 Fälle, alle Achsenfehler stets korrigiert. Dabei ist zu betonen, daß es sich bei den festgestellten Restfehlstellungen am Radius stets um Frakturen im distalen Drittel gehandelt hatte. Auch die ursprünglich beobachteten Achsenfehler bei 7 Frakturen im mittleren Drittel und 2 Frakturen im proximalen Drittel waren bei der Nachuntersuchung auskorrigiert. Lediglich an der Ulna hat es sich in 2 der 3 Fälle mit Restfehlstellungen um Frakturen im mittleren Drittel gehandelt. Auch hier war jedoch eine Verringerung des Achsenfehlers festzustellen.

Tabelle 3. Nachuntersuchungsergebnisse (n = 100)

Intervall 1–8 Jahre, im Mittel 3,75 Jahre

Bewertung:	sehr gut		96
	gut		4
Achsenfehler über 5°:	frontal	Radius	4
		Ulna	3
	sagittal	Radius	1

Tabelle 4

Bewertung: gut   (Keine Achsenfehler)

1. 12 J., distal. /3, kurzer Schrägbruch
   Refraktur – wetterfühlig bei Gartenarbeit

2. 8 J., distal./3, Wulstbruch
   wetterfühlig

3. 14 J., mittl./3, Radius Grünholz, Ulna quer
   Pro- und Supination -10°, mäßiger Kraftverlust, Schmerzen bei Klimmzügen

4. 13 J., mittl./3, Grünholz
   Schmerzen bei längerer Belastung

Tabelle 5

Achsenfehler über 5° (Bewertung "sehr gut")

Radius
1. F 12°: 8 J., distal./3, Grünholz
2. F 8°, S 11°: 10 J., dist./3, Rad. quer, Ulna Gh
3. F 7°: 10 J., distal./3, Radius schräg
4. F 6°: 5 J., dist./3, Rad. disloc., Ulna Gh

Ulna
1. F 16°: 8 J., mittl./3, Grünholz
2. F 8°: 5 J., dist./3, Radius disloc., Ulna Gh
3. F 7°: 5 J., mittl./3, Grünholz

Schlußfolgerungen

Die Behandlung der kindlichen Unterarmfraktur ist, mit Ausnahme der drittgradig offenen, im Regelfall konservativ. Das Korrekturpotential ist sowohl in frontaler als auch in sagittaler Ebene, vor allem in den Altersstufen bis 6 und 10 Jahre beträchtlich. Eine anatomische Reposition muß in diesen Altersstufen – wenn auch primär angestrebt – nicht erzwungen werden und übetriebene Nachrepositionsmanöver erscheinen nicht gerechtfertigt. Bis zu einem Alter von 10 Jahren sind unseres Erachtens nach Achsenfehler bis 20° zu tolerieren, wobei wir uns nicht ganz der Absicht von v. Lear anschließen können, der aufgrund der Korrektur von 40gradigen Achsenfehlern die Toleranzgrenze noch höher ansetzt. Bei Kindern jenseits des 10. Lebensjahres ist eine geringere Korrekturpotenz zu erwarten. Hier sind also exaktere Repositionen erforderlich. Dagegen scheint uns bei jüngeren Kindern auch bei Frakturen im mittleren Drittel – entgegen der Ansicht mancher Autoren – ein gewisses Korrekturpotential zu bestehen. Die Zahl der einschlägigen Fälle in unserem Krankengut scheint jedoch eine endgültige diesbezügliche Aussage noch nicht zuzulassen.

Literatur

1. von Laer L (1984) Skelett-Traumata im Wachstumsalter. Hefte Unfallheilkd, Heft 166. Springer, Berlin Heidelberg New York Tokyo
2. von Laer L (1986) Frakturen und Luxationen im Wachstumsalter. Thieme, Stuttgart New York

Osteosynthesen kindlicher Unterarmbrüche und deren Ergebnisse

M. Leixnering[1] und N. Schwarz[2]

[1] Unfallkrankenhaus Lorenz Böhler der allgemeinen Unfallversicherungsanstalt (Ärztl. Leiter: Prim. Prof. Dr. J. Poigenfürst), Donaueschingenstraße 13, A-1200 Wien
[2] Unfallkrankenhaus Meidling der allgemeinen Unfallversicherungsanstalt (Ärztl. Leiter: Prim. Doz. Dr. H. Kuderna), Kundratstraße 37, A-1120 Wien

Einleitung

Kindliche Unterarmbrüche im proximalen und mittleren Schaftdrittel müssen primär in achsengerechter Stellung zur Ausheilung kommen. Verbleibende Achsenfehler können nur in geringem Maße durch das Wachstum ausgeglichen werden und bedingen eine Einschränkung der Unterarmdrehung. Daher sollte operiert werden, wenn geschlossene Repositionsversuche mißlingen, oder wenn bereits primär abzusehen ist, daß weitere Repositionsmanöver zu erwarten sind. Brüche mit begleitender Gefäß- und Nervenläsion stellen ebenfalls eine primäre Operationsindikation dar.

Eigenes Krankengut und Methodik

In den Jahren 1975–1985 wurden 50 Kinder im Alter von 10–17 Jahren mit Unterarmschaftfrakturen operativ behandelt und nachuntersucht.

38 Frakturen lagen im mittleren Schaftdrittel, 4 im proximalen und 8 im distalen Drittel.

Es wurden 41 geschlossene und 9 erstgradig offene Frakturen behandelt. 29mal wurde aufgrund des Frakturtyps, beziehungsweise des gescheiterten konservativen Versuches, primär operiert. 21mal wurde nach durchschnittlich 14tätiger konservativer Therapie, erst sekundär operativ behandelt.

Als Operationsmethoden wurden Markraumdrahtung, Verplattung, Cerclierung und percutane Bohrdrahtung angewandt.

Hefte zur Unfallheilkunde, Heft 201
Zusammengestellt von W. Hager
Springer-Verlag Berlin Heidelberg 1989

Markraumdrahtung

25 Frakturen wurden geschlossen reponiert und mit 2 mm starken intramedullär liegenden Drähten stabilisiert. Die Reposition erfolgte unter Bildwandlersicht. Die Drähte wurden über jeweils 1 cm lange Hautincisionen im distalen Speichen- und Ellendrittel in den Schaft eingebracht. Es wurde zusätzlich ein gespaltener Oberarmgipsverband angelegt. Dieser wurde nach 24 h geschlossen und 6 Wochen belassen. Die Drahtentfernung erfolgte in der 8. Woche in Kurznarkose.

Plattenosteosynthese

21 Frakturen wurden verplattet. 7mal bei primär gestellter Operationsindikation. 14mal jedoch erst sekundär. Zur Stabilisierung wurden leicht vorgebogene 4–7 Loch 1/3 Rohrplättchen oder schmale DC-Plättchen verwendet. Da die Osteosynthesen stabil waren, bedurfte es keiner Gipsfixation. Die Plattenentfernung erfolgte durchschnittlich nach 6 Monaten.

Cerclierung und percutane Bohrdrahtung

In 2 Fällen wurde zur Stabilisierung der Unterarmfraktur die Elle mittels Cerclagen stabilisiert, wobei 1mal zusätzlich die Speiche mit einem Markraumdraht versehen wurde.

Zwei Unterarmschaftfrakturen, die im distalen Drittel lagen und konservativ nicht retiniert werden konnten, wurden mit jeweils 2 in der Speiche liegender, percutan geschossener Bohrdrähte stabilisiert.

Ergebnisse

Die Ergebnisse wurden nach dem Bewertungsschema der AO ausgewertet. 25 Markdrahtungen zeigten in 21 Fällen ein sehr gutes und in 4 Fällen ein gutes Ergebnis.

21 Plattenosteosynthesen wurden in 17 Fällen mit sehr gut und in 4 Fällen mit gut beurteilt.

Mit Cerclagen und percutanen Bohrdrähten stabilisierte Frakturen brachten ebenfalls nur sehr gute und gute Ergebnisse. Infektionen und Pseudarthrosen wurden in unserem Krankengut nicht beobachtet.

Diskussion

Kindliche Unterarmfrakturen im proximalen und mittleren Schaftdrittel müssen in achsengerechter Stellung heilen. Konservative Repositionsversuche bringen bei steiler Frakturfläche meist kein ausreichend gutes Ergebnis. Nach 14 Tagen ist die Fraktur oft schon soweit in Fehlstellung fixiert, daß nur mehr eine offene Reposition und Plattenosteosynthese zielführend ist.

Die Markraumdrahtung ist jedoch der wesentlich kleinere Eingriff. Sie bedarf des wesentlich kürzeren stationären Aufenthaltes, hat jedoch den Nachteil der 6wöchigen Gipsfixation. Da bei Kindern nach einer 6—8wöchigen Ruhigstellung des Armes nicht mit einer Bewegungseinschränkung gerechnet werden muß, wird die Markraumdrahtung bei kindlichen Unterarmschaftfrakturen mit Operationsindikation als Primärbehandlung angestrebt.

Die operative Behandlung von Vorderarmbrüchen bei Kindern

E. Slacek, J. Princic und M. Tonin

Univerzitetna travmatoloska klinika, Zaloska 7, YU-6100 Ljubljana

In den Jahren 1981 bis 1985 haben wir insgesamt 1020 Vorderarmbrüche bei Kindern behandelt und davon nur 23 (2,3%) operativ.

Die Ursachen für die operativ behandelten Vorderarmbrüche waren in 12 Fällen Stürze, 6mal Sport- und 5mal waren es Verkehrsverletzungen (Fahrrad, Moped). Von den 23 operierten Kindern und Jugendlichen waren es 19 Knaben und 4 Mädchen, im Alter zwischen 5 und 16 Jahren. Das Durchschnittsalter war 12 Jahre.

Die Lokalisation und Art der Brüche ist aus der Tabelle 1 ersichtlich.

Tabelle 1

C1	1	3	
C1	2	15	
C1	3	2	
C2	2	1	
C1	2	2	(offen I)

In den meisten Fällen, wo wir uns für die operative Behandlung entschließen mußten, war eine gute Reposition wegen der Interposition der Muskulatur, oder Unstabilität des Bruches unausführbar.

In den Fällen wo es sekundär zu einer Dislokation der Knochenfragmente kam, haben wir uns auch für die operative Behandlung entschlossen. Zu der Dislokation kam es zwischen der 1. und 3. Woche nach einer primär guten Reposition. Die Verschiebung der Fragmente mußte so groß sein, daß man mit der konservativen Therapie keine guten Ergebnisse erwarten konnte. In 70% dieser Fälle haben die Knochenfragmente den Interossalraum so verengt, daß man mit einer starken Verminderung der Pro- und Supination rechnen mußte (Abb. 1, 2).

Hefte zur Unfallheilkunde, Heft 201
Zusammengestellt von W. Hager
Springer-Verlag Berlin Heidelberg 1989

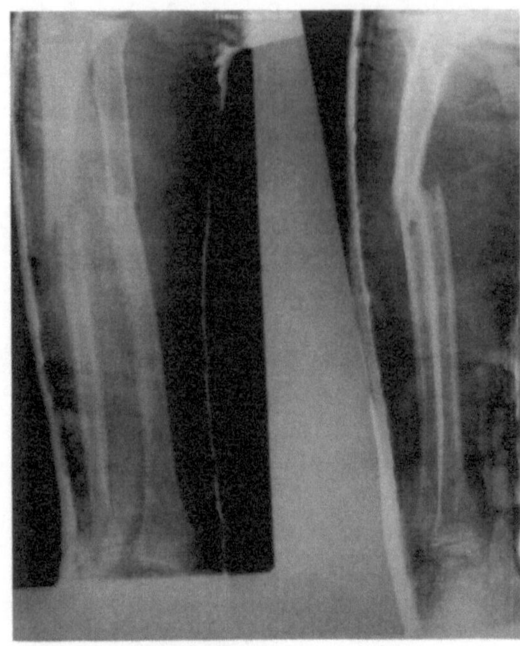

Abb. 1. Sekundäre Dislokation eines Vorderarmbruches entstanden nach 10 Tagen

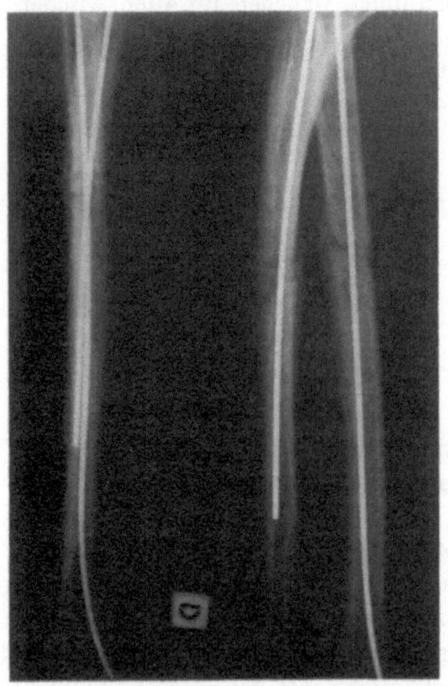

Abb. 2. Derselbe Bruch nach einer Osteosynthese mit Kirschner-Drähten

Zu den Indikationen für die operative Behandlung von kindlichen Vorderarmfrakturen zählen auch weit offene Frakturen. In unserem Krankengut hatten wir keine solchen Fälle, obwohl wir zwei offene Frakturen ersten Grades wegen Unstabilität der Knochenfragmente operieren mußten.

In allen 23 Fällen haben wir die Brüche offen reponiert und dann mit Kirschner-Drähten oder Platten fixiert. Aus unserem Krankengut können wir ersehen, daß wir bei den Kindern immer nur eine intramedulläre Fixation mit Drähten machen und bei Jugendlichen vor dem Wachstumsende lieber zu einer Verplattung nach der AO Methode greifen.

Die intramedulläre Fixation mit Kirschner-Drähten (= Markdrähten) machten wir in 19 Fällen, davon fixierten wir 14mal beide Unterarmknochen und 5mal genügte die Fixation nur eines Knochens. Hier mußten wir nach der Operation noch einen Oberarmgips anlegen um den Bruch zu immobilisieren. Die Immobilisationsdauer war zwischen 4 und 6 Wochen, der Durchschnitt war 4,5 Wochen. Die Drähte wurden praktisch immer gleichzeitig mit dem Gips entfernt, nur in einem Fall mußten wir nach der Entfernung der Drähte den Bruch noch für zwei Wochen mit einem Gipsverband immobilisieren.

In drei Fällen haben wir die Brüche mit den kleinen DC Platten versorgt und nur einmal mit einer Drittelrohrplatte. In allen vier Fällen, wo wir eine Verplattung des Bruches vorgenommen haben, brauchten wir keinen Gipsverband und konnten gleich mit der Rehabilitation beginnen. Nach diesen Eingriffen hatten wir keine Wachstumsstörungen oder andere Komplikationen. Die Platten wurden nach 6 bis 8 Monaten entfernt.

Die Endergebnisse unserer operativ behandelten Vorderarmbrüche waren in 15 Fällen sehr gut. Davon hatten wir in 8 Fällen eine vollkommene Beweglichkeit und in 7 Fällen war nur die Pro- oder Supination für 15° beeinträchtigt.

In 7 Fällen hatten wir ein gutes Resultat der operativen Behandlung, 5mal war nur die Pro- und Supination 20° und zweimal auch die Dorsalflexion im Handgelenk 20° beeinträchtigt.

In einem Fall hatten wir nur ein befriedigendes Schlußergebnis zu verzeichnen, als Folge einer schlechten Osteosynthese. Bei einem 16jährigen Jugendlichen mit einem Splitterbruch des Vorderarmes wurde eine schlechte Osteosynthese mit Kirschner-Drähten gemacht, wo nach 4 Tagen eine Reosteosynthese gemacht werden mußte. Es kam zu einer verspäteten Knochenheilung mit einer Angulation des Radiusknochens der die Ulna berührte und so die Pro- und Supination vollkommen behinderte. Der Patient hatte auch subjektive Beschwerden wegen der Instabilität des Radio-Ulnargelenkes.

Zusammenfassung

Die Behandlung der Vorderarmbrüche bei Kindern und Jugendlichen ist vor allem konservativ. Unsere Indikationen für die operative Behandlung sind weit offene Brüche, Brüche die wir nicht reponieren können und wo es zu einer sekundären Dislokation kommt.

Bei allen Brüchen mit einer Dislokation müssen wir zuerst in allgemeiner Anästhesie die Dislokation versuchen zu reponieren. Nur in den seltenen Fällen, wo das nicht ausführbar ist, können wir uns für die operative Behandlung entschließen. Ausgenommen sind nur die weit offenen Brüche.

Literatur

Charnley J (1968) Die konservative Therapie der Extremitätenfrakturen. Springer, Berlin Heidelberg New York

Freuler F, Weber BG, Brunner Ch (1978) Die Frakturenbehandlung bei Kindern und Jugendlichen. Springer, Berlin Heidelberg New York
Simon L, Heydenreich W (1975) Markdrahtungsosteosynthese bei kindlichen Unterarm-schaftfrakturen. Akt Traumatol 2
Spiegel P, Mast J (1980) Internal and external fixation of fractures in children. Orthop Clinics North America, Vol 11

Das Wachstumsverhalten der operierten kindlichen Unterarmfrakturen

H. Resch[1], H. Frick[2] und F. Genelin[3]

[1] Univ.-Klinik für Unfallchirurgie (Vorstand: Univ.-Prof. Dr. E. Beck), Anichstraße 35, A-6020 Innsbruck
[2] Unfallchirurgische Abteilung des Landes-Unfallkrankenhauses (Leiter: Prim. Dr. D. Fink), Carinagasse 2, A-6807 Feldkirch
[3] Unfallkrankenhaus der Allgemeinen Unfallversicherungsanstalt (Leiter: Prof. Prim. Dr. H. Möseneder), Dr.-Franz-Rehrl-Platz 6, A-5020 Salzburg

Osteosynthesematerial, besonders die Osteosyntheseplatte, übt an kindlichen Röhrenknochen einen Wachstumsreiz auf die Epiphysenfugen aus und führt zu verstärktem Längenwachstum [2, 7]. Ob und wie weit dieses Längenwachstum jenes bei konservativer Frakturheilung übertrifft, ist derzeit noch nicht ausreichend geklärt, soll aber vor allem von der Dauer der Metallage abhängig sein [6, 7]. Auf Grund der besonderen anatomischen Verhältnisse am Unterarm ist das Wachstumsverhalten von Radius und Ulna nach Plattenosteosynthese für Stellung und Beweglichkeit des Handgelenkes von Bedeutung. Geringe Wachstumsdifferenzen sind nach konservativer Behandlung kindlicher Unterarmfrakturen häufig [1, 5], nach v. Laer korrigieren sie sich jedoch mit dem Fugenschluß in der Länge [4].

Patienten und Methodik

In einer gemeinsamen Studie der Univ.-Klinik für Unfallchirurgie Innsbruck, der Unfallchirurgischen Abteilung des Landesunfallkrankenhauses Feldkirch und dem Unfallkrankenhaus Salzburg wurden die Daten aller mit Plattenosteosynthese versorgten kindlichen Unterarmfrakturen aus dem Zeitraum 1973–1985 ausgehoben. Von insgesamt 35 Kindern konnten 20 Kinder (11 Buben und 9 Mädchen) persönlich klinisch und radiologisch nachuntersucht werden. Die radiologischen Nachuntersuchung enthielt ap- und seitliche Bilder vom gesamten Unterarm mit angrenzenden Gelenken, sowohl des verletzten als auch des unverletzten Armes.

Hefte zur Unfallheilkunde, Heft 201
Zusammengestellt von W. Hager
Springer-Verlag Berlin Heidelberg 1989

Die klinische Untersuchung umfaßte die Feststellung der Beweglichkeit im Ellbogen- und Handgelenk. Zum Zeitpunkt des Unfalles lag das Alter der Kinder zwischen 6 und 15 Jahren, der Durchschnitt bei 11,4 Jahren. Der Nachuntersuchungszeitraum betrug 1 bis 12 Jahre, im Durchschnitt 4,6 Jahre.

In 11 Fällen war zum Zeitpunkt der Nachuntersuchung die Epiphysenfuge bereits geschlossen. Bei 13 Kindern waren Ulna und Radius frakturiert, bei 5 Kindern isoliert nur die Ulna, bei 2 Kindern isoliert nur der Radius. An der Ulna war in 6 Fällen die Fraktur im proximalen Drittel, in 8 Fällen im mittleren Drittel und in 4 Fällen im distalen Drittel gelegen. Am Radius lag die Fraktur in 6 Fällen im proximalen, in 6 Fällen im mittleren und in 4 Fällen im distalen Drittel.

Die Indikation zur Plattenosteosynthese wurde in 9 Fällen wegen nicht zufriedenstellender Frakturstellung nach gedeckter Reposition gestellt. In 3 Fällen lag eine MonteggiaFraktur vor. In einem Fall war die Ursache der operativen Behandlung eine weit offene Fraktur. In 10 Fällen wurde zur Plattenosteosynthese eine Drittelrohrplatte und in 9 Fällen eine Drittelrohr-DCP verwendet. Die Metallentfernung erfolgte in den meisten Fällen nach 5 bis 6 Monaten, nur in 5 Fällen erfolgte sie nach diesem Zeitraum.

An den distalen Gelenksflächen wurden Differenzen immer auf die Ulna bezogen und als Minus, Plus- oder Nullvariante der Ulna ausgedrückt.

Ergebnisse

1. Isolierte Fraktur der Ulna (Tabelle 1)

Dreimal war die Fraktur im proximalen und zweimal im mittleren Drittel gelegen. Dabei handelte es sich in 2 Fällen um Monteggia-Frakturen. Der Vergleich der Differenzen von Ulna und Radius, ebenso wie der Vergleich der Länge von Ulna und Radius mit der unverletzten Seite, zeigte sowohl bei den jüngeren als auch bei den älteren Kindern keine oder nur eine geringe Wachstumsstimulation der Ulna. Dies kommt auch an den distalen Gelenksflächen von Radius und Ulna zum Ausdruck, wobei nur in einem Fall eine minimale Plusvariante der Ulna von 1 mm vorlag, im wesentliche aber die Differenzwerte von den Werten der Vergleichsseite nicht abwichen. Dasselbe gilt auch für den Speichenschaftgelenkswinkel. Veränderungen oder Einschränkungen der Ellbogen- oder Handgelenksbeweglichkeit lagen in keinem nennenswerten Ausmaß vor.

2. Isolierte Fraktur des Radius (Tabelle 2)

In beiden Fällen handelte es sich um ältere Kinder (13 Jahre) und in beiden Fällen war die Epiphysenfuge bei der Nachuntersuchung geschlossen. Beide Kinder zeigten eine Differenzverminderung zwischen Ulna und Radius auf der verletzten Seite, was durch Mehrwachstum des Radius um 3 bzw. 4 mm bei gleichbleibendem Wachstum der Ulna (Vergleich der Länge von Ulna und Radius mit der unverletzten Seite) bewirkt wurde. Als Folge kam es zu geringen Minusvarianten der Ulna um 1 bzw. 1,5 mm und zu einer Vergrößerung des Speichenschaftgelenkswinkels im Seitenvergleich um durchschnittlich 5,3°, offenbar bedingt durch eine Bremswirkung der Membrana interossea auf der ulnaren Seite des Radius. Die

Tabelle 1. Isolierte Fraktur Ulna (n = 5)

n	Alter bei Unf.	NU-Zeitr. Jahre	Epiph.b.NU off.	Epiph.b.NU geschl.	Ulna prox. Drittel	Ulna mittl.	Ulna distl.	U-R verl.S.NU	U-R ges.S.NU	Ulna verl.-ges.S.	Radius verl.-ges.S.	dist.GF verl.S.	dist.GF ges.S.	Speichensch.-gelenks ∢ verl.S.	Speichensch.-gelenks ∢ ges.S.	Veränd. Sup.	Veränd. Pron.	Veränd. RD	Veränd. UD
1	6	5	+		+			+13	+13	−3	−2	0	0	25°	25°				
2	7	5	+		+			+11	+10	−3	−4	−3	−3	22°	22°		−10		
3	15	6		+	+			+ 7	+ 6	+1	−3	−2	−3	31°	27°				
4	8	2	+				+	+11	+ 9	+1	0	+1		22°	24°				
5	15	2		+			+	+13					0	27°					

Tabelle 2. Isolierte Fraktur Radius (n = 2)

n	Alter bei Unf.	NU-Zeitr. Jahre	Epiph.b.NU off.	Epiph.b.NU geschl.	Ulna prox. Drittel	Ulna mittl.	Ulna distl.	U-R verl.S.NU	U-R ges.S.NU	Ulna verl.-ges.S.	Radius verl.-ges.S.	dist.GF verl.S.	dist.GF ges.S.	Speichensch.-gelenks ∢ verl.S.	Speichensch.-gelenks ∢ ges.S.	Veränd. Sup.	Veränd. Pron.	Veränd. RD	Veränd. UD
1	13	10	+				+	+ 9	+12	0	+3	−1	0	34°	27°	−10	−10	− 5	+5
2	13	12	+		+			+14	+18	0	+4	−1,5	0	32°	27°			−10	+5

Auswirkungen auf die Beweglichkeit im Ellbogen- und Handgelenk waren eine Einschränkung der Umwendbewegungen um insgesamt 20° im einen Fall und eine Abnahme der Radialduktion bei gleichzeitiger Zunahme der Ulnarduktion um 5 bis 10° in beiden Fällen. Diese Einschränkung bzw. Änderung der Beweglichkeit war den Patienten nicht aufgefallen.

3. Fraktur von Radius und Ulna mit Verplattung beider Knochen (Tabelle 3)

In allen Fällen war es zu einer Verminderung der Differenz zwischen Ulna und Radius auf der verletzten Seite im Vergleich zur gesunden Seite gekommen, was durch ein stärkeres Mehrwachstum des Radius im Durchschnitt von 6,2 mm gegenüber der Ulna um durchschnittlich 2,2 mm bedingt war. Dementsprechend kam es mit Ausnahme eines zum Zeitpunkt des Unfalles 15jährigen Mädchen (Nullvariante) in allen Fällen zu Minusvarianten der Ulna in einem Bereich von 2 bis 5 mm. In gleichem Maße vergrößerte sich auch der Speichenschaftgelenkswinkel um durchschnittlich 7°. Die Umwendbewegungen waren nur in 3 Fällen um 10° im Sinne der Pronation und einmal auch der Supination eingeschränkt und die Ulnarduktion in etwa gleichem Ausmaß vermehrt. Auch diese Änderungen der Beweglichkeit waren den Patienten nur teilweise aufgefallen, keiner führte sich aber behindert (Abb. 1).

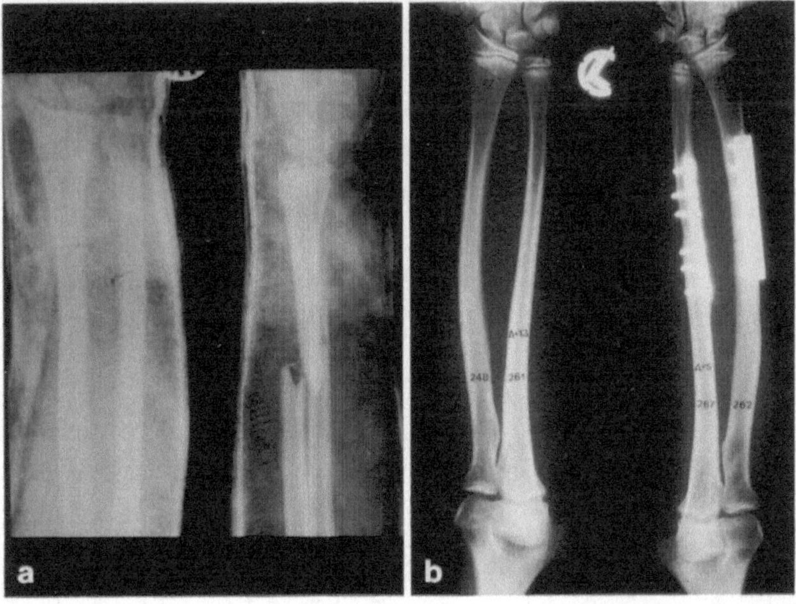

Abb. 1a, b. 9jähriger Bub; Fraktur von Ulna und Radius im mittleren Drittel; Verplattung beider Knochen, bei NU nach 3 Jahren deutliche Verminderung Ulna-Radius-Differenz auf verl. Seite verursacht durch Mehrwachstum des Radius um 8 mm gegenüber Ulna; Minusvariante der Ulna und Zunahme des Speichenschaftgelenkswinkels um 8°

Tabelle 3. Fraktur Radius und Ulna mit Verplattung beider Knochen (n = 7)

n	Alter bei Unf.	NU-Zeitr. Jahre	Epiph.b.NU off.	Epiph.b.NU geschl.	Ulna prox. Drittel	Ulna mittl.	Ulna dist.	Radius prox. Drittel	Radius mittl.	Radius dist.	U-R verl.S. NU	U-R ges.S. NU	Ulna verl.-ges.S.	Radius verl.-ges.S.	dist.GF verl.	dist.GF ges.	Speichensch.-gelenks ∢ verl.	Speichensch.-gelenks ∢ ges.	Veränd. d. Bew. Sup.	Pron.	RD	UD
1	10	3	+			+			+		+4	+6	−1	+3	−4	−2	30°	22°			−10	+10
2	9	3	+			+			+		+5	+13	+6	+14	−5	−1	35°	27°		−10	−10	+10
3	9	4	+			+		+			+1	+2	−1	+2	−7	−2	33°	27°		−10	−10	+5
4	11	7		+		+		+			+13	+18	+2	+6	−3	0	30°	24°			−10	+5
5	11	1	+			+		+			+10	+13	−1	+4	−3	0	32°	26°			−10	+5
6	13	11		+		+			+		+13	+12	+3	+4	−3	−2	32°	25°	−10	−10	−10	+10
7	15	2		+	+			+								0	30°					

Tabelle 4. Fraktur Radius und Ulna mit Verplattung nur des Radius (n = 4)

n	Alter bei Unf.	NU-Zeitr. Jahre	Epiph.b.NU off.	Epiph.b.NU geschl.	Ulna prox. Drittel	Ulna mittl.	Ulna dist.	Radius prox. Drittel	Radius mittl.	Radius dist.	U-R verl.S. NU	U-R ges.S. NU	Ulna verl.-ges.S.	Radius verl.-ges.S.	dist.GF verl.	dist.GF ges.	Speichensch.-gelenks ∢ verl.	Speichensch.-gelenks ∢ ges.	Veränd. d. Bew. Sup.	Pron.	RD	UD
1	13	5		+			+		+		+5	+10	−4	+1	−3	−1	38°	32°			−10	+10
2	10	2	+			+		+			+5	+8	+1	+4	−5	−2	30°	24°			−5	
3	10	8		+			+		+		+9	+19	−12	+2	−6	0	40°	30°	−15	−30		+10
4	13	3		+			+	+			+13	+18	+5	+10	−2	0	28°	25°				

Tabelle 5. Fraktur Radius und Ulna mit Verplattung nur der Ulna (n = 2)

n	Alter bei Unf.	NU-Zeitr. Jahre	Epiph.b.NU off.	Epiph.b.NU geschl.	Ulna prox. Drittel	Ulna mittl.	Ulna distl.	Radius prox. Drittel	Radius mittl.	Radius distl.	U-R verl.S. NU	U-R ges.S. NU	Ulna verl.-ges.S.	Radius verl.-ges.S.	dist.GF verl.	dist.GF ges.	Speichensch.-gelenks ∢ verl.	Speichensch.-gelenks ∢ ges.	Veränd. d. Bew. Sup.	Pron.	RD	UD
1	7	4	+		+		+	+		+	+16	+16	+3	+3	0	−1	25°	25°			−10	
2	14	3		+	+			+			+3	+5	+4	+6	−5	−6	26°	26°			−10	−10

4. Fraktur von Radius und Ulna mit Verplattung nur des Radius (Tabelle 4)

Auch hier zeigte sich in gleicher Weise eine in allen Fällen vorhandene Differenzverminderung von durchschnittlich 7 mm zwischen Ulna und Radius bedingt durch ein Mehrwachstum des Radius um durchschnittlich 4,2 mm, gegenüber der Ulna mit einem Mehrwachstum von durchschnittlich −2,5 mm. In allen Fällen lag dementsprechend eine Minusvariante der Ulna von 2 bis 6 mm (im Durchschnitt 3,2 mm) vor. Die in allen Fällen vorhandene Zunahme des Speichenschaftgelenkswinkels betrug 3 bis 10°, im Durchschnitt 6,5^O. Nur in einem Fall mit einer Minusvariante von 6 mm war die Pronation um 15° eingeschränkt. Hingegen war in diesem Fall aufgrund der starken Minusvariante der Ulna und dem steilen Speichenschaftgelenkswinkel von 38° die Radialduktion um 30° eingeschränkt, bei gleichzeitiger Zunahme der Ulnarduktion um 10°. Die Patientin fühlte sich allerdings nicht behindert. Als Ursache für das starke Zurückbleiben der Ulna im Längenwachstum mußte in diesem Fall eine röntgenologisch nicht sichtbare Epiphysenfugenverletzung an der Ulna angenommen werden, da ein beträchtliches Minderwachstum im Seitenvergleich vorlag.

5. Fraktur von Radius und Ulna mit Verplattung nur der Ulna (Tabelle 5)

Auch hier zeigte sich das eher indifferente Verhalten der Ulna gegenüber einer Plattenosteosynthese. Es lag keine Änderung der Differenz zwischen Ulna und Radius im Seitenvergleich vor. Dementsprechend zeigte sich auch keine Änderung des Niveaus an den distalen Gelenksflächen und ebenso unterschieden sich die Gelenkswinkel nicht oder nur geringfügig von denen der Gegenseite. Die Einschränkung von Supination und Pronation um 10° in einem Fall muß auf andere Ursachen als Längenfehlwachstum zurückgeführt werden.

Komplikationen

In einem Fall kam es nach der Plattenosteosynthese zu einem Infekt, der mit antibiotischer Therapie zur Abheilung kam. Bei einem anderen Fall war es 2 Monate postoperativ zu einem Plattenbruch an der Ulna gekommen. Nach neuerlicher Verplattung und Spongiosaplastik konnte 10 Monate nach der Erstoperation die Metallentfernung durchgeführt werden.

Diskussion

1. Aus den Ergebnissen, die aufgrund der geringen Fallzahl nicht endgültig sein können, geht jedoch hervor, daß die Ulna auf eine Plattenosteosynthese unabhängig von Frakturhöhe und Alter des Kindes nicht oder nur in einem sehr geringen Maße mit Mehrwachstum reagieren.
2. Im Gegensatz zur Ulna ·reagiert der Radius eindeutig mit vermehrtem Längenwachstum auf Anlage einer Metallplatte und zwar umso stärker, je jünger das Kind und je distaler die Fraktur gelegen ist. In allen Fällen mit Plattenanlage am Radius war es zu Minusvarianten der Ulna gekommen. Dieses Mehrwachstum des Radius wird wahrscheinlich

durch die von proximal-radial nach distal-ulnar verlaufende Hauptfaserrichtung der Membrana interossea [3] ermöglicht. Andererseits ist die Ulna aber offensichtlich auch in der Lage, über die Membrana interossea eine Bremswirkung auf das Längenwachstum des Radius auszuüben, da in keinem Fall die Differenz mehr als 6 mm betrug. In gleichem Maße, wie die Ulna im Längenwachstum hinter dem Radius zurückblieb, nahm die Steilheit des Speichenschaftgelenkswinkels, offensichtlich wiederum durch die ulnarseitige Bremswirkung, zu. Diese Längenveränderungen ebenso wie die Veränderung des Speichenschaftgelenkswinkels wurden mit dem Fugenschluß nicht ausgeglichen. Eine Minusvariante der Ulna bei gleichzeitiger Vergrößerung des Radiusschaftgelenkswinkels führte zu einer Einschränkung der Radialduktion um etwa 10° bei Zunahme der Ulnarduktion um etwa den gleichen Betrag. Nur in einem Fall betrug die Einschränkung der Radialduktion 30°. Subjektiv fühlte sich jedoch kein Patient beeinträchtigt, bzw. es war die Einschränkung oft nicht bemerkt worden. Die Umwendbewegungen waren durch die relative Verkürzung der Ulna nicht oder nur in sehr geringem Ausmaß beeinträchtigt. Hier ist als Vorteil der offenen Reposition mit stabiler Osteosynthese gegenüber der konservativen Behandlung die sichere Verhinderung eines Rotationsfehlers durch anatomisches Aufeinanderstellen der Frakturenden zu werten.

Über den Einfluß der Dauer der Metallage auf das Längenwachstum kann aufgrund der kleinen Fallzahl (nur in 5 Fällen erfolgte die Metallentfernung später als 6 Monate postoperativ) und der unterschiedlichen Voraussetzungen (Frakturlokalisation, Alter) keine schlüssige Aussage gemacht werden.

Literatur

1. Eichler J (1966) Spätschäden an den Radioulnargelenkes nach Unterarmverletzungen am wachsenden Skelett. Chir Praxis 10:49–58
2. Hofmann-v. Kap-Herr S (1981) Fractures of the femur in children. Chapchal G (ed) Fractures in children. Thieme, Stuttgart New York, pp 43
3. Küsswetter W (1979) Einfluß der Membrana interossea antebrachii auf die Umwendbewegung der Hand. Fortschr d Med 97:35
4. Laer LR von (1984) Skelett-Traumata im Wachstumsalter. Hefte Unfallheilkd, Heft 166. Springer, Berlin Heidelberg New York Tokyo, S 46
5. Teutsch W, Puschert H (1968) Nachuntersuchungsergebnisse konservativ behandelter Unterarmschaftbrüche bei Kindern. Zentralbl Chir 36:1237–1242
6. Vinz H, Grobler B (1975) Osteosynthese im Kindesalter – biomechanische Aspekte und altersphysiologische Osteosyntheseverfahren. Zentralbl Chir 8:455–465
7. Wilde Ch-D, Götz J, Lange Th, Hesse W, Weiss H (1975) Tierexperimentelle Untersuchungen zum Längenwachstum nach Plattenosteosynthese. Akt Traumatol 5:81–90

Die anbehandelte Unterarmschaftfraktur des Kindes

W. Oest und H. Rettig

Orthopädische Universitätsklinik (Direktor: Prof. Dr. H. Rettig), Paul-Meimberg-Straße 3, D-6300 Gießen

Die Eigentümlichkeiten des Unfallkrankenhauses einer orthopädischen Klinik bedingen, daß neben einer Anzahl frischer Verletzungen anbehandelte Frakturen und Spätfolgezustande beobachtet werden. Die Therapie der anbehandelten Unterarmschaftfrakturen beim Kleinkind und Jugendlichen wird von mehreren Faktoren bestimmt:

1. dem biologischen Alter,
2. dem daraus u.U. abzuleitenden, besser durch Bestimmung des Skelettalters noch zu erwartenden Knochenwachstums,
3. dem Alter der Verletzung,
4. der Art der Fixation,
5. dem Ausmaß der eingetretenen oder prospektiven Fehlstellung.

Unser eigenes Vorgehen orientiert sich an 77 nachuntersuchten Patienten, die über einen Zeitraum von 18 Jahren (1966–1984) verteilt waren, die Gesamtzahl der behandelten Kinder und Jugendlichen betrug 86. Neben Lokalisation und Verteilung der einzelnen Bruchformen wurden das Lebensalter und der Grad der Achsenabweichung berücksichtigt. Die Bestimmung des Knochenalters ist erst seit einigen Jahren unter bestimmten Fragestellungen Bestandteil unseres diagnostischen Programmes.

Die datenmäßige Aufarbeitung dieses Krankengutes umfaßt bei den Schaftbrüchen aus einer Hochschätzung

12% frische Frakturen,
18% anbehandelte Frakturen und
70% sog. Spätzustände mit manifesten Fehlstellungen und knöchernen Defekten.

Nachdem in den letzten Jahren gerade im Hinblick auf die spontane Korrekturfähigkeit des wachsenden Knochens systematische Beobachtungen und Wertungen mitgeteilt wurden, kann man nunmehr eine eher restriktive Haltung bei bereits eingetretenen Fehlstellungen registrieren, die allerdings dort ihre Grenzen findet, wo das möglich Potential der spontanen Ausgleichsbarkeit erschöpft ist. Berücksichtigt man dabei die unterschiedlichen Wachstumsschübe innerhalb der einzelnen Lebensabschnitte, so läßt sich mit den alternierenden Phasen accelerierten und retardierten Knochenwachstums auch eine in ihrer zeitlichen Abfolge unterschiedlich zu wertende Korrekturfähigkeit ermitteln. Die genaue Kenntnis dieser Umstände erscheint umso bedeutungsvoller, als von ihnen letztlich abhängt, ob operativ korrigiert oder zugewartet werden soll.

Uns hat sich folgendes Vorgehen bewährt:

a) Bei Kindern bis zum 12. Lebensjahr werden Schaftbrüche mit manifester Fehlstellung von 30° und mehr bis einschließlich des 12. Unfalltages reponiert und im Gips retiniert.

Hefte zur Unfallheilkunde, Heft 201
Zusammengestellt von W. Hager
Springer-Verlag Berlin Heidelberg 1989

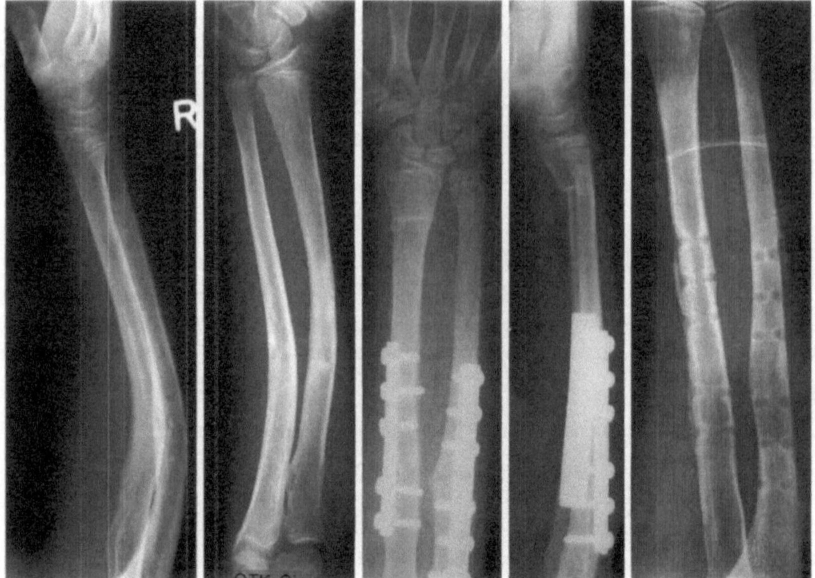

Abb. 1a—c. S.M., männl., 13 Jahre, **a** Fehlstellung nach konservativ behandelter Unterarmfraktur, Ausheilung und Korrektur im Intervall, **b** nach operativer Korrektur und Sturz auf den Unteram wenige Wochen später, **c** korrektes Ergebnis nach ME und Ausheilung der distalen Fraktur

Bei drohender Instabilität oder Dislokation erfolgt interne Stabilisierung nach AO-Standard unter Wahrung der durch die Epiphysenfugen gesetzten Grenzen.

b) Jenseits des 12. Lebensjahres lassen wir eine Achsenabweichung von höchstens 20° zu, bei den darüber liegenden Winkelmaßen erscheint uns eine Frühkorrektur entweder soweit möglich im Gipsverband oder nach operativem AO-Standard unter den gleichen Kriterien, wie sie zuvor ausgeführt wurden, notwendig.

c) Nach Ablauf der ersten 12 Tage post trauma handhaben wir auf Grund der reparativen Vorgänge Repositonsmanöver oder operative Stellungskorrekturen eher restriktiv, lediglich bei Instabilität, drohender Dislokation oder Pseudarthrosengefährdung intervenieren wir operativ mit gleichzeitiger Korrektur, ansonsten warten wir die Ausheilung ab und korrigieren im Intervall (Abb. 1, 2).

In einer Zeit, die vermehrt die Vorteile der übungsstabilen Osteosynthese in den Vordergrund rückt, ergibt sich die Frage der Operation einer primär nicht reponierbaren Fehlstellung zwangsläufig. Blount äußert sich gegenüber der operativen Frakturbehandlung beim Kind kritisch, da sie nach seiner Auffassung ein großes Risiko an Komplikationen in sich birgt.

Auch der anbehandelte Unterarmschaftbruch des Heranwachsenden sollte primär der konservativen Reposition und Retention vorbehalten bleiben. Drohende Instabilitäten, Repositionshindernisse und sich anbahnende Pseudarthrosen bedürfen der operativen Korrektur und übungsstabilen Osteosynthese. Manifeste Deformitäten sollten in Abhängig-

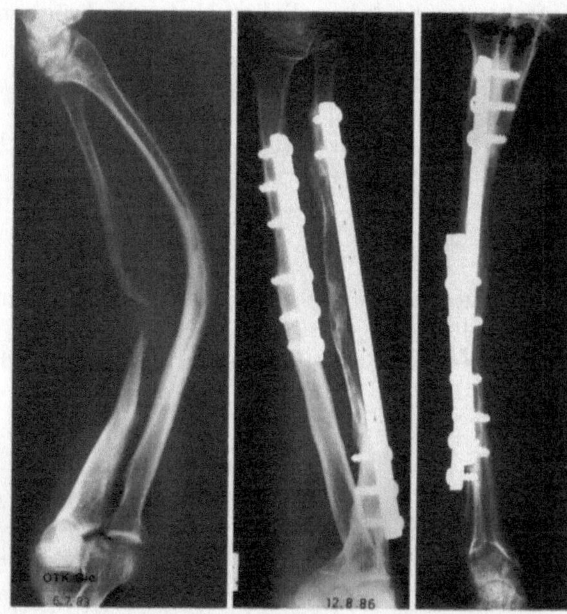

Abb. 2a, b. V.N., männl., 16 Jahre. Monströse Unterarmfehlstellung mit Defektpseud-arthrose der Ulna. **a** Präoperatives Bild nach mehrfachem frustranem Korrekturversuch, **b** Zustand nach Korrektur und ausgiebiger Spongiosaplastik mit korrekter Achse vor ME

keit von dem noch zu erwartenden Knochenwachstum im Intervall korrigiert werden, nachdem zuvor die Möglichkeiten der spontanen Korrekturfähigkeit ausgeschöpft wurden. Diese findet ihre natürlichen Grenzen dort, wo eine nicht ausreichend rückbildungsfähige Fehlstellung zu manifesten Funktionseinbußen an der proximalen und distalen Radio-Ulnargelenken einschließlich der Handgelenke Anlaß gibt. Die Übergänge sind gerade während des letzten Wachstumsschubes fließend und bedürfen hier der individuellen Entscheidung.

Literatur

Blount WP (1957) Knochenbrüche bei Kindern. Thieme, Stuttgart

Refrakturen nach kindlichen Unterarmbrüchen

W. Hager, E. Ploberger und P. Povacz

Unfallabteilung des Allgemeinen Krankenhauses Wels (Leiter: Prim. Dr. F. Povacz),
Grieskirchner Straße 42, A-4600 Wels

In 10 Jahren haben wir unter 700 kindlichen Unterarmbrüchen 7 Refrakturen gefunden (ungefähr 1%).
Über Verteilung der Patienten und Frakturen s. Tabelle 1.

Tabelle 1

7 Patienten	3 W, 4 M. 8,9 J
Frakturen	6 Radius + Ulna
	3 Achsenknickungen o. SV (10–40°)
	1 Radiusverbiegung u. Fraktur Ulna
	1 Radiusfraktur m. SV + Fraktur Ulna
	1 Radiusfraktur + Ulnafraktur m. SV.
	1 Ulnafraktur unverschoben

Grundsätzlich sollte ab einer Achsenknickung von 10 Graden und einer Seitverschiebung von einem Viertel der Schaftbreite vollständig reponiert werden. Das Repositionsergebnis muß durch einen adäquat im 3-Punktsystem angelegten Gipsverband für 6 Wochen gesichert werden. Dies erfordert regelmäßige Verbandkontrollen und meist einen Gipswechsel nach einer Woche. Gröbere Achsenkorrekturen machen durch Einreißen des gebildeten Callus eine Verlängerung der Fixationszeit erforderlich (Abb. 1).

Über unsere Behandlung gibt Tabelle 2 Aufschluß.

Nach einem adäquaten Trauma kam es durchschnittlich 68 Tage nach der Gipsabnahme (etwa 105 Tage nach dem Erstunfall) zu einer Refraktur. Nach Reposition (4mal), sekundären Korrekturen (3mal) und Gipsfixation durch 42 Tage heilten alle Refrakturen voll aus.

Fünf Patienten haben wir klinisch und radiologisch nachuntersucht, mit einem sehr guten Ergebnis. Zwei Patienten sind nicht erschienen.

Bisherige Erklärungen zur Entstehung einer Refraktur konnten nicht voll befriedigen.

Gruber hat einleuchtend die Ätiologie der Refraktur dargestellt — die Ausbildung einer Kerbe an der Konvexseite der Fraktur, induziert durch unvollständige Reposition und asymmetrischen Callusanbau.

Wir konnten auch bei unseren Untersuchungen diese Veränderungen und Schwachstellen finden, glauben jedoch, daß diese Kerben durch die Behandlung induziert und deshalb auch zu verhindern sind. In unserem Krankengut haben ungenügende Reposition (3mal gefunden), zu kurze Fixationsdauer (durchschnittlich 37 Tage) und eine qualitativ unzureichende Gipsfixation (5mal nicht dem Standard einer 3-Punktfixation entsprechend) in steigender Wertigkeit das Bestehenbleiben der Kerbe begünstigt.

Hefte zur Unfallheilkunde, Heft 201
Zusammengestellt von W. Hager
Springer-Verlag Berlin Heidelberg 1989

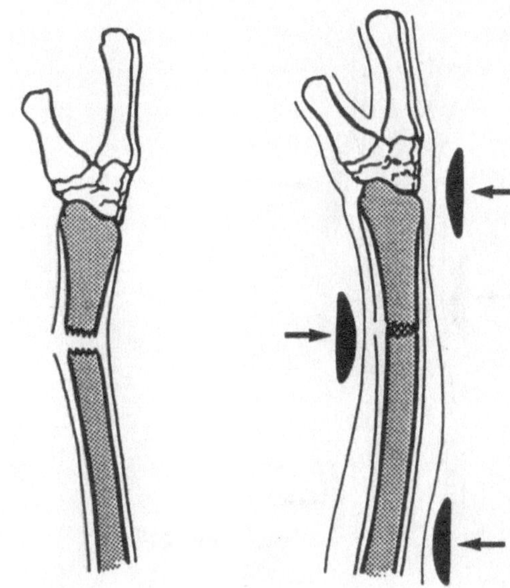

Abb. 1

Tabelle 2. Behandlung der Erstfrakturen

Reposition	5 (3 korrekt − 2 unzureichend)		
keine Rep.	2 (1 unverschoben)		
Fixation	Dauer	ϕ 37 Tage	6 zu kurz
	Qual.	3 Punkt	2 korrekt
			5 unzureichend
Sec. Korrekt.	2	(11. + 6. T.)	

Als Schlußfolgerung stimmen wir sehr wohl der geforderten vollständigen Reposition zu, sehen aber im Durchfrakturieren beider Corticales zur Vermeidung asymmetrischen Callusanbaues eine Gefahr durch Verlust an Stabilität und möglicher Rotationsfehler.

Mit einem Gipsverband, korrekt nach dem 3-Punktsystem angelegt, gelingt es die Konvexseite der Fraktur unter Druck zu setzen und dadurch den knöchernen Durchbau zu beschleunigen. Außerdem schlagen wir vor, bei röntgenologisch erkennbarer Kerbe (zum Zeitpunkt der Gipsabnahme) die Fixationsdauer doch zu verlängern. Es muß dabei aber der Gipsverband folgendem dynamischen Gesichtspunkt entsprechen:

Das intakte Periost an der Konkavseite der Fraktur und bereits vorhandener Callus können im Sinne einer Zuggurtung genützt werden, sofern die fixierenden Kräfte dem Unfallmechanismus entgegenwirken (Abb. 2).

Durch diese funktionell orientierte Fixation könnten die seltenen Refrakturen eventuell vermieden werden.

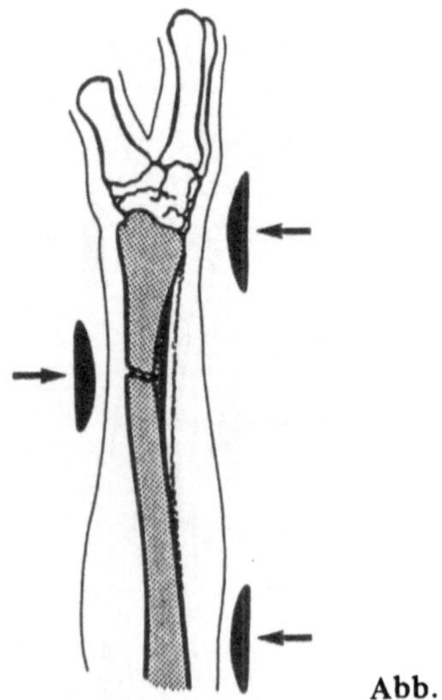

Abb. 2

Refrakturen nach kindlichen Unterarmbrüchen

K. Moser und T. Gaudernak

Unfallkrankenhaus Lorenz Böhler (Leiter: Univ. Prof. Dr. J. Poigenfürst), Donaueschingenstraße 13, A-1200 Wien

Einleitung

Typische Unterarmbrüche bei Kindern sind der epiphysennahe Wulstbruch und der Grünholzbruch im Schaftbereich. Für den Grünholzbruch ist charakteristisch, daß die beugeseitige Corticalis aufreißt, die streckseitige Corticalis dagegen nicht durchbricht.

Theorien zur Refraktur

Gruber [3] nimmt in seiner Arbeit an, daß asymmetrische Callusbildung mit bleibender
Spaltbildung der Corticalis eine Schwachstelle des Knochens darstellt und diese Ursache
der Refraktur ist.

Frinta [2] führt die Refraktur auf lokale neurovegetative Durchblutungsstörungen mit
schlechter Callusbildung zurück. Arunachalam und Griffiths [1] beschreiben, daß Refrakturen durch Wiederholung desselben Verletzungsmechanismus zustande kommen.

Hefte zur Unfallheilkunde, Heft 201
Zusammengestellt von W. Hager
Springer-Verlag Berlin Heidelberg 1989

Patientengut

Im Unfallkrankenhaus Lorenz Böhler haben wir zwischen 1982 und 1984 388 kindliche Unterarmfrakturen behandelt. Bei 12 Patienten kam es zu einer Refraktur, es entspricht dies einer Häufigkeit von zirka 3%.

Acht von diesen 12 Patienten konnten wir sowohl klinisch als auch röntgenologisch nachuntersuchen.

Ergebnis der Nachuntersuchung

Das Alter der nachuntersuchten Patienten (6 Buben, 2 Mädchen) lag zum Unfallzeitpunkt zwischen 6 und 14 Jahren. Bei allen 8 Patienten lag primär ein typischer Grünholzbruch im mittleren Schaftdrittel oder am Übergang mittleres-distales Drittel des Unterarmes vor.

Bei der primär durchgeführten Reposition dieser Frakturen wurde die gegenüberliegende Corticalis nicht durchbrochen. Die *Fixationsdauer* betrug nach der Erstverletzung 4 bis 9 Wochen im Oberarmgipsverband.

Das *Intervall* bis zum Auftreten der Refraktur lag zwischen 2 und 8 Monaten, bei über der Hälfte der Patienten kam es nach 3 Monaten zur Refraktur.

Anläßlich der *Refraktur* kam es zu einem vollständigen Durchbrechen der Corticalis oder es wurde im Rahmen der Reposition die Corticalis vollständig durchbrochen. In diesen Fällen erfolgte im neuerlichen Gipsverband die komplikationslose Ausheilung. Lediglich bei einem Patienten, einem 9jährigen Jungen, wurde bei der Refraktur nur die Achsengeradestellung durchgeführt, wodurch es insgesamt zu dreimaliger Refraktur kam. Erst dann heilte die Fraktur solide knöchern ab.

Beweglichkeit

Bei einem Patienten trat eine Behinderung der Pronation von 45° auf, wobei eine Knickung der Speiche von 15° nach streckseitig die Ursache darstellte. Bei einem weiteren Patienten mußten wir eine Verminderung der Pronation von 40° bei einem Knick der Speiche von 20° nach streckseitig feststellen. Beide Patienten fühlten sich subjektiv beschwerdefrei und hatten diese Bewegungseinschränkung bis zur Nachuntersuchung nicht bemerkt, sie fühlten sich dadurch auch nicht behindert. Die 6 weiteren Patienten zeigten freie Beweglichkeit.

Grobkraft

Im Vergleich zur nicht verletzten Seite trat bei keinem Fall eine subjektive Kraftverminderung oder Störung der Trophik auf.

Röntgen

Die röntgenologische Untersuchung zeigte bei 6 von 8 Patienten ein vermehrtes Längenwachstum des verletzten Unterarmes zwischen 2 und 9 mm. In 6 Fällen konnten wir ein unterschiedliches Wachstum zwischen Speiche und Elle (Differenz 2 bis 7 mm) mit einer radiologischen Störung des distalen Radio-Ulnar-Gelenkes finden.

Auslösende Ursache der Refraktur

Zusammen mit den Eltern und den verletzten Kindern konnte für alle nachuntersuchten Patienten ein neuerliches adäquates Trauma als Ursache der Refraktur festgestellt werden. Eine auffällige Familienanamnese oder Stoffwechselerkrankung konnte in keinem Fall erhoben werden.

Diskussion

Aus der Literatur ist bekannt, daß die kindliche Grünholzfraktur im Unterarmschaftbereich, wenn sie nicht ausreichend konsolidiert ist, refrakturgefährdet ist. Gruber beschreibt die asymmetrische Callusbildung, wenn nur eine Achsengeradestellung zur Korrektur erfolgt. Im Unfallkrankenhaus Lorenz Böhler bestand aus diesem Grund die Anweisung, kindliche Vorderarmbrüche in Kurznarkose vollständig durchzubrechen, um eine sichere Abheilung zu erreichen.

Die Durchsicht unserer 388 kindlichen Vorderarmbrüche aus den Jahren 1982 bis 1984 zeigte, daß es bei 12 Patienten (3%) zur Refraktur kam. Die Analyse dieser Fälle ergab, daß bei der Reposition lediglich eine Achsenkorrektur, ohne gänzliches Durchbrechen des Knochens erfolgte. Auf den Repositonsbildern und in den Wochen danach ist daher zwar ein guter Callus auf der Konkavseite, eine ausbleibende Callusüberbrückung mit Corticalisspalt an der Konvexseite zu beobachten.

Die neuerliche Fraktur erfolgte immer in dieser Schwachstelle, wobei es zur festen Abheilung kam, wenn die Knochen vollständig durchgebrochen waren. Auch das behandlungsmäßige Durchbrechen der Knochen führte zur verläßlichen Abheilung. Erfolgt aber auch bei der Refraktur nur die Achsengeradestellung, so bleibt an der Konvexseite wiederum die Corticalisüberbrückung aus und führt zur neuerlichen Refraktur. Es ist daher nach wie vor bei der Reposition einer Grünholzfraktur die Corticalis vollständig durchzubrechen, um eine symmetrische, spindelförmige Callusbildung zu ermöglichen. Die Ruhigstellung im Oberarmgipsverband für 6 Wochen ist für diese Fälle ausreichend.

Fallbeispiel: Grünholzbruch im Schaftbereich bei einer 11jährigen Patientin durch Sturz auf den Vorderarm. In typischer Weise ist die Corticalis an der Konvexseite aufgerissen, während sie an der Konkavseite lediglich geknickt, aber nicht durchgebrochen ist (Abb. 1a). In diesem Fall erfolgte die Reposition durch Achsenkorrektur in Kurznarkose und Gipsruhigstellung. Das Repositionsbild zeigt korrekte Achse in beiden Ebenen (Abb. 1b). Nach Gipsabnahme scheinbar knöcherne Heilung. Es zeigt sich aber in der Vergrößerungsaufnahme die asymmetrische Callusbildung mit nicht ausreichend überbrücktem Spalt der konvexseitigen Corticalis (Abb. 1c).

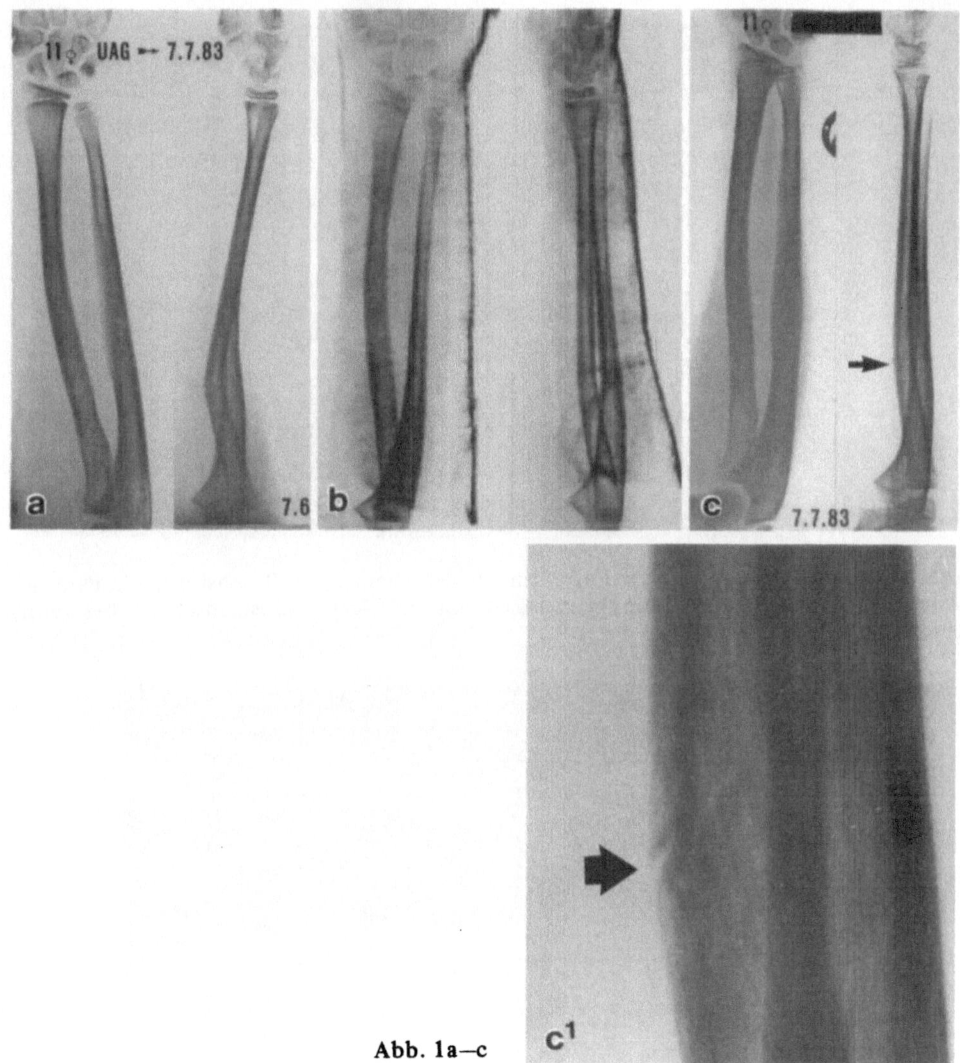

Abb. 1a—c

Literatur

1. Arunachalam VSP, Griffiths JC (1975/76) Fracture recurrence in children. Injury 7: 37—40
2. Frinta J (1957) Refrakturen im Kindesalter. Zentralbl Chir 82:1241—1249
3. Gruber R, von Laer LR (1979) Zur Ätiologie der Refraktur des Vorderarmes im Wachstumsalter. Akt Traumatol 9:251—259

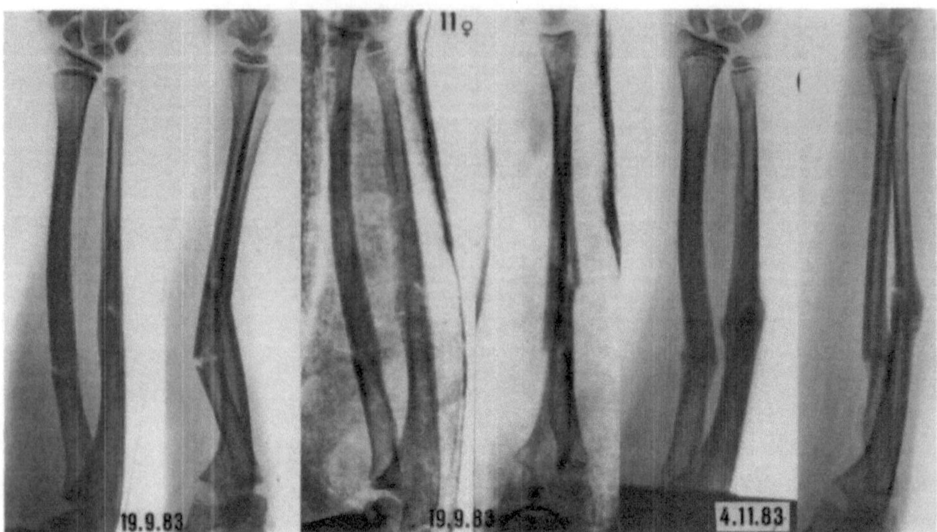

Abb. 2. Zirka 2 Monate später Refraktur an der ehemaligen Bruchstelle, die dann nach Durchbrechen in Narkose komplikationslos mit kräftiger Callusmanschette bei geringer Knickung der Speiche abheilt

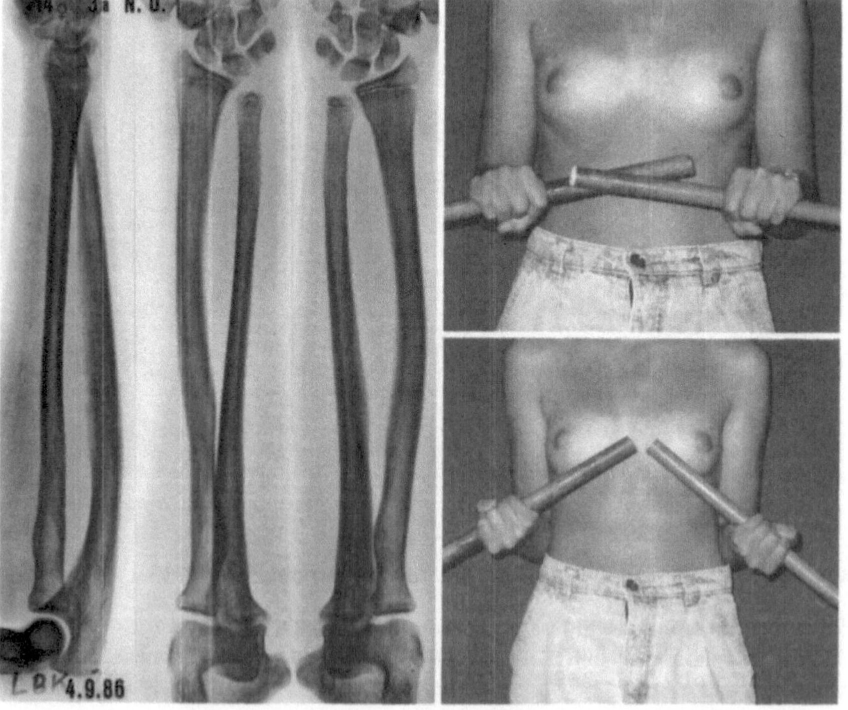

Abb. 3. Der funktionelle Endzustand 3 Jahre nach dem Unfall ist seitengleich, im Röntgen vermehrtes Längenwachstum der Speiche gemessen am distalen Radioulnargelenk

Diskussion

Povacz, Wels: Zunächst zu den letzten beiden Vorträgen. Wir haben unsere Refrakturen ebenfalls unter diesem Gesichtspunkt nachuntersucht, ob diese Kerbe, wie sie Gruber beschrieben hat, vorhanden ist, und haben das auch bei allen unseren Refrakturen gefunden. Nur können wir der Ansicht von Gruber nicht ganz zustimmen, daß man primär ganz durchbrechen soll, sondern wir haben gesehen, daß unter Umständen andere Gründe eine Rolle spielen, nämlich die schlechte Art der Fixation. In 5 Fällen war ein Achsenausgleich da, aber der Gips wurde der erforderlichen Zuggurtung nicht gerecht. Ich weiß nicht, ob dieser Hinweis entsprechend gewürdigt wurde. Der Gips muß nach einem 3-Punkt-System angelegt werden. An der Frakturstelle muß Druck ausgeübt werden und distal und proximal ein Gegendruck, damit der erhaltene Periostschlauch wie eine Zuggurtung wirken kann. Wenn der Gips nur gerade so zirkulär angelegt ist, ohne die notwendige 3-Punkt-Fixation, dann bleibt diese Kerbe. Ansonsten kann man vielleicht hoffen, daß dort doch Kräfte vorhanden sind, daß es zu einer besseren Callusbildung kommt. Umgekehrt besteht eine gewisse Gefahr. Erstens, wenn man einen nicht ganz durchgebrochenen Arm plötzlich ganz abbricht, dann hat man selbst ein ungutes Gefühl. Würde man zum Beispiel die Eltern zuschauen lassen — das wäre nicht durchführbar. Das Zweite ist, daß damit unter Umständen die Rotationsstabilität verloren geht. Solange das nicht durch ist, ist das rotationsstabil. Es ist vielleicht dann auch rotationsstabil, aber ganz sicher kann man nicht sein.

Nun zum zweiten Vortrag, daß man die kindlichen Brüche in Narkose einrichten muß. Davon halten wir nichts. Ein Vortragender hat 80% aller kindlichen Brüche in Narkose eingerichtet. Bei uns ist das eine Seltenheit. Bei Kleinkindern von 2, 3 Jahren muß man eine Narkose machen, weil sie ja noch nicht reden können, aber mit einem 4jährigen Kind kann man reden, man kann ihm das erklären und es ist in der Regel ruhig, wenn es keine Schmerzen hat. Wenn man eine gute Lokalanästhesie macht und das Kind ist schmerzfrei, dann kann man das auch machen. Das kann man nur dann nicht machen, wenn die Lokalanästhesie schlecht sitzt und das Kind Schmerzen hat.

Rüedi, Chur: Ich wollte diese Frage auch aufwerfen: Narkose oder nicht Narkose? Nur zum ersten Punkt noch eine Frage. Wie steht es mit den Druckstellen, wenn Sie diese 3-Punkt-Fixation machen?

Hager, Wels: Wenn der Gipsverband korrekt angelegt ist, wie im Schema dargestellt und im Buch von Böhler, Charnley oder Jahna nachzulesen ist, dann sollten die Druckstellen relativ selten sein. Darüber hinaus ist zu sagen, daß die gleiche Fixationstechnik ja auch beim Speichenbruch an typischer Stelle beim Erwachsenen durchgeführt wird.

Szyszkowitz, Graz: Darf ich Herrn Moser dazu fragen, ob er auch dieselbe 3-Punkt-Methode anwendet um seine Gipse stabiler oder verläßlicher anzulegen.

Moser, Wien: Diese Methode des Gipsanlegens wird bei uns nicht geübt. Was gemacht wurde, speziell bei Refrakturen, aber es ist eben, wie schon gesagt, die Forderung doch einzuhalten, die Brüche durchzubrechen wegen des symmetrischen Callus.

Hefte zur Unfallheilkunde, Heft 201
Zusammengestellt von W. Hager
Springer-Verlag Berlin Heidelberg 1989

426

Szyszkowitz, Graz: Dazu wollte ich auch Herrn Russe fragen. Er hat ja, soweit ich mich erinnere gesagt, daß es bei den Querbrüchen nichts ausmacht, wenn man sie durchbricht, die Schrägbrüche soll man nicht durchbrechen.

Russe, Wien: Wir müssen streng auseinanderhalten: Die, die zu Refrakturen führen, sind jene, bei denen der Knochen bis etwa zur Hälfte durchgebrochen ist, der Rest konkavseitig stehengeblieben ist, inklusive des Periostschlauches. Die anderen sind die, bei denen der Knochen bis zum Periostschlauch durchgebrochen ist und nur noch der Periostschlauch als stabilisierender Faktor vorhanden ist. Wir haben unsere 985 kindlichen Unterarmbrüche auch auf Refrakturen durchgesehen und es waren 23 darunter. Von 23 Refrakturen waren 13 (= 56%) solche, wo der Knochen bis zur Hälfte durchgebrochen war. Und da muß man wieder auseinanderhalten: erstens diejenigen, die bis zur Hälfte durchgebrochen sind, die soll man durchbrechen, aber zur Seite des pathologischen Winkels zur Erhaltung des Periostschlauches um zwar die Sperrwirkung des erhaltenen Knochens zu beseitigen, aber den Zuggurtungseffekt des Periostschlauches zu bewahren. Die Reposition erfolgt also auch mit dem 3-Punkte-System. Die zweite Gruppe sind die, bei denen der Knochen bis zum Periostschlauch durchgebrochen ist und dieser erhalten ist. Die soll man vor allem bei Schrägfrakturen nicht durchbrechen, denn das würde ja bedeuten, den Periostschlauch durchzureißen.

Szyszkowitz, Graz: Gibt es da Übereinstimmung?

Schwarz, Wien: So weit mir bekannt ist, sind in der Schweiz die Vorschriften bezüglich des kompletten Durchbrechens aller Grünholz-Frakturen in letzter Zeit abgeändert worden, und zwar insofern, als bei Grünholz-Frakturen mit einer Fehlstellung bis zu 20° versucht wird, die aufklaffende Corticalis unter Kompression zu setzen. Gelingt das, wird nicht durchgebrochen, gelingt es nicht, wird durchgebrochen und dann eventuell operativ weiterbehandelt, sofern es sich um instabile Frakturen handelt. Bei einer Fehlstellung von über 20° wird primär die intakte Corticalis durchgebrochen.

Rüedi, Chur: Den Vorschlag des Zuggurtungsgipses finde ich ausgezeichnet, das ist sehr einleuchtend.

Buch, Wien: Herr Russe, können Sie sagen, wieviele dieser halbdurchgebrochenen Frakturen — Sie haben gesagt 30% der Refrakturen waren halb durchgebrochen — sind refrakturiert?

Russe, Wien: Wir haben es leider nur in der anderen Richtung durchgesehen. In der umgekehrten Reihenfolge, wieviele derartige Bruchformen dann refrakturiert sind, jedoch nicht.

Buch, Wien: Aber es stellt sich die Frage, wenn die Komplikationsrate tolerabel wäre, ob man deshalb alle andere Frakturen durchbrechen muß oder ob man diese Komplikation der "Refraktur" in Kauf nimmt.

Russe, Wien: Da meine ich doch, daß diejenigen, die bis zur Hälfte durchgebrochen sind, in der Richtung des ursprünglichen Achsenknickes schon durchgebrochen werden sollen, weil sie offensichtlich doch sehr viele Refrakturen zur Folge haben.

Buch, Wien: Es wäre eben interessant zu wissen, wieviele dieser Refrakturen refrakturierten.

Povacz, Wels: Das ist ein weiterer Gesichtspunkt, der jetzt ins Gespräch gebracht wurde, der uns daran hindert, zu sagen, die halb durchbrochenen Brüche ganz durchzubrechen. Wenn man die alle bricht, hat man eine ganze Reihe die man brechen muß, da braucht man für alle diese Kinder eine Narkose, in Lokalanästhesie kann man das nicht machen. Das ist ein bedeutender Aufwand. Ich glaube, daß die 3-Punkt-Fixation in den meisten Fällen wird die Refraktur verhindern können.

Hager, Wels: Ein Faktor, der nicht so deutlich herauskam, kommt noch dazu. Wenn man sich zu einer konservativen Behandlung entschließt, sollte unbedingt nach einer Woche der Gipsverband gewechselt werden. Das ist ein sehr wesentlicher Faktor, da die Beweglichkeit im Gipsverband nach einer Woche so weit zunimmt, daß er nicht mehr als ausreichend fixierend angesehen werden kann.

Rüedi, Chur: Wer reponiert in Narkose und wer in Bruchspaltenanästhesie? Die in Narkose reponieren, mögen bitte die Hand heben!

Szyszkowitz, Graz: Für die Narkose sprechen ja einige Gründe. Das waren eben bisher Kinder, mit denen man keine ausreichende Kommunikation herstellen kann, dann waren solche, bei denen überkorrigiert oder vollkommen durchgebrochen werden muß. Wenn wir diejenigen, die jetzt die Hand gehoben haben, fragen können, welche weitere Indikation für die Reposition in Allgemeinnarkose und nicht in Lokalanästhesie sie sehen. Es wurde gesagt, es wäre humaner oder menschlicher.

Rudolph, Rotenburg: Man sollte weder von der einen, noch von der anderen Seite verallgemeinern. Man soll auf keinen Fall sagen — nur Narkose — und auf keinen Fall — nur Lokalanästhesie. Wenn der Präsident mit Lokal- und Leitungsanästhesie sehr gute Ergebnisse hat, dann ist das sehr schön. Wir haben nicht so gute Ergebnisse, woran das liegt, weiß ich nicht. Ich glaube, daß auch die Landschaft durchaus eine Rolle spielt, die Eltern eine Rolle spielen.

Szyszkowitz, Graz: Sind die Eltern bei der Reposition dabei?

Rudolph, Rotenburg: Selbstverständlich nicht. Wir pflegen ein sehr ausführliches Aufklärungsgespräch und erklären ihnen genau die Möglichkeiten, die zur Verfügung stehen, dann kommt es natürlich sehr häufig vor, daß sie sagen, daß sie das grundsätzlich nur in Narkose möchten. Ich meine, wir sollten uns an diesem Thema nicht festbeißen. Jeder sollte in seiner Klinik das tun, was er vor sich und vor dem Patienten verantworten kann und was zu einem guten Endresultat führt. Da wären wir besser beraten, als wenn wir jetzt Fahnen aufrichten und sagen — hier lokal und hier nicht.

Szyszkowitz, Graz: Aber objektiv muß man doch feststellen, daß die Lokalanästhesie wesentlich weniger Aufwand als eine Allgemeinanästhesie verursacht.

Rudolph, Rotenburg: Herr Szyszkowitz, das Endergebnis ist wichtig! Natürlich macht es weniger Aufwand. Sie müssen die Nüchternphase nicht abwarten. Wenn Sie das können und wenn Sie ältere Kinder haben und diese vernünftig sind, dann ist dem selbstverständlich der Vorzug zu geben.

Szyszkowitz, Graz: Könnten wir uns auf den Kompromiß einigen: So lokalanästhetisch wie möglich und so allgemeinnarkotisch wie notwendig? Gut! Dann wäre noch die Frage der Operationsindikation auch an Sie, Herr Rudolph, gerichtet. Sie haben doch 15% (habe ich mir aufgeschrieben) operiert, und bei anderen Vortragenden waren es 1,5%. Ist das auch so ähnlich wie mit der Allgemeinnarkose?

Rudolph, Rotenburg. Nein. Wir haben die Indikation vorgestellt. Alle Brüche, die abrutschen und die abrutschgefährdet sind, und die offenen Brüche werden operiert. Die Endergebnisse zeigen ja, daß die abrutschgefährdeten Frakturen, die man nicht halten kann, oder die dann gerade noch an einer Ecke hängen, in der Regel erstens eine hohe Frequenz von Röntgennachkontrollen benötigen, daß die Ergebnisse schlecht sind, und wir wollen auch hier eines nicht vergessen, hinter jedem dieser Patienten steht heute unter Umständen ein Jurist. Wir brauchen heute erstklassige Ergebnisse, denn selbst bei zweifelhaften Ergebnissen können wir schon mit Schadenersatzforderungen rechnen. Man verlangt von uns heute eine optimale Behandlung und ein optimales Ergebnis. Und bei den abrutschgefährdeten Brüchen, und nur von denen sprechen wir, sollte man dann konsequenterweise auch gleich operieren.

Szyszkowitz, Graz: Aber das beinhaltet auch, daß die anderen nicht erstklassige Ergebnisse gehabt haben und ich muß sagen, daß die Vortragenden, die wesentlich weniger operieren, auch erstklassige Ergebnisse hatten.

Rüedi, Chur: Sie haben überhaupt nicht das Alter des Patienten erwähnt. Wir haben zum Teil gehört, daß bei Jugendlichen operiert wird, nach dem 12., 13. oder 14. Lebensjahr, und ich glaube, es ist doch ein großer Unterschied, ob wir ein 8jähriges Kind oder einen 14jährigen haben.

Rudolph, Rotenburg: Ich habe ganz klar gesagt: 1–14 Jahre. Das Kind hört bei uns mit 14 Jahren auf.

Szyszkowitz, Graz: Operieren Sie doch eher die, die gegen die 14 Jahre gehen?

Rudolph, Rotenburg: Wir operieren die, die abrutschen!

Szyszkowitz, Graz: Aber die Jüngeren korrigieren sich doch besser spontan aus.

Rudolph, Rotenburg: Dem stimme ich nicht zu. Wenn ich heute gehört habe, daß teilweise bis zu 30° ausgeglichen werden — da hätte ich doch heftige Bedenken. Es gilt schon die Regel, daß man ab dem 12. Lebensjahr sehr kleinlich sein muß und auf keinen Fall eine Fehlstellung großzügig tolerieren sollte. Bei 2- bis 4jährigen ist natürlich die Quote spontaner Korrektur höher. Das sollte man nicht so festlegen. Wir haben doch genügend Tabellen gesehen, wo das in wenigen Einzelbeobachtungen ganz ausführlich dargestellt wurde. Wir müßten uns praktisch über jeden dieser Fälle unterhalten, denn es hängt von der Fraktur- art, vom Alter der Kinder und auch von den begleitenden Weichteilverletzungen, Weich- teilödemen, Gefahr von Druckschäden ab und was alles noch hinzukommt.

Szyszkowitz, Graz: Wir sind aber doch hier, um zu diskutieren, und wenn wir von der Diskussion etwas mitnehmen wollen, war mein Eindruck doch aufgrund der Summation der Aussagen der verschiedenen Vortragenden, daß wir bei denjenigen, die unter 8 Jahre alt sind, Fehlstellungen mit 20, 30° tolerieren können, weil die sich bis auf 5° auswachsen.

Russe, Wien: Da muß man wesentlich unterscheiden, welches Drittel das ist. Im distalen Drittel, das wissen wir aus der Literatur, gibt es auch noch Korrekturen von 40 und 45°. Im mittleren und im proximalen Drittel kommen sie bis 20° vor, und das eben auch nur bis zum 11. Lebensjahr bei Mädchen und bis zum 12. Lebensjahr bei Knaben.

Szyszkowitz, Graz: Das möchte ich auch unterstreichen. Wir müssen doch individuell darauf achten, ob wir in solchen Fällen operativ vorgehen müssen.

Ploberger, Wels: Herr Oest, wenn ich Sie richtig verstanden habe, haben Sie in Ihrem Vortrag gesagt, daß Sie bei Stellungskorrekturen eher zurückhaltend sind und kindliche Unterarmfehlstellungen zu einem späteren Zeitpunkt korrigieren wollen? Ich möchte wissen, warum Sie in solchen Fällen so vorgehen.

Oest, Gießen: Es geht dabei nur um die Stellungskorrekturen, die im wesentlichen nach dem 12. Tag erforderlich waren, nicht um frische Verletzungen. In meinem Vortrag ging es ausschließlich um anbehandelte Frakturen. Wenn das innerhalb der ersten 2 Wochen der Fall war, dann haben wir natürlich auch reponiert, aber die noch später kamen haben wir nicht mehr reponiert. Wir haben sie ausheilen lassen und dann im Intervall korrigiert.

Hager, Wels: Mit welcher Begründung machen Sie nach 2 Wochen keine konservative Korrektur mehr? Wir haben doch bei unseren auch gesehen, und vor allem bei den Re- frakturen, daß es durchaus möglich ist, nach 3 bis 4 Wochen sogar noch die Achse zu korrigieren und mit einem guten Ergebnis zur Ausheilung zu bringen. Warum warten Sie ab?

Oest, Gießen: Ich kann natürlich nur aus dem sehr beschränkten Krankengut unserer Orthopädischen Klinik berichten. Das waren sehr wenige Fälle — etwa 17 —, die in diesen Zeitraum fielen und zwar zum Teil solche Fälle, die schon in der Reparationsphase sehr weit fortgeschritten waren. Nach den uns vorliegenden Mitteilungen waren wir der Meinung, man sollte doch zurückhaltender sein wegen der Gefahr der Pseudarthrosenbildung bei einer Korrektur nach diesem Intervall. Wenn wir ohnedies in der Lage sind, Fehlstellungen bis zu einem gewissen Grad zu tolerieren, weil infolge des noch zu erwartenden Knochen- wachstums eine Spontankorrektur zu erwarten ist, dann sehe ich nicht unbedingt die Not- wendigkeit, in solchen Fällen massiv zu intervenieren.

Russe, Wien: Ich möchte ein paar Zahlen über die Korrekturfähigkeit nach 7 bis 11 und 12 bis 20 Tagen sagen. Wir haben die getrennt nach eben diesen Tagen untersucht und da waren nach 7 bis 11 Tagen achtmal Korrekturen der Achse möglich, achtzehnmal war es nicht mehr möglich. Nach 12 bis 20 Tagen war nur noch in 6 von 12 Fällen eine teilweise Korrektur der Achse und in keinem der Fälle eine Korrektur der Seitenverschiebung mehr möglich. Ein weiterer Korrekturversuch wurde in 6 Fällen durchgeführt, wobei in keinem Fall mehr eine Korrektur der Achse oder der Seitenverschiebung möglich war.

Preier, Wien: Ich habe eine Frage zu den tolerierten Achsenfehlstellungen bis zu 30° bei Kindern bis zu 12 Jahren. Existieren Untersuchungen, ob nicht gewisse motorische Qualitäten dieser Kinder, beispielsweise die Geschicklichkeit dadurch gestört ist?

Szyszkowitz, Graz: Soweit die Nachuntersuchungen hier gezeigt haben und von den Vortragenden gesagt wurde, hat sich das auskorrigiert. Hat jemand bei den starken Fehlstellungen, die sich spontan korrigiert haben, Spätstörungen der Motorik gesehen? Anscheinend doch.
   Ich habe noch eine Frage an Herrn Resch. Das hat mich interessiert mit diesem Überwachstum am Radius nach der Verplattung. Waren auch Fälle nach Markdrahtung dabei? Gibt es da vielleicht kein Mehrwachstum? Würde das vielleicht dafür sprechen eher eine Markdrahtung als eine Verplattung durchzuführen?

Resch, Innsbruck: Der Titel meines Vortrages hätte richtigerweise heißen müssen: Längenwachstumsverhalten kindlicher verplatteter Unterarmfrakturen. Es waren keine Markdrahtungen dabei. Die Absicht dieser Nachuntersuchung war, zu zeigen, was man ja von der unteren Extremität weiß, daß Verplattungen ein Mehrwachstum produzieren und daß dieses abhängig von der Dauer der Plattenlage ist. Wir dachten uns, wenn das an der unteren Extremität von Bedeutung ist, dann muß es um so mehr an der oberen Extremität, insbesondere am Unterarm durch das Vorhandensein zweier Knochen von Bedeutung sein. Deshalb diese Nachuntersuchung.

Szyszkowitz, Graz: Herr Gaudernak, haben Sie nach der Markdrahtung ein Mehrwachstum gesehen?

Gaudernak, Wien: Wir haben unsere Refrakturen bezüglich des unterschiedlichen Längenwachstums untersucht und wir konnten nach Markdrahtung das gleiche Verhalten wie bei den verplatteten Unterarmfrakturen finden, nämlich, daß die Speiche mehr wächst als die Elle und ein Zunehmen des Speichenschaftgelenkswinkels mit Zunahme einer Ulnarduktion. Das heißt, das Handgelenk war bei unseren Nachuntersuchten nach Refraktur eigentlich besser beweglich als das nichtfrakturierte und das unterschiedliche Längenwachstum konnten wir etwa in den gleichen Ausmaßen wie bei der Plattenosteosynthese messen.

Rütt, Köln, Sie hatten vorhin auch gefragt, ob bei der konservativen Behandlung eine solche Veränderung gesehen wurde. Wir haben das bei einem Fall gesehen, wo es zu einer Plusvariante des Radius gekommen war, wobei aber nicht nachzuvollziehen ist: Wie hat sich damals die Gegenseite bereits gezeigt? Und insofern ist die Vergleichbarkeit sehr schwierig. Das ist auch vielleicht zu der generellen Frage der Feststellung eines Plus oder Minus zu sagen. Man ist sich heute anatomisch noch nicht ganz klar, wie das wirklich zu dokumentieren ist. Wenn man die Bilder gesehen hat, so waren doch auch unterschiedliche Rotationsverhältnisse linker gegen rechter Arm vorliegend und damit steht und fällt die Vergleichbarkeit dieser Plus- oder Minusvariante.

Pühringer, Mödling: Zum verschiedenen Längenwachstum. Wir haben doch im Bereich der unteren Extremität Unterschiede bei verplatteten und konservativ behandelten Oberschenkelbrüchen gesehen. Ich habe gehört, daß die durchschnittliche Dauer der Plattenliegezeit 9 Monate beträgt. Ich bin der Meinung, daß das viel zu lange ist. Ich meine, man sollte die Platte am Unterarm schon nach dem dritten oder vierten Monat herausnehmen. Da könnte man das Längenwachstum etwas beeinflussen.

Resch, Innsbruck: Wir haben von diesen 20 nur 5 Fälle gehabt, bei denen nach dem sechsten Monat das Metall entfernt wurde. Die Fallzahl war zu gering, um das zu analysieren, was jetzt die Dauer der Plattenlage ausmacht.

Szyszkowitz, Graz: Also die frühzeitige Entfernung der Platte ist auch für Sie ganz wichtig?

Resch, Innsbruck: Ja, ganz sicher.

Hefte zur
Unfallheilkunde

Beihefte zur Zeitschrift „Der Unfallchirurg". Herausgeber: J. Rehn, L. Schweiberer, H. Tscherne

Heft 191: **L. Faupel**

Durchblutungsdynamik autologer Rippen- und Beckenspantransplantate

1988. 38 Abbildungen, 13 Tabellen. VIII, 72 Seiten.
Broschiert DM 53,-. ISBN 3-540-18456-2

Heft 190: **J. Hanke**

Luxationsfrakturen des oberen Sprunggelenkes

Operative Behandlung und Spätergebnisse

1989. 76 Abbildungen, 16 Tabellen. XI, 131 Seiten.
Broschiert DM 78,-. ISBN 3-540-18225-X

Heft 189: **A. Pannike** (Hrsg.)

50. Jahrestagung der Deutschen Gesellschaft für Unfallheilkunde e. V., 19.-22. November 1986, Berlin

Präsident: H. Cotta
Redigiert von A. Pannike

1987. 486 Abbildungen. LXXV, 1243 Seiten (in zwei Bänden, die nur zusammen abgegeben werden).
Broschiert DM 348,-. ISBN 3-540-17434-6

Heft 188: **R. Op den Winkel**

Primäre Dickdarmanastomosen bei Peritonitis

Eine Kontraindikation?

1987. 102 Abbildungen. VIII, 122 Seiten. Broschiert DM 98,-. ISBN 3-540-17428-1

Heft 187: **W. Hohenberger**

Postsplenektomie-Infektionen

Klinische und tierexperimentelle Untersuchungen zu Inzidenz, Ätiologie und Prävention

1987. 11 Abbildungen. XI, 112 Seiten.
Broschiert DM 46,-. ISBN 3-540-17429-X

Heft 186: **U. P. Schreinlechner** (Hrsg.)

Verletzungen des Schultergelenks

21. Jahrestagung der Österreichischen Gesellschaft für Unfallchirurgie, 3.-5. Oktober 1985, Salzburg

Kongreßbericht im Auftrage des Vorstandes zusammengestellt von U. Schreinlechner

1987. 244 Abbildungen. XX, 487 Seiten.
Broschiert DM 198,-. ISBN 3-540-17431-1

Heft 185: **D. Wolter, K.-H. Jungbluth** (Hrsg.)

Wissenschaftliche und klinische Aspekte der Knochentransplantation

1987. 195 Abbildungen, 19 Tabellen. XII, 319 Seiten.
Broschiert DM 155,-. ISBN 3-540-17312-9

Heft 184: **C. Feldmeier, M. Pöschl, H. Seesko**

Aseptische Mondbeinnekrose – Kienböck-Erkrankung

1987. 45 Abbildungen, 11 Tabellen. VIII, 78 Seiten.
Broschiert DM 68,-. ISBN 3-540-17311-0

Preisänderungen vorbehalten

Springer-Verlag Berlin Heidelberg New York London Paris Tokyo Hong Kong

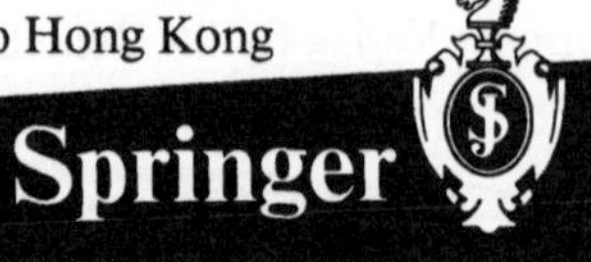